일본
한방의학을 말하다

이 책의 일부는 2006년 故 芝山 朴仁圭 先生의 遺志를 받들어 설립된
재단법인 형상재단의 연구비 지원으로 출간되었습니다.

일본 한방의학을 말하다

Discovering Japanese Traditional Medicine

| 조기호 지음 |

일본 한방의학을 말하다

첫째판 1쇄 인쇄 | 2008년 9월 4일
첫째판 1쇄 발행 | 2008년 9월 11일
첫째판 2쇄 발행 | 2010년 2월 10일

지 은 이 조기호
발 행 인 장주연
편집디자인 임현주
표지디자인 이지선
발 행 처 군자출판사
등 록 제 4-139호(1991. 6. 24)

본 사 (110-717) 서울특별시 종로구 인의동 112-1 동원회관 BD 6층
Tel. (02) 762-9194/5 Fax. (02) 764-0209
대구지점 Tel. (053) 428-2748 Fax. (053) 428-2749
광주지점 Tel. (062) 228-0252 Fax. (062) 228-0251
부산지점 Tel. (051) 893-8989 Fax. (051) 893-8986

www.koonja.co.kr

* 파본은 교환하여 드립니다.
* 검인은 역자와의 합의 하에 생략합니다.

ISBN 978-89-6278-010-9

정가 30,000원

왜 이 책을 펴내는가?

일본 한방의학계에서는 2006년부터 억간산이라는 한방 처방이 단연 화제의 톱이다. 고령화 사회에서 치매라고 하는 인지증의 주변증상에 대하여 억간산이 유효하며, 2008년 2월 현재 교토대학의 부총장을 하고 있는 의료경제학의 제1인자, 니시무라 슈조西村 周三 교수는 억간산 4주간의 투여에 의하여 입원 시 보호자의 간호시간과 심리적 부담의 감소는 약 50만원의 사회경제 코스트 절감에 해당한다고 평가하고 있다. 소시호탕 · 조등산 · 반하후박탕 · 육군자탕 · 가미소요산과 같은 처방이 근거중심의학EBM:Evidence Based Medicine의 방법론에 의한 결과가 의학계 전체를 흥분시키는 일은 어제, 오늘의 이야기가 아니다. 한국 양방의학계에서도 외국 학회에 나가 보면 한방의학의 근거가 있는 놀라운 업적을 만나게 된다. 그러나 국내에 들어 오면 애써 외면하려고 하고, 집단 자위체제 속에 파묻혀 버린다.

신문, 방송을 통하여 한방계에 의미있는 내용을 전달하고자 하더라도 의사협의의 눈치를 보는 이런 양 · 한방 갈등 속에서는 일본의 의료 1원화 환경에서 나온 열매의 쓴, 단맛을 음미하는 것은 의미가 있다고 생각한다. 한의사의 제도가 생긴 지 50년이 지났지만, 병태를 파악하고 진단을 할 수 있는 의사medical doctor의 입장이기보다는 어떻게 하더라도 치료만 하면 된다는 치료사therapist 역할, 치료방법에서 두 가지 무기인 한약과 침에 대하여 배타성을 가지는 한약사herbal pharmacist, 침구사acupuncturist의 지위를 놓치지 않으면 다행하다고 생각한 것이 지금까지 일관한 정책방향이 아닌가. 진단에 대한 객관성을 이야기하여야 하는 대학 일선에서 洋診韓治한다고 한의계 자체내에서 비난한 것이 어제, 오늘의 문제가 아니지 않는가. 이 틈새를 파고들은 「민족의학파」들이 70~80년대보다 90년대에 들어와서 더욱 득세하면서 사상체질의학과 『동의보감』의학을 전면에 배치하면서 한의계를 전두지휘하고 있는 것이 오늘의 현실이다. 과거 의학은 오늘날 우리들이 다시 살펴보아야 할 재조명의 대상이지, 이를 앞세워 21세기 한의계 전체를 일렬종대로 줄 세울 일은 아닌 것이다. 「민족」이라는 타이틀 속에서는 어떤 합리적인 이성이 파고들 여지가 없다. 학회는 실종되고, 기백만원씩하는 연구회가 기승을 부리는 일이 한의사의 사회적 위치가 최고조로 올라가고 있는 상황에서 일어나고 있는 현실이다.

앞으로 한의계의 어려움은 누구나가 다 예상하는 일이다. 침몰하고 있다는 것을 감지하고 있는 타이타닉호 승객의 마음이 이런 것이 아닌가. 한의사의 역할을 한약사와 침구사로만 바라본 국가의료정책도 문제이고, 콘텐츠 개발없이 「민족의학」이라는 슬로건으로 일관한 한의계 정책 또한 누구 탓할 일이 아니다. 이제 더 이상 「민족」이라는 이름은 버리고 나아가야 할 청산의 대상이지, 짊어지고 가야 할 유산은 아니다. 한의사의 사회적 레벨은 상상하기 어려울 정도로 업그레이드되고 있지만, 콘텐츠에 변화가 없다면 이 또한 기형이라는 사실을 뼈저리게 느끼고 가야지, 지금까지 우리들만의 잔치가 너무 요란하지 않았는가.

2006년에 생긴 식품의약안전청KFDA속의 한방약 관리팀이 한방처방에 대한 정의를 내리고 있는 것을 보면 이 또한 한심하기 그지 없다. 왜냐하면 한방처방의 약도 약이므로 모든 연구가 제1상1st phase부터 시작하여야 된다는 것이다. 얼핏보면 너무나 당연한 말처럼 들린다. 그러나 벌써 일본은 30년 전부터 150종 가까운 한방 복합처방이 보험제제로 적용되어 사용하기 시작하면서 임상연구 제4상4th phase 에 해당하는 재평가 작업이 이루어지고 있는데 반하여, 한국에서는 처음부터 시작하여야 된다고 하고 있는 것이다.

한방은 우리 것이요, 민족의학의 자신이며, 이것은 우리들의 손으로 세계만방 곳곳에 떨쳐야 된다고 하는 민족이데올로기가 지배하고 있는 곳이 바로 우리들이 숨쉬고 사는 한의계의 모습이 아닌가. 한방계 자체 내에서도 한방약물 연구에서 첨단cutting edge을 걷는다고 천연약물에서 개발한 스티렌 · 조인스 같은 방법론만을 중시하면서, 임상경험의학을 헌신짝처럼 던져 버리고 있다. 일본 제약업계에서 한방약물을 이끌고 있는 ㈜쯔무라가 미국본토에 한방복합처방을 런칭하기 위하여 엄청난 투자를 하고 있다. 호르몬제제와 관절염치료세로서 각각 가미소요산 · 계지복령환 · 당귀작약산 · 방기황기탕을 중심으로 대규모 임상연구를 통한 미국FDA에서의 IND, NND를 획득하기 위하여 돈을 쏟아 붓고 있다. 이제는 미국 시장에 한방 복합처방이 먹혀 들어갈 수 있다는 자신감이 생겼고, 안전성이나 부작용 면에서 우월성을 보여줄 수 있는 데이터가 있다는 것이다. 한방복합처방을 보조식품supplement이 아닌 당당한 약물로서 승부를 걸겠다는 판에, 기존 처방을 무시하고 성분이나 분석하는 작업에 정력과 돈을 투자한다는 것은 낭비이다. 적어도 한방약에 대해서는 중국, 일본과 힘을 합하여 미국 중심의 약물 정의에 개정을 가하여야 한다. 이런 차원에서 일본 한방의학을 접근할 필요가 있다.

19세기 중엽 제국주의 물결에 휩쓸려 1,000년간 지속되어 온 의학체계가 하루 아침에 사라지고, 새로운 시스템으로 교체되는 과정에서 겪은 고통, 그리고 지금도 그 당시 한방의가들이 변화에 부응하지 못하고 비밀주의로 일관한 과오를 뼈저리게 반성하는 일본 한방의학계의 모습에서 과거에 치른 대가가 반드시 나쁘지만은 않다는 생각이 든다. 오늘날 横行되는 한의계의 무질서와 개인 비밀주의는 언젠가 한 번은 홍역을 치르고 지나가야 할 과정에 놓여 있는 것은 아닐까. 「민족의학」이 임상의학으로서 더 이상 환자들에게 인정받지 못 한다면 史家들의 몫으로만 남게 될 것이다.

일본 중심시각을 맹목적으로 수용하면서 우리의 것을 스스로 폄훼하는 우를 범할 여지가 많지만, 나는 시종일관 어디까지나 사견을 접고 공인된, 정리된 내용만을 인용하면서 밝히고자 한다. 단지 아쉽다고 느끼는 것은 17, 18세기에 일어난 거대한 학문적 격변기에 『동의보감』 하나에만 매달린 나머지 집단지력collective intelligence을 키우지 못하였다는 점이다. 조그마한 변화가 나중에 엄청난 차이small change big difference를 만들어 낸다는 법칙이 일본 한방의학 역사에서 나타나고 있다. 결과가 좋고 나쁘다는 의미가 아니다. 학문의 격랑에서 일어날 수 있는 건설적 대결constructive confrontation없이 순종으로만 끝나면 오늘날 생존의 문제에서 대처능력이 떨어질 수밖에 없다는 것이다.

2007년에 우연의 일치일는지 모르지만, 다산학술문화재단이 일본 센다이의 토호쿠東北대학과 공동주최로 2007년 8월 31일-9월 1일 토호쿠대학 교육연구동에서 열린 학술대회의 「다산과 근세후기 동아시아 사상사의 전개」에서, 2007년 10월 16-18일 서울대 규장각에서 열린 한 · 중 · 일 과학사 연구자들의 「17, 18세기 동아시아 국가의 서양과학수용과정을 비교」해 보는 학술대회에서, 그리고 '한국18세기학회'에서 18세기와 19세기에 일어난 학문적 사상변화의 영향을 언급하였다. 이 모두를 통하여 불행하게도 학문 중에서도 가장 실용적이라고 할 수 있는 의학에서 중국이나 일본에 비하여 조선에서는 뚜렷한 발전적 변화가 없었다는 점이다. 이들을 통하여 그 당시 조선, 청, 에도 바쿠후에서 의학 발전이 어떻게 이루어졌는지 알 수 있게 되었으며, 조선에서 실용학문인 의학조차 이데올로기에 얽매여 있었다는 사실을 알게 해 주는 계기가 되어, 오늘의 한의학을 재조명해 보게 된다.

글을 마지막 손질하면서 그동안 신세진 인사들을 떠올린다. 일면식도 없는 나에게, 제안서를 보고 지원하여 준 형상의학재단의 조성태 이사장, 정행규 회장, 그리고 畏友 김형규 박사의 후의를 먼저 생각한다. 이해하지 못하면 한 줄도 쓰지 않는 나에게 하나에서 열까지 설명을 아끼지 않은 토야마富山대학 의학부 고토 히로조後藤博三 교수, 멀리는 11년 전 나를 기꺼이 초대하여 준 현재 치바千葉대학 대학원 의학 연구원 화한진료학 강좌 테라사와 카츠토시寺澤捷年 교수의 은혜에 감사드린다. 뭐니뭐니 하여도 매일 얼굴 맞대고 사는 심계내과 의국의 선배 · 후배교수들, 특히 원고 정리에 수고를 아끼지 않은 홍진우 전임의 그리고 군자출판사의 박혜영님, 임현주님의 정성어린 손길이 없었다면 이 책의 상재는 불가능하였을 것이다. 일일이 이름을 거명하지 않지만, 일본 체류시 재정적 지원을 아끼지 않았던 한의학과 77학번 동기들로 구성된 돈인회 친구들 모두에게 새삼 고맙다는 인사를 드린다.

이 책을 쓰면서 늘 생각난 것은 2008년 4월부터 일본에서 대학생활을 시작하는 나의 큰 딸, 민재이다. 아버지의 10년 일본 이야기를 들려주면서 즐겁게 대학생활 하기를 바라면서 이 글을 마감한다.

세상은 가도가도 부끄럽기만 하더라(未堂의 '자화상' 에서)

2008년 2월
경희의료원 한방병원 연구실에서 저자가 쓰다

일러두기

1. 일본 고유명사의 발음은 1989년 3월 1일 시행의 '한글 맞춤법'「외래어 한글 표기법」에 따르지 않고, 현재 일본에서 사용하고 있는 컴퓨터나 전자사전의 알파벳 입력방식, 그리고 일본어의 영어표현법에 따라 현지 일본어 발음을 위주로 하였다. 예를 들면 '東京'은 'tokyo' 이므로 '도쿄'가 아닌 '토쿄'로, '京都'는 'kyoto' 이므로 '교토'가 아닌 '쿄토'로, 그리고 일본어 'つ'는 'tsu' 이므로 '쓰'가 아닌 '쯔'로 각각 하였다. 그러므로 ㄱ → ㅋ, ㄷ → ㅌ로 된 경우가 많다.
2. 한자는 일본식 한자와 한국식 한자를 의미가 통하는 범위 내에서 혼용하였으며, 중국 간자체는 한국식 한자로 바꾸었다.
3. 일본 고유명사는 편의상 일본어 발음으로, 또는 한자를 그대로 사용하여 혼용하였다.
4. 교정 중에도 좋은 참고가 될 만한 자료가 발견되면 추가하였기 때문에 서문을 쓴 일자보다 훨씬 최근의 것도 더러 있게 된다. 2008년 7월까지의 자료가 포함되어 있다.
5. 인용한 문장은 빠짐없이 출전을 밝혔으나, 모두 저자의 허락을 받은 것은 아니기 때문에 이 자리에서 해당 저자들의 양해를 구한다. 만약 개인적으로 동의하지 않는 부분이 있다면 2판 때 수정하도록 하겠다.
6. 「참고한 책」의 정리에서 쪽까지는 표시하지 않았다. 이 책을 일반용 교양서로 목표하였기 때문에 논문형식으로까지 갖추어 나타내면 오히려 무겁게 느껴져 접근하기가 어려울 것 같아서 책 제목까지만 소개하여 가볍게 터치하고자 하였다.
7. 일본어 인용문헌은 독자들의 편리성을 위하여 기본적으로 한글로 번역하였다.

한 쪽으로 간추린 역사

1545	마나세 도산 曰 지금 중국 명나라에서는 금원사대가라는 훌륭한 의학자들이 나와 우리들이 화제국방 하나만 가지고 환자보는 것보다는 훨씬 앞선 의학을 펼치고 있다. 그러므로 우리들도 이들을 빨리 배워 의학을 한 단계 끌어 올려야 한다.
1750	요시마시 토도 曰 지금 하고 있는 음양오행이니 장부경락이니 하는 의학은 허무맹랑한 헛소리, 귀신 씨나락 까먹는 소리에 지나지 않으므로 어떤 누구도 이를 본받지 말라. 증후와 처방이 딱 들어맞으면 이것으로 족하다. 진료를 하면서 믿을 것은 직접 경험하고, 눈에 보이는 것밖에는 어떤 것도 없다.
1874	메이지 일왕 曰 앞으로 한방의원 간판을 내걸어서는 안 된다. 환자를 보는 의사가 되려면 반드시 서양의학을 배워야 하고, 그렇지 못하면 의사가 될 수 없다. 한방의학은 의사면허증을 딴 다음에 네 마음대로 해도 된다. 그러나 간판은 양방 다음에 한방과를 표방하여야 한다. 나의 이 말에 한방의사들은 찍소리 하지 말고 나의 칙령에 따르라.
1995	오카 히로코 曰 만성간염이 있는 환자들이 소시호탕을 복용하면 복용하지 않는 사람들보다 간암 걸린 확률이 적어진다.
2000	「아사히」 신문 조간 1면 톱기사 曰 '한방 소시호탕 부작용 의심으로 2년간 8명 사망하여 간경화 등의 환자에게 금지'
2001	문부과학성 曰 모든 의과대학생들은 「한약물」을 배워야 졸업할 수 있다.
2006	니시무라 슈조 曰 인지증, 즉 치매환자가 억간산을 복용하면 재택간호 시 1개월에 약 10만원, 입원인 경우 1개월에 50만원의 돈이 절약된다. 이와 같이 한방약은 의료경제측면에서 양약에 비하여 훨씬 유리하다.

목차

01

오늘날 일본 한방의학 현황

Current Trends of Japanese Traditional Medicine

대학교육

College Education

한방약 사용 실태

The Current State of Herbal Medicine

일본 한방의학을 말하다

01

내가 일본에서 전통의학을 공부하였다고 하면 사람들이 한번 더 나를 쳐다보면서, "일본에도 한의학이 있습니까? 의사들이 한약을 사용합니까?"하는 질문을 여지없이 하곤 하였다. 일반적으로 일본에는 한방의학이 있느냐, 없느냐 하는 근본적인 의문을 나타내는 사람들이 대부분이다. 이 경우에는 전통의학만을 위한 배타적인 면허증제도가 있느냐, 없느냐 하는 문제로 시작된다. 중국의 중의사, 한국의 한의사와 같이 전통의학 행위자를 위한 배타적, 독점적인 지위를 누리는 면허증이 없는 일본의 경우에 과연 진정한 한방의학이 있을 수 있느냐 하는 것이다. 다시 말하면 서양의사들의 한방진료를 어디까지 용인하여야 되며, 그 심도를 인정하여야 되느냐, 서양의학과 한방의학은 그 뿌리가 완전히 다른데 접점을 찾을 수 있느냐 하는 것이다. 일본 한방의학을 폄하하여 방법론만을 차용한 한계를 가졌다고 하더라도 한방만 하여왔던 나에게는 흥미진진하였고, 특히 서양의학의 한계를 직시할 수 있는 기회는 임상의 지평선을 한없이 넓혀 주었다. 민족의학이라는 틀이 워낙 갑갑하여 나는 「노마드Nomad」「하이브리드hybrid 雜種」「무국적」「크레올creole」「디아스

포라Diaspora」「월경越境」이라는 단어를 찾아 헤매었는지 모른다. 2008년에 들어와서는 「초국가주의transnationalism」의 실천에 몰입하고 있다.

일본에서 2007년 한해 15만부가 팔린 『건강문답』이 화제의 책으로 되어 있다. 2007년 12월에는 제2탄이 나올 정도로 인기를 끌고 있는데, 이 책의 편집은 일본 현존 최고 문호 이쯔끼 히로유키五木寛之 1932- 와 토교대학 의학부를 나온 원로 의학자 오비쯔 료이치帶津良一 1936- 두 사람의 대화체로 되어 있다. 이 두 영감들이 건강 전반에 관하여 허심탄회하게 이야기를 나누고 있는데, 그 중에서 감기에 대한 부분이 나온다. 감기 초기에 열이 나는 경우 해열제보다는 葛根湯 한약을 먹는 것이 자연스럽고 기분이 좋아진다고 하면서 일본의학에서 해열제 남용에 대하여 비판의 화살을 쏘아대고 있다. 아이들의 경우에서도 미국과 일본의 비교 예를 들면서 미국에서는 감기에 열이 나면 아주 더운 물에 목욕을 시키는 데에 반하여, 일본에서는 곧장 해열제만 복용하게 한다는 것이다. 이 이론은 감기에서 한약을 먹은 다음 이불을 푹 뒤집어 쓰고 땀을 흠뻑 내고 나면 가뿐해진다는 발한요법을 이야기하고 있는 것이다.

왜 서두에 감기 이야기를 꺼내느냐 하면 한의계에서 2005년에 「한방으로 감기를 치료한다」는 캠페인이 있었는데, 양방측에서 너무 과민하게 반응한 나머지 오늘날 한 · 양방갈등의 기폭제가 되었다는 인식이다. 감기치료는 고대 중국의학이 탄생되는 기본 질환이었으며, 아직도 서양의학에서 근본적으로 해결하지 못할 뿐만 아니라 치료 가이드라인도 없는 것이 현실인 데에 반하여, 한의학에서는 감기치료에 대한 확고한 체계와 치료약물을 분명히 하고 있으며, 또한 치료 결과가 좋다. 감기치료를 둘러싼 논쟁이 있을 때 한의계에 손을 들어 준 원로 의사, 언론매체 하나 없었다는 무지의 사회를 얼마나 탓하였는지 모른다. 한의계의 억울한 심정을 일본 책을 통하여 접하고 보니, 더 비통해진다. 몸이 찌뿌드드한 느낌에서부터 입맛을 잃어버린 것까지 감기의 치료 스펙트럼은 생각보다 훨씬 넓다. 이런 근거들이 일본의학에 다 나와 있다. 일본의 천식치료 가이드라인만 보더라도 한방처방이 당당히 자리잡고 있다.

최근의 일례를 하나 더 들면 내가 전공하고 있는 뇌졸중에 대하여 혈전용해제인 와파린warfarin복용 환자에게 한약과 침을 금기사항에 넣어 놓는 사실이다. 한약과 침, 이 두 가지 방법은 한의치료에서 가장 기본적인 것인데, 한의계의 두 손을 꼭 묶어버리는 무법을 저지르고 있는 형편이다. 그러면서 그 근거를 와파린 복용 시 일정한 수치가 유지되어야 하는 INRInternational Normalized Ratio에 한약이 영향을 끼치며, 침은 피하출혈이 생기기 때문이라고 한다. 맞는 말이다. 콩 · 시금치 · 인삼 등등 500여 가지가 INR에 영향을 미친다고 나와 있다. 그러나 섭취하는 양 · 기간 등에 대한 구체적인 안은 전혀 없으며, 단지 이들이 영향을 미칠 수 있는 인자가 되므로 참고하여야 된다는 지침뿐이다. 이를 가지고 한국의 양의사들은 한약과 침이라는 포괄적인 의미의 단어로 금기사항에 넣어버리는 폭거를 저지르고 있다. 다 같이 환자를 살핀다는 의료인의 입장에서 본다면 상식과 품격이 사라진 몰염치의 극치이다. 일본의 의사들은 적어도 이렇게는 하고 있지 않다. 일본 국영방송인 NHK의 「오늘의 건강」을 보면 알 수 있다. 한국의 양의사들은 이런 화제를 들면 의료 1원화가 길이라고 한마디로 자른다. 의료 1원화는 의권에 해당하는 것이지, 한방 치료 자체를 무시하고 부정하는 태도와는 엄연히 다르다. 나는 의료 1원화가 되면 한국의 양의사들이 한의학에 대하여 옹호하는 자세를 취할 것이라는 말을 전혀 믿지 않는다. 양의학을 배운 사람들은 의료 1원화이든, 2원화이든, 3원화이든 전통의학을 부정하도록 되어 있다. 이것이 오리엔탈리즘orientalism이다. 유럽인들이 만든 비서구사회에 대한 지식과 편견을 은연중에 서양의학을 배운 한국인 의사들이 몸에 배어 있다는 지적이다. 따라서 서양의학의 잣대로 보면 한의학은 왜곡되고 일그러지게 되어 있다. 이 과정에 오리엔탈리즘이라는 렌즈가 작용한다. 이런 결과는 부정확한 정보와 왜곡된 편견으로 가득찬 허상일 뿐인데, 이것을 올마이티all mighty로 믿고 따르는 현실이 안타깝다.

적어도 근대 서구의학이 들어오기까지 천년 넘게 이어온 전통의학이 그렇게 모두 무의미할까. 우리는 무엇 때문에 문화민족을 내세우고, 우리의 학문전통을 자랑하는가. 한의학자들은 전통의학에서 현대적 의미를 찾고, 주류의학으로 끌어들이려고 힘쓰는 데 비하여 서양의학자들은 전통의학을 외면하는 것이 도가 지나치다는 느낌이다.

21세기는 누구든지 「경계없는 통합 내지 융합 학문」의 시대라고 외치는데, 아직도 실용학문인 의학에서 이분법적 사고에서 크게 벗어나지 못하고 있다. 여기서 내가 오리엔탈리즘에 대하여 담론을 전개할 위치에 있는 것은 아니나, 한의학을 하면서 이와 같은 근본적인 인식의 차이, 오류에 대하여 한마디 하지 않고 넘어갈 수가 없다. 이에 대한 깊은 대화는 강정인, 우실하 등의 책으로 미루지만, 한번 더 강조하고 싶은 것은 우리나라 의사들이 가지고 있는 한의학에 대한 편견과 무지에 대하여 큰 토론이 필요하다는 심정이다. 의과대학에 입학하면서 자연스럽게 몸에 배는 후천성 한방폄하증이 걸리게 되어 있다. 동아시아 한쪽에 살면서도 서양의학을 배우면서 무심결에 자기문화, 전통, 관습을 부정하는 인자가 뿌리내리게 된다. 이 벽을 허물기 위해서는 나라 정책보다 각 개인의 상식적인 품격 양성이 더 중요하다고 생각한다.

2008년에 들어와서 서양사학계가 "이제 서구 중심주의에서 벗어나야 할 때이다. 서양 근대화의 목표 설정이 반드시 바람직한 것은 아니었다."라고 하면서 「탈서구주의」를 표방하고 나섰다는 소식이다. 1957년 학회창립 50주년을 맞이하여 새로운 이정표를 세우려고 하고 있다. 이와 마찬가지로 이제는 진지하게 서양의학계도 한의학의 실체를 알기 위하여 노력하여야 될 때가 아닌가. 이웃 나라에서는 한방과목을 의사 국가고시 과목으로 설정하려는 판에 우리들은 언제까지 이전투구에서 벗어나지 못할까.

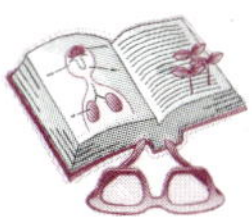

| 저자의 노트 |

오리엔탈리즘Orientalism과 옥시덴탈리즘Occidentalism

오리엔탈리즘은 비서구인들이 역사적으로 서구보다 우월하고, 강력한 문명을 꽃피운 적이 있으며, 이에 따른 문화적 긍지를 느껴왔다는 배경을 깔고 있으며, 이 결과로 아시아적 가족 공동체, 동양의 신비, 아시아적 발전 모델이 탄생되었다. 그러나 옥시덴탈리즘은 오리엔탈리즘과 마찬가지로 오류와 편견으로 점철되어 있기 때문에, 이 양자는 서로 물리고 물리는 속에서 불가분적 양면성을 가지고 있게 된다. 예를 들면 침의 효과에 대하여 말할 때, '신비'라는 단어는 사용하면서도 '과학적이다'라는 말은 사용하지 않는 것이다. 즉, 옥시덴탈리즘의 렌즈로 보면 침법은 서구인들이 가지고 있지 않은 치료법으로 자랑거리가 되지만, 오리엔탈리즘의 렌즈를 들이대면 근대과학적인 방법론과는 거리가 먼 신비주의mysterianism, 다소 미신적인 요소로 격하되는 것이다. 신비한 동양과 비합리적, 비이성적, 비과학적 동양은 동전의 양면과 같은 불가분의 관계를 형성한다고 할 수 있다. 이 틀에서 벗어나기 위해서는 동양은 동양의 잣대로, 서양은 서양의 잣대로, 아울러 균형을 갖춘 시각이 필요하다. 한의학은 한의학의 잣대로, 서양의학은 서양의학의 잣대, 그리고 서양의학을 아는 만큼 한의학도 아는 그런 안목이 필요한 것이다. 그렇지 않고서는 한의학은 비과학적, 못 믿을 의학으로, 서양의학은 부작용 투성이의 의학으로만 남겨될 것이다. 우리들은 서구에 대하여 아는 만큼 우리를 잘 모르는 불균형의 상식이 지배하고 있는 느낌이다.

한국의 서양의학자들이 가지고 있는 한의학 폄훼의 사고방식은 서구를 강자로, 우리 자신을 약자로 설정하는 일종의 열등감과 패배의식이 깔려 있는 자아오리엔탈리즘self-orientalism의 전형인지 모른다. 그렇다고 하여 1990년 후반부터 하늘 높은 줄 모르고 치솟는 한의학과 입학생들의 성적이나 일반사회에서의 한의학 붐은 한의학자들에게 서구에 대한 일종의 자신감과 민족문화에 대한 우월의식이 지배하고 있는 역오리엔탈리즘reversed orientalism을 안겨 준다면 이 또한 문제가 된다. 서구와 비서구를 선진과 후진, 문명과 미개, 우성과 열등 등의 이분법적 구별을 전제로 하고 있는 오리엔탈리즘이야말로 한국 서양의학계가 가장 빨리 청산하여야 할 과제이며, 한의학계는 민족의학이라는 이름으로 역오리엔탈리즘으로 치달으면 근거가 희박한 신비의학으로 전락하게 될 것이다.

한 · 양방갈등 논쟁에서 구체적인 사실을 증거로 들기 위하여 일본 의사들의 한방의학에 대한 의식조사부터 시작하고자 한다. 아울러 한의계 자체내에서의 일본 한방의학에 대한 편견도 불식시키려는 목적도 있다. 근본적으로 일본에는 한방의학이 있느냐 없느냐, 한의사가 없는 일본에서 의사들이 과연 한방약을 사용하고 있느냐 하는 근원적인 의문부터 해소시키지 않고서는 이 책의 갈피를 쉽게 잡을 수 없을 것이다. 이런 뜻에서 의학에서 가장 기본이 되는 교육과 임상에서 한방의학 응용실태에 대하여 보고한 다음, 본론으로 진행하는 것이 순서라고 생각한다. 특히 내가 별 주저하지 않고 이 난을 잘 메울 자신이 있는 것은 『닛케이메디칼Nikkei Medical』이라고 하는 의학전문 월간지가 있기 때문이다. 이 월간지는 현재 2007년 10월 현재 479호, 즉 40년 이상의 역사를 자랑하는데, 매년 5월호와 10월호에 별책부록으로 한방특집을 엮어내고 있다. 여기에 1년의 농사를 마무리할 정도로 좋은 내용이 담겨져 있으며, 특히 저널답게 핫이슈되는 내용으로 가득 차 있다. 그러므로 이 저널을 통하여 최신 따끈따끈한 뉴스를 접하고, 다시 이들을 나의 프리즘을 통하여 정리할까 한다.

일본 의과대학에서 한방의학 교육현황

2000년까지 각 대학별로 산발적으로 이루어져 왔던 일본 의과대학에서의 한방교육이 획기적인 전환점을 맞이한 것은 2001년 3월에 나온 모델 코어 커리큘럼model core curriculum – 교육내용 가이드라인 – 이다. 따라서 이 내용을 이해한 다음, 다음 단계로 넘어가야 한다. 참고로 한국에서도 2004년에 전국 의과대학 학장협의회에서 의과대학내 한방교육을 개설하여야 된다는 의견이 모아진 적이 있는데, 양자 사이의 흐름은 비슷하나 한국의 의과대학에서도 한방과목을 필수로 하여야 할 것이다. 그렇지 않고서는 근본적인 변화는 없을 것이다.

2001년 3월 27일에 일본 문부과학성이 발표한 '21세기 의학 · 치의학 교육의 개선책'에서 의학부 교육 6년 동안 배워야 할 내용 가운데, '기본적 진료지식'에서 '약물치료의 기본원리'가 있는데, 여기서 도달목표의 한 가지로 '화한약을 槪說한다'는 항목이 추가된 것이다. 이 내용은 새로운 '의학교육 모델 코어 커리큘럼'의 의학교육내용 가이드라인이 의학교육 프로그램연구 · 개발사업위원회의 연구결과를 전국 의과대학 학장협의회를 거쳐 공개되었다. 발표 내용 가운데 '기본적 진료지식'의 일환으로 제1항에 해당하는 '약물치료의 기본원리' 마지막 17번째에 '화한약을 槪說한다'라는 항목의 추가로 의학부를 졸업할 때까지 화한약을 배워야 할 도달목표가 제시되었다. 2001년까지는 16개 항목만이 있었으나, 필수적인 한방교육을 의미하는 조항이 마지막에 한 항목이 추가된 것이다. 다시 말하여 2002년 이후 의학부에 입학하는 학생들은 싫든 좋든 화한약을 배워야 할 의무조항이 신설된 것이다. 이 '화한약을 개설한다' 의 의미는 학생들에게 '화한약에 대한 설명이 가능하도록 교육되어야 한다' 는 것이다. 다시 말하여 6년간 의학부를 졸업하기 위해서는 한약물에 대하여 기본적으로 설명할 수 있을 정도의 수준으로 의학교육이 시행되는 것이다. 이 한 문구가 일대 혁신을 이루는 계기가 된다. 일부에서는 왜 의학부에서 '화한약' 대신에 '한방치료' 나 '동양의학' 이라는 말을 넣지 않고, '화한약' 만을 넣었냐는 비판도 있었다. 이에 대하여 '동양의학' 이나 '한방치료' 라는 말을 넣으면 그 폭이 한없이 넓어져 혼란이 생기기 쉬우므로, 약물치료는 치료학의 대표이므로 '화한약' 이라는 단어로서 우선 약물을 매개로 한 정보를 제공한다는 것이다.

이 배경에는 선진의료문화를 자랑하는 일본의 현주소에서 실제 환자와는 거리가 먼 진료가 이루어지고 있다는 괴리감이 있었던 것이다. 가이드라인 작성의 첫 머리를 읽어 보면 현재 처한 의학부의 시대적 사명을 확연히 알 수 있을 것이다.

최근 생명과학과 과학기술 등 관련영역에서 뛰어난 진보에 따라 의학의 지식과 기술의 양은 팽대해지고, 세분화됨과 동시에 새로운 시점에서 학문영역이나 진료분야도 계속 생겨나고 있다. 또한 의학 · 의료에 대한 사회의 요구는 다양화되고, 학제간 생명과학 연구를 하는 인재, 지역의료, 복지 · 간호, 국제의료협력, 제약 등의 여러분야에서 의학부 출신의 더 많은 활약이 요구되고 있다. 이 때문에 의과대학 의학부 의학교육의 질을 한층 올리고, 일정수준의 질을 확보함과 동시에 교육내용을 재편성하여 다양화를 모색할 필요가 있다

-2001년. 21세기 새로운 의학교육의 개선책-

이와 같은 시대의 요구에 따른 돌파구의 한 방법으로 한방의학에서 찾은 것이다. 이 시책에 대하여 130년만에 부활한 한방의학이라고 평가되어 한방계에서는 그야말로 일대 전기를 가져오게 하는 혁명적인 일로 받아들이게 되며, 한방의학에 대한 국가적인 선언문으로 되었다. 그렇다면 이것을 실천하는 데에는 어떠한 내용이 들어가야 하느냐가 문제이다. 이에 대하여 국립대학 의과대학에서 유일하게 한방의학 교실이 개설되어 있었던 토야마 의약대학에서 코어 커리큘럼안을 마련하였다. 그 내용을 보면 다음과 같다.

일반목표

- 진료에 필요한 화한약치료의 기본(한방의학의 기본적 개념, 진찰방법, 한방처방의 운용)을 배운다.
- 전인적 시야를 익히고, 화한약을 포함한 환자를 위한 최선의 치료방침을 선택할 수 있도록 한다.

도달목표

- 한방의학의 특징 · 기본적인 개념을 설명할 수 있어야 한다(기 · 혈 · 수, 음양 · 허실, 표리 · 한열을 이해한다).
- 한방의학과 서양의학의 기본적인 차이를 설명할 수 있어야 한다.
- 한방의학의 진단방법을 설명할 수 있어야 한다(四診: 망진 · 문진 · 문진 · 절진을 이해한다).
- 한방의학의 '증'을 설명할 수 있어야 한다(隨症치료를 이해한다).
- 한방방제의 구성 · 약리작용 · 적응증을 설명할 수 있어야 한다.
- 한방처방의 대표적인 부작용과 사용상의 주의사항을 설명할 수 있어야 한다.
- 한방의학의 EBM과 동서의학의 통합에 대하여 대략적인 설명을 할 수 있어야 한다.

이들을 실천하여야 할 몫은 일선 의과대학으로 남게 되어 전국 80개 의과대학 교수들은 싫든 좋든 여기에 관여하게 되었다. 커리큘럼을 실천하기 위한 텍스트로서 2002년 12월에 일본동양의학회 학술교육위원회에서 편찬한 『입문한방의학』이 나온다이 저서의 의미에 대해서는 다시 상세하게 소개할 것이며, 동국대학교 이원철 교수에 의하여 한국어 번역판이 나왔다. 이와 관련하여 열리는 가장 큰 심포지엄은 ㈜쯔무라와 ㈜닛케이메디칼개발의 공동주최로 열리는 「KAMPO MEDICAL SYMPOSIUM」인데, 매년 토쿄에서 2월 초에 열리고 있으며, 매회 500명이 넘는 청중이 참석하고 있다. 물론 이 심포지엄에서는 2001년 「21세기 새로운 의학교육의 개선책」이 나오기 전부터 「21세기 의료와 동양의학」이라는 타이틀로 심도있게 논하고 있다. 우리들은 어떤 현안이 나오면 그때부터 부산한 움직임을 보이는 데에 반하여, 21세기에 들어오자 마자 '새로운 의학교육의 트랜드'를 만들려고 범의학계 차원에서 이루어지고 있다. 덧붙이면 이 배경에는 일본 한방엑기스제제에 대하여 90% 이상의 독점적 지위를 누리는 ㈜쯔무라의 스폰서가 있다. ㈜쯔무라의 규모를 보면 1년 매출액이 1조원이 되는 한방약의 메카이다. 한국 제약회사 중 1위 매출인 동아제약이 6,000억 규모인 것을 보면, 순수 한방약만 판매하여 1조원이 된다는 것은 어마어마한 숫자이다. 한약 복용이 그렇게 위험하다면 일본 전 국민은 한약 독성으로 난리가 났음에 틀림없다. 일본의 예를 들지 않더라도 의학계가 발전하는 데는 거대한 다국적 제약회사의 스폰서가 필수적이다. 이들이 쏟아 붓는 막대한 투자액이 결국에는 환자에게 이익이 가는 것이고, 그렇게 되면 의학계도 더불어 발전하게 되는 선순환이 이루어진다. 이런 면에서 한국의 한방제약계는 멀어도 한참 멀었다고 생각한다. 일본이나 중국에서 거대한 기업이 움직이는 데에 반하여, 한국에서는 아직 개인 가내수공업 수준이다. 개인 한의원은 물론이고, 한방병원에서조차 엑기스제제를 선호하고 있지 않은 탓이다. 단언하건대 한의사가 첩약문제에 매달려 있는 한, 한의학의 발전은 없다고 본다. 약문제에서 벗어나 보아야만, 더 큰 시장이 보이고 또 다른 시장을 개척할 수 있다고 믿는다.

매년 500명이 넘게 참석하고, 특별강연이나 패널참가자수가 20명이나 되는 학회를 스폰서할 수 있을 정도의 기업이 있어야만 된다. 2007년 「KAMPO MEDICAL SYMPOSIUM」에는 585명이 참가하였다고 보고하고 있다. 이 장소에서 매년 한방교육에 초점을 맞춘 기조 및 특별강연, 실천하고 있는 대학에서의 내용보고가 주로 이루어지고 있으며, 공동으로 개최하는 『Nikkei Medical』 월간지는 이 심포지엄을 생생한 중계로 담아 특집을 내고 있다. 테마를 살펴보면 다음과 같다.

2007. 2. 3.	「21세기 의학 · 의료와 한방의학 – 한방의학과 서양의학의 융합에 의한 새로운 전개」
2006. 2. 4.	「21세기 의학 · 의료와 한방의학 – 한방의학교육의 새로운 전개」
2005. 2. 5.	「21세기 의학 · 의료와 한방의학 – 오늘날 요구되어지는 한방의학교육의 실천과 과제」
2004. 2. 7.	「21세기 의학 · 의료와 한방의학 – 智의 창조와 실천– 한방의학교육의 글로벌스텐다더에 대하여」
2003. 2. 1.	「21세기 의료와 동양의학 – 의학교육과 동양의학의 역할 및 장래」
2002. 2. 1.	「21세기 의료와 동양의학 의학교육과 동양의학 – 시대적 요구에 부응하는 동양의학교육의 현재와 장래」
2001. 2. 1.	「21세기 의료와 동양의학 – 의학교육, 연구, 진료의 실제와 장래」

다른 또 하나 중요한 워크숍은 일본 의학교육학술대회이며, 2005년과 2006년의 두 해에 걸쳐 「한방의학교육의 현상과 문제점」이라는 큰

테마로 개최되었다. 그러면서 2005년에는 「커리큘럼 작성의 장벽과 해결책」, 2006년에는 「재학 중 교육커리큘럼의 표준화」와 「지도자 양성」에 포커스를 맞추어 진행되었다.

1단계: 어떻게 한방교육을 도입하여 갈까.

2단계: 실라버스syllabus의 내용, Faculty Development

로 나누어 진행되고 있으며, 먼저 문제점으로 다음 사항이 지적되었다.

- 커리큘럼의 도달목표, 학습방법, 평가방법의 불명확
- 지도자의 인재부족
- 한방의학의 개념에 바탕을 둔 처방을 내는 의사가 적다.
- 타과 교수들로부터 이해를 구하기가 어렵다 등이었다.

이들 해결책으로서는

- 한방의 기본을 습득시키기 위해서는 흥미를 가지게 한다, 사고방법을 주지시킨다.
- 한방전문 의사의 양성을 위해서는 면허취득 후 임상수련를 염두에 둔 커리큘럼의 작성이 중요하다.
- 목표를 달성시키기 위해서는 알기 쉬운 교과서 작성, 조기 체험학습의 도입, 참가형 임상실습이 필요하다.
- 목표달성도에 대한 평가수단으로서 공통시험, 의사국가시험 등이 제안되었다.
- 지도자 양성을 추진하기 위한 구체적 방책으로서는 각 대학간 네트워크, 학회 등을 통한 학외지원이 필요하다.

워크숍의 성과

- 모든 임상의에게 전인적인 의료습득이 요구되는 현재, 학부교육이나 면허취득 후 초기 임상의 연수교육에서 한방교육을 필수과목으로 한다.
- 학부교육에서 한방의학교육의 목표는 일정 이상 강의수가 설정되어야 한다.
- 현재 학부교육에서 학생들이 한방의학에 대한 흥미를 가지게 한다는 것을 목표의

최소 스텐다더로 하면 어떨까.

- 최소 스텐다더와 몇 개의 옵션으로 되는 모델커리큘럼의 정비가 필요하다.
- 한방 의학교육커리큘럼을 만드는 데 부족한 상황: 지도자, 지도장소(한방외래), 매개체(교과서 등)
- 지도자의 부족을 메우기 위해서는 학외조직의 지원이 필요하다.
- 학내의 인재양성도 병행하여야 한다.
- 평가시스템 없이는 커리큘럼의 성립은 불가능하므로 평가시스템의 정비가 필요하다.
- 한방의학교육에 대한 분위기를 고조시키는 것은 다른 영역의 모델케이스로 됨직하다.

교육현황

- 일본 전국 80개 의과대학에서 1회 90분 강의가 8회 이상 이루어지고 있다.

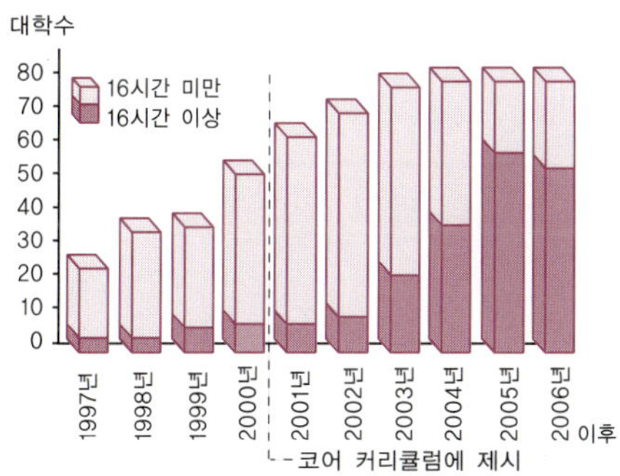

[대학 의학부 한방의학 교육 16시간 실시 변화]

- 64개 대학 부속병원에서 한방외래가 개설되어 있다.

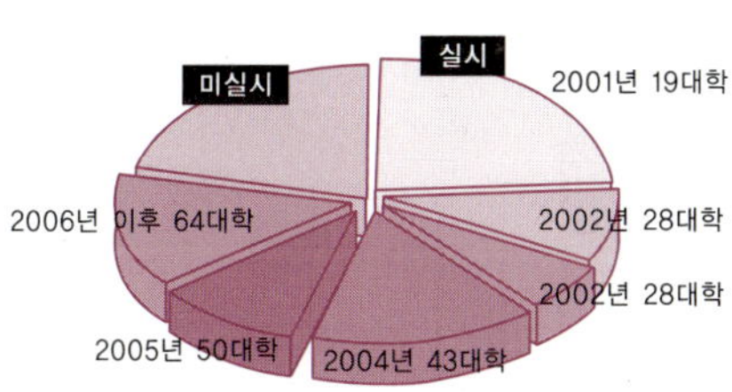

전국 80개 대학 중 64대학의
의학부 부속병원에 한방외래가 설치

[대학 의학부 부속병원의 한방외래 현황]

면허취득 후 수련의들 대상으로 한 한방의학에 대한 앙케이트조사

(2007년 큐슈대학 의학부 부속 병원 수련의 105명 중 92명 회답)

● 한방의학에 대하여 공부할 필요가 있다고 생각하는가?

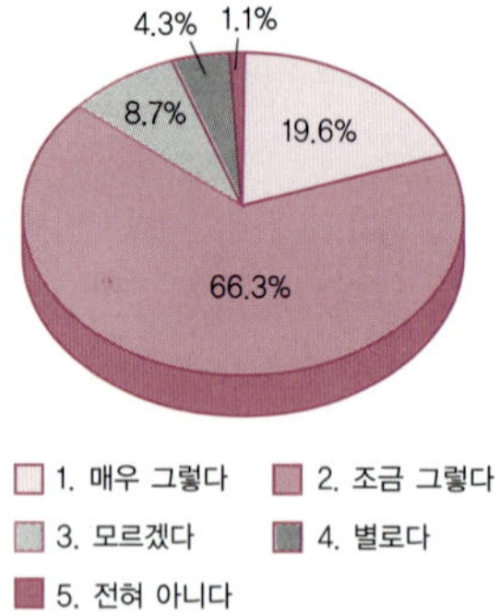

● 일상진료에서 한방의학의 필요성을 느끼는가?

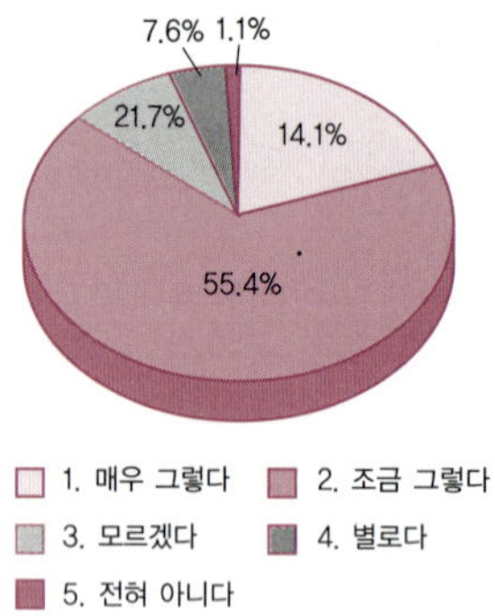

● 수련의 2년동안 한방치료 임상실습(견학을 포함)을 받고 싶다고 생각하는가?

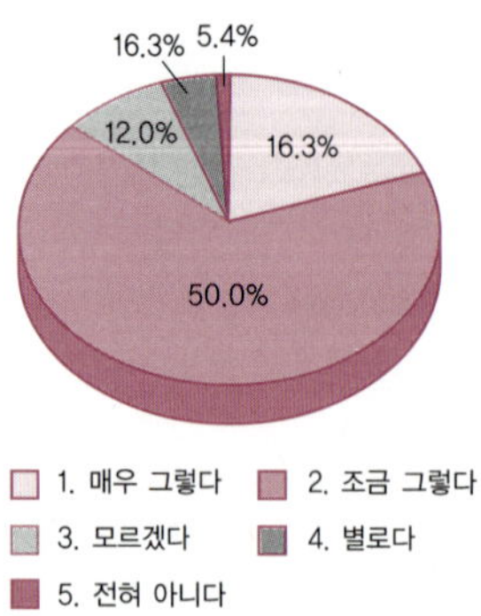

2007년 9월 24일 열린 경희대학교 한방병원 의료기기 임상시험위원회 지정기념 세미나에 참석하여 좋은 강연을 해 주었던 간켄 아리아케癌研有明 병원 소화기내과 부장 겸 한방진료를 담당하고 있는 호시노 에쯔오星野惠津夫는 2007년 KAMPO MEDICAL SYMPOSIUM에서 의학생, 수련의, 전문의의 레벨별 한방교육 내용을 달리하여야 된다며, 다음과 같은 표를 제시하였다. 흥미롭고 참고할 만하다. 덧붙이면 그가 근무하고 있는 간켄 아리아케癌研有明 병원은 한·양방 암센터 운영에서 독특한 자리를 차지하고 있을 정도로 말 그대로 유명하다.

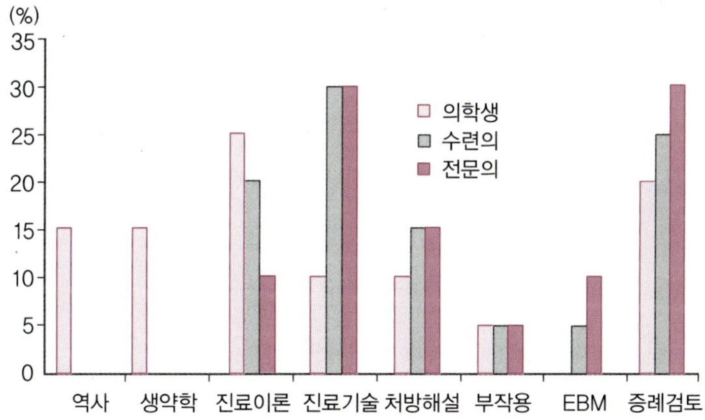

[수련시기에 따른 시간배분안]

호시노 에쯔오는 『한방임상』 2008년 2월호까지 실제로 경험한 암 환자의 한방치료 증례를 「癌研有明병원 한방지원 외래」라는 제목으로 18례째 보고하였다.

2007년 KAMPO MEDICAL SYMPOSIUM에 참가한 585명을 대상으로 하여 한방교육에 대한 앙케이트조사를 소개하고자 한다. 왜냐하면 이들의 조사 내용이 현재의 문제점 제시, 향후 의학교육에서 방향설정에 도움이 되기 때문이고, 또한 내가 이야기하고자 하는 일본 의사들의 한방의학에 대한 생생한 의견청취도 되기 때문이다.

● 「한방의학과 서양의학의 융합 - 최신 근거에 의한 새로운 전개-」에 대하여 여러 분야에서 강연을 들었는데, 어떻게 생각하는가?

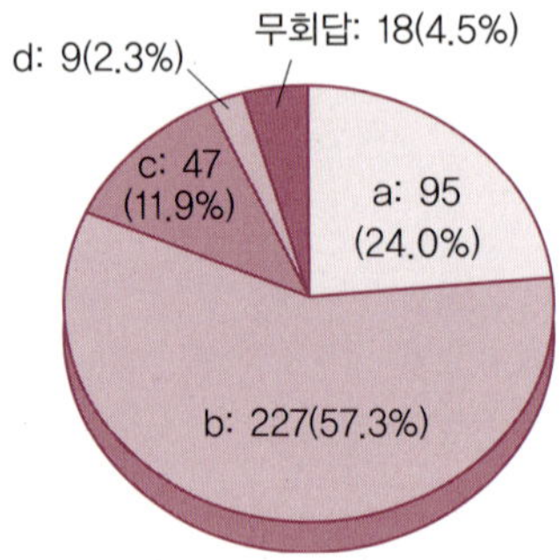

a: 최신 근거 중심 연구는 수준이 높아서 그 결과를 평가할 수 있어서 양약으로 곤란한 질병에 대하여 치료약으로서 기대가 크다.
b: 최신 근거 중심 연구는 서양의학적 연구로서 의의는 크며, 앞으로 연구진전이 기대된다.
c: 한방약의 서양의학적 연구는 이제 시작단계에 불과하며, 현 시점에서 평가하기에는 이르다.
d: 기타

● 앞으로 어떠한 한방의학연구를 기대하는가?

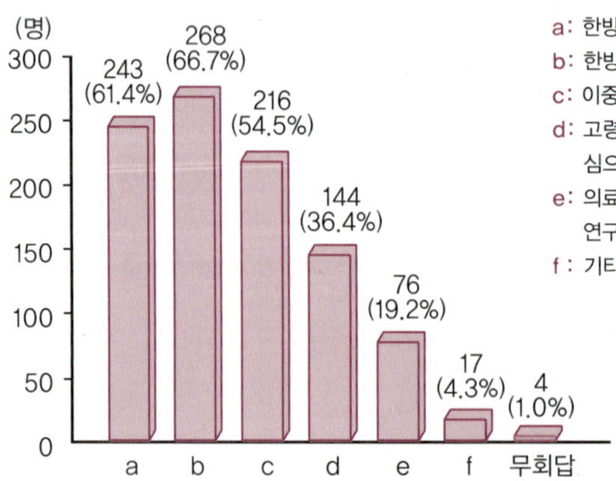

a: 한방의학의 「증」에 대한 과학적 해명
b: 한방방제의 약효약리, 작용기전의 해명
c: 이중맹검 비교시험 같은 임상근거
d: 고령자의 종합적 기능평가, 환자 QOL을 중심으로 한 연구
e: 의료비 절감을 목적으로 한 의료 경제학적 연구
f : 기타

● 서양의학적 최신 연구 근거를 교육에 도입하는데, 어떻게 생각하는가?

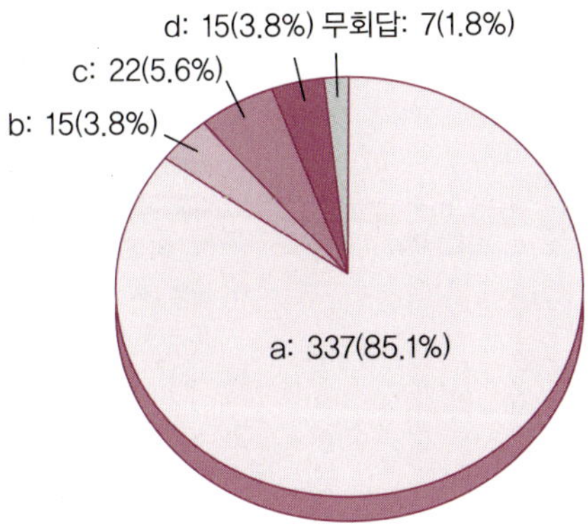

a: 필요하다
b: 필요없다
c: 모르겠다
d: 기타

● 지속적인 한방의학 연구교육의 필요성을 어떻게 생각하는가?

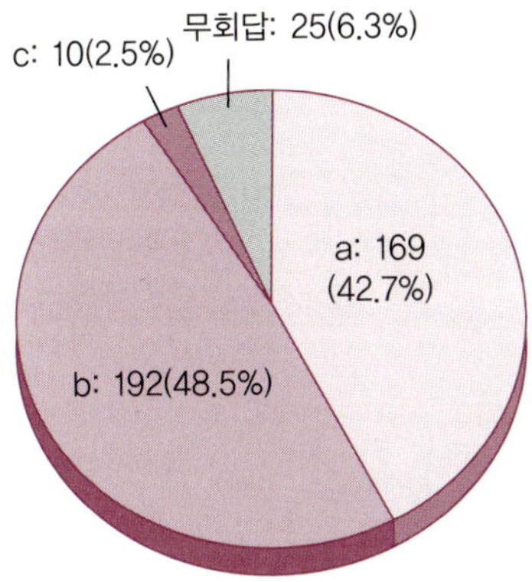

a: 의학부 교육, 임상실습을 통한 외래교육과 졸업 후 지속적인 임상연수 교육이 필요하며, 실시를 고려하고 있다.
b: 장래에는 지속적인 교육이 필요하지만, 현 시점에서는 여러 가지 요인으로 실시가 어렵다.
c: 기타

● 의학부교육과 면허취득 후 수련의 지속성을 생각한다면 한방의학교육의 과제에 대하여 어떻게 생각하는가?

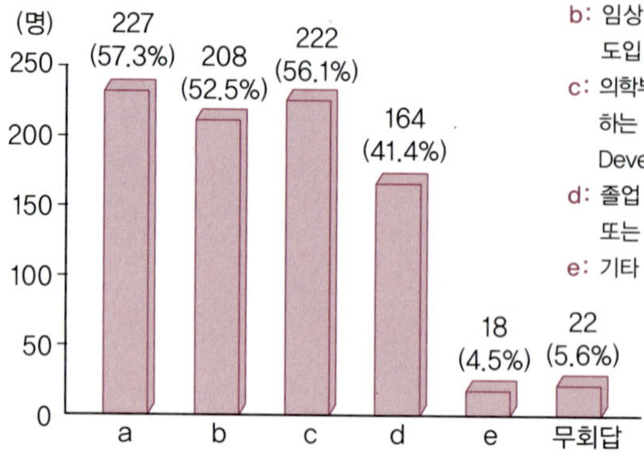

a: 학생들이 한방의학에 흥미를 가지도록 모델 커리큘럼 정비
b: 임상실습의 장으로서 한방외래 도입 충실
c: 의학부에서 한방의학 교육을 담당하는 강의교수를 양성하는 Faculty Development(FD)의 실시
d: 졸업 후 임상수련 커리큘럼(초기 또는 후기)에 한방의학 도입
e: 기타

● 한방의학교육을 담당하는 교원 양성에서 Faculty Development가 중요시되는데, 어떻게 하면 좋다고 생각하는가?

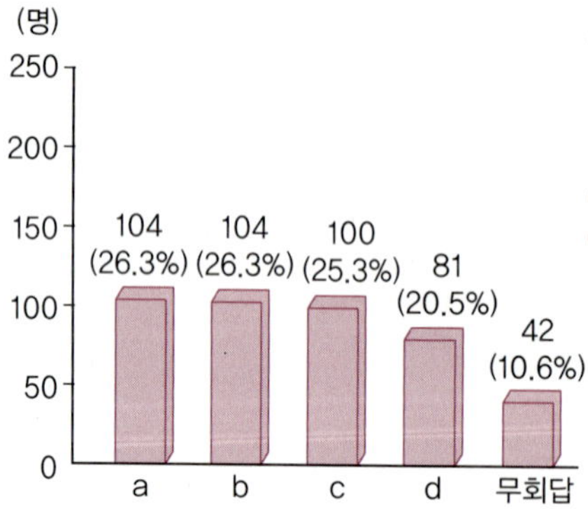

a: 대학 내에서 담당교수를 양성하는 FD를 도입하고 충실하게 한다.
b: 대학내에 교수 양성을 위한 연구회를 만든다.
c: 타대학과 연합하여 FD를 고려한다.
d: 외부주최 세미나 등에 대학차원에서 후보자를 참가시킨다.

● 대학병원의 한방외래에 대해서 어떻게 생각하는가?

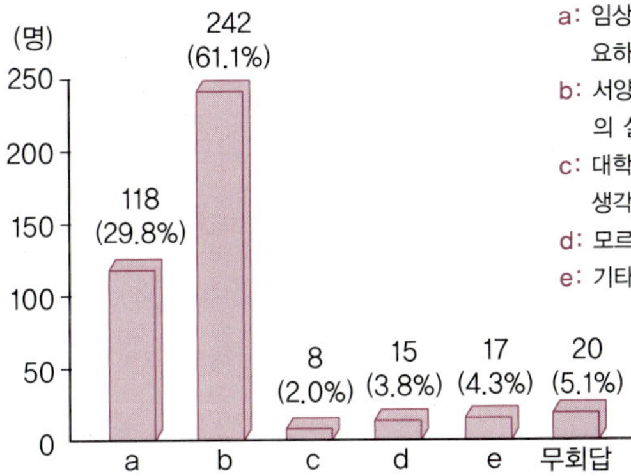

a: 임상실습 중 외래실습의 하나로 필요하다.
b: 서양의학과 한방의학이 결합한 의료의 실천으로서 필요하다.
c: 대학병원에서는 특별히 필요하다고 생각하지 않는다.
d: 모르겠다.
e: 기타

● 면허취득 후 임상연수가 필수적으로 되었지만, 이 목적 중 하나인 전인적인 진료를 익히기 위해서 임상연수 커리큘럼 가운데 한방의학을 포함시키고자 하는데, 어떻게 생각하는가?

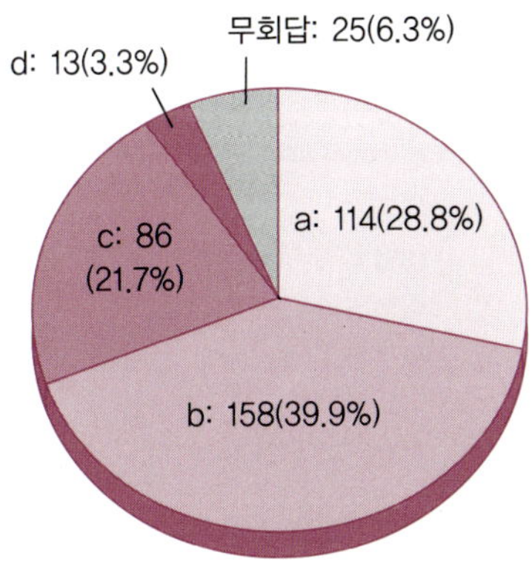

a: 필수과목으로서 면허취득 후 임상수련 커리큘럼 도입이 필요하다.
b: 선택과목으로서 면허취득 후 임상수련 커리큘럼 도입이 필요하다.
c: 향후 도입을 검토하여야 한다.
d: 기타

일본 의사들의 한방의학에 대한 인식정도

기본적으로 서양약이 한계가 있는 병태에 한방약이 어떻게 사용되고 있는가 하는 현실적인 문제가 된다. 서양의학을 전공한 의사들의 생생한 고백론이라고 할 만하지 않을까. 2007년 7월에 닛케이 메디칼 독자 3,000명을 무작위로 추출하여 우편으로 713명에게 유효회답을 얻은 결과이다(회답률: 23.8%).

응답자들의 일반적 특성

[연령] 평균 50.9		[진료전문과목]	(복수회답)
29세 이하	3.2%	내과	44.0%
30세~39세	15.6%	호흡기과	6.3%
40세~49세	32.0%	소화기과(위장관)	15.8%
50세~59세	21.5%	순환기과	9.8%
60세~69세	12.1%	알레르기과	4.8%
응답없음	2.8%	류마티스과	3.8%
		소아과	13.3%
[개업 · 근무형태]		심료내과	2.0%
개원의원	44.9%	정신과	3.8%
의원근무	10.9%	신경과(신경내과)	2.5%
병원개업	1.1%	외과	9.7%
대학병원 근무	10.7%	정형외과	11.6%
일반병원 근무	27.9%	성형외과	1.1%
기타	1.7%	피부과	6.6%
응답없음	2.8%	비뇨기과	2.9%
		산부인과(산과, 부인과)	5.3%
[개업 · 근무지의 병상수]		안과	3.8%
없음	48.4%	이비인후과	3.8%
1~19병상	7.9%	노년과	1.8%
20~199병상	10.8%	한방외래	1.5%
200~499병상	13.5%	기타	8.6%
500병상 이상	16.0%	무회답	2.8%
기타	0.1%		
응답없음	3.4%		

● 진료에서 한방약을 사용하고 있는가?

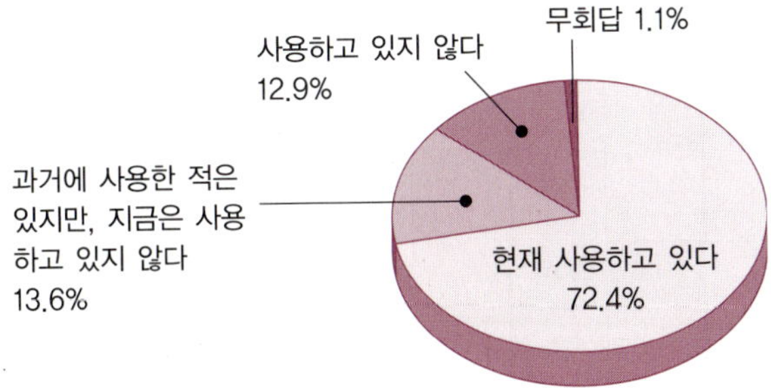

과별로 보면 산부인과 97.4%, 비뇨기과 95.2%, 심료내과 92.9%, 소화기과 88.5%, 내과 82.2%이다주: 심료내과는 부정수소 · 갱년기장애 · 자율신경실조증을 전문으로 한다

● 한방약으로 무엇을 기대하고 있는가?

서양약으로 한계가 있다 62.8%, 학회에서 과학적인 데이터가 보고되고 있다 32.6%, 환자의 삶의 질을 높여 전인적인 의료가 가능하다 32.0%. 실제 임상에서 자기 고백으로서 이보다 더 생생한 증언은 없을 것이다. 서양약의 한계가 실제 이렇다 하는 것을 잘 알면서도 한방으로 쉽게 접근하지 못하는 것은 환자 중심이 아닌 의사 자신의 이기주의 때문이다.

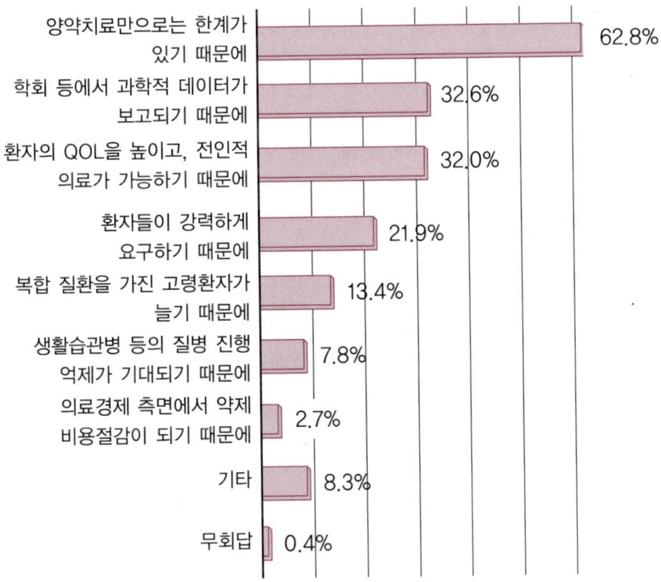

● 한방약을 사용할 때의 방침

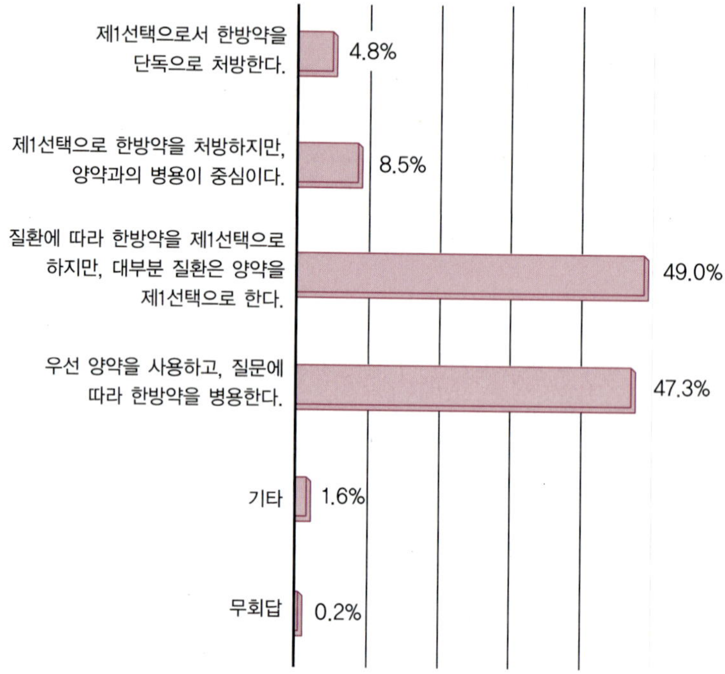

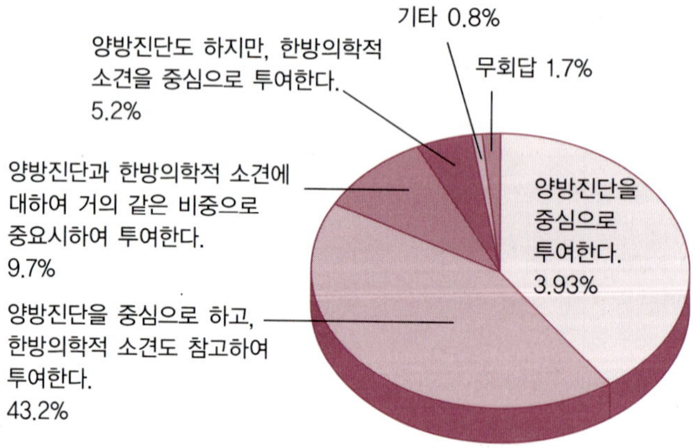

한방약을 사용하고 있는 질환 · 증후(%)

질환 · 증후	%	질환 · 증후	%
부정수소 · 갱년기 장애	52.7	관절통 · 변형성 무릎관절증	15.7
자율신경실조증		설사	15.5
급성기도염	50.8	요통	14.5
변비	48.4	수술 후 부정수소	13.8
피로 · 권태감	32.0	아토피성 피부염	12.0
식욕부진 · 영양상태 개선	31.0	인지증	8.7
기침 · 가래	30.8	당뇨병 및 합병증	8.1
알레르기 비염	29.1	COPD	7.4
위염	22.1	관절류마티스	7.4
근육 경련	21.6	뇌혈관장애 후유증	6.8
부종	20.9	고혈압	6.6
급성 · 만성기도염	20.2	역류성 식도염	6.4
월경불순 · 월경곤란증	20.0	신장염 · 네프로제	6.4
장마비	19.2	담 · 췌장질환	3.3
방광염 · 배뇨장애	18.6	뇌혈관장애	2.7
두통	18.6	소화성궤양	1.7
어지러움	18.2	욕창	1.4
기관지천식	17.8	MRSA	0.8
과민성장증후군	17.4	기타	11.6
습진 · 피부소양증	16.3	무회답	1.6
만성간염	15.9		

일본 의사들의 한방약 사용현황

진료과별 한방약을 사용하고 있는 베스트 5 질환 · 증후(%)

○ 내과		○ 비뇨기과	
1 부정수소 · 갱년기장애 · 자율신경실조증	63.6	1 방광염 · 배뇨장애	80.0
2 급성 상기도염	62.0	2 부정수소 · 갱년기장애 · 자율신경실조증	45.0
3 근육경련	60.9	2 변비	45.0
4 변비	58.1	4 근육경련	40.0
5 기침 · 가래	41.5	4 식욕부진 · 영양상태의 개선	40.0
○ 외과		**○ 산부인과**	
1 변비	61.8	1 부정수소 · 갱년기장애 · 자율신경실조증	91.9
2 근육경련	60.0	2 월경불순 · 월경곤란증	70.3
3 급성 상기도염	52.7	3 변비	45.9
4 부정수소 · 갱년기장애 · 자율신경실조증	45.5	4 피로 · 권태감	35.1
5 장폐색	41.8	4 급성 상기도염	35.1
○ 정형외과		**○ 이비인후과**	
1 근육경련	87.5	1 알레르기성 비염	78.9
2 요통	42.2	2 어지럼증	52.6
3 관절통 · 변형성 슬관절증	39.1	3 부정수소 · 갱년기장애 · 자율신경실조증	47.4
4 급성 상기도염	34.4	3 기침 · 가래	47.4
5 부정수소 · 갱년기장애 · 자율신경실조증	31.3	5 급성 상기도염	31.6
○ 피부과		**○ 노년과**	
1 습진 · 피부소양증	56.8	1 급성 · 만성 기도염	70.0
2 부정수소 · 갱년기장애 · 자율신경실조증	45.9	1 변비	70.0
3 아토피성 피부염	43.2	3 기침 · 가래	60.0
3 변비	43.2	3 부정수소 · 갱년기장애 · 자율신경실조증	60.0
5 알레르기성 피부염	37.8	3 피로 · 권태감	60.0

한방약을 제1선택으로 사용하고 있는 질환 · 증후(%)

근육경련	43.2	기관지 천식	4.1
부정수소 · 갱년기장애 · 자율신경실조증	32.4	방광염 · 배뇨장애	3.9
급성 기도염	23.6	습진 · 피부소양증	3.9
변비	21.1	알레르기성 피부염	3.9
피로 · 권태감	18.2	요통	3.7
식욕부진 · 영양상태의 개선	15.3	인지증	2.9
월경불순 · 월경곤란증	12.4	관절 류마치스	2.1
기침 · 가래	10.7	뇌혈관장애 후유증	2.1
장폐색	10.7	당뇨병 합병증	1.9
알레르기성 비염	9.3	역류성 식도염	1.7
부종	8.5	고혈압	1.4
과민성 장증후군	7.4	신염 · 신증후군	1.4
어지럼증	7.2	COPD	1.0
위염	6.4	담 · 췌질환	1.0
설사	6.4	뇌혈관장애	0.8
수술후 부정수소	6.0	소화성궤양	0.8
급성 · 만성 기도염	5.8	욕창	0.6
두통	5.6	MRSA	0.2
관절통 · 변형성 슬관절증	5.6	기타	6.6
만성간염	5.0	무응답	12.6

제1선택으로 사용되는 한방처방(%)

葛根湯	51.6	防己黃耆湯	11.6
芍藥甘草湯	45.7	釣藤散	10.3
補中益氣湯	39.0	柴苓湯	9.9
小靑龍湯	32.9	黃連解毒湯	9.9
加味逍遙散	31.8	豬苓湯	9.7
大建中湯	30.0	大黃甘草湯	9.7
當歸芍藥散	28.7	抑肝散	8.5
麥門冬湯	25.6	柴朴湯	7.9
六君子湯	21.3	人蔘養營湯	7.9
桂枝茯苓丸	19.0	柴胡加龍骨牡蠣湯	7.6
八味地黃丸	17.8	桂枝加朮附湯	7.4
防風通聖散	17.1	柴胡桂枝湯	5.8
牛車腎氣丸	16.7	溫經湯	5.6
半夏厚朴湯	16.5	白虎加人蔘湯	4.5
小柴胡湯	15.9	大柴胡湯	3.7
五積散	15.3	기타	8.9
十全大補湯	14.1	무응답	4.7

진료과별 제1선택으로 사용되고 있는 한방처방 베스트 5(%)

○ 내과		○ 비뇨기과	
1 葛根湯	59.7	1 大建中湯	45.0
2 補中益氣湯	53.1	2 八味地黃丸	40.0
3 芍藥甘草湯	51.9	3 葛根湯	35.0
4 加味逍遙散	39.9	3 補中益氣湯	35.0
5 小靑龍湯	38.0	3 牛車腎氣丸	35.0
		3 豬苓湯	35.0
		3 芍藥甘草湯	35.0
○ 외과		**○ 산부인과**	
1 芍藥甘草湯	52.7	1 當歸芍藥散	83.8
2 葛根湯	50.9	2 加味逍遙散	73.0
2 大建中湯	50.9	3 桂枝茯苓丸	70.3
4 補中益氣湯	40.0	4 補中益氣湯	54.1
5 六君子湯	30.9	5 葛根湯	48.6
○ 정형외과		**○ 이비인후과**	
1 芍藥甘草湯	71.9	1 小靑龍湯	78.9
2 牛車腎氣丸	37.5	2 麥門冬湯	52.6
3 葛根湯	35.9	3 葛根湯	47.4
4 八味地黃丸	25.0	4 豬苓湯	36.8
4 防己黃耆湯	25.0	4 半夏厚朴湯	36.8
○ 피부과		**○ 노년과**	
1 葛根湯	40.5	1 芍藥甘草湯	70.0
2 當歸芍藥散	35.1	2 小柴胡湯	60.0
2 補中益氣湯	35.1	2 葛根湯	60.0
2 桂枝茯苓丸	35.1	2 小靑龍湯	60.0
5 加味逍遙散	27.0	2 麥門冬湯	60.0
5 黃連解毒湯	27.0	2 六君子湯	60.0

일본 의과대학에서 침구학 도입은 거의 없다고 하여도 과언이 아니다. 치료약물로서 한방처방을 도입하는 것은 기정사실로 되어 있으나, 치료수단으로 침구학까지는 미치지 못하고 있다. 그러나 1992년 東京여자의과대학 내에 동양의학연구소가 개설되는데, 이 때 초대 소장이 침구학으로 유명한 代田文彦시로타 후미히코 선생이다. 시로타 선생의 부친이 1900년대 침구계 일본 최고원로인 代田文誌시로타 분시 1900-74 이다. 그러므로 이런 인연으로 1992년에 일본 의과대학에서 처음으로 東京여자의과대학에서 침구학 강의가 이루어지게 된다. 이런 일환으로 이루어진 2004년 본과 2학년생들에게 실시한 침구학 강의 앙케이트 조사를 보면, 학생 101명 중 76명의 회답률(75.2%)의 결과에서 침구학 수업의 필요성이 97.3%, 침구치료를 하고자 하는 것이 96.1%, 침구학 수업내용 이해도가 90.1%로 의과대학 내에 침구학도 한약물요법 이상으로 큰 기대를 하고 있음을 알 수 있다.

이런 측면에서 한약물과 침구치료에 대하여 배타성을 확보하면서 6년제 한의과 대학에서 중점적으로 교육을 받을 수 있는 한국의 한의사 집단은 행복하다고 할 수 있다.

02

일본 한방의학을 이끄는 대학과 연구소

Leading the Way in Japanese Traditional Medicine: Universities and Research Centers

일본 한방의학을 말하다

02

의학교육 다음으로 먼저 다루고자 하는 것은 대학과 연구소이다. 국립 의과대학에서의 한방진료과, 그리고 의사협회장이 후원하여 설립된 토쿄의 동양의학연구소와 오사카의 사립대학에서 생긴 동양의학연구소를 이야기하고자 한다. 특히 동양의학연구소를 두 곳 소개하는 이유는, 일본은 정치적으로 토쿄가 중심이지만, 동쪽의 토쿄와 서쪽의 오사카가 거의 같은 수준으로 발달하고 있고 실제 이루어지는 것도 거의 동등하다는 인상이다. 한국에서의 서울과 부산을 연상하면 오해라는 것이다.

| 저자의 노트 |

토쿄와 오사카

동쪽에 토쿄가 있으면 서쪽에 오사카가 있고, 토쿄가 정치를 쥐면 오사카는 돈을 흔들고, 토쿄 사람들이 메밀인 소바를 즐기면 오사카는 밀인 우동을 즐기고, 토쿄에 키타사토 동양의학 종합연구소가 있으면 오사카에는 킨키대학 동양의학연구소가 있다고 말하더라도 그렇게 틀린 말은 아니다. 조선시대의 중앙집중권력이었던 데 반하여, 일본 에도시대에는 지방분권이었던 자취가 지금도 선연하다. 텔레비전의 연속극을 보더라도 오사카 방송국에서 만들어진 프로그램이 전국으로 방송된다. 물론 사투리는 그대로 사용되면서. 그러므로 은연중에 토쿄와 오사카를 양대산맥으로 대립적인 2원화로 보려는 생각이 들게 된다. 토쿄를 중심으로 한 칸토關東지방과 오사카를 중심으로 한 칸사이關西중심의 문화 · 식습관 · 언어 등의 면에서 현격한 차이가 있었음을 느끼게 된다. 따라서 이 자리에서 토쿄의 키타사토 동양의학 연구소를 말하면서 킨키대학의 동양의학연구소를 말하지 않을 수 없다.

일본의 경우가 동서로 나누어 각각 특색 있는 문화를 만들어 내었지만, 중국도 황허黃河를 중심으로 한 북방, 창장長江을 중심으로 한 남방으로 나누어져 북방의 리얼리즘, 남방의 로맨티시즘으로 발전하였다. 문학에서도 북방 공자의 『시경』과 남방 굴원의 『楚辭』로 나누어지며, 대표적인 시인인 杜甫와 李白도 각각 북남으로 나누어 활약하였다. 이런 생각을 하게 되면 한국은 정치권력 구도도 중앙집권이지만, 땅덩어리도 서울중심에서 벗어나지 못하는 것 같다. 어떤 이는 지리산을 중심으로 하여 동편제, 서편제, 혹은 낙동강을 중심으로 하여 우도, 좌도로 나누면서 독특한 문화의 차이를 이야기하기도 하나, 중국이나 일본에 비하면 역시 서울 너무 서울 중심이라는 생각을 떨칠 수 없다.

일본에서는 각 지방마다 가지고 있는 자부심이 대단하다. 에도시대 1603–1868의 예를 보더라도 쿄토의 문화와 토쿄의 정치권력이 자리잡자, 오사카인들은 재빨리 경제를 움켜쥔다. 일본어에서 '나라國'은 고향을 뜻하기도 한다. 그만큼 자기 고향을 독립적인 한 나라로 보고 있다. 토요타자동차회사가 아직도 본사는 나고야에 그대로 있으며, 오히려 2년 전쯤인가 나고야 시내 한복판에 토요타왕국을 건설하였다. 일본을 이해할 때 지방을 무시하면 그야말로 10분의 1도 모르는 우를 저지르게 된다. 절대로 명함을 받을 때 지방거주라고 하여, 한국의 지방정도로 생각하면 착각이다. 하나 예를 들면 전일본침구학회가 있다. 이때 '전' 자는 全의 의미로서, 모든 지방분회를 합한 전국이라는 뜻이다. 이 정도로 지방분회의 역할이 크다. 이력서를 보더라도 큐슈지회의 회장 같은 것이 나오는데, 언뜻보면 하찮은 직책 같은데 그렇게 얕잡아 보면 안 된다. 일본 나라 자체가 길쭉하게 자리하고 있기 때문에 한 자리에 같이 모이기가 쉽지 않은 것도 지방활성화에 한몫하고 있을 것이다. 지금 한국은 갈수록 수도집중으로 되어, 지방의 특색을 잘 모르게 되는 점이 아쉽게 생각된다. 일본을 왕래하면서 느끼는 점에서, 일본문화에서 하나 덧붙이면 일본은 각자 자동차의 넘버플레이트에 자기가 사는 도시, 혹은 縣 이름을 붙이고 다닌다. 그렇다 보니 한 번도 듣지도, 보지도, 가지도 못한 이름이 줄줄 나온다. 가끔은 어떻게 저렇게 많은 도시가 있을까 하고 생각하면서, 한편 한국에서는 자기가 사는 도시이름이 자동차에서 언제부터인가 없어지고 말았으니. 사람은 태어나서 서울로 가야지 하는 속담부터 없애야 하지 않을까. 요즈음은 글로벌시대globalization에 로컬리즘localism이 결합된 형태glocalization가 바람직하다고 하는데, 구두선으로 끝나지 말고 경향京鄕을 불문하여 각자가 앉아 있는 위치에서 뭔가 만들어 보아야 되지 않을까.

국립대학 의과대학에서의 한방진료 개설

: 토야마富山대학 의학부(전신은 토야마富山 의과약과대학)화한진료학교실
http://www.hosp.u-toyama.ac.jp/guide/medical/wakan.html

내가 1년 동안 머물렀던 교실로서, 1996년까지 나 역시 이런 의과대학에서 한방과가 있는 줄 몰랐다. 일본에 유학가기 위하여 관련된 논문을 검색하면서 20여 곳에 편지를 보냈는데, 몇 곳에서 토야마 의약대학

을 추천해 주어 가게 되었다. 일본에서 유일하게 국립대학 의과대학에서 한방과가 있는 곳이기 때문이다. 한방과 설치와 관련하여 소설 같은 배경설명을 알면 재미있기도 하고, 지도자의 혜안이 얼마나 중요한지 알 수 있다. 1970년대에 들어와 일본은 전국 각 현마다 의과대학 설립안을 마련하게 되며, 이에 따라 토야마 현에서도 의과대학 설립을 추진하게 된다. 이 과정에서 토야마대학 약학부에 있던 난바 쯔네오難波恒雄 교수 – 역사 깊은 오사카대학 약학부 출신 – 들이 이 차제에 토야마는 원래 일본 역사에서도 의약으로 유명한 곳이니까, 기존의 약학부와 신설되는 의과대학을 분리독립시켜 토야마 의약대학을 세우게 된다. 1975년의 일이다. 토야마 의과약과대학에서의 화한진료부 개설 20주년을 기념하여 그 당시를 회고하는 난바 쯔네오 교수의 글을 통하여 그 당시 상황을 재구성해 본다.

원래는 토야마대학 의학부로 할까, 단과대학으로서 토야마 의과대학으로 할까 하고 의견이 분분하였다. 그러자 1974년 6월에 약학부 부설 화한약 연구시설이 약학계 유일의 대학 부설 연구소로 승격되었다. 약의 거리, 토야마를 특색있는 대학으로 만들기 위하여 토야마대학에서 약학부와 화한약연구소를 분리하고, 의학부를 신설하여 국립 유일의 의과약과대학으로 하자는 안이 이루어졌는데, 이 안이 문부성에서 허가가 내려져 1975년 4월에 토야마 의과약과대학 창설준비실이 창설되었다. 새로운 대학을 만드는 조건으로서 대학원 약학연구과에 박사과정과 부속병원에 한방진료실 설치를 건의하게 된 것이다.

즉, 의약으로 유명한 토야마이므로 화한약 진료교실의 필요성을 역설하게 되고, 1979년 부속병원의 오픈에 맞춰 화한진료실도 개설된다.

개학 이념으로서 「의약의 일체화」 「동서의학의 융합」을 외쳤다. 2006년 6월에 오픈한 경희대학교 동서신의학병원의 동서의학융합이 벌써 30년 전에 일본에서 건학 이념으로 사용되었다는 사실이다. 처음에는 진료과의 명칭이 '화한진료부' 가 아니었다. '한방진료실' 이라는 명칭을 제출하였는데, 당시 진료과에서 '한방' 이라는 이름을 인정할 수 없다고 하여, 그 다음에 '화한약 진료실' 을 제출한다. 이번에도 '화한약' 은 '한방' 과 같은 의미이므로 퇴짜를 맞는다. 최종적으로 '화한진료실' 로 되었다. '화한진료' 에서 '和漢' 은 '和漢朗嘆集' 과 같이 비의학적인 문학 냄새가 풀풀 나므로 싫다고 많이 저항한다. 그러나 이름보다는 내실이 중요하다는 인식으로 동의하여 탄생하게 된다. 그만큼 1970년 후반까지만 하더라도 의사집단으로부터 '한방' 이라는 단어는 과학적인 이미지와는 거리가 멀었다는 인식이 있음을 알 수 있다. 지금에야 당연한 이름으로 되었지만, 처음에는 이름 하나 만드는 데 이렇게 힘들었다는 회고이다. 그러나 이런저런 구차한 조건을 감수하고서라도 의과대학 내에 '한방과' 를 설치한다는 데 의의를 두고 개설하였음을 알 수 있다. 이렇게 우여곡절 끝에 국립대학 의학부 내에 유일하게 화한진료학 강좌가 이루어지게 되었고, 이제는 처음에 저항하였던 화한진료라는 명칭도 한방진료와 같은 의미로 통하게 되었다. 1979년 화한진료실을 포함한 병원오픈에 맞춰 치바의과대학 출신의 테라사와 카츠토시寺澤捷年라는 걸출한 인물이 오게 된다.

한국에서는 2007년에 와서 처음으로 부산대학교 대학원에서 한의전문대학원이 개설되었으므로 국립대학 차원에서는 약 30년 가까운 세월의 뒤늦음이 보인다. 국립과 사립의 의미는 천양의 차가 있다. 국가가 담보로 하는 교육과 개인의 레벨에서 하는 교육에는 차이가 있다. 물론 사립이라고 하더라도 국가의 통제를 받으므로 똑같다고 할 수 있지만, 마이너리티의 입장에서 보면 좀더 보증이 확실한 기관이 필요하다는 것이다. 1960년부터 시작된 경제개발 당시 힘없는 나라의 회사가 외국은행에서 돈을 빌릴 때 국가가관의 연대보증을 요구한 사실이 있다. 그만큼 소수세력에겐 국가적 차원의 정책, 지원이 절실한 것이다. 이와 같이 국립대학에서 한의학교육이 이루어졌다면 오늘날 우리들의 발목을 잡고 있는 50년 전의 의료법에 뭔가 변화가 있었을 것이다. 이른 새벽에 부질없는 가정을 해 본다. 1980년대 말부터 많이 생겨나기 시작한 한의과대학 중에서 적어도 지방이라고 하더라도 국립대학에서 한 군데는 나왔어야 했다는 아쉬움이 있다.

각설하고 1988년 4월에는 경희대학교 동서의학연구소와 함께 토야마 의약대약 화한진료학이 WHO에서 전통의학협력센터로 지정받게 된다. 그런데 재미있는 것은 전통의학협력센터collaborative center for tradition의 장director 선임이 재미있다. 일본 토야마 의약대학 WHO전통의학센터의 장은 화한진료학교실의 주임교수가 당연직으로 맡고 있다. 그 외에는 맡을 사람도 없다. 왜냐하면 전통의학에 대한 식견이 있어야만 그 직책을 수행할 수 있으니까.

1990년 테라사와 카츠토시 선생이 정교수로 승진하자, 전 일본한방계는 축제 분위기에 휩싸인다. 왜냐하면 일본의 의과대학 운영은 한 교실에 정교수 한사람만 있는 조직구성이므로, 화한진료학교실에서 정교수가 탄생되었다는 것은 독립적으로 교실을 운영할 수 있다는 자격을 인정받게 되었다는 의미를 담고 있다. 그러니까 그때까지 조교수로 있는 한 곁방살이 내지 독립적이지 못하였다는 의미를 내포하고 있다.

3년 뒤인 1993년에 일본 국내에서 처음으로 의학부 내에 화한진료학교실 강좌가 증설된다. 강좌가 생긴다는 것은 독립적으로 예산운용권을 쥔다는 것이다. 일본대학에서의 교수지위는 학장, 병원장들도 침범하지 못하는 고유의 권한을 갖고 있다. 그만큼 책임과 의무를 가지고 일을 하여야 되는 것이 또한 일본 정교수 자리의 몫이다. 일본 한방에서 걸출한 인물인 테라사와 카츠토시 선생은 2002년 8월부터 2004년 3월까지 도야마 의약대학 부속병원의 병원장을 하게 된다. 한방과의 교수가 양방의 모든 과를 아우르는 병원장까지 하게 되는 테라사와 선생의 파워는 참으로 시대의 사명감을 가지고 일한 개척자라고 할 만하다. 병원장에게는 부학장이라는 당연직이 주어지면서 학장 아래에 두게 되는데, 이 제도는 대학 부속병원의 존립목적은 교육기관의 하나라는 것을 분명히 하고 있음을 알 수 있다. 병원 현관에는 환자들에게 알리는 안내문에 '학생들의 교육을 위하여 환자 여러분들에게 폐를 끼칠 수 있는 일이 있을 수 있으므로 양해를 구합니다' 라는 내용이 들어가 있다.

병원장까지 역임한 테라사와 교수는 2005년 4월부터 모교인 치바千葉대학 대학원 의학연구원 화학진료학 강좌 교수로 자리를 옮기게 되며, 2008년 1월 현재까지 그대로 있다. 몇 년 전에 테라사와 선생은 위암 수술을 하였는데, 수술 다음 해의 일본동양의학회에서 만나 특유의 호탕한 웃음과 함께 그 많은 사람들이 있는 복도에서 자기 배를 내 보이면서 위암 수술을 하여 좋아하던 술과 담배를 절제하고 있어 재미가 없어졌다고 하던 모습이 새삼 떠오른다. 그는 강력한 카리스마가 있으면서도 수련의에게 몸소 다가가 한방과를 지원하여 준 것에 대하여 고맙다고 하면서 건배하곤 하는 순수한 면도 있다. 테라사와 교수를 이은 사람은 double blind, RCT 디자인으로 조등산이 치매증상에 유효하다는 결과를 1998년에 『*Phytomedicine*』에 발표하여 전 일본에 이름을 떨친 시마다 유타카嶋田 豊 선생이 2003년 12월부터 2008년 오늘까지 교수를 맡고 있다. 일본의 제도에서는 병원장이나 학장을 지내면 당해 교실의 주임교수직을 사직하여야 하며, 대부분 제자리로 돌아가지 못한다. 그만큼 보직을 가지면 자기 교실의 이익을 대변하는 것이 아니라, 전 조직에 공평무사하게 일을 하여야 된다는 사회적 시스템을 작동시키고 있다. 토쿄대학 총장을 지낸 사람도 예외없이 원래의 자기 교실로 돌아가지 못하고 다른 대학으로 옮겨가는 것이 일반적이다.

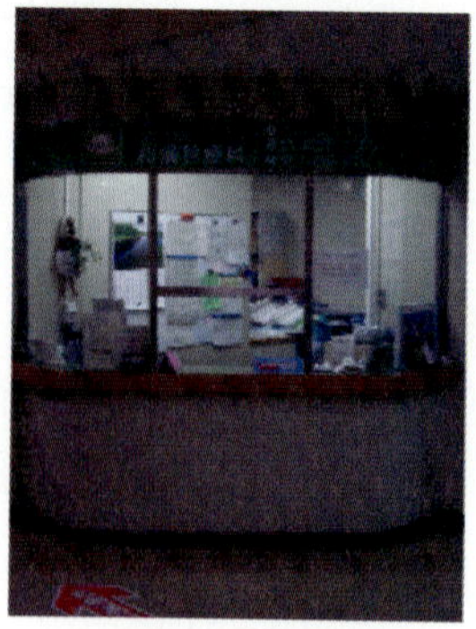

화한진료과 외래모습

화한진료학 교실에서는 1983년 유명한 어혈진단기준이 나오고, 1998년에는 釣藤散의 인지증痴呆 임상논문을 내어 일본 국내를 흔들게 만든다. 2006년에는 국립대학 합병의 회오리에 휩싸여 토야마 대학, 토야마 의약대학, 타카오카高岡 단기대학의 3대학이 토야마 대학으로 합쳐지면서 토야마 의약대학의 명칭은 없어지게 되고, 예전의 토야마 의약대학의 캠퍼스는 동네이름을 따서 토야마대학 스기타니杉谷 캠퍼스라고 일컫는다. 1999년 ㈜쯔무라 기부강좌가 화한약연구소 내에 한방진단학교실이라는 이름으로 설치되어 치바千葉 의과대학 출신이며, 화한진료학 교실의 조교수인 이토 타카시伊藤 隆선생이 초대 교수로 취임한다. 간략한 연대표를 만들어 다음과 같이 정리할 수 있다.

1963. 4. 토야마대학 약학부 부속「화한약 연구시설」설치

1974. 6. 상기「연구시설」의 연구소로 승격

1974. 8. 토야마대학에 국립의학 교육기관 창설준비실 설치(정부의 방침)

1975. 4. 토야마대학에 토야마 의과약과대학 창설준비실 설치
(의학부, 부속병원을 신설하고, 한방진료시설의 신설을 요청. 그리고 약학부, 화한약연구소를 토야마대학에서 이전하고, 대학원박사과정 설치를 요청)

1975. 10. 토야마 의과약과대학 설치(의학부, 부속 도서관)

1976. 4. 약학부설치(토야마 대학에서 이전)
의학부, 약학부 1년생에게 약용식물학(뒤에 약용생물학)의 강의(화한약연구소 난바 쯔네오難波恒雄 교수 담당)시작

1977. 4. 부속병원 창설준비실 설치. 약학부 부속 약용식물원 설치

1978. 6. 대학원 약학연구과 박사과정 설치. 화한약연구소 설치(토야마대학에서 이전)

1979. 4. 부속병원 설치(화한진료실 포함)

1979. 8. 부속병원 화한진료실에 테라사와 카츠토시 실장(강사) 부임

1980. 4. 의학부 5년생에게 화한약론(담당: 테라사와 카츠토시 강사)강의 시작

1982. 12. 테라사와 카츠토시 조교수 승진

1983. 4. 화한진료실이 화한진료부로 승격. 테라사와 카츠토시 부장

1988. 4. WHO전통의학협력센터 지정

1990. 1. 테라사와 카츠토시 조교수가 교수로 승격

1993. 4. 의학부에 화한진료학 강좌(테라사와 카츠토시 교수) 증설
일본 국립대학 내에 처음으로 한방의학 교육 · 연구 · 진료 시설 탄생

1999. 4. 화한약연구소에 ㈜쯔무라의 기부강좌로 한방진단학부문(초대 伊藤 隆교수) 증설

2001. 4. 한방진단학부문에 2대 교수로 시바하라 나오토시柴原直利 교수 취임

2002. 8. 테라사와 카츠토시 교수 병원장겸 부학장 취임

2003. 12. 테라사와 카츠토시 교수에 이어 2대 교수로 시마다 유타카嶋田 豊 교수 취임

2005. 4. 테라사와 카츠토시 교수 치바千葉 대학 대학원으로 옮김

키타사토北里연구소 동양의학종합연구소 약칭: 東醫研

http://www.kitasato.or.jp/toui-ken/

오늘날 일본 한방의학을 이야기할 때 역사적인 의의나 비중을 보면 방금 말한 토야마대학 화한진료학 교실보다 지금 말하려는 키타사토연구소의 동양의학종합연구소가 우선되어야 한다. 그러나 갈수록 대학교육의 중요성이 커짐에 따라 중심축이 키타사토연구소 동양의학종합연구소보다 토야마대학 화한진료학 교실로 옮겨가고 있기 때문에, 먼저 토야마대학 화한진료학 교실을 소개한 것이다.

우리나라에도 대표적인 한방의학자로 알려진 오츠카 케이세츠大塚敬節 1900-80 선생과 야카즈 도메이矢數道明 1905-2002 선생 두 사람이 20년 장기집권하면서 일본 한방의학을 반석에 올려놓은 키타사토 연구소의 동양의학 종합연구소약칭:東醫研를 가장 대표적인 일본 한방기관이라고 하여도 과언이 아닐 것이다. 오츠카 케이세츠 선생은 평생 古醫書 모으기를 취미로 하였는데, 그가 모은 모든 의서는 그의 號를 따서 「修琴堂文庫」라고 하여 東醫研에 기증되어 있으며, 전부 합하면 2,614部, 5,100 册이다. 평생 한눈 팔지 않고 한방의학에 투신한 그의 모습을 東醫研 도서관에서 볼 수 있다. 이와 같은 의학자를 추모하기 위하여 2000년 大塚敬節의 탄생 100주년을 맞이하여 그의 출생지인 高知코치市에서는 牧野富大郎 식물원 내에 기념현창비가 건립되었으며, 제막식에는 현의 지사가 직접 참석하여 한 위대한 의학자를 숭모한다.

야카즈 도메이 선생의 업적을 기리고자 『한방임상』지는 2005년 52권 10호에서 12호의 3호에 걸쳐 탄생 100주년 기념호를 꾸민다. 특히 오츠카 케이세츠 선생과 야카즈 도메이 선생은 서로 성향은 다르다. 오츠카 선생은 유모토 큐신의 제자로 고방의학 중심이고, 야카즈 선생은 일관당의학 계열의 후세방 중심이다. 그런데도 이 두 사람은 서로의 단점을 보완해 나가면서 평생 동지로서 같은 연구소에서 일하는 우정을 보여 주고 있다. 지금도 일본의 한방의학 대가들 중에는 연구소나 병원 등에서 한평생 봉직하면서 꾸준히 학문을 연마하는 모습이 드물지 않다. 한국인들이 개인적인 순발력이 뛰어난 반면, 일본인은 조직에서 묵묵히 자기의 역할을 하는 것이 또 다른 모습이랄까? 아쉽게도 한국에서는 한 시대를 풍미하였던 인물들이 소리없이 사라지는 것을 보면 「斯界의 권위」가 무엇인지 다시 한번 생각하게 된다.

실제 방문객들은 토쿄에 있는 이 연구소에서 방문기념 사진을 가장 많이 찍으면서 일본 한방의학 견학의 징표로 사용하고자 하였다. 그런데 명칭에서 유의할 점은 그냥 「키타사토연구소」라고 하면 안 된다. 다시 차근히 설명을 하겠지만, 「키타사토 연구소」는 전염병연구에 이어, 백신을 만들어 엄청난 돈을 벌어들인, 그리고 나서 키타사토대학까지 만든 연구소이름이다. 이 「키타사토 연구소」 안에 「동양의학종합연구소」가 자리하고 있는데, 이것을 우리들이 무심코 「키타사토 연구소」라고 하고 있다. 정식명칭은 「키타사토 연구소 동양의학종합연구소」이다. 이름이 길고, 연구소라는 명칭이 두 번이나 들어가므로 번거롭더라도, 혼동을 피하기 위해서는 적어도 「키타사토 동양의학연구소」라는 이름은 사용하여야 할 것이다. 약칭으로 「東醫硏」이라고 한다. 종합이란 말이 무색하지 않게 임상연구부 · 기초연구부 · 의사학연구부의 세 축으로 움직이고 있다.

| 저자의 노트 |

종합과 총합

일본어에 대한 이야기인데, 우리가 말하는 '종합'은 일본어로는 '총합總合'으로 된다. 그러므로 한자어로 그대로 읽으면 '동양의학총합연구소'로 된다. 가끔 글에서 '총합'을 '종합'으로 바꾸지 않고 그대로 사용되는 일이 있다. 한자말을 안다고 일본에 그대로 대입하면 간혹 실수하는 일이 생기게 된다. 이와 같은 문제를 해결하기 위하여 한 · 중 · 일 '같은 글자 다른 뜻' 단어사전이 2007년 12월 일본 유잔가쿠雄山閣 출판사에서 『日 · 中 · 韓 한자통용 소사전』으로 출간된다고 한다. 窮하면 通한다고 동양사상 전공자인 사토 고에쯔佐藤貢悅 일본 쯔쿠바筑波대학 교수와 엄석인 야시마가쿠엔八洲學園대학 교수, 두 학자의 각고의 노력의 결실이라고 한다.

이 연구소를 소개하면서 먼저 키타사토 시바사부로北里柴三郎 1852-1931에 대하여 이야기하는 것이 순서이겠다. 1883년 토쿄대학 의학부를 졸업하고, 그 다음해에 독일로 유학가서 결핵균을 발견한 코흐Kobert Koch 1843-1910 박사 연구실에서 신세를 진다. 1889년에 파상풍균의 순수배양에 성공하고, 그 다음해에 혈청요법을 발견한다. 그러나 1892년 비단 옷을 걸치고 귀국하지만 토쿄대학 의학부 교수들과의 갈등으로 모교에 복귀하지 못한다. 세계적인 위업을 달성하고도 토쿄대학에 들어가지 못하는 모습을 보고, 근대 일본을 일으킨 후쿠자와 유키치福澤諭吉 1835-1901는 「전염병 연구소」를 세워 소장직에 앉힌다. 후쿠자와가 가지고 있었던 국가적인 보건의료정책이 얼마나 중요하였는지 알 수 있다. 1894년에는 홍콩에 파견되어 페스트균을 발견한다. 1914년에는 이렇게 전력을 다하여 만들어 놓은 「전염병 연구소」가 문부성 관리라는 명목으로 느닷없이 원수로 여기던 토쿄대학 부설로 옮겨가 버린다. 토쿄제국대학 교수들과 정부관리들이 공작하여, 키타사토를 하루아침에 배척한다. 그러나 오늘날 화제가 되고 있는 '위기는 곧 기회' 라는 말도 있듯이 키타사토는 곧 「전염병 연구소」를 그만두고, 독자적으로 키타사토 연구소를 설립한다. 이때 「전염병 연구소」의 연구원 전원이 새로 설립한 키타사토 연구소로 옮겨온 일화는 유명하다. 1914년의 일이다. 1917년에는 후쿠자와 유키치의 은혜에 보답하고자, 후쿠자와 유키치가 설립한 케이오 기쥬쿠慶應義塾대학에 의학과를 창설하자 초대 과장을, 그 뒤 학장과 병원장도 역임한다. 1923년에는 일본의사회 초대회장이 된다. 1931년 뇌출혈로 78세로 영면하는데, 이 한 사람이 걸어온 발자취를 생각하면 인간이 가지고 있는 온갖 영욕이 한꺼번에 다 드러난다.

어느 곳, 어느 세상에서나 시샘과 질투로 분노하고 꼼수로 일관하는 인간의 집단은 있기 마련인가 보다. 그러나 반전에 반전을 거듭하는 것이 인생이듯이, 그 당시 키타사토를 토쿄대학 진입에 반대한 사람보다 배척당한 인물이 오늘날에는 더 우뚝 솟아 있는 것을 볼 수 있다. 그 당시 알량한 교수들이 싸운 기록을 읽으면 헛구역질이 날 정도로 역겨워진다. 그래도 그 사람 자신을 알아 준 인물이 있었으니, 이 또한 다행이라고 할까, 아니면 나라의 복이라고 할까. 왜냐하면 또 다른 사립대학이 하나 만들어졌으니 말이다. 세계대전을 겪으면서 백신개발, 화학요법개발 등으로 돈방석에 앉게 된다. 키타사토 탄생 100주년을 맞이한 1954년에는 연구소 부속 병원을 건립한다. 1962년에는 키타사토 연구소 건립 50주년을 기념하여 학교법인 키타사토 학원을 창립하고, 키타사토대학을 설립한다. 연구소에서 벌어들인 돈으로 또 다른 대학 하나가 만들어진 것이다. 1997년 문예춘추에서 篠田遠明이 지은 『싸우는 醫魂, 소설 北里柴三郎』이 발간되기도 하였다.

東醫研 설립목적이 동 · 서양의학의 장점을 살린 치료와 동양의학의 과학적 해명이다. 우리 전통의학자들이 평생 간직하고 가야 할 명제를 분명히 하고 있다. 이런 연유로 탄생된 키타사토 연구소에 동양의학 종합연구소가 1972년에 탄생하게 되었다. 이 키타사토 연구소의 동양의학 종합연구소가 일본 한방의학에서 왜 의미가 있으며, 위치매김이 어떠한지는 설립 당시 풍경을 보면 알 수 있다. 연혁을 나열하면서 설명을 덧붙인다.

본 연구소가 만들어진 것은 국립대학보다는 연구 · 진료 · 치료가 자유로운 사립 연구소가 보다 현실적이라는 타케미 의협 회장의 의견으로 모아졌으며, 명칭을 우선 동양의학 연구소로 정하였다. 종국에는 타케미 회장이 고문으로 있는 키타사토 연구소 내에 설립하기로 하여 연구소라는 이름이 이중으로 들어가게 되었다.

1969. 독일의학 시찰에서 한방약 연구를 보고 크게 느낀 바가 있는 타케미 타로武見太郎 의사협회장과 전일본한방의사연맹이 동양의학 연구소 설립을 추진하고자 한다.

1972. 키타사토 연구소 부속 동양의학 종합연구소가 설립되어 초대 소장에 오츠카 케이세츠大塚敬節 선생이 임명된다. 6월 27일 팔레스 호텔에서 축하파티를 여는데, 이날을 창립기념일로 삼는다. 이날 연회에 온 면면을 보면 그 당시 연구소 설립의 의의를 알 수 있다. 후생성 장관, 문부성 장관, 의사협회장, 전경련 회장 등이 참석하여 새로운 각오로 일본의 한방의학 부활을 외친다. 오늘 우리식으로 생각하면 보건복지부 장관, 교육부 장관, 전국경제인연합회 회장, 의사협회장이 한 장소에 모여 새로 탄생하는 동양의학연구소의 앞날을 기대하는 모습이다. 한방의학이 공적 의료에서 사라진 100여년 만에 새롭게 등장하게 되는 가슴 벅찬 광경이다. 그러므로 토쿄에 있는 이 동양의학연구소는 일본 한방의학 부활의 상징이다. 그래서 모든 사람들이 '키타사토, 키타사토' 하고 있다.

이 연구소에는 경희대학교 한의과대학을 나오고 다시 약학대학을 졸업한 김성준 선생이 2008년 1월 현재 약제부장으로 근무하고 있으며, 김 선생이 이 연구소의 진료현황을 알 수 있는 자료를 2005년에 「일본동양의학잡지」에 발표 한 것이 있는데, 이를 소개함으로써 독자들에게 본 연구소의 콘텐츠를 짐작하게 하고자 한다. 특히 1974년과 2001년의 두 해를 비교한 것이기 때문에 30년 가까운 세월 동안의 질병 변화 패턴을 알 수 있어 귀중한 자료가 된다.

성별질환 비교분류

1974년			2001년	
남성 (건)	여성 (건)	순위	남성 (건)	여성 (건)
골 · 관절 · 근육 · 건(30)	골 · 관절 · 근육 · 건(47)	①	피부(157)	피부(248)
기관 · 폐(28)	피부(31)	②	호흡기(67)	냉증 · 정신(167)
알레르기(24)	식도 · 위 · 장 · 항문(26)	③	정신행동장애(60)	부인과(156)
간 · 담 · 췌 · 비(23)	알레르기(24)	④	신생물(59)	호흡기(128)
식도 · 위 · 장 · 항문(22)	부인(22)	⑤	정신(57)	신생물(116)
정신(16)	혈관 · 혈압(20)	⑥	순환기(56)	정신행동장애(115)
안(6)	중추신경계(15)	⑦	신 · 비뇨기(48)	신경 · 근 · 교원병(92)
대사영양(16)	기관 · 폐(14)	⑧	신경 · 근 · 교원병(47)	소화기(83)
혈관 · 혈압(12)	정신(14)	⑨	내분비 · 대사(41)	순환기(72)
기타(58)	기타(82)	⑩	기타(110)	기타(288)

빈용처방비교

1974년 (건)	순위	2001년 (건)
桂枝茯苓丸(54)	①	加味溫膽湯(109)
小柴胡湯(43)	②	黃連解毒湯(91)
八味丸(41)	③	當歸芍藥散(64)
大柴胡湯(38)	④	半夏厚朴湯(60)
柴胡加龍骨牡蠣湯(31)	⑤	補中益氣湯(57)
柴胡桂枝湯(30)	⑥	黃耆建中湯(55)
加味逍遙散(28)	⑦	柴胡桂枝湯(55)
半夏厚朴湯(26)	⑧	桂枝茯苓丸(43)
小靑龍湯(21)	⑨	八味丸(42)
葛根湯(20)	⑩	十全大補湯(41)
抑肝散(19)	⑪	加味逍遙散(33)
六君子湯(18)	⑫	十味敗毒湯(33)
眞武湯(18)	⑬	香蘇散(27)
人蔘湯(17)	⑭	梔子柏皮湯(27)
桂枝加苓朮附湯(17)	⑮	抑肝散(27)
釣藤散(17)	⑯	當歸四逆加吳茱萸生薑湯(26)
防己黃耆湯(17)	⑰	桂枝加苓朮附湯(22)
當歸芍藥散(16)	⑱	四逆散(22)
溫淸飮(14)	⑲	淸心蓮子湯(22)
柴胡桂枝乾薑湯(14)	⑳	眞武湯(22)

덧붙이면 김 선생은 나와 대학 입학동기이고 고향경북 경산 이 같아 친하게 지냈으며, 1997년 3월 잠깐이지만 15일간 본 연구소 진료견학을 하도록 많이 도와주었다. 그의 부인인 주용희 선생은 경희대학교 한의과대학 선배이다. 이런 인연으로 東醫研 소장인 하나와 선생의 베스트 셀러인 『한방진료 Lesson』을 3인이 공동으로 번역하기도 하였다. 김성준 선생은 한방약제부에서 근무하면서 한방약 복약문제를 다룬 『복약지도에 도움이 되는 기초부터 한방약약사일보사刊 2001』을 저술하였는데, 이 책은 지금까지 스테디셀러로 자리잡고 있다. 또한 『한방임상』 잡지에 「한

국한의학통신」이라는 제하에 한국 「한의신문」의 주요기사를 일본어로 번역하여 소개하고 있으며, 2008년 1월 초 25회 연재되었다. 1996년에는 「한국의 전통의학」이라는 논문을 통해 본격적으로 경희대학교 한의과대학 커리큐럼을 일본에 알리기도 하였다. 1997년 하나와 선생이 본 연구소 소장으로 취임하기 전까지 재일 한국인인 정종철 선생이 근무하기도 하여 이리저리 본 연구소는 한국인과의 인연이 끊이지 않고 있는 셈이다. 정종철 선생은 요코하마 시립대학 의학부를 나왔으며, 일본에서 한방 약리학의 대가로서 많은 책을 저술하였고, 한국에도 초청강연을 해왔으며, 지금도 왕성하게 활약하고 있다. 일본내에서는 「T」의 일본어 발음인 「테이」 선생으로 잘 알려져 있다. 일찍이 두 한국인인 김성준과 정종철은 『방약합편』을 간추려 일본어로 번역 · 출판하기도 하였다.

간략하게 역사를 정리하고자 한다.

1973. 외래진료를 시작한다.

1975. 후생성에서 동양의학의 체계화를 목표로 하여 동양의학에 관한 기초 · 임상 연구의 연구반을 조직하는데, 여기에 오츠카 케이세츠 소장이 담당한다. 이 사실은 국가의 한방연구에서 처음부터 한방임상을 하는 사람에게 맡겨졌다는 의의가 있다.

1980. 오츠카 케이세츠 소장이 서거하자, 곧 바로 야카즈 도메이 선생이 2대 소장으로 취임한다.

1982. 2대 소장인 야카즈 도메이는 코소토 히로시 선생의 역량을 보고 일본에서 동양의학방면에서는 최초로 의사학 연구실을 설치한다.

1986. WHO 전통의학 협력센터로 지정받는다(경희대학교 동서의학연구소와 서울대학교 천연물연구소, 토야마 의약대학 화한진료학 교실은 2년 뒤인 1988년에 모두 지정받는다). 3월 개소식에 왕실대표로 아키히토明仁 일왕의 사촌동생인 미카사노미야 토모히토三笠宮寬仁까지 참석하면서 성대하게 축하식을 거행한다. 메이지시대에 일어났던 조상의 과오에 대한 반성과 보답으로

온 것인지는 잘 모르겠지만, 전통의학에 대한 기대가 그 어느 때보다 높은 분위기를 만들어낸다. 실제로 그만큼 비중있는 행사로 치른다.

1986. 야카즈 도메이 소장이 물러나고, 오츠카 케이세츠 선생의 장남인 오츠카 야스오大塚恭男 1930–소장이 취임한다.

1990. 한방진료과를 한방진료부로, 침구진료과를 침구진료부로 확대개편한다.

1996. 제4대 소장에 하나와 토시히코花輪壽彦 1953– 선생이 취임. 이 소장의 책이 그 유명한 『한방진료 Lesson』이며, 나는 1997년 3월 1일부터 같은 달 15일까지 동의연東醫硏에서 견학하였던 인연으로 한국어로 번역하여 출판하였다. 하나와 선생이 2008년 1월 현재까지 소장직을 유지하고 있다.

2001. 신축 건물 준공

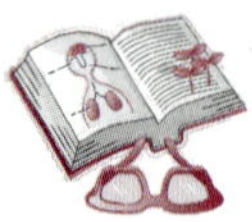

| 저자의 노트 |

후쿠자와 유키치福澤諭吉와 화폐 인물 초상화

후쿠자와에 의하여 키타사토도 그 꽃을 일본 국내에서 활짝 피우게 된다. 제국주의가 싹트기 시작하는 개화기에 후쿠자와는 메이지 유신 때 방향타를 제시한 인물로서 서양의학, 회계학, 복식부기, 보험을 도입하였으며, '일본의 볼테르' '메이지 전반기 지도적인 사상가' '저널리스트겸 교육자' '無位無官의 재야사학가' 등으로 자리매김하면서 일본을 계몽하는데 제1인자로서의 위치를 확보하면서 일본 화폐에서 가장 큰 단위인 1만엔의 초상인물이 되기도 한다. 2004년에 5,000엔권과 1,000엔권의 초상인물이 바뀌지만, 10,000엔권의 후쿠자와는 아직 건재하게 버티고 있다. 조선의 개화파로 불리던 젊은 지식인들, 김옥균, 박영효, 유길준, 윤치호 등도 그와 교류하면서 긴밀한 관계를 유지하였다. 그러나 그가 실제 국민들을 상대로 한 계몽운동은 연설이나 정치가 아니라, 저술활동이었다는 점이 부럽다. 그는 19세 때 나가사키에 건너가 네덜란드어를 배우고, 영어는 독학으로 공부하였으며, 1860년에 일본인 최초의 한 사람으로 미국 여행을 하고, 1862년에는 통역관이면서 정부 대표로 유럽 여행을 하고 돌아와서 그 당시 베스트 셀러를 저술하게 된다. 그는 『후쿠옹자전福翁自傳』을 비롯하여 대표작으로 바쿠후幕府 말기의 베스트 셀러였던 『서양사정』초편 1866 외편 1868 2편 1870, 그 당시 일본에서 160명에 한 명꼴로 읽었다는 『학문의 권유』1872년 2월–1876년 11월 17편, 후쿠자와 유키치의 생애 최고의 걸작이자 문명론의 결정판이라 할 수 있는 『문명론의 개략』1875

들을 통하여 구체적이면서 설득력있게 말과 글로서 나타내고 있다. 그런데 조선말 개화파들의 사상이나 자취를 더듬어 볼 수 있는 자료조차 손에 쥐기가 쉽지 않다. 책 쓰기를 좋아하고, 즐겨 책 읽는 사람들에게 당해낼 재간이 있을까 하고 먼 과거의 일을 잠깐 생각해 본다.

1858년 에도에서 케이오 대학의 전신인 蘭學塾란가쿠주쿠를 연다. 2008년은 그래서 케이오 대학 150주년 되는 해이기도 한다. 우리가 慶應대학을 케이오 대학이라고 부르는데, 원래는 慶應義塾이다. 義塾이라는 단어는 우리나라에서도 일제시대 때 사용되어졌으나, 지금은 다 없어졌는데 유독 케이오대학에서 義塾이라는 古套를 쓰고 있다. 원뜻은 사설학원 정도로 사용되었으며, 국제적인 상표로 알려진 松下전기를 창업한 마쯔시타 회장이 1979년에 3년간 교육과정의 마쯔시타 政經塾을 만들어 약 30명의 국회의원을 탄생시킨 것이 유명한 의숙이다. 2007년에는 일본의 '케네디家'로 불리며 일본 최고의 정치 명문집안인 하토야마鳩山 형제들이 제2의 '마쯔시타松下 政經塾'을 목표로 여야로 나누어진 형제들의 뜻을 모아 '하토야마 友愛塾'을 함께 개설하기로 하였다는 기사가 나왔다. 케이오 기쥬쿠義塾 이야기를 쓰다가, 2007년 연말에 삼성그룹이 관리하였다는 장학생들이 사회문제가 되는 것을 보고, 삼성그룹도 인재양성을 위하여 의숙 같은 제도를 만들었다면 떳떳하고, 돈 씀씀이도 좋았을 것이 아닌가 하는 생각이 든다.

후쿠자와 유키치를 생각나게 해 주는 첫 번째가 일본 화폐 만엔권을 생각하게 한다. 이와 관련하여 한·일 양국의 화폐인물 초상을 보면 확연히 차이나는 점을 볼 수 있어 흥미롭다. 1만엔권은 후쿠자와 유키치福澤諭吉 1835-1901, 5,000엔권은 『무사도』를 짓고 토쿄여자대학을 설립한 니토베 이나조新渡戸稻造 1862-1933이었다가 2004년부터는 여성작가 히구치 이치요桶口一葉 1872-96, 1,000엔권은 근대소설가인 나쯔메 소세키夏目漱石 1867-1916이었다가 2004년부터 세균학자인 노구치 히데요野口英世 1876-1928로 각각 바뀌었다. 오늘 일본을 만든 주인공들로 가득차 있음을 알 수 있다. 일본에서 수많은 소설과 드라마에서 다루어지고 가장 인기 있는 역사적 인물로서 사카모토 료마를 꼽고 있지만, 료마가 상징하는 의미가 현재 일본의 정체성과 어울리지 않는다는 이유로 일본 화페의 초상으로는 실리지 못하고 있다. 그의 부국강병과 군국주의가 평화주의와 어울리지 않는다는 평이다. 화폐는 그 나라 시대정신, 역사의 얼굴로서, 인물초상이 등장하는 것은 역사적 상징성이 크기 때문이다. 료마는 하는 수 없이 자기 고향의 공항 이름에 지명과 나란히 자기의 이름이 붙는 것으로 만족하여야 했다. 2000년부터 시코쿠四國의 코치高知 공항을 코치료마공항으로 변경하였다. 화폐초상 인물을 한국과 일본을 비교하여 보면 일본이 시대적으로 훨씬 현대에 가깝다는 것을 알 수 있을 것이다. 한국이 보다 오래된 인물을 통하여 오늘날을 조명하는 데 비하여, 일본은 바로 오늘날을 만든 주인공들을 배치하여 훨씬 거리감을 가깝게 하고 있다. 이런 문제에 대하여 한국 외국어대학 철학과의 이기상 교수는 '세계화 속에서 우리 학문의 중심 잡기'에서 현재와 미래가 아니라 과거에서 한국적인 것Koreaness을 찾으려는 이런 형태를 퇴행적이라 비판하며, 그 원인을 중국문화권의 복원주의의 영향에서 찾고있다. 요순시대와 같은 고대를 이상향으로 상정하는 과거지향의 세계관에서 비롯된 행동이라는 것이다. 의미있는 분석이라는 생각이 든다.

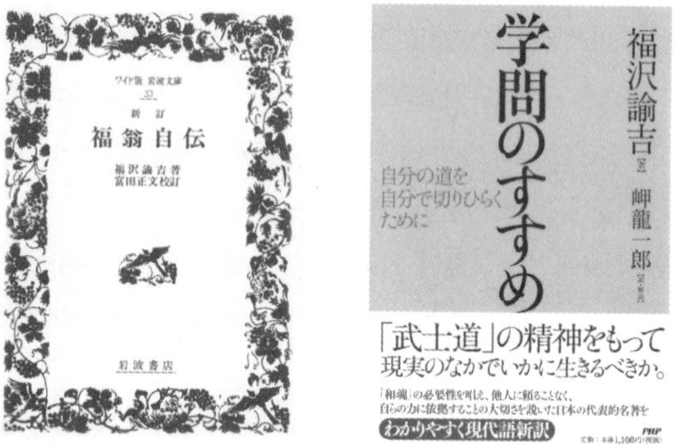

후쿠자와 유키치의 대표 저서

킨키近畿대학 동양의학연구소 Kinki University

http://www.med.kindai.ac.jp/toyo/

토쿄에 키타사토 연구소 부설로 동양의학 연구소가 설립된 지 2년 후인 1975년에 오사카의 킨키近畿대학 의학부 부속병원의 개원과 함께 대학 직속기관으로서 동양의학연구소가 설립된다. 설립이념은 '동양의학의 전통을 바르게 전승하면서, 동양의학의 병태에 대한 개념, 진단기법 등 전통을 중심으로 한 과학적 기반을 의학, 약학의 양 방면에서 종합적으로 연구한다' 이다. 일본 최초로 대학에서 동양의학을 본격적으로 연구하는 기초연구부문과 임상치료의 두 방면을 함께 할 목적으로 설립되었기 때문에 의학과 약학의 공동연구가 두드러지며 역대 소장들의 면면을 보면 약학 전공자들이 많이 보인다. 초창기에는 有地 滋아리치 시게루 교수가 어혈연구를, 이어서 阿部博子아베 히로코 교수가 만성신염 · 신증후군에 탁월한 업적을 남긴다. 미병학과 어혈연구의 선구자인 有地 滋 소장이 1975년부터 초기를 이끌었으며, 遠田裕政온다 히로마사, 阿部博子, 久保道德쿠보미치노리 교수들의 의학과 약학 전공자들에 의하여 서부 일본 한방의학의 존재를 과시하였다. 나의 은사 故 이경섭 교수가 1985년 쿄토학회에서 사상의학에 대하여 발표한 적이 있었는데, 이때 좌장을 하였던 아리치 시게루 교수에게 아주 흥미있는 의학

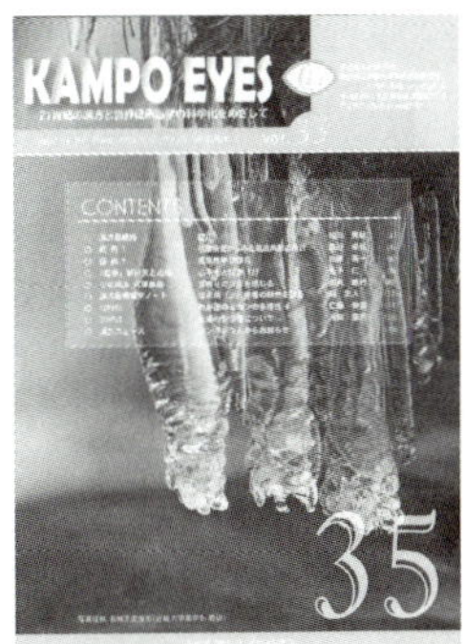

연구소 격월간지 표지

이라고 상찬을 아끼지 않았던 모습을 여러번 두고두고 말씀하였던 것이 새삼 기억난다. 연구소 소속 교수들이 외래 진료를 같이 하고 있으며, 2008년 1월 현재 신타니 타카히로新谷卓弘 교수가 담당하고 있다. 이 교수는 내가 1996년 토야마 의약대학에 있을 때 의국장을 한 친구이기도 하다. 규모면에서 작은 느낌이 들지만, 2002년 5월에 久保道德 소장은 '21세기의 한방과 세계 전승의학의 과학화' 를 지향하면서 2개월에 한 번 씩 『KAMPO EYES』라는 잡지를 발간할 정도로 내실이 튼튼하다. 2002년부터 KAMPO EYES를 21세기 한방과 세계 전승약물의 과학화를 위하여라는 비전을 가지고 펴내고 있다. 2008년 1월 현재 통권 35호까지 나왔으며, 1년에 5,000엔이면 정기구독이 가능하다. 이 잡지를 받아 볼 때마다 경희대학 한의학과에서 SCI잡지를 목표로 하여 『OPEM』을 만들어내고 있지만, 보다 쉽게 기초와 임상을 다루는 것이 필요하지 않을까라는 생각도 해 본다. 사족을 달면 현재 이 연구소는 약간 디프레션depression에 빠져 있는데, 그 이유는 역대 교수들이 장수를 하지 못하고 삶을 마무리하였다는 점이다. 초대 소장인 아리치 시게루 교수도 평균수명을 채우지 못했으며, 최근에 들어와서 阿部博子, 久保道德 교수가 우연히도 정년 전에 질병으로 사망함에 따라 분위기가 많이 위축되어 있다는 소식이다. 소장 자리가 아직 2년째 공석으로 남아 있다.

기타

여기서는 한국에 잘 알려져 있는 침구대학과 토야마 의약대학 화한약연구소를 잠깐 소개하고자 한다. 일본과 한국의 침구분야는 너무나 큰 차이를 가지고 있는 시스템이기 때문에 사회적 · 역사적 배경인자를 이해하지 않고서는 비교접근을 할 수가 없다. 아이러니컬하게도 침구사가 없는 한국에는 침구치료가 거의 보험적용이 되는 반면에 일본에는 7개 질환에 한하여 의사medical doctor의 지도하에 시행되고 있고, 한방처방은 한의사가 없는 일본에서 한국보다 3배가 더 많이 보험약으로 되어 있다. 보험문제는 나라별로 많은 차이를 나타내므로 다른 나라의 시스템을 바로 적용하기가 쉽지 않다. 의료 1원화 문제도 다른 나라들의 의료 시스템을 흉내낼 수도 없는 복잡한 문제들이 얽켜 있기 때문에, 더욱이 우리나라의 경우 의협과 한의협 두 협회 간에 서로 풀어야지, 함부로 일본의 예를 인용할 수는 없다.

메이지明治 침구대학 (2008년 4월부터 메이지 국제의료대학)

Meiji University of Oriental Medicine

http://www.meiji-u.ac.jp

일본 침구교육이 3년제의 전문학교나 단기대학에서 이루어지는 환경에서 유일하게 4년제 침구대학인 곳이 메이지 침구대학이다. 주소는 쿄토라고 되어 있으나, 쿄토역에서 기차를 타고 40여분 가야 되는 한적한 곳에 자리잡고 있어 처음 가는 사람에겐 시골벽지 대학이라는 인상을 가지기 쉽다. 그러나 들어가 보면 학교의 심벌마크가 침과 침관으로 이루어져 있어 건

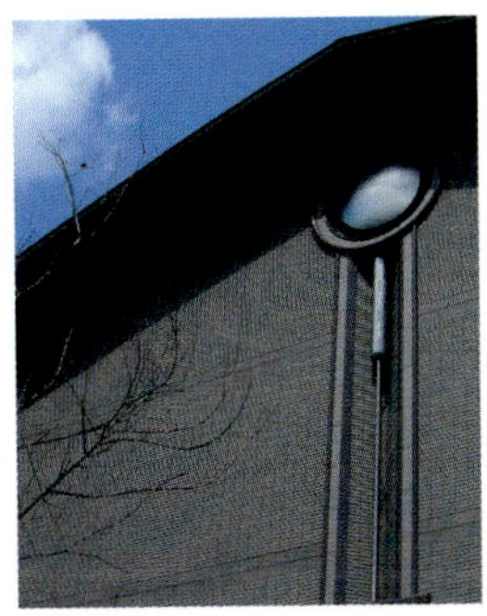

건물 외벽의 침관에 침이 들어 있는 조형물

학이념을 한 눈에 볼 수 있어 예사롭지 않다는 생각을 하게 된다. 예전의 메이지 침구단기대학을 가지고 있었던 재단이 1983년에 메이지 침구대학을 설립하고, 1987년에 단기대학을 합병하였다. 올해, 2008년 4월부터 메이지국제의료대학으로 명칭을 변경하면서 침구학의 국제화를 특수화하여 대학생존경쟁에서 몸부림을 치고 있다. 1994년부터 대학원에 침구학 박사학위 과정이 설치되어 있다. 현재 일본 침구학을 움직이는 실무는 이 대학 출신들이 다 잡고 있다고 하더라도 과언이 아니다. 일본침구학회의 회장들도 이 대학 교수출신 혹은 현직 교수이다. 2008년 현재 전일본침구학회장인 矢野 忠야노 타다시도 이 대학의 침구학부장을 하고 있다. 침구대학이라고 하더라도 이곳 교수들의 실력을 무시해서는 큰 코 다친다. 침구학 하나만 본다면 기초연구든지, 임상이든지 이들의 업적을 한 번 눈여겨 볼 일이다. 마취학, 생리학에서 기초를 탄탄히 닦은 교수들의 실력에 맞상대하기가 힘든다. 일본 침구학의 기초연구는 의과대학에서의 생리학과 마취학 전공팀들이 이끈다고 생각하는 것이 좋을 것이다. 연구에서 한의사라는 라이센스는 중요한 문제가 아니다. 이 대학 생리학 교실의 카와키타 켄지川喜田健司 교수팀과 경희대학교 침구학과 김용석 교수팀이 「변형성 슬관절염」에 대한 공동 임상연구를 전일본침구학회 연구비로 3년째 진행하고 있다. 최근 들리는 소문에 의하면 전통의학 WHO지정 협력 센터 구축을 위하여 노력하고 있다는 것이다.

쯔쿠바筑波 기술단기대학 Tsukuba College of Technology 침구학과

http://www.tsukuba-tech.ac.jp/

이 대학은 청각장애자 중심의 청각장애 관련학과에 4개학과, 시각장애자 중심의 시각장애 관련학과가 3개 있는데, 이 가운데 시각장애자를 위한 침구학 교육을 목적으로 한 침구학과가 있다. 1987년에 설립된 3년제 국립대학으로, 일본은 침구교육의 일부분을 사회복지 정책의 일환으로 하는 것을 알 수 있다. 2004년부터 국립대학의 법인화에 맞춰 '국립대학법인 쯔쿠바기술단기대학' 으로 명칭이 바뀐다. 한국에서는 침구치료를 의료적인 측면에서 강조하는 데 반하여, 일본은 일정 부분 시각장애인을 위한 복지정책으로 운영하는 단면을 알 수 있다. 이곳 침구학과 교수들의 프라이드, 혹은 의무감, 혹은 책임감은 국립대학의 교수라는 점이다. 3년제 전문학교의 수준이지만, 국립대학에서 침구학과가 있다는 것이 포인트라고 할 수 있다. 이곳 침구학 과장인 카타이 슈이치形井秀一 교수팀과 경희의료원 침구학과 최도영, 이재동, 이상훈 교수팀의 한일공동 멤버들이 전일본침구학회 연구비로 「교통사고 휴유증에 대한 침임상연구」를 진행하고 있다. 이 프로젝트에 나는 코디네이터로 들어가서 한일 중매장이로 역할을 하고 있다.

모리노미야森ノ宮 의료대학 침구학과

Morinomiya University of Medical Sciences
http://www.morinomiya-ac.jp/

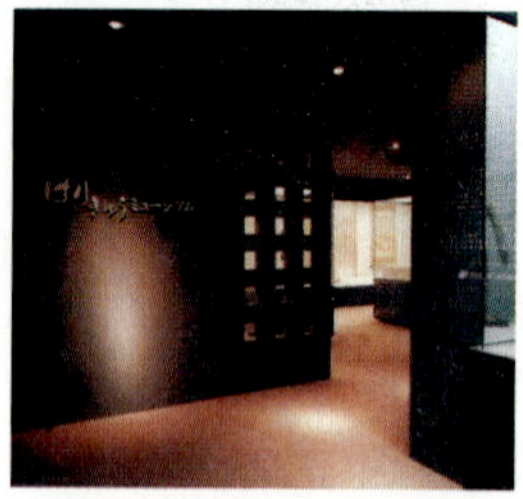

모리노미야 의료대학 침구박물관

1973년에 3년제 오사카 침구 전문학교로서 개교한 이후, 2000년에는 모리노미야 의료학원 전문학교로 되었다가, 2007년부터 4년제 대학으로 탈바꿈하면서 학교명도 '의료대학'으로 하고 침구학과도 4년제 대학교육을 실시하게 된다. 오사카 소재의 4년제 침구학과로서 앞으로 활약이 기대된다. 1985년부터 이 학원에서 계간지 『鍼灸OSAKA』를 발간하고 있다. 전일본침구학회에 가면 무료로 얻을 수 있다. 2001년에 문을 연 '침구박물관'도 규모는 작지만 알차게 꾸며져 있어 한번 구경해 볼 만하다. 메이지 침구대학의 심벌로 침과 침관을 사용한다든지, 혹은 지금 이야기하는 모리노미야 의료대학에서의 침구박물관을 운용하는 것을 보면 정체성identity 확립이랄까, 아니면 뭔가 전통과 현대를 이으려는 기본적인 사고가 들어있지 않은가 하고 약간은 부러움을 안게 된다. 한국의 11개 한의과대학이 안고 있는 정체성 표현과 비교하여 보면…….

칸사이關西 침구대학

http://www.kansai.ac.jp/daigaku/

1985년에 칸사이 침구단기대학으로 개교하고, 1999년에 침구학 전공을 설치하며, 2004년에는 칸사이 침구대학으로 바꾸면서 침구학부를 만든다. 1994년에 신경병연구 센터를 발족시켜 퇴행성 신경질환에 관한 연구를 진행하고 있으며, 1999년부터 학장으로 있는 八瀨善郎 선생이 퇴행성 뇌질환에 관하여 많은 업적을 가지고 있다.

토야마대학 화한의약학 종합연구소 Institute of Natural Medicine

http://www.inm.u-toyama.ac.jp/

19세기 후반부터 활발하게 된 생약학 연구는 유럽의 독일과 아시아의 일본이 전세계를 양분하고 있는 상황에서, 일본에서의 생약, 즉 한약 연구를 중심으로 한 연구소 소개는 너무 방대하므로 이 책에서는 생략하고자 한다. 그러나 유일하게 소개할 만한 연구소가 있는데 그곳이 바로 토야마 의약대학에 있는 화한약연구소이다. 한국을 비롯한 많은 아시아 각국의 약학자들이 이 연구소 출신이고, 국립의과대학 중에서 유일하게 한방과가 있는 대학에서의 한약연구소이며, 또한 한의학 연구자들에게도 제법 왕래가 있는 낯설지 않은 연구소이기 때문에 맛보기로 소개하고자 한다. 흔히 토야마 화한약연구소라고 알려져 있으나, 대학 이름도 토야마 의약대학에서 토야마대학으로 바뀌고, 연구소 명칭도

'화한의약학 종합연구소'로 변경되었다. 이 연구소의 설립목적, 조직, 간추린 역사를 중심으로 소개한다.

설립목적

- 천연약물자원 확보와 보전
- 화한의약학 기초연구 추진과 동서의약학 융합
- 한방의학의 진단치료체계의 객관화와 한방의료종사자 육성
- 전통의약학연구의 중심적 정보발신 거점형성 등에 관한 중점과제를 설치하고, 연구소 내의 횡단적 연계, 국내 및 국제간 공동연구 추진

조직

- 연구부
  - 자원개발부
    - 생약자원과학분야
    - 화학응용분야
    - 약물대사공학분야
  - 병태제어부
    - 복합약물약리학분야
    - 병태생화학분야
    - 소화관생리학분야
  - 임상과학부
    - 임상이용분야
    - 기능정보해석분야
  - 한방진단학부
  - 화한약제제개발부

간추린 역사

1963. 토야마대학 약학부 부속 화한약연구 시설을 개설하여 자원개발부 설치 → 2002년에 한방약학부로 변경 → 2004년 생약자원과학부로 변경

1964. 생물시험부 설치 → 2004년 복합약물약리부로 변경

1965. 임상이용부 설치

1969.	병태생화학부 설치
1972.	화학응용부 설치
1974.	토야마대학 부속 화한약연구소 설치(약학부 부속이 아닌 대학 부속으로 변경)
1975.	화한약연구소 연보 발간
1978.	토야마 의약대학 부속 화한약연구소(토야마대학에서 기존의 약학부와 신설되는 의학부를 합쳐 토야마 의약대학으로 변경)로 됨
1987.	고차신경기능제어부 설치 → 1997년 폐지
1988.	면역기능제어부 설치 → 1998년 폐지
1990.	세포자원공학부 설치 → 2000년 폐지
1996.	약효해석센터 설치
1997.	항상성 기능제어부 설치
1999.	한방진단학부 설치(주식회사 쯔무라 기부강좌)
2000.	약물대사공학부 설치
2004.	화한약 제제개발부 설치
2004.	소화관 생리학분야 설치
2005.	토야마대학, 토야마 의약대학, 타카오카高岡 단기대학의 3학교를 합병하면서 토야마대학 화한의약학 종합연구소로 변경

그리고 이 연구소 부설로 1985년 '민족약물자료관'이 설립되어 관광지로 반드시 들르게 되어 있는데, 1973년 생약표본실로 출발하여 현재 3층 단독건물에 전체 면적 395㎡, 전시실 270㎡로 이루어져 있으며, 외국인 방문이 끊임이 없다. 원칙적으로 비공개이나, 미리 신청하면 전시장 전체를 볼 수 있다. 민족약물이라는 이름으로 20,000여 종, 식물표본이 32,000점, 생약제제, 본초서, 약물서 등 모두 6만여 점이 전시되어 있다. 그 규모가 얼마나 되는지는 직접 보아야만 알 수 있다. 이 모든 것은 어느날 갑자기 이루어질 수 있는 것이 아니고, 40년 역사라는 시간과 인간의 의지가 합쳐져 이루어진다는 것을 알 수 있다. 오사카

대학 약학부를 나와 아시아 생약학계의 거물, 難波恒雄난바 쯔네오의 땀이 스며있음을 알 수 있다. 국립순천대학교 한의약연구소장으로 있는 박종철 교수가 2008년 2월 민족의학신문에 〈한 · 중 · 일 한약 여행스케치〉라는 제목으로 일본 토야마 대학에 대하여 자세히 소개하고 있다.

불행하게도 난바 쯔네오 교수는 정년퇴임 후 2004년에 위암으로 세상을 떠났으며, 그 동안 해외조사 126회, 해외체재일 延 2000일, 연구논문 576편, 저서 96권을 남겼다. 재떨이를 가지고 다니던 heavy smoker이었으며, 월급날에는 연구실에 마담이 줄 설 정도의 애주가이기도 하였던 새 하얀 머리칼의 멋쟁이 교수 모습이 지금도 눈에 선하다. 화한약 연구소의 난바 쯔네오 교수가 의학부 화한진료부 개설을 위하여 스카웃한 테라사와 카츠토시 교수도 두주불사에 손에 담배를 놓치지 않더니 수년 전 위암수술을 받고, 현재는 절제생활에 들어가고 있다. 일본 한방의학, 한약물 역사에서 이 두사람을 빼고서는 한 페이지도 진도를 나갈 수 없는데, 일상생활의 습관도 우연히 똑같다. 1주기를 맞이하여 이와 같은 업적을 기리고자 화한의약학회 이사장인 테라사와 카츠토시는 화한의약학회지 추모특집호를 2005년 6월에 펴낸다.

03

왜 일본 한방의학에 주목하는가

: 내가 배운 교훈

Focus on Japanese Traditional Medicine

: Why Japanese Traditional Medicine

What I Have Discovered: Think Globally & Act Locally

일본 한방의학을 말하다

03

일본학회에서의 나의 편력 Wonderful Journey

이 책을 쓰는 사람은 그 동안에 무엇을 했기에 이런 책을 쓰는가 하고 궁금하기도 할 것이고, 나 자신도 지난 10년 발자취를 한번 정리해 두는 것도 좋을 것같아 염치불구하고 개인 이력을 나열해 본다.

일본동양의학회학술총회

- 1997년(제48회): 5월 16일 - 18일, 오사카에서 개최

  * 일반연제: 팔강의 기원에 관한 고찰 - 팔강과 팔괘의 상관성-

- 1998년(제49회): 5월 22일 - 24일, 쿠마모토에서 개최

  * 일반연제: 초기 뇌졸중 환자의 어혈증상에 대한 검토

- 1999년(제50회): 5월 28일 - 30일, 토쿄에서 개최

  * 일반연제: 뇌졸중 관절 강직에 대한 저주파 침 자극과 뜸 자극의 비교

- 2000년(제51회): 6월 23일 - 25일, 쿄토에서 개최

  * 일반연제: 사상체질의학의 청폐사간탕에 대한 증후 분석- 중풍환자의 예를 중심으로-

■ 2001년(제52회): 6월 15일 – 17일, 삿포로에서 개최

* 일반연제: 초기 뇌졸중 환자에 대한 성향 정기산의 유용성 검토

■ 2002년(제53회): 5월 31일 – 6월 2일, 나고야에서 개최

* 일반연제: 초기 뇌졸중 환자에 대한 양격산화탕의 유용성 검토

■ 2003년(제54회): 5월 16일 – 18일, 후쿠오카에서 개최

* 일반연제: 초기 뇌졸중 환자에 대한 청폐사가탕의 유효성 검토 – 서양의학적 치료와의 비교 시험–

■ 2004년(제55회): 6월 25일 – 27일, 요코하마에서 개최

* 심포지엄 참가: 한방약의 국제성을 위하여
* 일반연제: 고지혈증에 대한 황련해독탕가대황과 Atorvastatin의 비교 임상시험 – 다이어트 콘트롤, placebo와의 비교를 포함

■ 2005년(제56회): 5월 20일 – 22일, 토야마에서 개최

* 일반연제: Clinical Assessment of Usefulness, Effectiveness and Safety of Keishi–bukuryo–gan on Various Neuropathies : A Case Series

■ 2006년(제57회): 6월 23일–25일, 오사카에서 개최

* 일반연제: The Anti–hypertensive Effects of Korean, Chinese, Red, and American Ginseng on Patients with Mild Hypertension

■ 2007년(제58회): 6월 15일 – 17일, 히로시마에서 개최

* 일반연제: 소음인 처방을 중심으로 상한론이 사상체질의학 처방에 비친 영향

■ 2008년(제59회): 6월 6일–8일, 센다이에서 개최

* 일반연제: A preliminary Study on the Inhibitory Effect of Chunghyul–dan on Stroke Recurrence in Patients with Small Vessel Disease

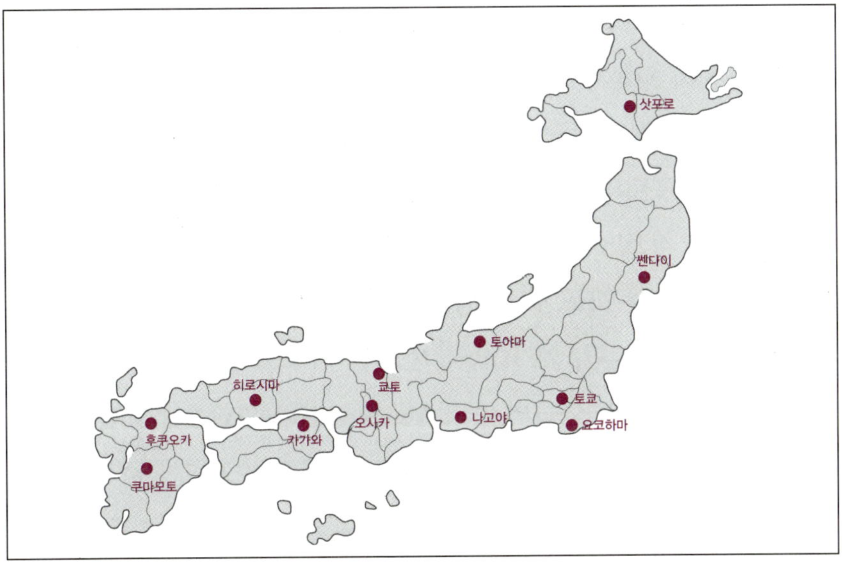

[내가 학회에 참석하였던 일본도시]

전일본침구학회

- 2001년(제50회): 6월 8일 – 10일, 오사카에서 개최

  * 일반연제: 뇌혈관 질환의 배뇨장애에 대한 뜸 치료의 유용성 검토

- 2003년(제52회): 6월 6일 – 8일, 카가와에서 개최

  * 일반연제: 뇌혈관장애의 편마비에 수반된 상지부종에 대한 뜸 치료의 효과

한국 학술진흥재단 교수해외파견제도의 일환으로 1996년 9월 1일 일본 본섬 중북부 – 일본에서는 호쿠리쿠北陸라고 한다 – 에 위치한 토야마富山란 도시의 토야마富山 의과약과대학 화한진료학교실에서 짐을 푼 뒤, 그동안 10년 동안 일본 한방의학의 현장에서 발로 뛰고, 책상머리에서 머리를 식히지 않았던 나의 경험, 편력을 이참에 풀어 보고자 한다.

실제 체류기간은 1년으로 참으로 짧았지만, 나 홀로 기거하면서 밤 늦도록 도서관에서 인문학 서적을 포함하여 관련 책도 많이 읽었고, 그 당시 IMF 이전이라 제법 두둑히 받았던 학술진흥재단 기금을 가지고 책도 많이도 샀다. 흥미와 호기심으로 꽉차 있었던 나의 지적 갈망을 그들의 업적이 어느 정도 해소시켜 주었으며, 언젠가 참고되리라 생각하고 1,000만원 이상의 책을 사 모았다. 나중에 책들을 가져오는 데 엄청난 돈이 들기도 하였지만, 이 원고 작성에 큰 자료로 활용되고 있다. 특히 의료 1원화 환경에서 만들어진 과일들은 서양의학의 쓴맛과 단맛을 고스란히 알게 해 주어, 이 이후 나의 진료에서 많은 지침이 되기도 하였다. 이런 열매들을 혼자 즐기기에는 너무나 안타까워 10권이 넘는 책을 번역하기도 하였다.

1997년 처음으로 일본동양의학총회에서 어설픈 일본어이지만 구두로 일반연제를 발표하면서, 한국인들의 1회성 해프닝이 아니라는 사실을 일깨워 주려고 10년은 참석해야지 하는 각오가 있었는데, 그동안 한 번도 빠지지 않고, 2007년에 11번째의 발표로 개근하였다. 이와 같이 내가 가지고 있는 체험의 보따리를 하나씩 풀면서 독자 여러분들과 함께 하고자 한다. 가볍게 터치하고자 하므로 여러분들은 너무 촉각을 곤두세워sensitively 읽지 않기를 바란다.

2008년 1월에 13년 서울 생활을 마감하는 워릭 모리스Warwick Morris 주한 영국대사가 한국에서의 외교관 생활을 'stimulating, fascinating, enjoyable' 이라는 세 단어로 표현하였다는 신문기사를 보고, 무릎을 탁 치면서 나의 일본 편력 10년도 이 세 단어로 압축됨을 느낄 수 있었다. 그러므로 자연적으로 '자극적이고, 매혹적이며, 유쾌한' 일본 한방의학 편력의 이야기가 되겠다. 먼저 일본 한방의학 체험을 돌이켜 보면서 들려주고 싶은, 그러면서 우리들의 현 주소도 살펴보는 이 이야기는 탐험가adventurer의 정신이 아닌, 미식가gourmet의 관점에서 이루어질 것이다. 따라서 이 말을 하다가 저 말도 하는 식으로 다소 횡설수설, 좌지우지할런지도 모른다. 그러나 자기표현self-expression 속에 담아진 것이 근거가 없다든지, 감정에 치우치는 일은 하지 않을 것으며, 참고한 모든 문헌을 주제에 맞추어 제시할 것이다.

그러면서 먼저 걱정되는 것은 우리가 일본을 이야기할 때는 여간 조심스러운 일이 아니다는 것이다. 왜냐하면 늘 마음에 걸리는 것이 일본을 타자로 인식할 때 '현실적인 사실법fact'이 존중되기보다는 '국민적 정서법ideology'이 먼저 작용하기 때문이다. '침략자'와 '이웃'이라는 미묘한 관계 설정이 개인의 체험에 따라, 큰 차이를 만들게 된다. 혹자는 이것을 교묘히 이용하여 '일본은 있다'라는 것보다는 '일본은 없다'라고 하여 큰 반향을 불러일으켰고, 우리 또한 이런 류의 책을 통하여 카타르시스catharsis를 경험한 적이 있다. 그러면서 한편으로는 다 읽고나면 시원한 감정과 함께 뭔가 '찝찝한 마음'이 한구석에 남아 있는, 그런 묘한 기분이 나게 하는 나라의 이야기가 된다. 그러나 인식의 왜곡은 사실의 왜곡보다 더 근원적이고 본질적인 것이기 때문에, 선입견을 단호히 배격하는 사람들에게는 유익할 수도 있으나, 자기 고집만이 강한 사람들에게는 우스운 이야기가 될 수도 있다.

일본에 대한 한국인과 중국인의 시각

'중국애들은 정말 일본을 싫어합니다. 싫어하는 게 피부로 느껴져요. 한국은 달라요. 한국은 일본을 무시해요. 그냥 무시해요. 그런데 도대체 왜 무시하

는지 아무런 이유가 없어요.' (중간생략) 싫어하는 것과 무시하는 것은 질적으로 다른 차원의 감정이다. 싫어하는 것은 정서적인 거부감에도 불구하고, 일본의 실체를 인정하고 인식하고 있다는 이야기다. 그러나 무시하는 것은 다르다. 정서적으로도 인지적으로도 일본의 실체를 거부한다는 의미다. 정서적 반감에 의한 인지적 왜곡이다. 이런 식의 인지적 왜곡은 항상 아주 심각한 문제를 야기하게 마련이다. 자기 문제를 그르치게 이끄는 주범이기 때문이다.

(가운데 생략)

논리적으로 좀 비약해서 해석하면 이렇다. 한국의 경우, 정서 표현에 막힘이 없는 개인의 정신 건강은 좋은 반면, 타인의 정서에 대해서는 둔감하거나 무시하는 까닭에 사회 전체는 항상 시끄럽고 불안정하다. 일본의 경우는 정반대가 된다. 정서를 억압하는 개인의 심리는 불안정한 반면, 사회 전체는 안정되고 편안하다.

–김정운 『일본열광』에서–

일본의 공항에 내리면 왠지 분위기가 착 가라앉는 느낌이 든다. 어느 누군가 병원 어딘가 눈에 띄는 장소에서 휴대전화하는 모습조차도 보이지 않는다. 감히 진료실에서 개인 휴대전화하는 것은 상상도 못할 노릇이다. 우리 한국인들은 일단 본인이 필요하면 어떠한 방법을 쓰더라도 즉각 해결되어야만 편안해지는 성격을 가지므로 휴대전화를 더 많이 사용하는 것은 아닐까. 화장실에서 본능적인 생리를 해결하면서까지 전화를 하는 모습은 어디에서도 보기 힘든 장면일 것이다.

이런 '복잡미묘한 감정의 교차'를 해결하기 위해서는 '일본인'이라는 사람을 볼 것이 아니라, 그 '사회적 시스템'을 보라고 이야기하고 싶다. 물론 그 사회를 버티게 하는 원동력이 사람이고 보면 결국에는 그 사람에게 모든 문제를 귀결시키게 되겠지만, 그러나 일본 사회를 움직이게 하는 시스템이 우리들을 당황하게 하고, 무섭게 느껴지도록 한다. 비근한 예를 들면 외모 차림은 어디에도 쓸모없을 젊은이들이 파트타임으로 온천장의 옷장 걸레질만 하루 종일 하는 것, 혹은 학회에 가 보더라도 학회장을 찾는 데 혹시나 헷갈리기 쉬운 갈림길에서 누가 오든 안 오든 완장하나 차고 깃발을 쳐들고 있는 모습을 흔히 볼 수 있다. '학회' 편에서 내가 겪은 경험담이 중복되겠지만, 원로라 하더라도 불과 10여명을 앉혀 놓고도 진지하게 토론하고 질문을 주거니 받거니 하는 것이 보통 있는 일이다. 청중이 얼마 있느냐 하는 한 개인의 체면이 중요한 것이 아니라, 한 개인이 조직에서 주어진 역할에 최선을 다하는 모습이다.

이 글을 쓰고 있는 중에 2007년 10월 11일 동아일보의 천광암 토쿄 특파원이 「'반품손님에 더 친절' 일본의 상도」라는 칼럼이 있고, 같은 날짜에 「일본 '100년 기업'을 가다」라는 동일 기자의 탐방기사가 있다. 이런 식의 기사나 이야기는 벌써 우리들에게 너무나 진부한 내용들이다. 일본인들도 개인적으로는 강도도 있고, 도둑도 있고, 소매치기도 있고, 매일 살인사건이 일어나고, 공무원들이 횡령하고, 퇴직 공무원들이 낙하산으로 날아 들어오고, 국회의원을 같은 집안끼리 수십년 독점하고, 유명한 대학교수가 휴대폰으로 여자 치마 밑만 찍다가 들켜 쫓겨나고, 망년회 때 대학교수가 젊은 여자 수련의들과 함께 포르노비디오를 같이 보기도 하고, 하여튼 우리보다 더 별의별 일들이 일어나고 있는 것도 사실이다. 그렇다면 그들은 우리보다 무엇이 더 나은가? 무엇 때문에 미국에 의하여 그야말로 끝장 본 나라가 세계 2위까지 발돋움하였을까? 내가 진단하건대, 사회를 움직이게 하는 시스템, 매뉴얼작성이 우리보다 더 나은 것이다. 인간이 더 우수한 것이 아니라, 통제control시스템이 발달되어 있는 것이다. 내가 싫든, 좋든 관계없이 사회 전체가 그렇게 하도록 되어 있는 것이다. 이것은 한 개인의 차원이 아니라, 한 사회를 위한 버팀목으로 작용한다.

우리가 잘 알다시피 일본은 우리의 한의사나 중국의 중의사와 같이 고유한 전통의학자가 '법률적exclusive' 으로는 없다. 여기서 '법률적' 이라고 강조한 면을 주목해 주길 바란다. 즉, 나라가 정한 법률적인 면에서의 의사제도에서는 전통의학자가 없지만, 학문적인 기반 내지 임상, 나아가 국제적인 지위 면에서는 우리가 상상하기 싫을 정도의 성과가 있다는 것이다. 일본 전체 의사수 약 22만 명중에 동양의학회원의 수가 약 1만 명으로 나와 있는데, 이 1만 명의 수가 우리나라의 한의사 수, 16,000명보다는 적지만, 적극적으로 활동한다는 전제라면 거의 비슷한 숫자가 된다. 그러므로 동양의학을 한다는 면에서는 우리와 거의 비슷한 수가 있다고 생각하면 되겠다. 결론적으로 말하면 역사적인 전통성을 가진 중국과 연구면에서 국제적으로 독점적인 지위를 확보하고 있는 일본과의 사이에서 우리들의 나아갈 길은 무엇인가 하는 시대적인 사명감이 새삼스럽게 프레셔pressure가 가해져 온다. 이런 한의학의 환경을 굳이 샌드위치 신세라고 하지 않더라도, 어정쩡한 것만은 사실이다. 특히 50여년 전에 마련된 의료법은 한의사의 지위에 대하여 배타성을 인정하여 주었지만, 그뒤 시대의 변화에 따라주지 못한 불합리성은 오늘 우리들에게 질곡으로 남아있다.

최근에 우리들에게 요구하고 있는 생존법칙에서는 강한 자strong도 아니요, 힘센 자powerful도 아니요, 더구나 무럭무럭 잘 자라는growthful 것도 아닌, 유연성을 가진 변화하는 자flexible라고 하고 있다. 한방계가 그 어느 때보다 힘들다고 하는 요즈음 혜안을 가진 리더들intellectual leaders, 비전을 가진 사람visionary이 필요한데, 일본 서양의학자들이 해 놓은 한방의학의 모든 모습을 그대로 보아주길 바란다.

역사적으로 거슬러 올라가면 1874년에 메이지유신 정부의 太政官令에서 의학교육제도가 개혁되고, 일본 국회에서는 한방의사의 배타성이 인정되지 않을 뿐만 아니라, 의사 국가고시 과목에서조차 한방의학이 배제되는 법률적인 강탈행위가 이루어지는데, 이것이 지금까지 법률적인 면에서의 일본 한방의학의 지위이다. 그렇다고 하여 그동안 주먹구구식으로 의학교육이 이루어졌던 것은 아니다. 1784년에 多紀元孝는 「躋壽館」 뒤에 「에도江戶醫學館」으로 바뀜 을 창립하여 계통있는 의학교육을 시작하였다. 그럼에도 불구하고 제국주의의 거센 불길 앞에 맥없이 무너지고 마는 것이 일본 전통의학의 130년 전 모습이다. 덧붙이면 그 당시 실권을 쥔 개화파들은 국가적으로 전통을 탈피하고, 서구화의 바람으로 몰고 가게 되는데, 즉 한방의학뿐만 아니라 식생활에서도 육류를 안 먹던 국민들에게 고기를 먹게 하고우리가 잘 아는 돈가스pork cutlet도 이때 일본화된 음식중의 하나이다, 우유공장을 지어 서구인처럼 강대한 신체를 단련하게 하였다. 의학에 있어서는 독일의학을 기반으로 하여 의과대학을 만들었으며, 의약학자들이 독일에 유학하여 그동안 세계 제일이었던 독일의 세균학과 천연약물학을 배워 지금도 국제적으로 이 분야에서 톱을 차지하는 계기가 된다. 2007년 12월 의료수준에 대하여 대한의학회에서는 한국은 미국의 76%, 일본의 85%에 해당한다고 평가하고 있다.

오늘날 우리들은 일본 한방의 이와 같은 점에 흥미와 관심을 가져야 한다고 생각한다. 즉, 서양의학자가 바라보는 한방의학의 개념이 무엇인지를 우리들이 알 필요가 있다고 생각하는 것이다. 우리들은 동서양의 의료 2원화에서 서로의 틀 속에서만 진료를 하지만, 환자들은 동서양을 넘나드는 권리를 가지고 있다. 다시 말해 한 환자가 오전에는 한의원에, 오후에는 양방의원에 다니고 있는 것이 우리들의 현실이다. 여기서 우리들 한·양방 의료인들은 환자들에게 한·양방 시각의 차이에 대하여 정확한 정보를 제공해 주어야 하고, 또한 이해를 시켜야 한다. 전통적인 면에서의 소박한 자연관에 입각한 우리들의 시각에 서양의학과의 적절한 조화가 오늘날의 한의학이 아니겠는가 하는 패러다임을 가지고 일본 한방을 바라보고 있으며, 이에 대한 구체적인 성과물에 대해서는 해당 파트에서 자세히 소개할까 한다.

다소 처음 시작하는 말치고는 장황하였지만, 이와 같은 배경에 대한 이해 없이는 필자의 의도나 내용을 정확하게 파악하기는 어렵다고 생각하기 때문이다. 따라서 지면이 허락하는 한 그동안 일본 한방에 대해 보고, 들은 바를 내 나름대로 소화한 다음, 단순히 소개에 그치는 것이 아니고 fact에 story, 즉 '속의 이야기'를 가미하고, 이를 다시 해석하여 독자들께 전하고자 한다. 물론 나만의 스타일form이 기능function을 덮어버리는 우를 범하지 않도록 세심하게 주의를 기울이겠다. 본見 바를 통하여 앞날을 꿰뚫어觀 봄이 목적이다.

한의계의 인사들이라면 작년 2007년에 들어와서 한방계의 사정은 최악이라고 이구동성으로 이야기하고 있다. 내가 생각하더라도 돌파구가 보이지 않을 정도로 캄캄해지고 있다는 공황panic상태까지 느껴지고 있다. 그렇다면 왜 이런 지경까지 오게 되었을까? 내가 진단하기로 수년 전부터 시작된 양방계와의 샅바싸움에서 한방계가 턱없이 밀리고 있기 때문이라고 생각한다. 최희경은 1993년에 있었던 한약분쟁, 1997년의 의약분쟁, 2003년 IMS시술을 둘러싼 양 · 한방갈등, 그리고 의료보험수가 등 4대 의료정책에 관한 문제를 『한국의 의료갈등과 의료정책』 한 권에 담으면서 '분노했다' 라는 표현이 가장 많이 사용되었다고 하였다. 이 단어 하나가 모든 문제를 함축하는 의미로 사용되는 데 전적으로 동의하면서도, 아직도 이들 문제들은 미제의 사건으로 남아 있다는 현실에 가슴 답답한 심정을 숨길 수 없다.

지금처럼 한의계가 힘들게 된 것은 한국의료계의 양대축인 한 · 양방끼리 화합을 이루지 못하고 의료인들끼리 한판 붙은 것이 그 첫 번째 원인이라고 판단한다. 숫적으로도 6:1로서 6명이 1명을 죽이는 게임에서 어느 누가 살아 남겠는가. 예전과 같지 않은 양방계가 화살을 한방계로 돌리면서 사상 유례 없는 융단폭격을 쏘아대는데, 한방계에서의 대적은 螳螂拒轍이다. 그런데 속이 상하는 것은 서울 시내 5대 의료기관에서 나오는 한방죽이기에는 '깜' 도 안되는 허구가 대부분이라는 것이다. 그런데도 한방계의 상대논리는 400년 전 조상에게 의탁하거나, 민족을 외치는 이데올로기 집단에 호소하는 것이 고작이다. 노름을 할 때도 상대방 패를 보면서 하여야 되는데, 오로지 자기 패만 들여다보고 하다가 패가망신하는 꼴이다. 이런 사람들은 나중에 재기하려고 하더라도 원인을 몰라 다시 실패하기 마련이다. 양방과 한방을 의료계의 양대축이라고 하였지만, 이것은 배타성의 면허증을 두고 이야기하는 것이고, 실제 국가가 관리하는 보험내용을 보면 95:5의 비율이다. 민족이 밥먹여 주는 것이 아니라, 환자와 건강보험심사평가원이 의식주를 제공해 주고 있다는 사실을 다시 한번 느껴야지, 이런 실상을 덮어버리고자 한다면 완패 뒤에 설움밖에 남는 것이 없다. 칸트는 형식없는 내용은 맹목적이고, 내용없는 형식은 공허하다고 하였다. 이 한 구절이 지금까지 한방계의 방법론이 아니었던가 하고 반성하게 된다.

우문이지만, 그렇다면 양방계는 그들이 외치듯이 전지전능한 힘을 발휘하고 있는가? 노름을 할 때도 자기 패가 아무리 나쁘더라도 상대방 패가 더 나쁘면 돈을 따기 마련이다. 이런 맥락에서 10여 년 동안 일본 한방의학을 들여다 본다고 하면서 서양의학의 이 구석, 저 구석을 같이 눈여겨보게 되었다. 또한 일본이라는 나라를 생각할 때 늘 好惡의 이중적 감정을 갖게 되지만, 엄연한 사실은 세계속의 일본의 위치는 우리가 생각하고 싶은 것보다는 훨씬 높다는 사실이고, 그들의 자기화 작업, 정직성, 공공성, 근면성과 프로의식은 세계 최고의 경제대국뿐만 아니라 의료선진국으로 만들어 놓았다.

2008년 1월 현재 시점에서, 이제는 '민족'이라는 이름으로 장사하는 시대는 지나갔다고 단호하게 이야기할 수 있다. 우리 사회에 '민족'이라는 이름으로 남아 있던 마지막 단체인 민족문학작가회의가 2007년 12월 8일 날짜로 '한국작가회의'로 이름을 바꾸고 새롭게 출범한다는 소식이다. 작가회의는 8일 서울 종로구 사간동 출판문화회관에서 150여 명의 회원이 모인 가운데 제21차 정기총회를 열어 이렇게 결정하였다. '지회 · 지부의 명칭은 사단법인 민족문학작가회의 지회 · 지부로 한다'는 정관을 '지회 · 지부의 명칭은 사단법인 한국작가회의 ○○지회 · ○○지회○○지부로 한다'는 개정안에 대해 회원들은 별다른 이의를 제기하지 않고 박수로 통과시켜, 1987년 민족문학작가회의가 창립한 지 20년 만에 '민족'이란 표현이 빠지면서 한국작가회의로 명칭이 변경된 것이다. 취지는 '우리 문학의 영토는 남과 북, 아시아 · 아프리카를 향해 더 크게 확장되고 있으며 우리의 문학적 관심 역시 민족 내부의 문제에만 머물러 있을 수 없는 상황이 됐다' 고 밝혔다. 이제 '민족' 이라는 이름을 팔아 먹고 사는 집단은 한의사들만이 남게 되었다. 자, 앞으로 어떻게 판을 짤 것인가?

의료단체들끼리의 갈등

서구의 의료전문직 갈등에 대하여 Inglis는 중세 이래, 다양한 의료단체들 사이에는 놀랄 정도의 광폭하고 적대적인 갈등이 지속되어 왔다고 하였다. 19세기 영국에서 일어난 내과의사physicians · 외과의사surgeons · 약제사apothecaries들 사이의 분쟁을 빗대어 서로 죽고 죽이는 식의 싸움internecine strife으로 기술된다거나, 의료단체와 정부 사이의 갈등 결과를 두고 패배와 다름없는 승리pyhrric victory라고 표현한 외국문헌들을 보면 최근 10여 년 동안 지속되어 왔던 우리나라 의료단체들 사이의 갈등이 결코 전례가 없는 특이한 상황은 아니었음을 알 수 있다. –최희경 『한국의 의료갈등과 의료정책』에서–

일본 한방의학은 양의사들의 치료고백록이다

일본 한방의학에서는 '서양의학의 고백론' 을 고스란히 들을 수 있는 기회가 주어진다. 국내에서는 기대할 수 없는 복에 겨운 신선함이다. 국내 양방의사들의 쓸데없는 트집잡기를 보면 과연 의사가 환자를 위한 존재인지, 아니면 이데올로기 신봉자인지 알 수 없다. 근거가 어디 있느냐고 하면 내가 쓴 『동서의학 진료가이드북』에 참고문헌을 모두 붙여 놓았다. 개인적인 경험으로 말하는 것이 아니다.

한국 최고의 대학에 있는 어느 의과대학 교수가『그림속의 의학』에 대하여 쓴 책이 있는데, 많지는 않지만 나 역시 그림 컬렉터로서 취미가 있어 재미있게 읽을 기회가 있었다. 그런데 끝날 즈음 성형외과 이야기를 하다가 느닷없이 '당시 조선의 의사(한의사)들은 무얼했나?' 하고 힐문하는 부분이 나온다. 저자는 재미있는 그림에 성형이야기를 덧붙여가면서 그 당시 낙후된 조선시대 의료를 비판적으로 쓸 의도였는 모양인데, 무슨 억하 심정으로 '의사' 하고 괄호하여 '한의사' 라고 굳이 명기까지 할까 하고 곰곰히 생각하게 하는 시간을 가지게 되었다. 오늘날 두 집단들이 첨예하게 대립되어 있는 분야도 아닌 곳에서, 지금의 '의사와 한의사' 2원화제도가 없었던 먼 과거의 의료에 대하여 전부 '오늘날의 한의사' 잘못으로 돌리고 싶은 이런 사고는 도대체 어디에서 나오는 것일까 하고 많은 생각을 하게 되었다. 우리 역사를 부정하고 싶다는 심도 깊은 의도도 아니면서, 그냥 서양의학이 도입되기 전 모든 문제에 대해서 '오늘날 한의사' 의 잘못으로 돌리고자 하는 이런 사고가 오늘 한국 양의사들의 머리에 저변하여 깔려 있다면 결국에는 누구 손해인가. 우아한 취미의 그림 이야기에서까지 한의사를 비난하고 싶은 마음이 저절로 우러나오는 것을 보면 할 말 없음표와 함께 먼 산을 쳐다 볼 수밖에 없다. 한 사람의 고상한 취미를 열독하다가 이 부분에서 열기가 확 식어버렸다. 환자를 본다는 인격체로서 뭔가 부족하다는 생각을 떨쳐버릴 수가 없었다. 뭐가 아쉬워 조선시대 '의사' 를 표현하면서 그 '의사' 는 '한의사' 라고 굳이 명기하는가. 그렇다면 그 당시 '오늘날의 의사' 는 어디에서 무엇을 하였는가. 흥분하는 것이 아니라 취미로 쓰는 책, 그것도 예술분야인데, 에서까지 '한의사' 를 욕하고 싶은 이런 배경은 어디에서 나오는 것일까. 진정으로 알고 싶다.

2007년 11월 어느날, '한약 · 민간요법은 肝 악화 지름길' 이라는 타이틀이 판매 부수가 가장 많다는 신문에 실리고 있다. 한약과 민간요법이 동일시 취급받고, '특정 한약' 에 대하여 총체적으로 '한약' 이라고 지칭되는 이런 의료환경이 2008년 한국 한의학의 현실이다. 이런 사고와 행위가 실제로 일어나고 있는 것이 글로벌리제이션을 외치는 2008년의 대한민국 실정이다.

하여튼 한의학만의 틀속에 갇혀 있다가 기존의 틀을 벗어나 생각할 수 있는think out of box 기회를 가지게 된 것은 공중에서 지상을 내려다 볼 수 있는 행운이기도 하였다. 일본의학에서 한방의학이 추구하는 것은 한방의 정체성을 강조하면서, 이데올로기에서 벗어난 리버럴리즘liberalism이 특징이라고 할 수 있으며, 획일화에서 벗어나 서로 다툼을 인정하는 품격있는 의료문화를 맛 볼 수 있다. 선입견을 가지기보다 일본 한방의학을 찬찬히 들여다 보면 겉 모습과는 달리 콘텐츠가 상당히 실하다는 인상을 받게 된다. 이 일련의 과정을 통하여 '상자box외부' 의 것을 가지고 와서 '상자box내부' 로 나의 또 다른 '효과적인 새로움effective novelty' 을 만들지 않으면 안 될 것이다.

동서의학 진료 가이드라인이 들어 있다

전통의학이 서양의학에 밀려 주도권을 빼앗긴 나라들에서는 이 양의학간의 충돌은 필연적으로 예정되어 있는 것이고, 행위자인 의사들 사이에도 갈등은 피하기 어려운 환경을 만든다. 우리나라와 같이 의사와 한의사간의 면허증에 대한 배타성이 확실한 경우에는 그 갈등의 폭은 더 크다고 할 수 있다. 이런 면에서 서로간의 진료영역에 대한 인정과 가이드라인 설정은 그 무엇보다도 필요하다고 하겠는데, 잘 들여다보면 일본의학에서 그 틀이 전부 만들어져 있다는 행운을 안게 된다. '동서의학' 이라는 단어가 유행이 된 것은 1971년 경희의료원 개원하면서 1975년에 설립된 '동서의학 연구소' 의 명칭에서부터 시작된 것이 아닌가 하고 생각되지만, 그 원류는 일본 한방의학에서 찾아야 할 것이다. 1910년에 和田啓十郎의 『醫界之鐵椎』가 나오는데, 부제가 「漢洋醫學비교연구」로 되어 있다. 이것을 한국에서 『동서의학신론』으로 번역출간하게 되는데, 이것이 동서의학이라는 단어의 효시가 아닌가 하고 생각한다. 하여튼 '한양방의학의 비교' 라는 테마는 거의 100년의 역사를 가지고 있으면서 두 의학간에 갈등과 충돌을 거치면서 오늘날까지 오게 된 것이다. 두말할 필요없이 의료 1원화 환경에서는 시스템이 다른 두 의료의 장단점이 보다 명확하게 노출되어 正反合의 결과에 따른 가장 합리적인 결론을 도출할 수 있게 된다. 즉 의료 1원화의 일본의학에서 2원화된 한국보다 더 쉬운 두 의학의 진료 가이드라인 작성이 가능해진다고 평가할 수 있다. 구체적으로 일본의사회 생애교육 시리즈로 『한방치료의 ABC』1992 의학서원가 출간되어 의사들을 위한 한방의학 지침서가 15년 전에 이미 의사협회의 주관으로 나와 있다. 이 외에도 일본의학에서는 '동서의학' 이라는 테마로도 책이 매우 많이 나오고 있다. 『동서의학 관점에서의 상한론』 『동서의학 – 기초와 임상응용』이라는 타이틀도 보인다. 동서협진체계라는 용어를 쓰면서 2006년 6월에는 새로운 진료시스템의 일환으로 동서신의학병원이라는 명칭으로도 개원하는 등 동서의학이 현재 핫이슈되는 테마가 되기도 하나, 그 콘텐츠는 우선 일본의학에서 가져와야 되지 않을까 생각한다. 이런 측면에서 나의 경험은 좋았다고 생각하며, 이와 같은 결과를 모아 『동서의학 진료 가이드북』2001 고려의학에서 정리하였으며, 한방처방에 대해서도 『한방처방의 동서의학적 해석방법론』1999 고려의학, 『한방처방의 동서의학 해석』2006 퍼시픽출판이라는 타이틀로 책을 펴내기도 하였다.

스페셜리스트specialist에 제너럴리스트generalist로서의 안목을 같이 심어 주었다

우리나라 한방계에도 전문의제도가 탄생되면서, 한의학이 가지고 있는 전인적인 치료개념보다는 서양의학적인 세부적 · 분석적 접근을 지향하게 하고 있다. 질병에 대한 연구가 갈수록 깊어져 가면서 전문화된 이해를 하지 않으면 안되는 환경이 조성되고 있다. 그러나 한편 한방처방이나 침구치료가 가지고 있는 광범위한 스펙트럼에 대한 개념은 잃어버리고 가는 것 같아 안타깝기도 하다. 실제 환자는 한 질병만을 가지고 오는 경우는 아주 드물다. 고령화 사회를 맞이하면서 거의 다기관장애를 가지고 있다. 이런 경우에는 분석적인 사고능력보다 환자의 전체를 이해하여 가는 것이 훨씬 도움이 된다. 진료를 하다가 내 전문분야가 아니면 그냥 컨설트consult 해 버리고 마는데, 과연 이와 같은 시스템이 환자에게 도움이 되겠느냐 하는 것이다. 물론 환자에 따라서는 전문화된 진료를 받고 싶은 경우도 있겠지만, 실제 그 환자가 가지고 있는 모든 것을 들을 줄 아는 일반의도 필요하다. 원래 한의학은 전신 치료holistic treatment 개념으로 발달한 것이므로, 전인적 이해를 위한 안목은 더 중요하다. 미국에서도 fact에 story를 합한 '이야기치료narrative medicine'가 등장하는

데, 한의학 하는 입장에서 귀 기울여 볼 필요가 있다.

이런 면에서 일본 한방의학은 부분과 전체의 조화와 균형을 이루는데 일조를 하였다고 생각한다. 2007년 前서울대학교 정운찬 총장은 그의 자서전인 『가슴으로 생각하라』에서 전문적인 학문과 식견이 제대로 개화하려면 스페셜리스트에서 그치지 말고, 모든 것을 직관적으로 파악할 수 있을 정도의 제너럴한 기초가 필요하다고 하였다. 전문적 지식만 가진 기능인이 아니라, 지성 · 감성 · 덕성을 고루 갖춘 교양인의 육성이 필요하다고 한다. 흔히 이야기하듯 문과적, 이과적 지식을 두루 갖춘 인재가 요구된다는 것이다. 이런 의미에서 한때 한방 전체를 두루 살필 수 있었던 기회는 행운이었다. 지식기반사회knowledge-based society에서 내가 보고 들었던 모든 것을 사계의 동료들과 공유share하고자 다음과 같은 저서를 통하여 구체적으로 정리하기도 하였다.

『한방처방의 동서의학적 해석방법론』 1999 고려의학: 일본의학에서 배운 것 중에서 가장 인상적인 것은 선택과 집중이라는 단어였다. 선택과 집중이라는 타이틀로 좀더 깊숙이 이야기하겠지만, 한 처방을 가지고 적어도 10년 정도는 연구하고, 그리고 한 처방의 관련 연구 논문이 100편 넘는 연구 환경을 보고 이것을 정리하여야 되겠다는 생각을 하고, 200편 남짓한 처방을 정리하였다. 그리고 사용용어에서 한방 전문어를 피하고, 서양의학과 약학에서 이야기하는 수준으로 정리하였기 때문에 동서의학적 해석방법론이라고 하였다.

『동서의학 진료 가이드북』 2001 고려의학: 임상에서 1차 치료 및 진료 방법을 양방이냐, 한방이냐 하는 문제를 질병중심으로 일본 의학이 나름대로 결론을 내린 관련 저서들을 전부 모아 정리하였다. 내용은 총론에서 한 · 양방병용요법에 대한 개념, 각론에서 20개 파트에서 한방 1차진료의 대상이 되는 질환과 이에 대한 근거를 모았다.

『한방처방의 동서의학적 해석방법』 2006 퍼시픽북스: 1999년에 나온 『한방처방의 동서의학적 해석방법론』을 2005년까지 나온 연구결과를 다시 정리하여 2판을 내었다.

선택과 집중을 배우다

일본의과대학에 가서 가장 먼저 느낀 것은 '선택과 집중'이라는 것이었다. 2000년에 들어와서 경영분야에서 가장 화두가 된 단어가 선택과 집중인 것 같은데, 사실 나는 10년 전에 각 교실별로 선택과 집중으로 연구를 진행한다는 사실을 알고 방향설정을 하는 데 큰 지침이 되었다. 그때까지만 하더라도 학위논문을 비롯하여 뭔가 논문을 쓰고자 할 때는 남들이 다루지 않은 처방이나 약물을 선택할 것, 처음으로 내가 한다는 사실을 부각시킬 것, 지금까지 유사한 연구가 없었다는 전제하에 논문을 쓸 것 등을 염두에 두었다. 이런 환경에 있던 내가 일본의과대학 업적집을 보니, 한 처방에 대한 연구가 수십 편을 넘고 있으며, 그것도 모자라 계속 진행되는 것을 보고 연구라는 것은 1회성으로 끝내서는 안 된다는 사실을 깨닫게 된 것이다. 선행연구조사에서 우리는 같은 방법에 재료를 바꾸는 방식임에 비하여, 일본은 한 약물이나 처방이 실제임상과 결부되어 메커니즘이 구체적으로 해명될 때까지 계속 해내는 방식이다. 이런 일련의 연구를 통하여 토야마 의약대학에서 계지복령환의 어혈, 키타사토 東醫研에서 가미온담탕, 십전대보탕의 치매에 대한 결과가 나오고 있는 실정이다. 우리 의국에서 지금까지 청혈단에 대한 연구를 30편 이상이나 하면서 기전해명과 새로운 지견을 찾고 있는 것도 이에 힘입은 바가 크다. 그러나 전체 한의계에서는 이와 같은 선택과 집중에 대하여 아무리 설명하더라도 안 먹히는 것이 하도 답답하여 『한방처방의 동서의학적 해석방법론』이라는 책을 통하여 하나의 처방에 관련한 참고문헌이 200, 300개 있다는 것을 일일이 찾아 이들을 엮어 출판하기도 하였다. 이런 사실을 알면 한두 번의 연구결과를 가지고 선불리

결론을 내릴 수 없다. 이런 문제에 대하여 후배들에게 시사하는 바는 '가능성', '탐색중' 이라는 단어로 신중하여야 된다는 것이다. 그러면서 이 과정에서 실수할 수 있는 여유margin for error도 배우게 된다.

의학은 기록되어져야 한다

문화인류학자가 쓴 책 속에서 가장 일본을 이해하였다고 평가되는 미국의 루스 베네딕트Ruth Fulton Benedict의 『국화와 칼』 속에서도 '많은 동양인들과는 달리 일본인은 자기 자신을 고스란히 그대로 기록해 두는 강한 충동을 갖고 있다. 그들은 그들의 세계 확장계획은 물론 일상의 사소한 일에 관해서도 썼다. 그들은 놀랄 만큼 솔직했다' 라고 이야기하고 있다.

내가 생각하기로도 근저에 뿌리박고 있는 기록에 대한 강박관념이 포지티브로 작용하여 수많은 기록문화의 소산인 저서를 남겼으며, 오늘날 세계 제1위의 출판문화국이 되었다고 생각한다. 이 기록문화의 영향은 기술분야인 의학분야에서는 더욱 빛나게 된다. 지금도 300여 년 전의 임상기록지에 오늘의 차트수준으로 주소와 이름, 증상, 처방이 그대로 남겨져 있는 것을 보고, 현재에도 수많은 증례보고가 밀려 나오는 것을 보면 예나 오늘이 다르지 않다는 것을 알 수 있다.

구체적인 예를 하나 들겠다. 일본 의학사에서 가장 빛나는 기록문화 가운데 矢數道明야카즈 도메이의 '한방약사연표' 도 포함될 것이다. 그는 96세로 2002년 10월 21일 서거할 때까지 매년 『한방임상』지 12월호에 전년도의 '漢方略史年表' 라고 하여 날짜별로 정리하여 발표하였다. 월

별도 아니고, 날짜별로 매일 일기를 쓰듯이 1년의 한방일지를 기록하고 있다. 말이 略史이지, 일기와 같은 수준이다. 아주 드물게는 12월이 아닌 달에도 발표한 적이 있지만, 거의 대부분이 매년 마무리하는 12월호에 바로 그 전해에 일어난 모든 업적, 사건을 정리한다. 마지막에 해당하는 2001년『한방과 임상』48권 12호에 실린 2000년 '한방약사연표'를 보면 한 개인의 기록이 어떻게 이렇게 치밀할 수 있는가 하고 감탄하게 된다. 일기라도 이렇게 정성들여 쓸 수 있을까. 야카즈 도메이 선생이 사후에까지 존경받는 이유가 우리들에게 잘 알려지지 않는 이런 면도 있기 때문이다. 한 개인의 학문적 성취나 업적을 떠나 매일 이렇게 뒤돌아보면서 96세 평생 살아온 한 학자의 삶에 존경의 염이 가지 않겠는가. 矢數道明의 한방약사연표는 동아의학협회 홈페이지를 통하여 검색할 수 있다. 1866년부터 1985년까지 나와 있다(http://aeam.umin.ac.jp/siryouko/lyakunen.html). 현재『한방임상』은 '한방의계 MEMO'라고 하여 편집부에서 매달 일어난 일을 정리하고 있다. 일본 학자들은 진실로 기록하고 이를 전해주는 걸 즐겨하는 민족성을 가지고 있다.

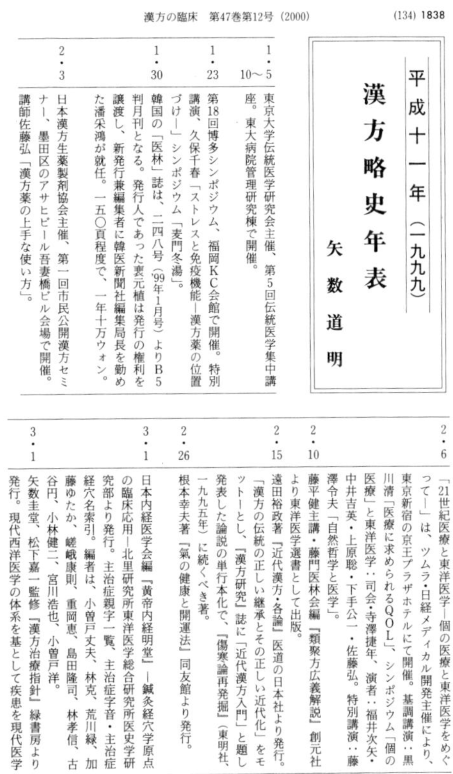
漢方の臨床　第47巻第12号（2000）　(134) 1838

平成十一年（一九九九）

漢方略史年表

矢数道明

1・10〜5　東京大学伝統医学研究会主催、第5回伝統医学集中講座。東大病院管理研究棟で開催。

1・23　第18回博多シンポジウム、福岡KC会館で開催。特別講演、久保千春「ストレスと免疫機能—漢方薬の位置づけ—」シンポジウム「麦門冬湯」。

1・30　韓国の「医林」誌は、二四八号（'99年1月号）よりB5判月刊となる。発行人であった裵元植は発行の権利を譲渡し、新発行兼編集者に韓医新聞社編集局長を勤めた潘采鴻が就任。一五〇頁程度で、一年十万ウォン。

2・3　日本漢方生薬製剤協会主催、第一回市民公開漢方セミナー、墨田区のアサヒビール吾妻橋ビル会場で開催。講師佐藤弘「漢方薬の上手な使い方」。

2・6　「21世紀医療と東洋医学—個の医療と東洋医学をめぐって—」は、ツムラ・日経メディカル開発主催により、東京新宿の京王プラザホテルにて開催。基調講演：黒川清「医療に求められるQOL」、シンポジウム「個の医療」と東洋医学：司会・寺澤捷年、演者：福井次矢・中井吉英・上原聡・下手公一・佐藤弘。特別講演：藤澤令夫「自然哲学と医学」。

2・10　藤平健主講・藤門医林会編『類聚方広義解説』創元社より東洋医学選書として出版。

2・15　遠田裕政著『近代漢方・各論』医道の日本社より発行。「漢方の伝統の正しい継承とその正しい近代化」をモットーとし、『漢方研究』誌に「近代漢方入門」と題し発表した論説の単行本化で、『傷寒論再発掘』（東明社、一九九五年）に続くべき著。

2・26　根本幸夫著『氣の健康と開運法』同友館より発行。

3・1　日本内経医学会編『黄帝内経明堂』—鍼灸経穴学原点の臨床応用—北里研究所東洋医学総合研究所医史学研究部より発行。主治症親字一覧、主治症字音・主治症経穴名索引。編者は、小曽戸丈夫、林克、荒川緑、加藤ゆたか、嵯峨康則、重岡恵、島田隆司、林孝信、古谷円、小林健二、宮川浩也、小曽戸洋。

3・1　矢数圭堂、松下嘉一監修『漢方治療指針』緑書房より発行。現代西洋医学の体系を基として疾患を現代医学

「한방임상」한방약사연표

아울러 오츠카 케이세츠大塚敬節와 평생 돈독한 우의를 가지면서 北里연구소 동양의학종합연구소 제2대 소장을 한 야카즈 도메이矢數道明의 저술을 한 번 살펴보자.

1940. 『한방의학 처방 해설』
1941. 『한방진료의 실제』
1959. 『한방 후세요방 해설』
1960. 『임상 30년 한방치료 100화』 제1집
1965. 『임상 30년 한방치료 100화』 제2집
1966. 『임상응용 한방처방해설』
1968. 『메이지 100년 한방略史年表』
1969. 『한방진료의전』
1971. 『임상 40년 한방치료 100화』 제3집
1976. 『임상 45년 한방치료 100화』 제4집
1979. 『메이지 100년 한방의학의 변천과 장래 · 한방略史年表』
1981. 『임상 50년 한방치료 100화』 제5집
1982. 『근세 한방 의학사 – 曲直瀨道三과 그 학통』
1983. 『현대가정요법백과』
『병명별 · 증상별 한방처방』
1985. 『임상 55년 한방치료 100화』제6집
1986. 『한방진료의전』 증보개정판

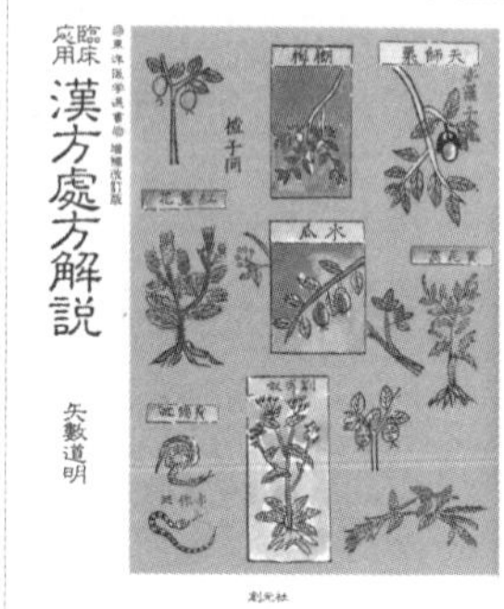

한국에도 번역되어 스테디셀러가 된 「한방처방해설」

자, 그러면 이번에는 야카즈 도메이 선생에 앞서 제1대 東醫研 소장을 한 오츠카 케이세츠 선생의 평생의 업적을 한번 보자. 오늘의 일본한방의학을 만든 사람 중에 대표적인 오츠카 케이세츠 선생大塚敬節 1900-80의 일생·집필활동을 한번 살펴보면 왜 그 사람이 존경을 받는지 알 수 있다.

1932. 『類證鑑別皇漢醫學要訣』 大塚醫院
1933. 『한방의학임상提要(上)』 春陽堂
1941. 『동양의학사』 山雅房
1941. 『한방진료의 실제(공저)』 南山堂
1954. 『한방진료의 실제(개정판. 공저)』 南山堂
1956. 『한방의학』 創元社
1957. 『진단과 처방 · 한방요법』 講談社
1957. 『민간요법과 약초의 지식(공저)』 東都書房
1959. 『한방진료 30年』 創元社
1959. 『한방의학과 함께』 創元社
1963. 『증후에 의한 한방진료의 실제』 南山堂
1964. 『약초의 지식과 효용(공저)』 東都書房
1966. 『임상응용 · 상한론해설』 創元社
1966. 『한방과 민간약 백과』 主婦の友社
1969. 『한방진료의전』 南山堂
1971. 『한방의 특질』 創元社
1971. 『吉益東洞 「藥徵」 · 後藤良山 「師說筆記」 · 기타 校注, 日本思想史大系-近世科學思想(下)』 岩波書店
1975. 『漢方大醫典(공저)』 講談社
1976. 『한방이야기』 일본경제신문사
1966. 『증상으로 아는 한방요법』 主婦の友社
1978. 『한방요법입문』 講談社
1979. 『金匱要略講話』 創元社

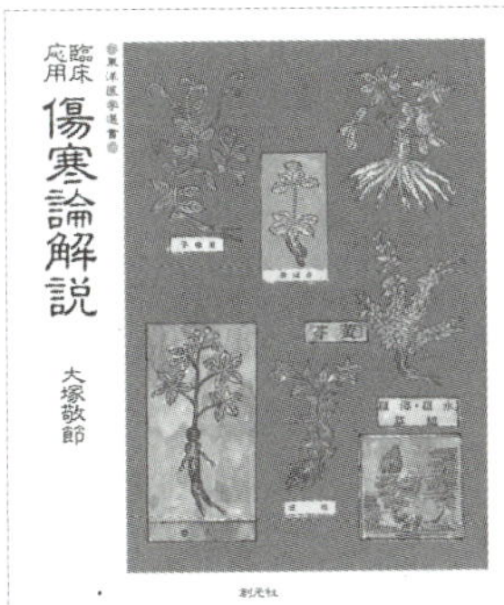

오츠카 케이세츠 선생의 대표작인 『상한론 해설』

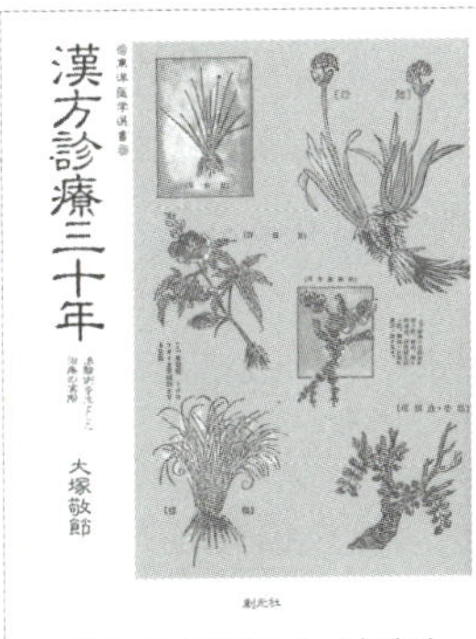

오츠카 케이세츠 선생의 대표작인 『한방진료 30년』

1979. 「大塚敬節著作集(전8권)」
春陽堂

한국에는 잘 알려져 있지 않지만 오츠카 케이세쯔 선생의 아들로서 토쿄대학 의학부를 나오고 독일, 미국에서 유학한 오츠카 야스오大塚恭男의 저서업적을 아울러 소개하고자 한다. 야카즈 도메이 선생의 뒤를 이어 제3대 키타사토 동양의학 연구소 소장을 역임하기도 하였으며, 현재 케이오 대학 의학부에서 한방진료를 담당하고 있는 와타나베 켄지가 아들없는 집안의 사위이다.

1972. 「의학사의 여행〈파리〉」(번역)
1973. 「동양의학을 찾아서」
1976. 「Asian Medical System: A Comparative Study」
1979. 「知의 혁명사 제6권 의학사상과 인간」
1982. 「화한약물학」
1983. 「동양의학입문」
1984. 「한방의 기초와 응용」
1985. 「오늘날 아시아 전통의학」
「감염증의 한방치료」
「임상의학과 약용식물 – 세계의 약초와 한방」
「현대의 한방치료 개설 · 증례 · 문헌 목록」
1986. 「빈용한방약」
「1차진료와 동양의학」
1987. 「늙음의 발견 3 늙음의 사상」
「임상약물치료학대계 20 화한의약학」
1988. 「동양의학대사전」
1989. 「최신 한방약리」
「일본과학사의 射程」

1990. 『동양의학입문』

1991. 『신 · 한방처방 매뉴얼』

1992. 『내과진료와 한방』

『중국본초도록』

1993. 『東西生藥考』

『이것만은 알아두어야 할 한방치료』

1994. 『한방과 약 이야기』

『근대중국의 전통의학』

『건강생활의학사전』

1995. 『의학사 여담』

『한방의학의 신지식』

1996. 『新書 동양의학』

당대contemporary를 이끈 거장들은 비밀주의에서 벗어나 끊임없이 나이를 잊고 성실 · 근면한 자세로 환자진료기록을 남겼음을 알 수 있다. 이런 측면에서 나는 '醫者는 意也' 라는 말을 썩 좋아하지 않는다. 이런 문구가 하수들에게 잘못 인식되면 기록하지 않는 의학, 느낌으로 아는 의학으로 남게 되기 때문이다. 물론 임상의학에서 각 개인이 가지고 있는 경험은 기술art에 비유되나, 어떻게 하더라도 이를 공유할 수 있도록 보편적인 언어로 표현되지 않으면 아무 소용이 없게 된다. 주위에서 한 줄도 남기지 않고 가 버린 명의들의 주옥 같은 임상의학이 死藏되어 버린 안타까움이 얼마나 많은가. 이런 영향으로 나는 의국원들에게 증례 발표를 많이 하도록 독려하고 있다. 이런 풍조를 보고 어떤 이들은 너무나 당연하고, 책에 있는 내용들이라고 비난하고 있지만, 임상가들이 이런 발표조차 하지 않는다면 무슨 업적을 남겨 후배들에게 물려줄 것인가.

| 저자의 노트 |

죽음의 기록까지

2008년을 시작하면서 70년대, 80년대 우리의 전통에 대하여 많은 가르침을 주었던 〈뿌리 깊은 나무〉〈샘이 깊은 물〉의 발행인인 한창기 선생의 글 모음집 3권, 『뿌리깊은 나무의 생각』『배움나무의 생각』『샘이 깊은 물의 생각』이상 모두 한창기 지음, 윤구병, 김형윤, 설호정 엮음, 휴머니스트 출판 2007을 읽게 되었다. 한창 일할 나이인 60대에 생을 마감한 것이 못내 아쉬워 그 사인을 알아보려고 했지만, 모두 숙환이라고만 되어 있다. 예의인지는 모르지만 단지 숙환이라고 되어 있으니, 한 사람의 독자로서, 그리고 그 동안 적지 않은 영향을 받았다고 하면 받았다고 할 수 있을 나에게는 구체성이 결여된 부음통고가 영 마음이 개운하지 않았다. 이런 경향은 지금도 우리 사회에 저명인사의 부고난이 대부분 숙환, 지병으로 하고 있는 것을 보면 이것도 한국의 한 문화라는 생각이 든다. 반면에 일본은 아주 구체적으로 사망 직전까지 일기 형식을 빌려 알려주는 것이 전통문화이다. 쉽게 접할 수 있는 예로서는 1964년 아사히 신문사 천만 엔, 즉 1억 원 현상공모에 당첨된 『빙점』을 지은 미우라 아야코三浦綾子의 유고집인 『생명이 다 할 때까지 내일을 노래하리』양윤옥 옮김 창해출판 2000가 있는데, 이 책의 후기에 그 남편인 미우라 미츠요三浦光世가 파킨슨병을 앓았던 작가가 마지막 목숨을 다하기까지 날짜 별로 일기를 써서 독자들에게 마지막 순간의 모습을 전하고 있다. 하루하루 다가오는 절체절명의 순간에도 붓을 놓지 않고 기록하는 그 모습이 선연하다. 2007년에는 번역의 대가이었던 코소토 타케오의 부음기사를 그 아들인 코소토 히로시 내외가 심근경색으로 87세 어느날 아침에 갑자기 돌아가셨다는 내용과 함께 그의 평생의 학력, 연구업적, 그리고 마지막에 가족장으로 조촐하게 모셨다고 『한방임상』에 통보하였다. 도대체 이런 문화는 어디에서 나오는 것일까. 예로부터 기록하는 습성이 몸에 배어 있는 것이 아닐까. 죽음의 기록까지도. 최근에는 전 세계에서 개인 블로그를 통하여 시한부를 사는 환자들의 이야기가 흘러 나와 잔잔한 감동을 주기도 하지만.

번역문화의 중요성을 일깨워 주었다

최근에 들어와서 한국에서도 번역의 필요성이나, 중요성에 대하여 강조하고 있으며, 설익은 논문보다는 한편의 번역이 더 낫다는 평가를 하기도 한다. 이런 면에서 일본은 세계에서 번역문화력에서 첫 번째 위치를 차지하고 있다. 일본은 1600년대에 들어와서 抄와 訓讀을 통해 중국 고전을 자기 것으로 삼고 자국의 고전을 각 시대에 맞게 변형하여 왔다. 17세기 말 논어의 해석을 기막히게 하였다고 평가되는 오규 소라이 荻生徂는 중국어를 외국어로 인식하고 언어 표현에 중시할 것을 도그마로 내세워 번역문화의 새로운 패러다임을 열었다. 이런 맥락은 근대화 과정에서 국가적인 차원에서 이루어지는데, 1811년 정부기구로서 번역국을 설치한다. 이 정도로 서양문물도입에 적극적이었던 역사적인 배경을 가지고 있다. 이때 기본적인 책략은 和魂洋才, 즉 서양문물은 들여오되 그 속에 일본 혼을 심는다는 것이었다. 동시대에 조선조의 東道西器, 清朝의 中體西用이 모두 같은 의미이나 닮은 듯하면서도 전혀 다른 맥락에 위치한다. 일본의 경우는 和魂과 洋才를 거의 같은 비중으로 받아들인다. 洋才에는 서양기술뿐 아니라 제도를 포함하여 성공을 거두게 된다. 반면 조선에서는 정신으로서 東道가 더 강조되고, 서양문물로서 西器에는 제도가 빠져 있었다. 중국의 중체서용은 사실상 근대화에 대한 비판을 위하여 등장한 것이다. 내용적으로도 일본이 학문 · 기술 중심이었다면 조선은 기독교, 중국은 공산주의에 경도되는 결과를 낳았다. 이와 같이 3국의 서양문물 유입과정에서의 차이가 훗날 100년을 지배하게 된다. 특히 일본의 이 드라마틱한 과정이 오늘 일본을 있게 한 인프라구축이라고 생각할 수 있으며, 서양문물 도입이라는 첫 단계가 번역이라고 할 수 있는데, 지금도 일본은 서양의 책이 3개월만 지나면 번역서가 시중에 나온다고 할 정도로 번역에 대한 대우나, 번역서에 대한 신뢰도가 높다.

2008년 1월 9일 조선일보에 의하면 서울 餘日출판사에서 이시진의 본초강목을 완역한 『신주해 본초강목』 17권이 2007년 11월 24일에 출판되었다고 발표하였다. 그러나 이 완역본의 저본은 이미 30년 전에 나온 시라이 고타로白井光太郎 1863-1932 등이 역주해하여 토쿄의 春陽堂서점에서 출판된 『新註校正 일본역본초강목』이었음을 밝히고 있다. 특히 저본으로 삼은 일본의 『新註校正 일본역본초강목』은 1929년 처음 번역되기 시작하여 50년만인 1979년에 완간되었다고 한다. 이것을 보면 대를 이어 공부하는 모습을 알 수 있어 가슴 뭉클하다.

『황제내경』의 번역만 하더라도 1990년 들어와서 중의학자들이 번역한 것을 중역한 황제내경번역이 나오기까지 1970년대, 1980년대에 걸쳐 필수적으로 가지고 있었던 고문사의 황제내경번역판도 일본 한방의학 의사학의 최고 권위자인 키타사토 연구소의 小曾戶 洋코소토 히로시의 아버지인 小曾戶 丈夫코소토 타케오가 번역한 『意釋 황제내경소문』 『意釋 황제내경영추』 『意釋 황제내경운기』을 중역하였음을 나중에 알게 되었다. 이 만큼 번역문화에 대하여 소홀하였다. 나의 은사이시고, 의학한문에 있어서는 양주동 박사도 자문을 구했다던 故 안병국 교수님은 우리들 보고 전공문맹자라고 질타하시면서 『국역편주 의학입문』1974 남산당을 번역해 주셨다. 나의 경우는 원본보다 번역한 『의학입문』을 가지고 공부하는 것이 훨씬 수월하였고, 이해하기도 좋았다.

| 저자의 노트 |

小曾戸 丈夫코소토 타케오 1920-2007

의사가 아닌 약국을 개업한 약사로서, 87세로 세상을 떠나기 전까지 평생 동안 그가 배운 한방의학의 번역일을 하다가 생을 마친다. 『意釋황제내경소문』 『意釋황제내경영추』 『意釋황제내경운기』 『意釋팔십일난경』 『意釋신농본초경』 『意釋의경해혹론』 『意釋상한론류편』 『意釋황제내경태소』 『意釋유경』 등을 남기고 있다. 그의 아들이 키타사토 동양의학 연구소 의사학 문헌실을 이끌고 있는 小曾戸 洋이다.

2007년 '561돌 한글날 국경일 기념 학술발표회'에서 한국 외국어 대학 이기상 교수는 서양의 각 나라들이 근대화 과정에서 가장 먼저 한 일은 '번역'이며, 변방에 살고 있는 우리가 우리 것도 알아야 하고, 또한 세계 것도 알기 위해서는 번역이 절대적으로 필요한 수단이라고 강조하였다. 유럽이 그리스어, 라틴어를 배우지 않고도 자신들의 말로써 세계적인 문화유산을 자기 것으로 만들 수 있도록 한 것은 번역이었다.

영국 케임브리지 대학 경제학 교수로 있으면서 『나쁜 사마리아인들 BAD SAMARITANS』을 쓴 장하준은 '세계화시대에 영어 잘하는 것은 중요하지만, 그렇다고 온 국민이 영어 한다고 매달릴 일은 아니다. 일본처럼 우수한 통역 · 번역사를 양성하고, 다른 사람들은 영어보다는 자신의 전공 공부를 열심히 하는 방식의 분업이 국가 차원에서 효율적인 자원 배분이다'고 주장하였다. 그 자신 역시 영어 공부할 시간에 전공 공부에 보다 주력했던 것이 세계에서 인정받게 된 비결이다. 서강대학교의 강정인 교수는 우리나라 대학생들이 다른 여타 선진국의 학생들보다 독서량이 현저하게 적은 것은 우리 대학생들이 영어 공부에 매달리는 시간이 너무 많은 것은 아닐까 하고 의미있는 평을 하고 있다.

실제 일본에 살면서 영어의 필요성을 그렇게 느끼지 못하고 살 수 있다. 세계적으로 유명한 의학저널은 '오리지널판 + 일본어번역판'을 한데 묶은 책이 바로 그 다음 달에 나오고, 해당분야를 대표하는 국제잡지는 거의 일본어 번역판이 있다고 보면 과언이 아니다. 일본의 의사들이나 교수들이 영어에 매달릴 이유가 없는 것이다. 출판사들이 입맛에 맞추어 전부 갖다 주므로 구태여 영어에 투자할 필요성을 못 느끼는 것이다. CNN방송을 틀면 24시간 동시통역이 그대로 나온다. 어떤 영어 서적은 영어 미국판과 일본어 번역 일본판이 동시에 발매되는 경우도 있다. 이 정도면 번역의 천국이라고 할 만하다.

한국 교육비 1년 예산이 31조원인 데 비하여 영어 사교육비가 연간 10조원을 넘는다는데 아직 영어콤플렉스를 벗어나지 못하는 현실을 감안한다면 각 개인이 투자하는 대신에, 더 많은 전문 번역, 통역을 양성할 필요성이 있는 것은 아닐까.

어학에 대한 인적 자원을 생각하면 우리도 충분히 할 수 있다. 그런데 일본처럼 안 되는 이유가 있다. 그것은 한국인들은 영어를 잘 해야 된다는 강박관념으로 번역판을 사 보지 않기 때문이다. 팔리지 않는 전문번역을 기획하는 출판사가 자연적으로 사라지게 되는 것이다. 일본의 번역출판문화를 생각하면 우리는 아직 멀어도 한참 멀었다. 우리 한국인들은 모든 분야에서 다 잘하여야 된다고 하는 강박관념이 자리하고 있는 것은 아닐까. 한글로 쓰기보다는 한문으로 써야만 된다던 조선시대를 지나, 이제는 영어로 된 원서를 보아야만 된다는 시대를 맞이하게 되었는데, 한국인의 언어 유전자에는 글로벌리제이션 인자가 너무나 깊숙히 자리잡고 있는 것은 아닐까. 그러나 그 대가가 보상에 비하여 너무 크다. 지금까지 영어권하고 역사적으로나, 문화적으로 공감대가 없었던 국가에서 영어에 공들이는 노력은 눈물이 날 정도로 처절하나, 결과치고는 신통치 않기 때문이다. 그런데 일본인들이 영어를 못하는 이유는 장하준 교수의 지적처럼 그들은 현실적으로 절실하지 않다. 모든 희망하는 콘텐츠를 자기 나라 말로 받아 읽을 수 있는 환경이 있기 때문이다.

사실 같지 않은 사실 중의 하나가 자기가 찾고자 하는 영어권 서적을 일본에서 일본어 번역본 찾는 것이 더 쉽다는 이야기가 있다. 이런 믿지 못할 이야기가 나올 정도로 번역의 천국이 일본이다. 번역이 장사된다는 것은 그만큼 공급과 수요가 맞아들어간다는 시장원리도 작용하고 있다. 영어를 못하더라도 불편하지 않고 지식을 습득할 수 있는 환경이 부러운 것이 아닐까. 중의학의 번역출판만 보더라도 매년 쏟아져 나오는 양이 한국과는 비교가 되지 않으며, 중국학자들이 직접 일본에 건너가 중의학의 일본어 번역, 강연, 강의에 활약하고 있는 층이 보통 두터운 것이 아니다. 나 역시 중의학의 일본어 번역본에 힘입은 바가 크며, 이분야 리딩출판사는 치바현 이치카와에 있는 동양학술 출판사이며, 「중의임상」이라는 잡지도 발간하고 있다.

이런 면에서 한국에서만큼 번역이 천대를 받고 번역작업으로 직업을 삼는다는 것이 어려운 나라도 없을 것이다. 예전에 일본어를 통한 重譯의 폐단에 대한 단죄가 지금까지 이어져 내려오고 있는 것일까. 아직도 우리들은 원서 그대로 보고, 인용하는 것을 최고로 치고, 번역본은 외국어에 자신 없는 하수들이 하는 것으로 폄하한다. 이런 경향은 나라 전체가 영어를 중시하다 보니, 일본어 해독인구가 급감되고 있으며, 한방계에서는 일본어 원서를 그대로 볼 줄 아는 그룹이 아주 미미하다. 그리고 전문지식을 가지고 있지 않는 번역가들이 우리들이 사용하고 있지 않는 일본 한자를 그대로 번역하여 혼란을 일으키기도 하였다. 대표적인 예가 '설사'를 뜻하는 '하리下痢'이다. 실제 중국어도 재중 동포들의 힘을 빌리지 않으면, 원서 그대로 번역해내는 인적자원도 그렇게 풍부하지 않은 것이 현실이다. 이런 면에서 나는 일본의 서양의학자들이 해놓은 한방분야 업적을 공유하고자 많은 시간과 정력투자를 아끼지 않았다. 왜냐하면 요즘처럼 새로운 정보가 많이 쏟아져 나오는 의료환경에서 서양의학의 장단점을 아는 것이 그 무엇보다도 필요하다고 느꼈기 때문이다.

| 저자의 노트 |

영어발음

일본인들에 얽힌 재미있는 영어 이야기를 소개하고자 하는데, 그냥 우스개로 보아 주길 바란다.

어느 유명한 일본 학자가 미국 대학에 초청받아 영어강연을 하였는데, 청중 속의 미국인이 하는 말이,
'일본어가 영어와 많이 비슷하네'라고 하였다는 우스개이다.

열심히 영어로 발표하였지만, 미국인의 귀에는 영어가 아닌 일본어로 말하는 것처럼 들렸던 모양이다. 이만큼 일본인들은 영어발음에 관하여 콤플렉스를 가지고 있는 것만은 사실이다. 그러나 미국인들의 입장에서 보면 한국인들의 발음이나 일본인들의 발음이나 매양 한가지라는 지적이다. 꼴찌에서 둘째하는 사람이 꼴찌 보고 못하네 한들, 1등하는 사람 눈에는 같게 보이는 이치와 같다.

그런데 내가 진짜 이야기하고자 하는 것은 발음이 아니라, 콘텐츠라는 사실이다. 아무리 발음이 안 좋더라도 초청받는 사람은 논문을 통한 지적 자산이 있어야만 된다. 국제학회지를 보면 일본 논문들이 얼마나 많은지 알 수 있을 것이다. 지적 콘텐츠를 가지고 있으면 영어발음이 문제되지 않는다. 우리는 주객전도로 자기 전공 공부하기보다는 영어에 너무 진을 빼는 것은 아닌지 모르겠다. 발음 유창한 한국인보다 속이 실한 일본인들이 대접받는 것을 눈여겨 볼 일이다. 물론 둘 다 잘한다면 더할 나위 없지만.

1996년 일본 토야마 의약대학 화한진료학 교실에서 나를 맞이한 테라사와 카츠토시 교수의 저서를 1999년 『서양의학자의 한방진료학』원제는 『증례로 배우는 화한진료학』이라는 이름으로 번역본을 낸 이래, 지금까지 11권이 이미 출판되었고, 1권이 인쇄교정 중이며, 1권은 번역과정에 있다. 늘 지적하듯이 번역물은 교수들의 연구업적으로서는 그 수고에 비하여 형편 없다. 그 시간과 공력에 논문 한 편 쓰는 것이 더 나은 것은 말할 것도 없지만, 뭔가에 씐 것처럼 이 번역작업에서 손을 떼지 못하고 있다. 나는 왜 이 번역이라는 마귀에 씐 것인가. 중고등 학창시절에 못다 한 창작의 열의를 이 번역으로 대신하고자 하는 것일까?

나 역시 하나의 번역을 끝내면 돈 안되고, 업적 안되는 번역작업을 이제는 그만두어야지 하고 다짐하지만, 한의계에 좋은 책을 소개한다는 사명감을 가지고 좋은 책이 들어오면 다시 책상머리 맡에 앉게 된다. 자랑같지만, 일본어를 번역할 수 있다는 실력은 공공의 이익을 위하여 사용되어져야 한다는 것이 나의 얕은 지론이기도 하다.

일본을 다니다 보면 그들의 생경한 조어 실력에 혀가 내둘려지는 일이 한두 번이 아닌데, 이것은 그들의 역사에서 외래문물을 받아들이면서 생긴 후천적인 번역유전자의 형성, 造語능력, 그리고 중국 이상으로 잘 응용하고 있는 한자의 자기화 능력이 탁월하기 때문이다.

우리나라에서 일본번역에는 생각하여야 할 문제가 많이 내포되어 있지만, 일본이 한·중·일 3국 중 가장 먼저 선진화했다는 조건 때문에, 중국과 우리나라의 근대문명은 일본어 번역서를 통하여 받아들이게 되었다는 사실을 부인할 수 없다. 일본이 번역대국이 된 것은 오랜 세월 문화대국으로 숭상하던 중국清이 서구열강의 제국주의 야망 앞에 여지없이 무력하게 굴복하는 것을 보고 선진화, 즉 서구화만이 망국의 위기를 피할 수 있는 수단이라고 인식하였기 때문이다. 근대국가 형성기인 메이지시대의 번역에 대하여 가토 슈이치加藤周一는 일반적으로 무엇을 번역하였으며, 무엇을 번역할 필요가 있었는가, 어떤 사람이 번역하였는가, 왜 근대 초기에 번역주의를 택하였는가를 논하고 있는데, 그것은 그대로 메이지 초기의 대외관계 그 자체이었다.

의학용어 가운데 '부정수소不定愁訴' 라는 단어가 있다. 신경증 종류의 질환을 앓는 환자 가운데 호소하는 증상의 가짓수가 아주 다양하며, 내원 할 때마다 호소증상이 달라지는 경우를 경험한다. 이런 경우 '복잡다양한 증상호소' 를 '부정수소' 라는 한 단어로 표현하고 있다. 처음에 나는 이 일본용어를 '복잡다양한 증상호소' 라고 나름대로 우리식으로 표현한다고 했으나, 나중에 두산에서 나온 『국어대사전』에 이 용어 그대로 실려 있는 것을 보고 이런 용어도 그대로 수용하는가 하고 놀란 적이 있다. 하여튼 그들의 적절한 조어들은 우리들에게 많은 편리를 안겨 주었다.

실제 우리들은 우리들이 읽는 4분의 3은 번역물이다. 내가 다루는 것이 아무리 의학 전문서라 하더라도 적어도 번역에 대한 ABC는 알고

하여야 되지 않을까 하는 심정으로 번역 기초공부를 게을리하지 않았다. 글자만 안다고 해서 안 되는 것이 또한 번역의 세계이고, 번역이 없다면 창문을 열어 햇빛을 받아들이지 못하는 것과 같기 때문에 그 중요성을 간과해서는 안된다.

일본어 번역에만 국한된 것이 아니고, 영어 번역에 대한 문헌도 많이 읽으면서 내공을 키우고자 씨름하기도 하였다. 일본어이든, 영어이든 번역의 목적은 같기 때문에, 관련된 많은 문헌을 읽으면서 본의에서 벗어나지 않고 맛깔나는 한글로 옮기려고 나름대로 노력하였다. 번역은 반역으로 끝나는지, 아니면 또 하나의 창조인지, 그 어려움의 깊이가 갈수록 깊어져만 간다.

발레리 라르보의 번역에 대하여

'번역은 한마디로 말의 무게를 다는 것' 이다. 저울의 한쪽에 저자의 말을 얹고 또 한쪽에는 번역어를 올려놓는다. 그리고 이 둘이 균형을 이룰 때까지 작업을 계속해 나간다. 하지만 저울에 올리는 것은 사전에 정의된 말이 아니라 저자의 말이다. '저자의 정신이 투입되어 스며들어 있고 거의 감지할 수 없을 정도이긴 하지만 깊은 수정이 가해진' 말이다. 그것은 살아서 고동치는 말이며 원문에서 벗어나 있다 하더라도 다리를 뻗어 작품 전체와 긴밀히 얽혀 있다. 저울에는 그 생명의 무게가 얹힌다. 따라서 저울의 또 한편에도 '똑 같은 생명의 리듬을 타고 움직이는 등가의 무게' 가 필요하다.

–쓰지유미의 『번역사 산책』의 첫 머리에서–

일상생활에서 무심결에 사용하고 있는 단어 중에서 번역의 오류로 예를 하나 들어 보겠다. 의료에서 '물리치료' 라고 하는 것이 'physical therapy' 에서 나왔는데, 'physical' 은 '물리적' 이라는 의미도 있지만, '신체적' 이라는 의미도 있다. 그런데 최초에 번역하는 사람이 'physical' 를 '신체적' 이라고 하지 않고, '물리적' 이라고 한 것이다. 단어의 의미만 가지고 본다면 무엇을 '물리치료' 라고 하는 것인지 선뜻 와 닿지 않는 말이 된다.

번역되기 전 원문언어source language와 번역의 대상이 되는 언어target language사이에 아름다운 조화가 있어야 하고, 해당하는 2개 언어에 대한 정확한 이해에서 출발하여야 된다는 당위성이 있는데도 불구하고, '무대포' 적인 의지력만 가지고 하다가 화초보다는 잡초가 더 많다는 부끄러움이 앞서기도 한다. 그러나 동아시아에 위치하고 있는 한국어 전용 나라에서 번역은 문화의 중심에 있을 수밖에 없으며, 지식 인프라스트럭처에 기여하는 것만은 사실이다.

다음은 내가 그 동안 번역한 책들을 정리한 것이며, 아울러 왜 그 작업을 하게 되었는가를 발행년도별로 이야기하고자 한다.

『서양의학자의 한방진료학』 1998 집문당: 1990년에 나온 토야마 의약대학 화한진료학 교실의 교수인 테라사와 카츠토시寺澤捷年의 스테디셀러, 『症例から學ぶ和漢診療學』을 번역한 것이다. 일본에서는 의과대학 한방과목 교과서인데, 그냥 이론만 설명한 것이 아니고, 각 이론마다 해당하는 경험증례를 소개하고 있다. 상당히 실증적이라고 할 수 있다. 동국대학교 신길조 교수와 같이 하였다.

『동양의학 강좌 제1권 우주와 인체의 생성원리 – 동양의학의 원형을 찾아서–』 2001 집문당 : 1979년 고바야시 산고小林三剛 1931–98선생의 『동양의학강좌 제1권 기초편』을 번역한 것이다. 4쇄를 찍어낼 정도로 꾸준히 팔리는 스테디셀러로 자리 잡고 있다.

『동양의학강좌 제2권 간장 · 심장 편』 2002 집문당: 1979년 고바야시 산고 선생의 『동양의학강좌 제2권 간장 · 심장편』을 번역한 것이다.

『동양의학강좌 제3권 비장 · 폐장 · 신장 편』 2004 집문당: 1980년 고바야시 산고 선생의 『동양의학강좌 제3권 비장 · 폐장 · 신장 편』을 번역한 것이다.

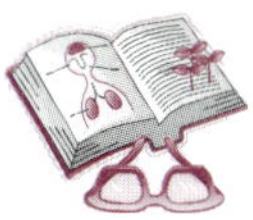

| 저자의 노트 |

일본 고바야시 산고 선생의 책 3권을 번역한 것은 얼핏보면 현재 나의 아이덴티티identity와 어울리지 않는 모습이라고 할 수 있다. 여기서 나의 또 다른 편력을 이야기하고 넘어가야만 앞뒤가 연결이 될 것이다. 나는 항상 한의학의 탄생 배경에는 동양철학사상이 깔려 있으므로 이를 잘 이해하는 것이 무엇보다도 필요하다고 생각하였으며, 구체적으로 1980년 중반부터 대학로 흥사단에서 있었던 대산 김석진 옹의 주역 강의 제1기 수강생으로 시작하여 10년 가까이 따라 다닌 적도 있었다. 한방처방을 이해하는 데는 처방이름이 가지고 있는 함의를 풀어 생각하는 것이 필요하다고 생각하여 방약합편에 나오는 처방명에 대하여 주역을 가지고만 해석하여야 되는 몇 처방들에 관하여 1990년도 초반에 학부학생들에게 부끄럽지만, 강의한 적도 있었다. 주역을 통한 한방처방의 이해라는 제목으로 한 권의 책으로 펴낼 욕심까지 가지고 있었던 차, 1994년 지금은 없어졌지만, 종로1가의 종로서적 일서코너에서 바로 일본의 주역학자이자 전통의학자인 고바야시 산고 선생의 동양의학강좌 시리즈 1, 2, 3권을 접하게 되었다. 그 당시에는 일본어를 잘 모르고, 한자 정도를 가지고 대충 훑어보던 때였지만, 순간적으로 내가 어설프게 책을 쓰느니, 이 책을 번역하는 것이 좋겠다는 생각이 섬광처럼 떠오르게 되었다. 그동안 내가 파고들던 '동양철학과 한의학'과의 관계설정을 하루 아침에 덮어 버리고 번역작업을 하기로 마음을 먹게 되었다. 이런 열망에 1권의 부제를 '동양의학의 원형을 찾아서'라고 하였다. 따라서 이 번역작업은 단순한 언어의 전환이 아니라, 내가 하고 싶은 연구에 대한 대리만족으로서 하였다고 고백한다. 곧 바로 한국어 번역에 대한 권리를 얻고자 고바야시 선생에게 편지를 써서 번역권을 얻게 되었다. 물론 사전에 판권을 출판사가 가지고 있는 것이 아니라, 저자가 가지고 있다는 사실을 알았다. 처음에 그것을 번역할 수 있는 일본어 실력보다는 그 책을 먼저 탐을 낸 것이다. 일단 일을 저질러 놓고 보자는 심산이었던 셈이다. 그러나 그 다음 나의 행보는 그냥 일본어만 공부하여 그

책을 번역하는 데 에너지를 쏟게 하지 않고, 일본 유학 등을 거치면서 무려 6년 뒤에 첫 번역을 완성하게 되었다. 그러나 저자는 이미 저 세상으로 떠나고, 저자가 운영하던 칸토關東 침구학원을 이어받은 그 아들에게 인사하게 되었다. 서문에서 나의 게으름을 탄식하였다.

『증례로 배우는 동서의학』 2005 군자출판사: 『症例から學ぶ和漢診療學』이 1998년 제2판 나온 것을 경희대학교 의과대학 김영설 교수와 같이 작업하였다. 제1판보다 부록에서 한방약 사용을 중심으로 몇 항목이 추가되었다.

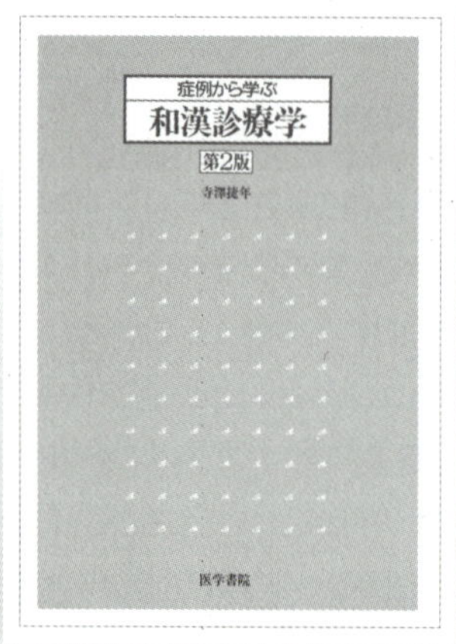

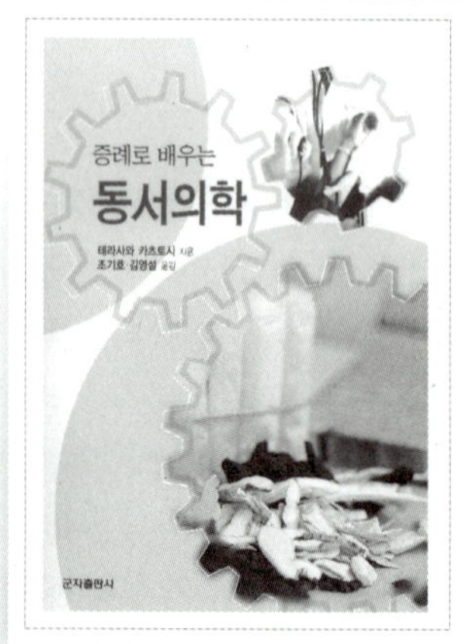

『한방처방의 EBM』 2004 고려의학: 일본동양의학회 EBM특별위원회에서 833편을 리뷰한 것 중에서 가장 신뢰성이 높은 논문 73편을 완역한 것이다. 실로 방대한 양이었으며, 이런 연구의 결과를 공유하고자 전공별로 12명의 번역 감수자와 함께 하였다. 이 번역의 공로로 2005년에는 일본동양의학회에서 감사장을 받았다.

『漢方診療의 Lesson』 2001 고려의학: 토쿄에 있는 키타사토 연구소 동양의학 연구소 소장인 하나와 토시유키의 베스트 셀러인 『漢方診療のレッスン』을 번역한 것으로서, 1쇄는 2001년 5월 30일에 나왔으며, 말미에 부록 2로 「문진표와 신체소견」을 덧붙여 2006년 8월 30일에 제2판을 찍게 된다. 번역 타이틀도 일본 한방의학이므로 『漢方』이라고 하였다. 공역자로 경희대학교 한의과대학을 나오고 일본에서 침구원을 하고 있는 주용희, 경희대학교 한의과대학을 졸업한 다음 다시 약학대학을 졸업을 하고, 현재 키타사토 연구소 동양의

학 종합연구소에서 약제부장으로 있는 김성준 박사와 함께 하였다.

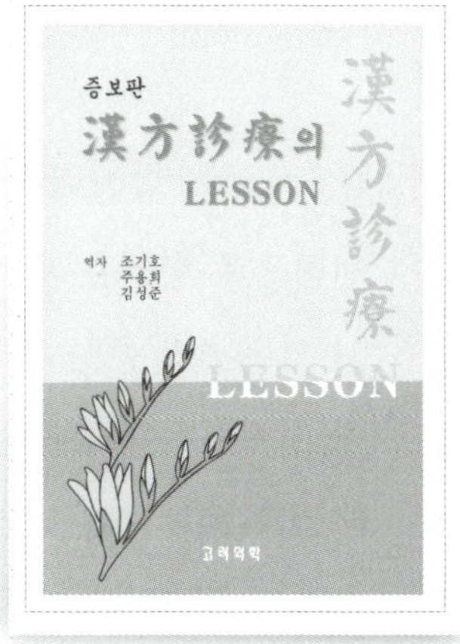

『Doctor's 入門漢方醫學』 2005 고려의학: 2002년에 일본동양의학회 학술교육위원회에서 편집한 『Doctor's 入門漢方醫學』을 번역한 것으로, 나의 바로 의국 선배되는 동국대학교 이원철 교수와 공동작업을 하였다. 이 책은 일본동양의학회의 기획작품으로, 많은 유파나 초심자의 다양한 레벨 차이를 극복하고, 가장 표준이 되는 교과서가 필요하다는 인식에서 마련된 것이다. 일본 의과대학에서의 공통된 한방교육용 교과서이다. 그러나 이 작업에서 내가 한 역할은 극히 미미한데도 불구하고, 공동역자로서 이름을 올려주었다.

『과학적인 침구임상』 2005 군자출판사: 전일본침구학회가 주도한 20년간 일본 침구연구를 집대성한 『鍼灸臨床の科學』 2000년 초판을 경희대학교 침구과 이재동 교수와 함께 번역한 것이다. 일본 침구학자들의 20년 업적이 고스란히 실려 있는 실로 방대한 양을 번역하여 내놓았지만, 시장에서의 반응은 싸늘하였다. 너무 실망하여 한동안 몸져 눕기도 하였다.

『의학계열 학생을 위한 한방의학강좌』 2007 퍼시픽북스: 한 개원 일본 의사의 한방공부를 처음에 시작하면서 가졌던 의문점, 해결 과정, 현재 이해도를 솔직하게 담은 체험기에 해당한다. 그 저자는 入江 祥史이리에 요시이며 『醫學生のための漢方 · 中醫學講座』 2006 초판을 번역한 것이다.

『한방 · 치과진료에서 질환별로 알 수 있는 설진』 2007 군자출판사: 한방의학을 공부한 치과의사들이 치과의사를 위한 설진 책을 경희대학교 치과대학 교수, 한방병원 구취클리닉을 담당하고 있는 김진성 교수와 공동으로 번역하여 내놓았다.

『컬러 아틀라스 설진 임상증례집』 2008 퍼시픽북스: 130증례의 설진변화를 관찰한 모음이다.

『양 · 한방 병용처방 매뉴얼』 2008 군자출판사: 한약과 양약을 함께 처방하는 매뉴얼을 전 분야에 걸쳐 정리한 것이다.

경험의학에서 과학적인 방법을 가르쳐 주었다

한방의 임상에서 조선 말까지 진행된 증후중심은 중국의학에 거의 전적으로 힘입은 바가 크나, 이제는 서양의학이 도입되고 나서 자리잡고 있는 병명중심 체계에서는 일본 의학에 의존하지 않을 수 없다. 의학이 경제레벨에 따라 발전한다는 전제를 부인하지 못하는 상황에서 중국은 아직 아니올시다라는 인식을, 따라서 의료 1원화에서 병명중심으로 발달한 유일한 나라가 일본이 되고 있는 것이다.

앞으로 국가관리의 보험체계가 병명중심으로밖에 갈 수 없는 상황에서 일본 의학에 더 많은 빚을 져야 한다는 현실을 벗어날 수 없다. 현재 1953년에 만들어진 건국 초창기 의료법이 한의사에게 소변검사조차 못하게 하는 현실이 이대로 유지되는 한에 있어서, 내가 일본 한방에 힘입은 이유는 바로 여기에 있다. 밀러D. C. Miller는 자신의 실험을 근거로 상대성 이론을 반박하고, 1925년 미국 물리학회 회장 자격으로 한 연설에서 자신의 연구 결과를 밝혔을 때, 아무도 그의 말에 주목하지 않았다. 왜냐하면 이때는 이미 과학자들이 아인슈타인의 상대성 이론의 관점에서 세계를 보기 시작했기 때문이다. 쿤이 말하는 일종의 패러다임 전환이 발생했다고 말할 수 있다. 과학적 사고는 우리가 살고 있는 현실의 세계에 충실하게 해줄 뿐 아니라 현실 속에서 살아가야 하는 인간의 한계성을 보여주며 현실적으로 가능한 발전의 여지를 보여준다. 그러므로 '우리가 원하는 만큼 시원한 해답을 주지는 못하지만 가장 믿음직한 답을 주는 것이 과학적으로 사고하는 길' 이라는 결론을 내린다. 현재 진행중인 EBM이 그 가운데 하나의 방법이다.

호학하는intellectual appetite 자세를 배웠다

굳이 한방의학에만 국한되는 이야기는 아니지만, 살아가는 데 부평초나 부나비처럼 이리 흔들리고 저리 흔들리는 삶에 호학하는 자세를 배우게 해 주었다. 모든 만남은 필연을 가정한 우연이라고 하는데, 내가 후지모토 유키오藤本幸夫 교수를 만난 것도 그럴는지 모르겠다. 토야마 의약대학에서 짐을 푼 지 얼마 되지 않은 어느 날 외래에서 궤양성 대장염으로 한방약을 수년 동안 복용하고 있는 후지모토 교수를 만나게 되었다. 그 뒤 얼마 안 되어 집으로 놀러 오라는 초청이 있어 집안에 들어섰는데, 온통 책으로 둘러싸여 책을 치우면서 안으로 걸어 들어가야 했다. 알고 보니 후지모토 교수는 임진왜란 이후 일본을 비롯하여 외국으로 흘러들어간 한국 문헌을 정리하는 것을 필생의 작업으로 생각하는 세계가 인정하는 조선본 서지학자이었던 것이다. 특히 감명받은 것은 일본뿐만 아니라 중국, 타이완, 영국에까지 가서 조선시대의 모든 문헌을 정리하고 있는 중이라는 것이었다. 한국 학자들의 몫일 텐데 일본 교수가 왜 이런 일을 하는 것일까. 어찌보면 학문하는 데 국적은 아무 소용없겠지만 좁은 소견으로는 이런 생각이 들었다.

후지모토 교수는 내가 한의사이니까 한국의 의사로 근무하면서 한국 의사학을 정리한 미키 사카에三木 榮 1903-92 선생의 이야기를 실감나게 해 주면서 연구자의 자세를 가르쳐 주었다. 미키선생은 1927년 큐슈대학 의학부를 졸업하고, 내과의로서 1928년 경성대학 의학부에 부임하여 1944년 3월에 수원도립병원원장을 끝으로 16년간 한국에 살면서 한국의 의학사를 개척하였다. 1986년 일본 의사신보에 실린 「朝鮮醫史

연구 60년」에 의하면 근무여가를 틈내 촌음을 아껴 가면서 불모지의 조선의학사를 연구하였다고 고백한다. 『조선의학사』와 『조선질병사』를 한 권으로 묶고, 여기에 80세를 넘어 완성한 『연표』를 한데 엮어 1991년 『조선의학사 및 질병사』로 하여 출판한다. 한국의사학의 바이블로 자리잡게 한 의사학의 선구자였다.

한편으로는 홀로 사는 나를 수시로 불러 일본 음식으로 대접해 주기도 하고, 12월 31일 밤 자정에 메밀국수를 먹고 바로 진쟈에 가서 기도하는 전통문화도 체험하게 해 주었다. 후지모토 교수는 이제나 저제나 하고 연구 결과를 기다리던 학계의 열망에 2006년 드디어 1316쪽의 『일본현존조선본연구 집부』를 내면서 세상에 그 빛을 드러낸다. 이 「集部」 하나에 무려 3,000권의 문헌을 정리하고, 내용을 소개하고 있다. 학계는 물론이고 사회적으로도 큰 반향을 이끌어 내면서, 한국에서도 많은 신문과 방송에서 취재하였고, 그 업적을 기려 한국 정부에서는 2007년 한글날 기념식에서 보관문화훈장을 수여하였다. 앞으로 「經 · 史 · 子」부와 「도판」 「색인」을 준비 중에 있다고 한다. 전부 합하면 10,000권 이상의 문헌이 정리될 텐데, 말이 만권이지 범인들로서 상상이나 하겠는가. 토야마라는 시골 대학에서 그냥 책 찾고, 책 보는 것을 취미로 하였다면서, 일부러 토쿄나 오사카, 쿄토 같은 대도시 대학은 사양하였다고 한다. 방학 때에는 토쿄 같은 서점가에서 한 달씩 보내야 했으므로 이런 여비와 책을 카피하고 책을 사는 비용은 일본 문부성으로부터 대부분 지원을

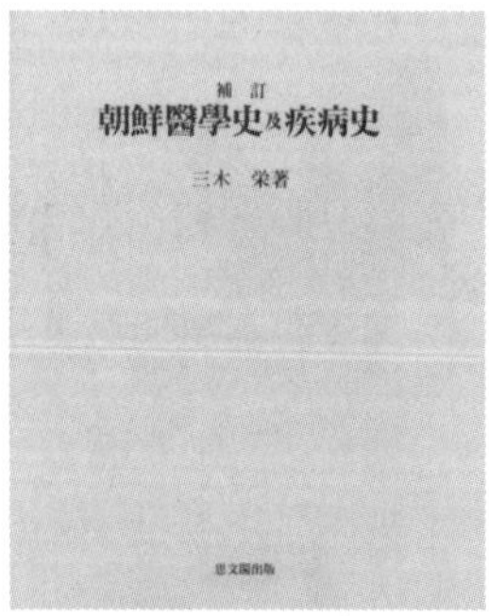

미키 사카에의
『조선의학사와 질병사』

받았으며, 한국에서도 대산문화재단을 비롯하여 몇 군데에서 신세를 졌다고 한다. 행복한 것은 본인의 연구비지원신청에서 퇴짜를 맞은 적이 없을 정도로 관련부서에서 인정하여 주었다는 점이다. 평생 문헌만을 정리하다가 30년 만에 책을 펴내는 연구자를 믿고 지원해 주는 인문학의 선진국, 일본을 다시 생각하게 해 준다. 그 분과의 만남이 10년 이상 지속되면서 무언으로 학자로서, 교수로서 나아갈 길을 가르쳐 준 스승이라고 여기고 있다. 사모님은 염직미술을 하면서 10년 전부터 전시회를 1년에 한 번씩 여는데, 이때 전시회의 이름을 「나그네」라고 하여 세속적인 한류가 아닌 참맛 나는 한국의 美를 일본에 전하고 있다. 나그네 하면 여행객, 여행자, 떠돌이, 방랑자 등등의 이미지가 떠오르지만, 일본인들에게 한국의 지적 순례자의 이미지를 전달하려는 예술적 감각에 고개가 숙여진다.

| 저자의 노트 |

모로하시 데쯔지諸橋轍次와 대한화사전

나는 일본 지성사를 대표하는 첫 번째 인물로 서슴없이 모로하시 데쯔지諸橋轍次 1883-1982를 들고 싶다. 정규 교육을 받은 적이 없이 주로 독학으로 한학을 공부한 모로하시가 자신의 학문이 어느 정도의 경지에 이르자 일생의 과업으로 한문 사전을 만들어 보리라고 결심하고 집필에 착수한 것은 그의 나이 40세인 1922년이었다. 각고의 5년이 지난 1927년에야 겨우 1권을 탈고하고 출판을 서두를 무렵 칸토대지진1923과 태평양전쟁을 거침으로써 원고와 조판이 모두 불타버리고 말았다. 그러나 그는 낙심하지 않고 교정지를 정리하여 다시 사전 작업에 몰두했다.

그가 원고 집필에 착수한 지 24년의 세월이 흐른 1946년, 그는 과로로 인하여 오른쪽 눈을 완전히 잃었고 왼쪽 눈도 겨우 형체만 알아볼 정도로 시력을 잃었다. 그로서 더욱 괴

로웠던 것은 그의 작업을 도와주던 도제 4명이 전쟁에 목숨을 잃었다는 것이다. 그가 절망하고 있을 때 의과대학에 다니던 그의 장남 토시오敏夫와 차남 게이스케啓介, 3남 모리오莊夫가 이에 합세하여 집필을 완료한 것은 작업을 시작한 지 37년이 흐른 1959년이었다. 이 책은 총 14,842페이지로서 13권으로 엮어져 있고 48,902자의 한자와 이로써 구성된 낱말들이 사전식으로 수록되어 있다. 인류 역사상 한 필자에 의하여 쓰여진 가장 방대한 원고량이다. 이 책은 그 후 다이슈칸쇼텐大修館書店에서 사운을 걸고 4년에 걸쳐 인쇄를 마쳤다. 이것이 바로 그 유명한 모로하시의 『大漢和辭典』이다. 모로하시는 일본 국민의 존경을 받으며 살다가 100세가 되던 해에 세상을 떠난다. 공부 열심히 하면 일찍 죽는다는 말도 괜한 소리이다.

이 사전이 출판되자 가장 당황하고 놀란 것은 중국인들이었다. 한자의 종주국인 중국에도 이만한 사전이 없는 터에 작은 나라 섬나라로서 '왜'라고 비칭하던 일본에서 이 사전이 출판되자 크게 수치를 느낀 중국과 대만에서도 사전의 편찬에 착수했지만 아직 모로하시를 능가하는 사전은 출판되지 않았다. 하나의 책을 쓰기 위해 눈까지 잃으며 37년의 세월을 보낸 모로하시 2대 4부자의 의지와 다이슈칸의 출판 의식은 우리가 흔히 모멸적으로 표현하는 '쪽발이'나 '왜' 또는 '도요타'나 '소니'만으로써는 설명될 수 없는 부분들이다. 현대 일본의 부흥은 결코 물질의 힘이 아니라 일본 지성사의 승리로 보아야 할 것이다. 호학하는 자세와 지성이 핍박당하지 않는 지적풍토가 일본이 세계를 지배하고 있는 저력이다.

– 건국대학교 정외과 신복룡 교수 –

더 놀라운 일을 하나 첨언하면 모로하시 데쯔지가 1883년에 태어나서 1982년에 세상을 떠나는데, 떠나기 직전인 100세때 『孔子 · 老子 · 釋迦 – 三聖會談』토쿄 講談社 1982을 펴낸다. 白壽때에 전문서를 저술할 수 있다는 인간의 무한함을 보여준 실례가 아닐까.

한문사전과 관련하여 2008년 1월 9일 신문에 의하면 단국대학교 동양학연구소에서 漢韓대사전 15권이 2008년 5월까지 모두 출간된다는 소식과 함께, 이 사전의 규모는 6만여의 한자와 50만여 개의 한자 단어를 실어 세계 최대라고 소개하고 있다. 그러면서 비교 대상으로 일본의 1960년 모로하시 데쯔지의 대한화사전, 타이완의 1962년 중문대사전, 중국의 1994년 한어대사전 등을 동아시아 '3대 한자사전'으로 꼽는다. 48년 전에 이룩한 모로하시 한 개인의 위업을 짐작할 수 있을 것이다.

자기화 목소리naturalization를 가지고 있다

서구 중심주의는 한국학계의 지배적인 현실이기도 하다. 예를 들면 서양철학은 '철학' 이라는 보편 · 보통명사의 지위를 누리고, 전통 철학은 '한국' 철학 혹은 '동양' 철학이라는 특수 명사가 된 지 오래다. 철학 분야뿐만 아니라 서구에서 수입된 모든 학문의 경우에 두루 해당된다. '미술사' 는 서양미술사를 말하고, 한국미술사는 '한국' 이라는 접속어를 붙이고 있으며, 서양음악은 그냥 '음악' 한국음악은 '국악' 으로, 정치사상은 '서양' 정치사상을, 전통사상은 한국 정치사상 또는 동양 정치사상을 지칭한다. 이런 현상에 대해 고려대 철학과에서 동양철학을 강의하는 이승환의 말을 중복 인용하는 강정인에 따르면 '수입품이라면 앞 뒤 안 가리고 사들여야만 직성이 풀리는 졸부 사모님들과 서양사조라면 일단 보편적 진리로 인정하고 무작정 수입해 들이는 학자들의 태도는 다른 것이 무엇인가' 라고 질타한 바 있다고 한다. 이어서 강정인은 연세대 사회학과 조혜정의 말을 다음과 같이 인용하고 있다.

'자신의 문제를 풀어갈 언어를 가지지 못한 사회, 자신의 사회를 보는 이론을 자생적으로 만들어 가지 못하는 사회, '겉도는 글, 헛도는 삶' 이다.

한국의 신문이나 의학관련 잡지 등에서 나오는 많은 질병 통계자료나, 기준 설정 등이 미국에 많이 의존하고 있음을 알 수 있다. 영어 몰입의 나라와 마찬가지로 의학에서도 미국화Americanization 일변도로 치닫는 느낌이다. 예를 들면 흔히 우리 주위에서 겪고 있는 고혈압, 고지혈증, 당뇨병 등에 대한 기준 설정이 거의 미국 학회를 그대로 따르고 있다. 물론 세계 의학계를 이끌고 있는 나라가 미국이므로 너무나 당연한 이야기라고 생각할 수 있다. 그런데 나는 여기서 문제 하나를 제기하자면 미국인들과 한국인들은 식습관, 문화, 생활패턴 등에서 너무나 많은 차이를 가지고 있기 때문에 이를 고려하여 약을 처방하여야 된다는 것이다. 특히 위장관이 튼튼하냐, 아니냐 하는 문제는 약물 복용 순응도compliance에서 큰 차이를 나타내므로 이들을 고려하여야 된다는 것이다. 뇌졸중 예방과 재발방지를 위하여 아스피린을 복용하여야 된다고 전국적인 캠페인을 벌이고 있는 와중에, 일본에서는 미국인보다 일본인들의 위기능이 약하므로 될 수 있는 한 조심스럽게, 쓴다면 100mg 이하의 최소용량으로 하여야 함을 기본으로 하고 있다. 일부에서는 이 용량에서는 아무런 의미도 없는 처방이라고 하나, 아직 용량에 대한 근거가 확실하지 않는 한 예상되는 위장장애를 최대한으로 방지하는 것이 기본 입장인 것 같다. 이와 관련하여 현재 MAGICManagement of Aspirin-induced Gastrointestinal Complication , 저용량 아스피린에 의한 상부소화관 합병증에 관한 조사연구이다. 물론 이 조사배경에는 또 다른 다목적 제약회사가 예상되는 부작용을 방지하기 위한 약제판매라는 목적도 있다.

아울러 미국과 한국 두 나라에서 위암과 대장암 발생률은 반대로 나타나고 있는 것이 현실이다. 나아가 미국의 음식을 가지고 쓰레기 먹거리junk food라고도 하지 않는가. 그런데 엄연히 이렇게 차이가 나는데도 불구하고 미국의 기준 설정에 맞추어 환자를 보고, 국민 전체를 몰아 넣는 형태는 다시 생각하여야 되는 것이 아닌가. 이런 의문을 가지고 있다가 일본의학을 접하면 이들은 전부 일본 국민에 맞는 기준 설정을 해 놓고 있으며, 치료 매뉴얼을 해당 학회에서 전부 만들어 놓고 여기에 준하고 있다. 처음 큰 테두리는 미국에서 만들어졌지만, 이들이 일본 국민, 즉 자기 환자들에게 맞는지, 안 맞는지는 자기들 나름대로 검토를 한 다음 받아들이는 것이 상례이다.

심경호는 역사적으로 자타 구별이 확실한 일본학자 이야기를 다음과 같이 들려주고 있다.

일본의 예를 보면, 漢文이라는 것을 외국어로 생각했기 때문에 훈독의 기술을 발달하게 하고 虛字에 대한 연구 등 어법, 수사법에 대한 연구를 심화하지 않았습니까? 일본의 경학자인 이토 진사이伊藤仁齋나 오규 소라이荻生徂徠 같은 사람들은 그들 자신이 한문의 어법, 허자도 연구를 했거든요. 한문은 일본어와 품사가 다르고 언어구조가 다르니까, 경전의 세계를 기존 학설에 의하지 않고 직접 스스로 연구하기 위해서는 언어를 바로 알아야겠다고 느꼈던 것이지요.

이런 과정을 당연하게 여기기 때문에 일본 사회를 들여다 보면 검토회, 연구회하다가 날밤 다 지새우는 나라같다는 생각이 들 때도 있다. 그러므로 교수들은 늘 회의하다가 일년 다 보내는 느낌이다. 우리들이 한, 두 번 하면 정리되는 것을 이들은 적어도 10배는 더 하는 것 같다. 그런데 나중에 보면 우리들은 우리들이 만들어 놓고도 안 쓰는 데 반하여, 일본은 어렵게 만드는 대신에 일단 만들어 놓으면 전부 편리하게 사용하는 것이 다르다고 할까. 어떻게 보면 우리는 개체별 생존본능이 뛰어나고, 일본은 집단적 생존을 위한 집단적 지능 · 지혜가 자연적으로 발달하였다고 생각하게 된다.

전 분야에 걸쳐 이와 같은 일본 버전Japanese version, edition이 만들어지는 것을 보면 경제대국에 이어, 의료대국이라고 부를 만하다. 2004 뇌졸중 치료가이드, 당뇨병 치료가이드 2000, 고혈압 치료 가이드

2004, 건강검진 가이드라인 2003, 대사증후군 진단 기준 2005, 식사 밸런스 가이드 2005, 별의별 것이 다 있다. 일본 신경학회에서는 치료 가이드라인으로서 두통치료가이드라인, 파킨슨병치료가이드라인, 전간 치료가이드라인, ALS치료가이드라인, 치매질환치료가이드라인, 뇌혈관장애치료가이드라인 등이 정리되어 있다. 물론 각 개인 의사는 이 지침에 전적으로 의존하지 않으나, 그 사회가 가지고 있는 문제점에 대하여 공통분모를 도출해 낸다는 것이 기특하지 않은가. 심지어는 건강검진에 대한 가이드라인을 만들어 내면서 전국 각 병원을 소개하고 있다. 2007년 12월 2일, 신경내과 교수들과 점심을 먹으면서 이런 이야기도 들었다. 고지혈증hyperlipidemia의 진단에서 HDL-콜레스테롤은 높으면 높을수록 좋은 인자이므로 고지혈증이라는 단어는 모순을 가지고 있다. 그러므로 다른 단어로 대체할 필요가 있다고 하면서 현재 논의중이라고 한다. 머지않아 고지혈증에 대체하는 단어를 日本發로 받아들여야 할는지 모르겠다.

의학 외의 이야기이지만, 강정인은 30년 동안 한국 정치학의 바이블로 되어 있는 이극찬의 『정치학』과 일본 현대정치학 총서 중 하나인 이노구치 타카시猪口孝의 『국가와 사회』를 비교하면서, 전자는 한국의 데이터가 없는 데 비하여 후자는 일본 학자와 문헌들을 적절히 인용하고 있다는 점을 지적한다. 일본의 정치나 정치사가 서구중심의 세계정치나 세계정치사와 동떨어진 것이 아니라 호흡을 같이 하고 있다는 느낌을 갖게 되는 데 반하여, 한쪽은 한국 현실에 대한 무지와 무관심이 자리하고 있다는 평이다.

우리가 무심코 쓰는 단어의 모순이 한두 가지가 아닌데, 이 중에서 日本發이 많다. 특히 조어 능력이 뛰어난 일본의 예를 들면 기가 막히게

깜짝 속아 넘어가는 것도 있다. 대표적인 단어가 '성인병' 이다. 당연히 의학적으로 근거를 가지고 유래된 단어가 아님을 알 수 있다. 그런데 1957년 일본 행정관료들이 만들어 사용하기 시작한 이래 1996년 생활습관병으로 개정하기까지 무려 40년간이나 생존한 비의학적 의학단어로 남게 되었다. 문제는 대한내과학회에서도 2003년부터 성인병대신에 생활습관병으로 고치기로 결정했는데도 불구하고, 아직도 대학병원에서 일반인들의 이해를 위하여 그대로 사용하고 있다는 점이다. 日本發 잔재의 좋지 않은 선례이다. 자기 중심주의의 일본도 좋지만, 이와 같이 우리가 무심코 사용하고 있는 단어 중에 편의성만 강조되어 사용되어 온 말도 꽤 있다. 우리가 부화뇌동한 느낌이다. 또 다른 예를 들면 '피로회복' 이라는 단어이다. 삼척동자도 이 단어의 뜻은 '피로를 극복하여 건강을 회복한다' 는 의미라고 이해를 하나, 단어만 쳐다 보면 '피로를 회복한다' 고 되니, 말 그대로를 보면 '피로반복' 이 되는 것이지, '건강회복' 은 아니지 않은가. 일본발 용어의 내부를 들여다 보면 이런 모순도 발견된다. 재미있는 이야기로 들어주면 고맙겠다.

결론적으로 말하면 한국이 미국의 기준을 따르는 것보다는 기본적으로 식습관이 거의 같은 일본의 기준에 맞추는 것이 더 낫지 않느냐 하는 제안이다. 그러나 현재 한국은 미국에 너무 치우쳐 있어, 일본의 이와 같은 성과를 외면하려고 하고, 또한 일본통들이 거의 사라져 가고 있다. 자기 목소리를 가지고 있는 일본 의학계를 이데올로기의 시각으로 볼 일은 아니다.

일본의 지나친 자기화에 대하여

토쿄의 양식당이 유럽보다 더 유럽적이다. 최고의 이탈리아 식당이 토쿄에 있다. 이것은 일본의 특유의 옥시덴탈리즘Occidentalism이다. 서양에 없는 서양을 일본인의 환상에 맞춰 만들어 내고 있다. 한국적인 것이 가장 세계적인 것이라며 굳이 한국 것을 고집하는 우리의 사고로서는 도저히 이해하기 힘든 면이 있다. 철저히 상대편의 입장에 서서 변용modification하는 모습이 일품이라고 할 수 있다. 토쿄의 식당은 서구인이 꿈꾸는 동양에 대한 막연한 환상을 완벽하게 채워준다.

–명지대학교 김정운 교수 『일본열광』–

| 저자의 노트 |

근대 일본 건설 과정에서 자기가 꼭 필요한 것만을 골라내는 능력

메이지 정부는 1871년 이와쿠라岩倉 사절단을 1년 10개월 동안 서구에 파견해 각국의 문화 · 기술 · 제도 등을 배우도록 했다. 그러고 나서 각국의 것을 비교 평가한 후 가장 좋다고 생각한 것만을 받아들였다. 영국에선 외교 · 해군 · 전신 전화를 배웠다. 독일에서 내정 제도, 프랑스에선 경찰 제도, 미국에선 초등교육 제도를 도입했다. 교육, 경찰 등 사회 제도는 대부분 각국의 독특한 문화나 사회 환경을 반영하기 때문에 다른 나라에서 잘 된다고 무작정 받아들였다가는 혼란을 겪기 십상이다. 그런데도 일본인이 백화점에서 물건을 골라 사듯이 필요한 서양 문물만 수입해 잘 소화해 내는 데 많은 서양인이 놀랐다. 캐서린 샌섬Katharine Sanson은 "일본인이 보수적인 반면 서양 문물 가운데 필요한 것은 무엇이든 받아들인다. 그들은 서양의 것 가운데 마음에 드는 것을 선택해서 취하는 데는 천재이다"라고 했다.

– 일본 특파원 오대영 –

04

일본 한방의학 이해를 위한 에피타이저

Stimulating the Taste Buds for Japanese Traditional Medicine: "Appetizers"

일본 한방의학을 말하다

04

주 메뉴main dish에 들어가기 전에 우리들은 전채appetizer를 즐길 줄도 알아야 한다. 특히 잘 안다고 하는 분야일수록 사전에 예습을 철저히 하지 않으면 선입견 내지 잘못된 견해로 오해를 초래할 수 있다. 이런 점을 우려하여 몇 가지 기본적인 앎을 중심으로 이야기를 전개하고자 한다. '일본'과 '일본 한방의학'이라는 이 두개의 키워드key word는 우리들에게 너무나 잘 알려진 반면, 그만큼 쉽게 오해를 할 수 있는 단어가 되기도 한다. 이런 점을 눈여겨 보아 주길 바란다.

하버드대학 경영대학원에서 경영사를 가르치는 리처드 테들로우Richard S.Tedlow는 2006년 인텔을 만든 Andy Grove의 자서전인 『The Life and Times of an American』를 쓰면서 반도체 산업의 역사는 물론 그로브가 유년을 보낸 헝가리의 역사까지 섭렵하였다고 들었다. 하물며 한 나라의 전통의학을 이야기하고자 하는데 그 나라의 역사, 문화, 전통, 관습까지 아우르지 않고서야 되겠는가. 초보자의 수준이지만, 이런 배경인자에 대한 이해를 게을리해서는 안 된다고 생각한다.

전통의학으로서 한국과 중국, 일본의 차이

similar, but essential difference

우선 본론에 들어가기 전에 용어의 문제를 하나 짚고 넘어가야 한다. 한국은 한의학, 중국은 중의학, 일본은 한방의학이라는 정의를 확실하게 한 다음 시작하고자 한다. 왜냐하면 고대 중국의학에 바탕한 의학이 현재는 각국의 역사성과 전통성에 따라 달리 발전되고 있으며, 각 나라들은 이에 호응하여 달리 표현하고 있기 때문이다. 간혹 학계에서 연구 보고서 중에 중국의 현황을 보고하면서 중국에서의 한의학 현황, 혹은 일본에서의 한의학 현황이라는 것이 있는데, 이 타이틀들은 모두 정확하지 않다. 서양의학은 민족이나 국가의 배경이 다르다 하더라도 뿌리와 줄기, 나뭇잎을 하나로 통일하여 설명하는 데 반하여, 전통의학은 뿌리가 같다고 하더라도 줄기와, 나뭇잎의 다름을 강조하고 있다. 따라서 중국을 대표하는 전통의학은 '중의학' 이고, 일본에서도 대표되는 전통의학은 '한방의학' 이며, 이들을 대신하는 표현으로써 '한의학' 이라고 하면 어불성설이 된다. 그만큼 전통의학은 각 나라가 가지고 있는 전통 · 문화 · 관습 · 역사 등을 통한 종합적인 팩터를 이해하여야 비교 논리가 성립된다. 일본의 의학자들은 자국의 한방의학과 중국의 중의학, 한국의 한의학에 대하여 용어의 혼용을 절대로 하지 않는다. 어떤 저서에는 일본 한방의학은 이래서 안 된다고 하면서, 전통적인 중의학의 방법론을 강조한다. 『새로운 의료혁명, 서양의학과 중국의학의 결합』이라는 책도 보인다.

일본 의사인 미우라 오토三浦於菟가 중국 남경중의학원에 3년간 유학갔다와서 쓴『대지 - 중국의학의 현황과 문제점 -』『동양의학을 아십니까』에 다음과 같은 에피소드가 실려 있다.

내가 중국에 갔을 때 "왜 왔습니까?"라는 물음에 "동양의학을 배우러 왔습니다"라고 대답하자, 중국인들이 상당히 당황하면서 "동양의학은 일본에 있는데, 왜 중국에 왔습니까? 중국에는 중의학이 있습니다."라고 반문을 하더라는 것이다.

다시 말하면 중국의 중의학, 일본의 동양의학, 한국의 한의학은 근본적인 유사성에도 불구하고 방법론에는 간극gap이 크다는 것이다.

한의학을 같은 개념으로 동양의학이라는 말로 대체되기도 하는데, 이 참에 '동양' 이라는 뉘앙스에 대하여 한번 살펴보고 가는 것도 의미있는 일이라고 생각한다. 왜냐하면 이 말을 만든 일본은 2003년부터 동양의학이라는 말을 학회 차원에서는 없애고, 대신에 '漢方' 의 발음인 '캄포' 의학으로 바꾸게 된다.

일반적으로 '동양' 이라는 말은 한국, 중국, 일본처럼 근대화 이전에 중국문화의 영향을 강하게 받았던 지역을 가르키는 것으로 사용하고 있다. 그러면서 중국문화와 다른 전통을 가진 인도를 동양에 포함시키는데 대부분 동의하나, 아랍지역을 포함시키지는 않는다. 이와 반대로 서구인들은 '동양orient' 이라고 할 때 맨 먼저 아랍을 떠올린다. 왜냐하면 동서를 나눈 기준이 지중해이기 때문이다. 일본이 '동양학' 개념을 만들었을 때 그 내용은 '중국학' 이었다. 그래서 동양철학이라고 할 때도 '중국철학' 을 생각하게 된다.

인간의 질병을 다루는 의학의 최고의 선The Supreme Good은 질병치료이나, 그 방법론에서 한방과 양방의 2원화로 나누어져 있다. 이때 양방의학을 표현할 경우에는 그냥 medicine으로 하면 되나, 한방의학은 전통의학의 한 형태로서 각국에 따라 달리 표현된다. 예를 들어, 중국에서는 Traditional Chinese Medicine, 한국에서는 Oriental Medicine, 일본에서는 Kampo Medicine으로 되고 있다. 따라서 전통의학을 논할 경우 적어도 각국의 경제수준, 문화, 관습, 역사, 환경에 대한 이해가 없이는 정확하게 파악하기 힘들다. 이런 의미에서 첫머리에서 한국과 일본의 문화에 대한 차이를 짚고 넘어가야 할 것으로 생각한다.

전통의학traditional medicine이라는 용어는 막연한 듯이 사용되고 있으나 정식 근대의학이 등장하기 이전부터 존재하고 있었던 의료방법이며, 동시에 전통문화에 뿌리를 박고 있고 오랜 역사를 지니고 있다. 이와 같은 뜻으로 토착indigenous, 비정통적unorthodox, 대체alternative, 민간folk, 민족ethno, 주변fringe, 비공식unofficial 등의 단어에 의학이나 치료법이라는 단어가 합성되어 사용되며, 전 세계적으로 아프리카의학, 아시아의학, 중국의학 등이 대표적이다. 동아시아에서는 WHO서태평양지역사무국WHO Regional Office for the Western Pacific을 중심으로 많은 연구가 진행되고 있으며, 최근에는 아세안제국, 베트남, 중국, 한국, 일본을 중심으로 한 「동아시아 전통의학사연표」 등이 만들어지고 있어 그 어느 때보다 지역을 공통기반으로 한 비교연구가 활발해지고 있다.

고대중국 전통의학을 기초로 하고 있는 동양의학은 중국 주변의 각 민족에게도 수용되어 한국의 동의학 또는 韓醫學, 일본의 漢方醫學 또는 和漢醫學, 태국의 泰醫學, 베트남의 越醫學, 티벳의 藏醫學, 몽골의 蒙醫學 등으로 형성되어 각국 나름대로의 독특한 환경, 인종, 민족성,

村松 睦	일본문화	중국문화
	순농업	목축과 농업이 반반
	외적침입이 없었음	지배자의 교체
	전통과 습관의 불변	지배원리의 변화
	一邊倒 사고	兩邊倒사고
	乘換방식	감별사용방식
	추상적 이론 삭제	經과 權의 중시
	구체적이고도 실용적 · 실증적 傷寒論醫術	원칙과 임기응변
	口訣의술	사변적인 內經醫學
		체계적 중의학
大塚敬節	**중국의학의 성격**	
	功利性과 실용성	
	형식주의	
	逍遙性 · 停滯性 · 尙古性	
	정치성	
	合一性 · 全機性	

역사성에 따라 발전되고 있다. 이와 같은 同源異流 속에서도 동아시아에 위치하고 있는 한국, 중국, 일본의 3국은 서양의학과 중국전통의학이라는 2대 지주의 의료가 동시에 행해지고 있으며 또한 의사학적인 면뿐만 아니라 기본으로 하고 있는 문헌과 실제 사용되고 있는 약물에서 많은 공통성을 발견할 수 있다. 그러나 오랜 역사 속에서 차이점도 나타나게 되었다. 일본의 大塚敬節과 村松 睦은 일본과 중국의 양국 문화의 차이, 특징에 대하여 위의 표와 같이 정리하고 있다.

즉, 한국에서는 조선시대에 들어와서 중국전통의학이 『鄕藥集成方』 1433년, 『東醫寶鑑』 1611년, 『東醫壽世保元』 1894년으로 발전되면서 지금의 韓醫學으로 한국화되었다. 일본은 중국전통의료의 일부가 한국 및 중국으로부터 수입되었는데 이것이 에도江戶시대1603년 開幕이후 경험주의적 실증주의의 색채를 띤 古方派 중심의 일본의학으로 변하였으며 메이지 明治시대1868년 원년에 들어와서는 〈醫術開業試驗規則及醫師免許規則〉의 포고령에 의하여 동양의학이 서양의학 관점에서 수용되는 과정을 거쳐 지금의 치료중심 생약요법으로 발전하게 되었다. 중국의 중의학은 淸代에 들어와서 金元四大家의 의학에 溫病學과 辨證 체계를 더하고 淸末 서양의학의 영향으로 탄생된 中西滙通이라는 中西折衷醫學을 거치면서 中西醫結合까지 이르렀는데 특히 사회주의 국가를 이룩한 모택동의 1953년 국내 의학선언 이후 통일된 새로운 이론체계가 만들어지기 시작하여 현재의 중의학이론이 형성되었다.

현대 일본한방의 태두인 大塚敬節도 근대서양의학의 세계관에 입각한 진단 · 치료에 저항감을 느끼면서 한방의 연구에는 고대 중국인의 세계관을 이해하는 것으로부터 시작하지 않으면 안 된다고 하였다. 일본한방은 원래 한반도를 통하여 중국의학이 흘러들어 갔으며 寬永 16년1639년 쇄국체제가 확립되기 전까지는 중국의사가 일본에 귀화하는 등 중국의 영향 아래 놓여 있었다. 그러나 에도시대의 쇄국하에서는 중국 청문화가 거의 수입되지 못하면서 일본 독자적인 체계가 형성되기 시작하여 많은 변화를 겪게 된다.

중의학의 특징은 辨證論治이고 일본한방의 특징은 隨證治療이다. 이와 같은 두 방법의 '증'을 파악하기 위한 기본사고는 병태인식에 의한다고 할 수 있다. 이 병태인식이라는 것은 病因外因六淫 內因七情 不內外因, 病機陰陽不和 昇降失常 臟腑失調, 發病邪實正虛 등을 포함하고 있으며, 16 세기 전까지는 3국이 공통이었다. 그러나 일본은 에도시대에 들어와서 後世方에서도, 古方에서도 독자적인 이론을 만들어 내기 시작하였다. 즉 後世方의 도입자인 田代三喜의 모든 병인은 風 · 濕 2邪에 의하며, 병은

血·氣·痰의 3가지로 나누어진다는 설을 비롯하여 그의 제자 曲直瀨道三은 察證辨治와 臨機應變, 香月牛山은 一氣流行說, 名古屋玄醫는 百病은 風·寒·濕에 의하여 생긴다는 설, 後藤艮山의 一氣留滯說, 吉益東洞의 萬病一毒說, 吉益南涯의 氣血水說 등의 諸說이 탄생하게 되었다. 따라서 이런 영향으로 일본은 중국과 한국의 영향을 받으면서도 독자적인 발달을 하게 되어 현대에 이르러서도 증을 파악하는 방법으로서 우선 陰陽, 虛實, 寒熱을 생각한 다음 氣·血·水로서 판단한다. 이와 같은 방법은 현재 중의학과 비교하여 크게 다음과 같이 4가지의 차이점을 발견하게 된다.

✓ **同名異質의 陰陽虛實**

일본에서 陰陽은 주로 傷寒論의 3陰3陽 개념으로 3陽은 거의 熱과 같은 의미로 사용된다. 따라서 陽虛는 熱과 虛의 조합이다. 중의학의 陰陽은 陰液과 陽氣의 의미이며 陽虛는 寒象과 氣虛의 조합, 陰虛는 熱象과 血虛의 조합이다. 또한 일본한방의 虛實은 체력의 강약과 병사에 대한 저항력의 강약을 의미하는 데 반하여, 중의학에서는 이외에도 邪氣實의 의미도 포함되어 있다. 이 문제는 국제적으로 해결하여야 할 주제이다.

✓ **異名類似語**

일본한방의 水毒은 중의학에서 水氣·濕·痰飮·痰 등으로 표현되는데 이에 대한 유사점과 차이점을 규명하여야 한다.

✓ 일본한방에서는 중의학의 六淫, 七情과 같은 병인에 대한 인식이 부족하다.

✓ 일본한방에서는 肝氣, 肝陽, 肝陰, 肝火, 肝風, 脾陰, 胃陽 같은 臟腑辨證에 관한 인식이 부족하다.

한 · 일 문화의 차이 Cultural Difference

일본 독자 문화권: 일본 문화의 독창성과 고유성

「일본의 근대화 조건」

정정호: 중국하고 한국은 좀 비슷한데, 일본은 좀 다르다는 것이지요. 일본은 한마디로 진보적이었다 이겁니다. 그래서 일본은 빨리 근대화를 할 수 있었고 중국과 한국은 머뭇거렸던 것 아닙니까?

금장태: 일본은 그만큼 유교적인 도덕문화가 중국이나 한국에 비해 약했다고 말할 수 있겠지요.

(중간 생략)

정정호: 제 말은 동양 삼국도 한국 · 중국은 다소 유사하고 일본은 다르다는 것이지요.

(중간 생략)

이태진: 중국이나 한국처럼 정치의 근원을 유교정치 사상에 두고 있지 않다는 것에서 오는 장점, 자유로움이 있었다고 할 수 있지요. 천황天皇 제도를 중심으로 하는 천天의 세계가 따로 있었기 때문에 유교의 천도天道 사상이 적극적으로 받아들여질 수 없었지요. 그것은 기독교가 잘 수용되지 않은 것과 거의 비슷한 문제입니다.

(한국18세기학회의 학자들)

내가 이 책을 집필한 특별한 이유 가운데 하나는 일본 한방의학을 파고들면서 느꼈던 일본 고유의 독창적인 문화에 대한 매력 때문이기도

하다. 지금으로부터 딱 10년 전인 1997년에 새뮤얼 헌팅턴Samuel P. Huntington의 『문명의 충돌 THE CLASH OF CIVILIZATIONS』을 접하였을 때 일본문명권을 중화문명권에서 떼어 내어 독자적으로 형성된 것으로 보아야 된다는 것을 보고는 한 서양 정치학자의 오류라고 생각하였다. 왜냐하면 실제로 우리가 일본에 건너가 보았을 때, 같은 한자 문화권, 인종의 외견상 유사함, 쫀득한 아끼바레 쌀 등으로 그렇게 이질감을 못 느끼는 데 반하여, 일본을 하나의 독자적인 문화권으로 바라본다는 것이 의아하게 생각하지 않을 수 없었다. 이에 반하여 한국은 중국문화권으로 분류되고 있다.

선뜻 동의하지 못하면서 중국에서 탈피한 한국 문명의 독자성을 외치더라도, 오늘날 신문의 부고란 문구를 보면 중국의 종속된 형태를 벗어나지 못하고 있음을 실감하게 된다. 우리나라에서는 인간이 죽을 때 중국 글귀를 몰라서 문상도 가지 못하는 변이 일어날 수도 있다는 처지가 오늘날에도 존재한다는 것이 신기할 뿐이다. 우리가 중화문명권에서 탈피하여 고유한 문화를 가지고 있다는 것을 뭔가 보여주어야 될 텐데, 세계 전체를 바라보는 연구자들의 눈에는 우리 고유의 문화가 쉽게 비춰지지 않는 모양이다.

하나 더 예를 들면 한자 자체에 대한 변화를 보더라도 1946년 일본은 상용한자 1850자를 정하면서 약자를 많이 채택하였고, 1958년 중국은 간체를 2200자 넘게 만들어 쓰고 있는 데 비하여 우리는 아직까지 옛 글자에서 하나도 벗어나지 못하고 있다. 중국 공산당은 중국인 문맹률 80%를 잡기 위해서 루쉰魯迅이 『아Q정전』 서문에 주장했던 로마자 표기까지 검토했다가 한자 간편화로 절충하였다고 한다. 물론 홍콩, 마카오, 대만은 예전의 정자를 고수하고 있으나, 일본, 중국은 어떤 형태로든 과거의 유산을 변형시켜 오늘날 활용하고자 하는 변화 속에 미래를 지향하고 있다고 할 수 있다. 동아시아에서 한자는 유럽의 라틴어에 해당하는 위치를 점하고 있으나, 오늘날의 자국 글자로 해석하여 읽으면 이것으로 족할 것이다. 굳이 과거 원형 그대로 답습하여야 된다면 너무 속박하지 않는가. 1991년 한 · 중 · 일 · 대만 학자들이 저마다 다른 字形을 가진 네 나라의 공통 상용한자를 제정하고자 국제한자회의를 출범시켰는데, 결국에는 간체자 중심의 중국에 밀릴 수밖에 없을 것이다. 본토에서 포기한 것을 우리가 고수하여야 된다고 외치는 것도 우스운 일이다. 물론 예전의 우리 한자문화는 영원히 우리의 것이지만…….

최근 조선일보 등에서 복잡한 한자는 좀 간략하게 쓰고자 하는 운동이 일어나고 있으나, 국가적인 차원에서의 움직임은 아직 요원하게 보인다. 한글을 가지고 있다고 자랑하는 것도 중요하지만, 우리들이 편리하게 옛 글자를 현대에 변용하여 사용하는 것도 우리의 것이 되지 않을까.

15세기 중반부터 시작된 일본의 한방의학 독자 문화는 우리가 상상하는 이상이다. 우리도 똑같이 15세기 중반부터 『향약집성방』 편찬부터 시작된 한의학 독자문화가 17세기 『동의보감』 출현으로 그만 대단원의 막이 내렸다는 느낌이다. '東醫' '鄕藥' 같은 단어의 속성으로 중국의 예속화에서 벗어나려고 노력하였으나, 구체적 성과물에 있어서는 일본과 비교가 되지 않는다는 것이다. 일본 한방의학을 들여다보면서부터는 새뮤얼 헌팅턴을 지지하지 않을 수 없게 되었다. 중국, 한국, 일본이 같은 한자 문명권이라고 하더라도 일본을 같은 문명권에 포함시키지 않고 독자적으로 분류한 것은 세계적 학자답다는 생각을 하게 된 것이다. 더 나아가 새뮤얼 헌팅턴은 비서구사회가 근대화에 성공하려면 서구의 방식이 아닌 자기 고유의 방식을 추구해야 하며, 일본처럼 자신의 전통 · 제도 · 가치관의 바탕 위에 차곡차곡 쌓아 나가야 한다고 하였다.

문명마다 철학적 전제, 밑바탕에 깔린 가치관, 사회관계, 삶을 바라보는 총체적 전망이 크게 다르다는 인식 아래 내가 본見 바, 들은聞 바를 그대로 수필식으로 적는 부분도 더러는 있게 된다. 최종적인 목적은 보는見 세계에서 꿰뚫어 보는觀 세계로 나아가야 하겠지만.

일반적으로 우리들은 어떤 문제에 대하여 일본과 비교를 할 때, 1:1의 대응으로 맞붙는 경우가 허다하며, 외모 · 음식 · 한자문화 · 근거리 등으로 인하여 외국으로 다루는 것이 그렇게 매끄럽지 못하고, 항상 까칠하게 대하는 경우가 많다. 특히 고대 중국의학에 기반을 둔 전통의학의 경우는 늘 맞상대를 하면서 우열비교를 하는 데 이골이 나 있다고 하겠다. 그러나 세계적으로 문화권의 분류에서 한국은 중국권으로 되나, 일본은 그 나름대로 독특한 하나의 문화권을 유지하고 있는 것으로 보는 것이 상례이다.

실제 일본문화에 대한 서구인들의 관심표출은 훨씬 이전의 일로 돌아간다. 제1회 엑스포EXPO가 1851년에 열리면서, 강화도조약이 체결된 1867년의 파리엑스포, 1873년 오스트리아 엑스포에 일본이 참가하게 되는데, 아시아에서는 아주 빨리 국제박람회를 통하여 유럽인들과 접촉하면서 일본문화가 서구에 선보이기 시작한다. 이때 인상파 화가들은 일본이 보여준 화려한 우끼요에에 반한 나머지 이 그림들을 본뜨기 시작하였으며, 실제 고흐같은 화가들은 일본의 우끼요에를 모방한 많은 작품을 남기기도 하였다. 즉, 19세기 중엽, 에도 시대의 쇄국이 막을 내리고 개국을 할 즈음, 유럽과 미국으로 많은 일본 문물이 흘러가는데, 이때 이로즈리色摺 우끼요에 판화와 스미즈리墨摺의 삽화 판본이 포함되어 있다. 이것들은 새로운 회화 창조를 모색하고자 한 인상파 화가들, 예를 들면 모네, 드가, 로트레크, 특히 고흐에게 열광적으로 수용되어 그들의 예술적 자극의 원천으로 크게 작용하였다.

1876년 8월에 프랑스 화가인 페릭스 레가메는 약 3개월간 일본 각지를 여행하면서 막대한 양의 스케치를 하고서 귀국하여 1978년 파리에서 『일본산책』이라는 여행기를 출판한다. 아울러 그 해에 파리에서 열린 만국박람회의 일본 전시회에서의 일본 미술품은 유럽의 많은 화가들에게 영향을 미쳤는데, 그 중에서 조르주 비고Georges Bigot 1860-1927는 1881년에 일본에 와서 18년간 살면서 일본 풍경을 그리게 된다. 파리의 한 화가가 일본에서 일본인과 결혼을 하면서 일본 풍경스케치에 청춘을 다 바치게 한 그 매력은 무엇일까.

『내가 만난 일본미술 이야기』에서

안혜정은 '로코코 시대, 그토록 열광적이었던 중국풍을 잠재우고 점차 은근한 매력을 발산하기 시작한 일본문화의 열풍은 19세기 중엽에 이르러 파리를 온통 뒤흔들어 놓았다. 이는 마치 20세기 초 많은 화가들이 아프리카미술을 비롯한 원시미술에 열광한 것과 흡사했을 것이다. (중간 생략) 이미 일본에서는 퇴락하고 식상해진 우키요에가 세계적인 유행의 도시라 불리는 곳에서 새바람을 일으켰다는 이야기는 흥미롭다'라고 운을 떼면서 일본화를 어설프게 흉내낸 인상파 화가들의 작품을 소개하고 있다.

우리들에게 '소니'로 대표되는 일본의 이미지가 중국화의 영향에서 벗어난 특유의 'Japonism'이 140여년 전에 이미 세계화에 통했다는 것이다. 중국의 영향속에서 핀 또 다른 문화는 경제력으로 선전된 것이 아닌, 역사와 전통에 뿌리가 있다는 사실에 주목하여야 되지 않을까? 덧붙이면 2000년 가을에 월간지 『라이프Life』지가 선정한 지난 천 년간 세계사를 만든 100대 인물에서 86번째로 일본인 화가이자 판화가인 카츠시카 호쿠사이葛飾北齋 1760–1849가 포함된 사실을 밝히고 있다. 흥미 이상의 이유why를 한번 살펴 봄직하다.

역사를 더 거슬러 올라가 17세기에 이미 일본이 유럽에 소개된 이야기를 하고자 한다.

2003년에 가일스 밀턴Giles Milton이 지은 『사무라이 윌리엄 SAMURAI WILLIAM』의 한국어 번역본이 출판되었는데, 1600년 일본에 온 영국인, 윌리엄 애덤스William Adams의 이야기이다. 20년 동안 영국인 일본인English Japanese으로 살다가 1620년에 죽은 그의 일대기이나, 그 당시 일본 풍속과 일본의 유럽인과의 만남이 흥미진진하게 이야기가 전개되고 있다. 초창기 포루투칼인들에 의하여 일본이 유럽에 알려지기 시작한 뒤, 그 뒤 영국과 네덜란드인들이 일본에 오기 시작하였으며, 선교문제로 포르투칼인들은 탈락하고 결국에는 네덜란드인들이 일본에서 지위권을 가지게 되는 과정도 재미있다. 이 책을 소개하고자 하는 것은 물론 아니다. 단지 그만큼 중세에서 근대로 넘어오면서 일본이 유럽과의 접촉에서 이런 행운이 있었다는 사실, 우연하게 어느 날 일본이 서구화가 되지 않았다는 역사의 이야기를 하면서 오늘 우리들의 문제도 풀어나가면 좋겠다는 것이다. 그는 토쿠가와 이에야스에게 르네상스로 한창 꽃 핀 유럽의 지식과 세상 돌아가는 이야기를 전해주었을 뿐만 아니라, 그의 뛰어난 항해술과 조선기술을 일본에 전해 준 역사의 인물로 묘사된다. 그의 일본 이름은 항해사라는 뜻의 按針 – 발음은 [안진] – 이며,

여기에 일본어의 높임말인 樣 - 발음은 [사마] - 를 붙여 '미우라 안진 사마'로 불렸던 사람이다. 사후 일본인들은 그를 기리며 토쿄의 한 구역을 안진쵸按針町라 명명하였다. 특히 이 책에서는 중세기 일본을 소개하는 책을 거론하고 있는데, 1991년 대영도서관이 펴낸 앤터니 패링턴Anthony Farrington의 『The English Factory in Japan, 1613-23』, 예일대학출판부Yale University Press에서 1990년 발행된 데릭 마사렐라Derek Massarella의 『다른 세상 이야기, 16-17세기 유럽과 일본의 만남 *A World Elsewhere, Europe's Encounter with Japan in the Sixteen and Seventeen Centuries*』, 시카고 대학 출판부University of Chicago Press에서 나온 도널드 래치Donald Lach의 『유럽을 바꾼 아시아 *Asia in the Making of Europe*』 등의 많은 참고문헌이 소개되어 있다. 네덜란드인 하멜이 1668년도에 네덜란드어로 『하멜표류기』를 펴낸 것을 생각하면 일본의 유럽소개가 우리보다는 조금 빨리, 그리고 보다 깊이 있게 알려지게 되었다. 아울러 첫 만남 이후에도 겉으로는 폐쇄적이었지만, 실질적으로는 문호를 개방하여 계속적인 대화가 이루어졌다는 것이다. 물론 조선조는 중국이라는 매개체를 통하여 간접접촉이 있었다.

최근에 나온 영화에서도 1981년의 '쇼군將軍', 2003년의 '라스트 사무라이The Last Samurai', 2005년의 '게이샤의 추억Memoirs of Geisha' 등에서도 우리와 같은 동아시아권이지만, 일본의 독특한 문화가 미국인들의 관심을 끌고 있다. 즉 우리들의 고대에서 행한 한자나 불교, 유교를 전해준 기억 속의 일본과는 많은 차이가 나타나고 있다는 현실을 우선 이해하고 넘어가야 한다. 2003년에는 미국에 『GEISHA, A LIFE』라는 제목으로 일본의 한 게이샤의 일대기를 통하여 일본 문화를 전하고 있다. 2008년 1월 9일 조선일보에서는 400년 일본 게이샤 역사상 처음으로 오스트레일리아 출신 그레이엄 사회인류학 박사가 엄격한 수업을 거친 뒤, 정식 게이샤가 되었다는 소식을 전하고 있다. 고등학교 때부터 일본에서 인생의 절반을 보내고, 일본 아닌 해외에서 일본 문화를 강의하고 이에 관련하여 수많은 저서를 발간한 그녀에게 도대체 일본은 어떤 매력을 가지고 있길래 또 다시 게이샤 체험으로까지 이어지는 것인가.

미국의 저널리스트인 Sasha Issenberg는 『THE SUSHI ECONOMY 스시이코노미』를 내면서 스시 즉, 초밥이 세계인들에게 어떻게 어필하는지를 이야기하고 있다. 일본문화의 미국유입이 이처럼 지금도 이루어지고 있다. 일본의 문화가 미국에 일찌기 소개된 일화 중에 미국의 루즈벨트 대통령에 관한 이야기도 있다. 미국과 일본과의 태평양전쟁을 치르는 루즈벨트 대통령은 일본 지식인 니토베 이나조新渡戸稲造의 『무사도武士道 1899년』와 오카쿠라 텐신岡倉天心의 『동양의 이상 *Ideals of East*』 『일본과 일본인*Japan and Japaness*』, 그리고 스즈키 다이세츠鈴木大拙의 『일본 선불교론日本禪佛教論』 등 많은 일본 문화에 관한 저서들을 읽었다는 것이다.

니토베 이나조의 『무사도』는 2007년에 미사끼 류이치로岬龍一郎가 『일본인의 품격』을 펴내면서 이 『무사도』에서 배운다고 전제하면서 오늘날의 입장에서 새롭게 조명되고 있는데, 단순히 우리가 이해하는 文, 武의 이분법적 정의를 초월하고 있다.

문화전파설을 이해하면서

한 · 일 양국을 오고가면서 일본을 이해하기 위하여 두 나라의 동질

성과 이질성을 늘 눈여겨 보고 있으며, 관련된 문헌들을 통하여 이해의 외연을 넓히려고 하고 있다. 이 가운데 가장 많은 영향을 준 문헌은 한국에서 제1의 일본통이라고 할 수 있는 한림대학교 지명관 교수인데, 그의 저서중에 『저고리와 요로이』, 부제로 「아시아적 시각으로 본 한 · 일 문화비교」가 있다. 여기에서 토인비의 문화전파설을 인용하면서 한국과 일본의 문화적 관계를 해석하고 있다.

문화전파의 원리

이질적인 문화가 만나는 데는 몇 가지 법칙이 있다. 아놀드 토인비는 문명권을 연구하면서 이질적인 문화가 만날 때 일어나는 현상을 밝혔다. 예를 들면 그리스문화가 동진 또는 서진을 하면서 다른 문화와의 만남이 어떻게 이루어졌는지 밝혔다. 연못 한가운데에 조약돌을 던지면 물결이 번지는데, 이 물결이 연못가에 가까워질수록 희미해진다. 이것을 문화전파설 제1원리라고 부른다. 즉 중국문화가 한국을 거쳐 일본에 이르면 어떤 현상이 일어날까. 문화의 전파는 이것으로 끝나는 것이 아니고, 제1원리처럼 전파의 물결이 점점 약해지다가 새로운 문화를 만나면 하나의 커다란 비약이 생기게 된다. 토인비는 두 문화가 만나면 불꽃이 튀듯 새롭고 창조적인 새로운 단계의 문화가 생기는 기적이 일어난다고 말한다. 이것을 문화전파 제2원리라고 부른다. -지명관 교수-

한국은 중국 대륙문화와 가까운 곳, 문화의 물결이 강한 곳에 자리하고 있으며, 상대적으로 일본은 물결이 약한 곳에 자리하고 있어 이에 따른 자연발생적인 차이가 생겨나게 된다. 게다가 일본은 섬나라 특유의 공간적 제약으로 아주 독특한 일본문화를 빚어낸다. 토인비의 제2원리에서 말하는 두 문화충돌로 인한 새로운 창조적인 문화가 탄생하였다고 평가한다.

이와 같은 맥락에서 토인비는 문화교류사에서 성립하는 문화의 양태를 교차역문화cross-road culture와 종착역문화dead-end culture로 대별할 수 있는데, 한국은 반도의 지정학적 특성으로 전자에, 일본은 섬나라라는 지정학적인 특성으로 후자에 비유된다고 한다. 따라서 교차역에서는 한 문화가 흘러들어와서 흘러나가는 과정에서 '모순'과 '부정'의 논리가 발달하고, 반면에 종착역에서는 모든 문화가 쌓이기만 쌓이기 때문에 '공존'과 '화해'가 발달한다고 지적하였는데, 한일 두 나라의 특성을 잘 나타낸 표현이라고 생각한다. 우리는 처음부터 맞느냐 틀리느냐 하는 문제에 집착하는 데 반하여, 일본은 모든 것을 자기화하는 작업이 특기라고 할 만하다.

특히 우리의 조선시대와 일본의 에도시대를 비교해 보면 중국사회보다 더 유교적으로 만든 주자학 일변도를 벗어나지 못하고 있다. 반면에 중국은 주자학에 양명학, 도교, 불교 그리고 샤머니즘요소 등이 어우러져 있다. 이에 반하여 우리의 조선시대는 어떠하였는가? 오로지 주자학뿐이었고, 여기에 조금만 벗어나면 사문난적이라고 하였다. 중국 청 때 꽃피운 양명학조차 뿌리를 내릴 수 없었다. 이런 맥락이 지금도 우리 한국인들의 의식은 중국인 이상으로 유교적이라고 할 수 있다.

한의학에서도 이와 마찬가지이다. 고대 중국의학이 이웃나라로 전파되어 한국과 일본에서의 자기화 작업의 1차 성과는 거의 같은 시기에 이루어지고 있다. 1443년에 완성된 『의방유취』가 있으나, 실제 임상서로 우리나라 의학자가 제대로 편집한 것은 1611년에 완성된 『동의보감』을 효시로 삼아야 할 것이다. 우리들은 중국에 직접 유학가서 배워 온

학자들이 없었는 데 반하여, 일본은 그 이전부터 중국에 직접 가서 유학한 학자들이 많았다. 이와 같은 요인도 우리들은 대륙과의 접촉이 쉬운 반면에, 일본은 섬나라로서 왕래가 쉽지 않았기 때문에 직접 10년 이상 머무르면서 배웠던 것이 아닌가 생각된다. 어떻든 1574년에 일본의학의 중흥조로 불리우는 마나세 도산曲直瀨道三 1507-94의 『啓迪集』 8권이 나오는데 이것부터 일본화의 시작이라고 본다. 16세기 말에서 17세기 초에 걸쳐 한국과 일본은 자기 나름대로 중국의학을 새롭게 편집하여 자국에 내놓게 된다. 물론 이 이전까지도 많은 의서들이 두 나라에서 출판은 되나, 중국 의서 그대로 영인하여 찍어낸 것에 불과하다. 조선의 『동의보감』이나 에도의 『啓迪集』도 모두 그 이전의 문헌을 리뷰하여 새롭게 편집한 것에 불과하다고 폄하할 수 있으나, 그 이후 오늘날까지 귀중하게 여기고 있다는 것은 편저로서 훌륭하다고 극찬하지 않을 수 없다.

문제는 17세기 이후 전개되는 양국의 차이이다. 우리들은 오늘날까지 『동의보감』과 『동의보감』에 나오는 처방이 너무 호번한 관계로 이를 엡스트랙트abstract한 『방약합편』 외에 이렇다 할 교과서적인 문헌 하나 없는 것이 현 실정이다. 허준 한 사람만 붙들고 거의 400년간 의존해 오고 있는 것이 우리들이 아니었던가. 우리들의 의식에는 오로지 한 사람, 베스트best만이 존재할 수 있고 베터better나 혹은 굿 이너프good enough 들이 살아가기에 벅찬 환경을 우리 스스로가 만들고 있다. 혹자는 사상체질의학이 있다고 주장할는지 모른다. 그러나 최근에 일어나고 있는 사상체질의학에 대한 경도는 우리 것이 소중하다는 자존심의 정도를 넘어 너무 나간다는 생각을 떨칠 수가 없다. 이론가설에 처방까지 제시하여 임상가에게 구미당기게 한 독창성은 대단하나, 실제 에비던스evidence문제에 있어서는 많은 저항에 부딪히는 것도 사실이기 때문이다.

이에 반하여 일본 에도시대의 의학문화를 보면 찬란한 정도가 아니라 눈부실 정도이다. 질투가 아니라 자료를 가지고 하는 객관적인 통계에 의함이다. 17세기 초까지는 일본과 비등하게 나갔다. 그러나 임진왜란 이후 일본이 가지고 간 인쇄술과 수많은 문헌들 덕분에, 그리고 우리들의 文治주의보다 그들의 武중심에서 의학은 꽃피우게 된다. 사람이 나면 서울로 가야 한다는 중앙집권적인 의식이 아직도 우리를 괴롭히는데, 일본의 지방분권은 학문하는 데도 적용되어 많은 자기 이론을 가지고 등장하게 된다. 난 이것이 부럽다. 철저하게 자기화하는 작업이 없고서는 여전히 학문의 종속을 벗어날 수 없다.

이것도 우리는 중국과 가까이 있었기 때문에 덜 자기화되었고, 일본은 더 멀리 있었기 때문에 더 독창적인 것이 되었다고 하는 토인비의 문명전파설과 통하는 것일까? 아니면 우리의 민족성 때문인가?

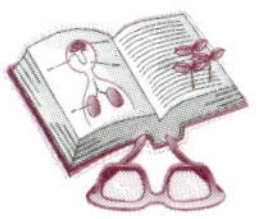

| 저자의 노트 |

매력을 파는 쿨한 일본

조선일보 일본 특파원인 박정훈은 경제적 파워의 전성기를 지난 일본은 이제 '21세기 신자포니즘'을 형성하며 문화로 승부를 걸고 있다고 전한다. 4년 전 워싱턴 포스트가 '쿨cool 매력의 제국 일본'이라는 특집 기사를 게재하여 '지구상에서 가장 쿨한 나라the coolest on earth'라는 찬사를 쏟아 내었다. 국가매력지수라는 것이 있는데, 즉 그 나라 국민이 향유하는 생활양식이나 가치관 · 미의식 · 철학 · 이미지 등 무형의 가치가 타인에게 미치는 영향을 총체적으로 매력이라고 부르며, 이 매력적인 나라는 당연히 영향력과 파워가 커진다. 2008년 4월 2일 영국 BBC 방송은 14개국을 대상으로 한 이미지 조사에서 세계 34개국 17,000명에게 특정국이 '세계에 좋은 영향을 미치는가'를 물은 결과 일본이 1년 전과 같이

1위를 차지하였다고 한다. 이것을 소개하는 것은 내가 일본을 선전하는 친위대의 한 사람이 아니라 이제는 우리들이 일본을 바라볼 때 역사 · 경제를 넘어 문화라는 측면에서 볼 줄 알아야 한다는 것을 강조하고자 함이다. 구미의 '일본 열광'은 우리의 상상 이상으로 마돈나가 토쿄 뒷골목을 무대로 뮤직비디오를 찍고, 스포츠 스타들은 뜻도 모를 일본식 한자 문신을 새기고 있다. 이제 만화 · 애니메이션 · 게임 · 패션 등으로 대표되는 대중문화의 힘은 세계인의 이목을 집중시키고 있다. 글로벌 사회에서 '이코노믹 애니멀 경제동물' 대신에 '쿨 재팬 매력적인 일본'으로 치환되고 있다. 서구인들이 날 생선을 먹는다는 것은 얼마 전만 하더라도 상상을 할 수 없었으나, 이제는 사시미생선회와 스시초밥이 저칼로리 건강식으로 시민권을 획득하였다. 미국 식당에서 포크와 나이프도 준비해 놓고 있지만, 젓가락을 사용하여 일본식을 즐길 줄 안다는 것은 신분 상승을 의미한다고 한다. 미국의 상류층 엘리트들은 젓가락 쓰는 솜씨가 젊은 일본 여성들보다 능숙하다고 알려지기도 한다. 브랜드 가치의 사다리 구조에서 일본 음식문화는 상층부에 자리잡고 있는 것만은 틀림없다. 2006년의 통계에 의하면 전 세계 일본 음식점은 24,000개에 달한다고 하는데, 이 음식점 네트워크가 일본의 문화와 라이프 스타일을, 그리고 국가의 이미지를 팔고 있다.

문외한이 쓰는 통일 에도江戸 시대 이전까지의 간추린 역사

지금 시작하려는 일본의학 태동기 첫 머리는 1392년 조선이 건국된 지 100년이 지난 시점이고, 중국은 명의 쇠퇴가 일어나고 있으며, 일본은 통일과 평화의 시대를 맞이하기 위한 전야제 같은 때이다. 통일신라, 고려, 조선이라는 단일된 통일국가 체제를 이루어 왔던 우리와는 달리, 1192년부터 1603년까지 일본은 오랜 기간 동안 군부체제가 난립된 형태를 취하여 왔다. 따라서 개괄적이지만 내가 시작하려는 일본 한방의학의 태동기인 1498년, 바로 이전까지의 일본 역사에 대하여 살펴보고 지나가는 것이 전체 이해를 위하여 좋을 것 같다. 역사에 대하여 한 문장이라도 쓸 수 있을 정도의 소양을 갖추고 있지 못하는 문외한이지만, 상대 나라에 대한 이해 접근을 위하여 내가 이해하고 받아들이는 수준을 솔직하게 느끼는 바대로, 적는 것도 그렇게 나쁜 일은 아닐 듯하여 염치불구하고 붓가는 대로隨筆 기술하고자 한다. 한편으로는 이와 같은 글에서 격식의 틀이 무의미해지므로, 약간의 파격이 자연스러운 흐름으로 연결된다면, 이 파격의 신선함을 즐길 수도 있기 때문이다. 산문을 잡문이라고 얕잡아 보기도 하지만, 그런들 어떠하랴. 客談이기도 하다. 그러면서 과거에 대한 사실을 그대로 전달하는 것이 최우선 목표이고, 될 수 있는 한 일본에 대한 사전 지식 없이도 독자들이 쉽게 접근할 수 있도록 글을 쓰고자 한다.

한국 · 일본 · 중국의 간략 연대 대조표

아스카飛鳥시대:
범위가 일정하지 않지만 미술사에서는 불교전래에서 大化改新645년까지, 정치사와 문화사에서는 聖德太子 섭정 취임인 593년에서 平城 천도의 710년 사이를 말한다.

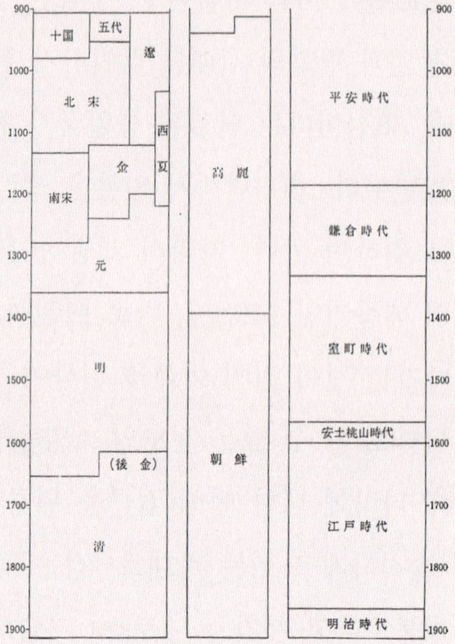

나라奈良 시대: 710-794
헤이안平安 시대: 794-1192
카마쿠라鎌倉 시대: 1192-1333
무로마치室町 시대: 1333-1573
남북조시대: 1336-1392
전반기: 15세기
후반기: 1501-1573
아즈치모모야마安土桃山 시대: 1573-1603
에도江戸 시대: 1603-1868
전기: 1603-1680
중기: 1681-1786
후기: 1787-1868
메이지明治 시대: 1868-1912
타이쇼大正 시대: 1912-1926
쇼와昭和 시대: 1926-1989
헤이세이平成 시대: 1989-현재

무사도사회

1192년 카마쿠라 바쿠후幕府부터 -1867년 대정봉환까지 사무라이가 지배한 사회

흔히 우리들은 일본을 두고 무사, 즉 사무라이 사회라고 한다. 우리가 일본을 '사무라이' 사회라고 할 때는 책만 가지고 열심히 공부하던 범생이가 병정놀이만 일삼던 옆집 아이가 나중에 돈도 많이 벌고 잘 사는 것을 보고 '클 때는 지지리도 공부 안 하고 총만 가지고 놀더니 운이 좋았네' 하는 심정과 일맥상통할지 모르겠다. 우리들의 이러한 '사무라이'에 대한 인식과는 달리 예전에 일본 5000엔권 지폐 얼굴이었던 니토베 이나조新渡戸稲造 1862-1933는 이미 100여 년 전 1899년에 영어로 미국 필라델피아에서 무사도의 일본어 원음 그대로『*Bushido: The Soul of Japan*』*1900*, Leeds and Biddle Company을 출판하여 미국사회에 일본의 보편적 정신과 습관을 소개하였다. 그는 무사도를 서구의 종교를 대신하는 일본 고유의 정신이라고 정의하였다. 덧붙이면 그는 농학사이면서 교육자로, 국제연맹 초대 사무차장을 지냈으며, 미국인 여성과 결혼하여 그 당시로서는 멋쟁이면서 파격적인 삶을 살았다. 2003년의 '라스트 사무라이The Last Samurai'에서 주인공이 전장에서 패해 할복하는 장면과 함께 벚꽃이 와르르 무너지듯 지는 배경을 담아 일본 사무라이 문화를 가장 잘 상징하는 장면으로 각인시키고 있다.

이 무사가 역사에 등장한 것은 9세기경이다. 743년 간전영년사재법墾田永年私財法, 즉 개간한 토지는 본인의 것으로 무기한 토지를 사유화한다는 법이 생겨 전국에 장원莊園이 난립하기 시작하면서 개발 영주는 토지를 지키기 위하여 무기를 가지고 무장그룹을 조직하게 되는데, 이것이 무사단의 출발이다. 이 무사단은 지방의 황족과 귀족을 지도자로 받들면서 대규모 무사단을 형성한다. 이들간의 경쟁과 도태가 계속된 나머지 간무 헤이시桓武平氏와 세이와 겐지清和源氏의 두 그룹이 남게 된다. 9세기 후반 무사는 점차 조정귀족의 신변경호에도 쓰이게 되는데, 이때 무사는 귀족의 주위에서 대기하다라는 의미의 '사부라우', 존재라는 뜻에서 '사무라이侍'라고 불렀다.

8세기에 시작된 장원제도는 16세기 토요토미 히데요시에 의하여 폐지될 때까지 존속된다. 이렇게 귀족의 신변보호 역할에 그쳤던 무사들이 등장한 지 얼마 안 되는 기간에 조정을 위협하는 무사로 변하게 되었으며 939년에 최초 무사반란이 다이라노 마사카도平將門에 의하여 일어났다. 그는 지금의 토쿄를 중심으로 하는 간토關東에 독립국을 건설하여 스스로 천황의 지위에 올라 신노新皇라고까지 칭하였으나 후에 후지와라노 히데사토藤原秀鄕와 다이라노 사다모리平貞盛 등에 의해 토벌당하게 된다. 토쿄의 오테마치大手町에 있는 마사카도將門의 머리 무덤首塚에 대한 대규모 발굴조사가 이루어졌으나 여러가지 재앙이 일어나 마사카도將門의 넋을 위로하는 비魂碑가 세워지고 아직도 빌딩가의 중심에 그대로 남아 있다. 물론 그의 의도는 실패하였지만 지금도 간다묘진神田明神을 비롯하여 간토 각지에서 그의 영혼을 받들어 모시고 있다.

무사정권 바쿠후幕府를 여는 조건은 천황가의 친척이라 할 수 있는 겐지의 혈통이어야 한다는 것이었다. 따라서 사무라이는 역사적으로 천황가와 싸우는 경우는 있었지만 천황가를 폐지시키거나 전멸시키려고 하지는 않았다. 그러나 1192년 무사정권이 성립한 이래, 천황의 권력은 점점 약해져 바쿠후의 감시 대상이 되었다. 그것이 1867년 에도시대 말까지 천황과 사무라이의 관계였다. 그러므로 사무라이 시대에 대외적으로 일본을 대표하는 사람은 천황이 아니라 바쿠후의 쇼군將軍이었다.

일본의 쿄토京都를 794년 간무桓武 천왕이 수도로 정한 뒤, 1869년 메이지明治 천왕이 토쿄로 옮기기까지 1000년의 명목상 수도로 자리하기는 하나, 이 수도의 의미는 천황 즉 일왕이 거주한 장소라는 것이고, 정치1번지로서의 역할은 못한다. 자연적으로 정치1번지는 쇼군將軍이 거주하는 곳이 된다. 쇼군이 연 바쿠후幕府에서 정치는 휘둘러진다.

일본에서는 1192년에 미나모토노 요리토모源頼朝가 카마쿠라에 무사정권 바쿠후를 수립한 후, 거의 700년간 무사계급이 일본을 통치했다. 그 이전까지는 귀족이 일본을 통치하여 무사는 고용인 정도의 위치였다. 그러나 1180년에 헤이시의 다이라노 기요모리平清盛가 다이죠太政대신이 되어 1192년에 본격적인 무사정권이 성립됨에 따라 일본에선 무인이 문관 즉, 귀족을 지배하는 현상이 나타나기 시작했다.

1192년 이후 사무라이가 문인 조정과 귀족을 지배하는 시대가 된 일본은 카마쿠라시대1192-1333에는 조정과 바쿠후가 주도권 다툼을 벌이면서 점점 바쿠후의 우세가 굳어진 시대였고, 2년 정도 조정이 다시 권력을 장악한 기간이 있었지만 이후 무로마치시대1336-1573를 통해 사무라이 정권의 우위가 확립되었고 그것이 에도시대1603-1867까지 이어지게 되었다.

| 저자의 노트 |

막부와 바쿠후幕府

바쿠후幕府의 어원은 중국에 있으며, 전쟁에 출정 중인 장군의 진영을 가리키는 말이다. 지금도 우리들에게는 군대 내의 건물이나 병사들의 숙소를 군대에서 막사幕舍라고 하는데 이 막幕은 전쟁 중에 천막으로 가건물을 형성한 데에서 시작된 것이다. 일본에서의 바쿠후幕府는 군사정권을 지칭하며, 처음 생긴 카마쿠라 바쿠후幕府의 성립 연도에 대해서는 1180년에서 1192년까지 여러 설이 있으며, 단지 지금까지 정설로 되어 있는 1192년 카마쿠라 바쿠후幕府 성립 연도는 조정으로부터 미나모토노 요리토모가 정이대장군征夷大將軍으로 임명된 사실에 근거하고 있다. 정이대장군은 우리에게 잘 알려진 쇼군將軍을 지칭한다. 바쿠후幕府를 연다는 것은 천황의 조정으로부터 슈고守護라는 한 지방의 군사, 경찰권을 쥔 직책과 지토地頭라는 토지의 관리, 세금징수, 치안유지를 담당하는 관리 임명권을 획득한 데서 출발한다. 여담이지만 지금의 토쿄인 에도바쿠후幕府를 연 토쿠가와 이에야스德川家康가 요리토모를 존경하였다고 전해진다.

외척의 섭정 정치

미나모토노 요리토모가 카마쿠라에 바쿠후幕府를 열기 전에 무사의 신분을 상승시켜 사실상 첫 번째 사무라이 정권을 만든 사람은 헤이시平氏의 다이라노 기요모리平清盛였다.

1167년 기요모리는 천황 바로 아래서 조정 관리들이나 기타 귀족들을 거느리는 다이죠太政대신의 지위를 얻었다. 다이죠대신이란 현재 한국의 국무총리 같은 지위이다. 기요모리는 자신의 딸을 천황가에 시집보내는 데 성공하여 천황의 외척으로서의 지위를 얻으면서 명실공히 귀족이 되었다.

그러므로 첫 번째 사무라이 정권은 사무라이 정신을 확립시키기도 전에 또 하나의 귀족정권으로 변질되었던 것이다. 그러므로 한때는 오만해진 사무라이 집단 헤이시가 귀족들보다 강한 권세를 구가하기도 했다. 그래서 "헤이시가 아니면 사람도 아니다"라는 말이 생겨날 정도였다. 그러나 오만해진 헤이시의 운명은 그리 오래가지 못했다. 결국 헤이시는 숙적이었던 겐지源氏와의 6년간에 걸친 전쟁1180-1185에서 패배해 멸망해 버렸다. 일반적으로 이 전쟁을 源平合戦정식으로는 治承·壽永의 난이라고 한다이라고 하는데 헤이케平家 일가의 영화와 몰락, 멸망을 묘사한 일본 최고의 전쟁 역사소설로 꼽히는 『헤이케 모노가타리平家物語: 헤이시 이야기』에 자세히 묘사되어 있다. 바로 이 헤이시와 겐지의 전쟁을 그린 『헤이케 모노가타리平家物語: 헤이씨 이야기』의 첫머리에는 오만해진 헤이시의 행동에서 얻은 교훈이 묘사되어 있다. 이 전쟁에서 승리한 후 겐지의 우두머리 미나모토노 요리토모源頼朝가 1192년 동일본에 위치한 카마쿠라에 본격적인 사무라이 정권 카마쿠라 바쿠후幕府를 연다.

어느 나라, 어느 시대이건 딸을 내세워 권력을 휘두르는 세력가는 있게 마련인가 보다. 일본도 한때 외척이 천황의 후견인이 되어 일체 정무를 대행하는 시스템이 운영된 적이 있었는데, 대표적인 것이 1016-1067(?)년 사이에 있었던 후지와라노 미치나가藤原道長였으며, 이 섭정 시스템은 11세기 말까지 150년 이상 계속되었다. 이때는 어떻게 해서든 딸을 천황의 부인으로 시집보내야 했으므로 뛰어난 가정교사가 있어야 되는데, 일본의 유명한 고전문학인 『겐지 모노가타리源氏物語』를 쓴 무라사키 시키부紫式部는 후지와라노 미치나가의 애인이면서 그의 딸의 가정교사로 역사에서 유명하다. 『겐지 모노가타리』 즉, 『겐지 이야기』는 너무도 유명하며 남산에 있는 힐튼 호텔의 일식당 이름이 '겐지' 일 정도이다. '모노가타리物語' 라는 단어는 최근에 시오노 나나미의 『로마 이야기』의 원어가 『로마 모노가타리』이다.

무사가 전면에 등장하여 지배하던 시대

우리나라도 고려시대 때 최씨 무인정권 시대가 있었지만 그 기간은 4대에 걸친 불과 62년밖에 되지 않았다. 여기에 비하여 일본은 무려 700년간 무사가 일본 정계를 주도하는 시대를 만드는데, 그 출발은 12세기 말 미나모토노 요리토모源頼朝가 토쿄 옆의 카마쿠라鎌倉에서 창건된 카마쿠라 바쿠후幕府부터이다. 쿄토와 가까운 서일본은 조정의 지배권으로 남게 되고, 동일본은 사무라이 정권인 카마쿠라 바쿠후幕府의 지배하에 놓이게 된다.

카마쿠라 바쿠후鎌倉幕府 1192-1333는 1333년에 멸망한다. 1333년에 카마쿠라 바쿠후를 타도하고 무인들로부터 정권을 탈취한 고다이고後醍醐 천황은 150년 이상 계속되어 온 무사사회의 사회적 관습을 고려하지 않고 독재 정치를 하다가 불과 2년만인 1335년에, 아시카가 다카우지足利尊氏가 반란을 일으켜 정권을 빼앗은 다음 무로마치 바쿠후室町幕府를 열어 무로마치室町시대1336-1573가 열리게 된다.

그러나 고다이고 천황과 아시카가 다카우지는 서로 물고 뜯고 하면서 1336년에 교토京都를 점거한 아시카가 다카우지는 고묘光明 천황을 내세워 북조 무로마치 바쿠후北朝室町幕府를, 고다이고 천황은 나라현으로 도망친 뒤 남조 무로마치南朝室町를 세워 이른바 두 개의 조정천황이 병립하는 전대 미문의 남북조 60년 시대1336-92를 열게 된다. 따라서 자연스럽게 북조 바쿠후北朝幕府와 남조 바쿠후南朝幕府는 전국에서 격렬하게 대립하게 된다. 무로마치 바쿠후는 조선이 건국되는 해인 1392년에 남북조 무로마치 바쿠후가 통일되며, 1336년 문을 연 이래 1573년 멸망할 때까지 약 250년간 계속된 정권으로 역사에 남는다. 무로마치 바쿠후幕府의 15대 마지막 쇼군將軍인 아시카가 요시아키足利義昭는 우리들에게 너무나 잘 알려진 오다 노부나가織田信長의 도움으로 쇼군將軍이 되었으나, 뒤에 노부나가와 대립하여 폐위됨으로써 무로마치 바쿠후幕府의 마지막 쇼군將軍이 되는 비운의 주인공으로 남는다.

1404년 조선과의 수교는 무로마치시대1336-1573의 전반기였다. 아시카가 다카우지足利尊氏가 교토에 바쿠후를 열어 그의 손자인 요시미쓰가 교토의 무로마치로 바쿠후를 옮겼기 때문에 이 시대를 무로마치시대라고 하는데, 동쪽 일본의 카마쿠라에 있던 카마쿠라 바쿠후와 달리 조정이 있는 교토에 바쿠후를 세운 무로마치 바쿠후는 처음부터 귀족적인 성격을 띠게 된다. 남북조 전란1335-92을 거쳐 새롭게 정통성을 갖게 된 북조는 사무라이 다카우지가 세운 조정인 만큼 조정은 사실상 바쿠후에게 지배당하는 입장이었다. 그러므로 실질적으로 조정을 지배하는 바쿠후의 권력이 막대한 것이었다. 그런 인물 중 대표가 아시카가 요시미쓰足利義滿와 아시카가 요시마사足利義正이다. 특히 아시카가 요시미쓰는 우리나라에도 잘 알려진 교토의 킨가구지金閣寺를 세운 인물로서 500년간의 고립정책을 종식시켜 명나라와 조선과 정식으로 국교를 맺은 인물이다. 조선은 이 수교를 계기로 조선통신사를 일본에 파견하기 시작했고 일본은 국왕사 등을 조선에 파견하기 시작했다.

전국戰國 센코쿠 시대

15세기 중반에 무로마치 바쿠후의 힘이 약해지자 일본은 유력한 사무라이 집단이 할거하며 싸우는 전국시대로 돌입한다. 전국에서 힘이 있는 자가 전국 영주 즉, 다이묘大名가 되었고, 바쿠후幕府를 대신할 수 있는 새로운 중심 권력을 창출하기 위해 약 120년1467-1590 동안 줄곧 전쟁을 했다. 이 전국시대의 종지부를 찍고 일본을 통일한 첫 번째 실력자가 오와리尾張:현재 아이치 현愛知縣의 오다 노부나가였다. 노부나가는 천황이 갖고 있는 마지막 권리마저 빼앗아 천황의 권위를 완전히 부정하려고 했다. 천황의 마지막 권리란 교토의 고쇼御所, 즉 천황이 거주하는 집에 거주하는 권리와 일본의 표준달력을 작성하는 권리였다. 특히 윤달이 있는 해에 어느 달을 윤달로 정할 것인가 하는 결정권은 전적으로 천황이 갖고 있는 권리였다. 그러나 노부나가는 천황을 자신의 성城에 살도록 명령했고 달력의 윤달을 자신이 결정하겠다고 천황에게 통고했다. 이것은 천황의 권위 자체를 완전히 붕괴시키고 노부나가를 중심으로 한, 새로운 질서를 수립하려는 그의 야심찬 계획에서 나온 행동이었다.

노부나가는 이러한 개혁을 통해 천황의 권위와 사무라이의 무력을 빼앗아 자신을 중심으로 한 새로운 일본 질서를 확립하고자 했다. 그런 면에서 노부나가는 조정을 철저히 무시한 세력이었다. 당시 노부나가는 조정과 사무라이 양쪽으로부터 공격을 받을 만큼 위험한 결단을 내렸던 것이다. 그러나 그는 사상 초유의 화승총이라는 무기를 사용하면서 그 당시 가장 무력이 강하였던 타케다 신겐武田信玄의 아들 타케다 가쓰요리武田勝頼와의 전쟁에서 대승리를 거두면서 사실상 천하통일을 굳힌다. 이때 노부나가 군대는 화승총을 일본 최초로 대량 사용했다. 칼로 싸우려고 달려오는 다케다군은 노부나가군의 화승총 군 앞에서 참패를 당하지 않을 수 없었다.

세상이 안정되지 않고, 고만고만한 사람들이 서로 맞붙어 싸우는 양상을 보고 춘추전국시대라고 부르는데 물론 가장 유명한 것은 중국의 춘추전국시대이다. 기원전 770년부터 기원전 403년까지의 춘추시대, 그 이후부터 진나라가 천하를 통일한 BC 221년까지를 전국시대라고 하는데, 이 기간에 벌어졌던 인간의 온갖 행동이나 사고방식이 고사故事로서 지금까지 인구에 회자되고 있다. 1970년 초반 내가 중학시절에 박재희의 번역으로 유명한 『대망大望』이라는 무협지 같은 일본 소설에 정신없이 빠져들었었던 한 때가 있었는데 이 소설의 배경이 일본의 전국戰國시대이다. 인간이 전쟁을 싫어하면서도 한편 전쟁을 통하여 인간의 본성이 다 드러나는, 이만큼 적나라한 인간 드라마도 없기에 즐기는 것이 아니겠는가. 일본 역사상 가장 크게 환경을 바꾼 세 명의 주인공 이야기이므로, 얼마나 재미있겠는가. 그것도 완전히 성격이 다른 세 명의 일생일대 이야기, 더 나아가 우리나라 역사와도 관계있으니까 더 할 나위없이 흥미진진하게 책을 놓지 못하게 한다. 신판 살아 있는 삼국지라고 할까. 그러나 이 일본 전국시대가 현대에 훨씬 더 가깝기 때문에, 삼국지보다 훨씬 더 현실감이 살아난다. 이제 이 전국시대 이야기만 끝내면 본론 전의 에피타이저도 대미를 장식하게 된다.

| 저자의 노트 1 |

카게무샤影武者와 타케다 신겐武田信玄

'카게'의 뜻은 그림자 '影'의 일본어 발음으로 '카게무샤影武者'는 뒤에 숨어 있는 실력자란 뜻이다. 손자병법을 숙지하고 정치적으로도 뛰어났던 사무라이 타케다 신겐武田信玄 1521-1573은 운만 따라 주었다면 전국시대를 종식시킬 수 있는 큰 그릇을 가진 무장이었다. 전국시대의 사무라이라고 할 때 일본인은 오다 노부나가, 토요토미 히데요시, 토쿠가와 이에야스 다음에 타케다 신겐을 떠올린다. 1572년 타케다 신겐은 장군 아시카가 요시아키足利義昭로부터 명을 받아 대군을 이끌고 쿄토로 진군을 시작한다. 전방에는 오다 노부나가, 토쿠가와 이에야스의 군세가 기다리고 있었으나, 타케다 군은 도중에 있는 요새나 성을 차례로 함락시키고 '미쓰호가하라'라는 곳에 당도하여 습격해 온 토쿠가와 군을 일축하고 다음에는 오다 노부나가의 영지에 다가갔다. 그러나 갑자기 신겐의 지병이 악화되었고 게다가 적군의 성을 공략하던 중에 유탄에 맞아 병세가 악화된다. 1573년 마침내 타케다 신겐은 쿄토상경 도중 陣中에서 병으로 사망한다. 그의 나이 52세였다. 죽기 전 타케다 신겐은 "3년간은 내 죽음을 비밀로 하라."라고 유언한다. 그러나 비밀리에 가신들이 신겐을 위해 독경하고 있는 모습 등이 적군의 닌자들에 의해 감지되고 그의 죽음이 적진에 알려진다. 타케다 신겐에 대해서는 일본의 NHK대하드라마를 비롯해 소설과 만화에까지 이르는 수많은 작품들에서 다루어져 왔다. 일본 영화의 명장 쿠로사와 아키라黒澤明 감독의 작품 '카게무샤影武者'에서도 신겐의 유언을 지키려한 가신들이 3년간 가짜 신겐을 대신해 신겐의 죽음을 숨기면서 가이甲斐국을 재건하려는 내용이 그려져 있는데, 크게 인기를 얻었다.

| 저자의 노트 2 |

『대망』의 주인공들

두견새가 울지 않으면 죽여 버리는 '결단의 리더십'의 오다 노부나가織田信長 1534-82, 두견새가 울지 않으면 울도록 만드는 '친화력의 리더십'의 토요토미 히데요시豊臣秀吉 1536-98, 두견새가 울지 않으면 울 때까지 기다리는 '기다림의 리더쉽'의 토쿠가와 이에야스德川家康 1542-1616, 이 세 사람이다.

이 세 사람에 대한 평가는 워낙 많아서 뭐라고 한마디로 하기가 곤란하지만, 그러나 세평에서는 빗댄 표현도 많이 있다. 그 중에서 대표적인 것은,
노부나가가 떡을 치고,
히데요시가 떡을 먹음직스럽게 빚어내고,
이에야스가 그 떡을 먹는다는 이야기이다. 함축적인 의미가 들어가 있는 한 구절이다.

이왕 말이 나온 김에 한마디 더 거들면 이에야스를 둘러싸고도 말이 많다. 물론 당연히 그 당시로서는 오래 살았다고 할 수 있는 74세나 살았으니까 상반된 다양한 평가가 있겠지만, 역경을 참고 견디는 탁월한 정신력의 名君說, 표리부동하고 노회한 군주의 好君說, 우연히 오래 살다 보니 천하를 잡았다는 凡君說 등이다. 그러나 어떻든 그는 중세 이후 격동의 근대사에서 일본을 전쟁없는 산업국가로 기틀을 잡게 한 주인공임에는 틀림이 없다. 토쿠가와 이에야스를 기억하면서 1977년 3월 예과 1학년 때 인생을 가르쳐 주셨던 조병화 교수님의 한마디가 생각난다.

토쿠가와 이에야스가 말하길 "인생은 무거운 짐을 짊어지고 먼 길을 떠나는 나그네다"라고 말하였다. 그러므로 여러분들은 인생을 살면서 서두르지도 말고, 그저 꾸준히, 묵묵히 살아가라.

교양국어를 이렇게 인생의 노래로 들려 주셨던, 지금은 안 계시지만 인생문학을 설파하신 교수님의 강의가 아직도 뇌리에 생생하다.

이 전국시대의 시작은 쿄토에 본부를 둔 무로마치 바쿠후 때인 1467년부터 1477년의 11년간 내전이 계속된 오닌應人의 난 이후이다. 이 전쟁의 원인은 무로마치 바쿠후의 8대 쇼군將軍인 아시카가 요시마사

足利義政와 그의 처인 히노 토미코日野富子와의 사이에서 벌어졌다. 즉 토미코가 수년이 지나도록 후계자를 낳지 못하자 요시마사는 그의 동생 요시미義視를 후계자로 선정하였는데, 공교롭게도 결혼 후 10년이 지나 토미코가 아들을 출산하면서 -그의 아들은 아시카가 요시히사足利義尙 - 서로 간에 각을 세우면서 쇼군將軍 자리를 두고 다투게 되며, 그 밑의 신하들도 어느 한쪽에 줄을 서게 되면서 전국으로 확대된다. 어떤 문헌에는 요시마사와 토미코의 사이에 사내아이가 태어났지만 어려서 죽어 버렸다고 한다. 어떠하든 자식이 없기는 매일반. 그리고 토미코가 더 이상 아이를 낳지 못했기 때문에 친동생 요시미義親를 양자로 삼아 차기 쇼군將軍으로 정하는 것도 정상적인 프로세스.

전형적인 삼류 소설같은 스토리이다. 그러나 이와 같은 일은 실제 일어나고 있는 것이 인간사인데, 이를 어찌 하겠는가? 특히 이 양측간의 불화를 처음에 잠재우지 못하였던 것은 그 당시 최고 실력자였던 아시카가 요시마사 쇼군이 어떠한 화해책도 제시하지 않고 명승유람이나 하고 예술품 수집으로 취미생활이나 하면서 쌍방 주장을 모두 인정하는 우유부단한 언동, 즉 정치적으로 무능한 지도자였기 때문에 조그마한 불씨가 전국을 휩쓸고 가는 우愚를 저지르게 방치한다. 이에 바쿠후 중진들의 후계자 문제까지 일어나 1467년에 11년간 교토를 황폐화시키고 100여 년간 이어진 전국시대를 촉발시킨 오닌의 난이 자연발생적으로 일어나게 된다. 전란은 큐슈九州 등 일부 지방을 제외하고 전국 규모로 커져간다. 개인의 윤리와 국가의 윤리를 구분하지 못하는 위정자가 남긴 교훈이다. 반면에 그 시대에는 정치적으로 무능한 장군이었고 일본 전국을 혼란에 빠뜨린 장본인이라는 혹평을 받았던 아시카가 요시마사는 예술과 문화의 역사에서는 일본사에 큰 족적을 남긴 인물로 남는다.

정치적 전략과 예술미가 함께 하지 못한 위정자의 교훈이 오늘날에도 남아 있다.

| 저자의 노트 |

금각사金閣寺의 찬란함과 비운

일본에 가는 한국인을 비롯하여 외국인 여행객치고 금빛으로 빛나는 금각사를 지나치는 사람들은 없을 것이다. 그러나 나는 갈 때 마다 여러 가지 상념에 사로잡혀 복잡한 심리상태에 빠져든다. 잘 알다시피 金閣寺는 1397년 아시카가 요시미쯔 쇼군이 세운 별장이며, 1950년에는 젊은 스님이 방화를 하여 전소시키는 비운을 맞이하게 된다. 이를 소재로 한 소설은 45세의 나이로 자위대의 궐기를 주장하며 할복 자살한 소설가, 노벨상 후보자로 꼽혔던 미시마 유키오三島由紀夫 1925-70의 대표작 이름이 되기도 한다. 금각사의 약 600년의 역사를 보면 무능한 지도자의 미적 감각 → 금빛으로 찬란한 별장 → 자기 거처인 스님의 방화로 전소 → 소설배경 → 소설을 쓴 작가의 할복자살로 이어지는 일련의 사건으로 정리된다. 뭔가 이상한 느낌이 오지 않는가? 여러분들이 여행 가서 둘러볼 때 나의 이 생각을 한번 떠올려 주길 바란다. 어찌하였던 오늘날에도 거주하던 스님이 금빛 나는 절을 불 태워 버리게 한 심리상태가 이야기 되고 있다.

난립이 끝나고 통일이 되기까지

이제 마지막 단계로 전란의 시대가 어떻게 수습되어 기나긴 평화의 시대로 접어드는지 간략하게 언급하면서 마무리하고자 한다. 바쿠후를 보면 무로마치 바쿠후가 1573년에 끝나고, 계속해서 오다 노부나가織田信長와 토요토미 히데요시豊臣秀吉가 바쿠후를 열어 일본의 통치권을 쥐게 되는데, 1573년에서 1603년 사이를 아즈치모모야마安士桃山 시대라고 부른다.

일반 우리들에게도 상식처럼 된 큰 줄거리는 오다 노부나가織田信長에 의하여 정지작업이 이루어지고, 천재적인 지략가로 알려진 토요토미 히데요시豊臣秀吉에 의하여 통일되며, 이 유산을 물려받은 토쿠가와 이에야스德川家康가 지금의 토쿄인 에도江戶에 바쿠후幕府를 열어 19C 중반, 1867년까지 260년간 평화의 시대를 연다. 오다 노부나가는 1560년에서 1582년의 20여 년간 무력으로 천하를 통일한다는 '천하포무天下布武' 라는 기치 아래, 그 누구에게도 기존의 가치에 구속받지 않는 혁신성으로 1582년 쿄토의 혼노지本能寺에서 부하인 아케치 미츠히데明智光秀에게 배반당해 생을 마감할 때까지 일본 전체의 절반 이상을 그의 수중에 넣는다. 1582년에서 1590년의 불과 8년간에 토요토미 히데요시가 일본 전체를 평정한다. 농민출신이라는 비천한 신분의 히데요시를 받아 준 이가 신분에 관계없이 능력에 따라 발탁하는 합리주의자, 노부나가였다.

1598년에 히데요시가 사망하자 그의 어린 아들 토요토미 히데요리豊臣秀頼가 등극하나, 정권의 약화는 불문가지. 여기에서 문치파와 무력파가 대결하면서 1600년에 세키가하라關が原 전투가 일어나는데, 이 전투에서 60세에 가까운 노년기의 토쿠가와 이에야스가 승리를 거두면서 지금의 토쿄시대를 연다.

1603년 쿄토에 본거지를 두고 있는 조정의 천황은 토쿠가와 이에야스에게 정이대장군이라는 쇼군 지위를 임명한다. 미나모토 요리토모 이후 관례상 쇼군직은 미나모토 姓을 가진 자만이 차지할 수 있도록 되어 있어 이에야스가 쇼군직을 이어받는 데 여러 가지 편법까지 쓰게 된다. 토요토미 히데요시는 무로마치 바쿠후 마지막 쇼군인 아시카가 요시아키의 양자까지 되어 쇼군이 되려 하였으나, 여의치 못하고 조정의 최고직인 칸파쿠關白 직책을 가지고 국가를 통일하게 된다. 즉, 토요토미 히데요시는 명실상부 최고의 실력자였지만, 쇼군은 되지 못하였다. 어떠하든 1603년 이에야스가 쇼군직을 이어받아 1867년 천황에게 모든 권력을 넘겨줄 때까지 이에야스 집안이 일본을 이끌게 된다. 토요토미 히데요시 집안의 불씨를 없애기 위하여 70세 노인 토쿠가와 이에야스는 1615년에 오사카 성을 지키고 있던 토요토미 히데요시의 아들 히데요리를 공격하여 히데요리와 그의 생모 요도기미淀殿 모자가 자살하게 함으로써 토요토미 집안을 완전히 멸망시킨다.

오다 노부나가1534-82, 토요토미 히데요시1536-98, 토쿠가와 이에야스1542-1616의 3인에 의해 오늘의 토쿄시대가 열렸는데, 그 공적이 어느 누구 한 사람에게 치우치지는 않지만, 일반인들이나 역사가, 경세가들은 이 혼란하고 변화가 막심한 시대에 노부나가에게 많은 점수를 주고 있다. 하루 자고 나면 부의 편재가 달라지고 보고 듣지도 못하던 비즈니스가 세상을 장악하는 시대에 혼란을 수습한 지략가에게 첫 번째의 공을 돌리는 것은 시대상황이 그렇게 만들고 있다. 그리고 마지막으로 부하에게 배반 당하는 모습도 창업공신이 하루 아침에 쫓겨나는 비정한 비즈니스의 세계를 연상시킨다. 내가 좋아하는 인물에 대한 편견일까? 안정적인 국가의 틀을 두고 생각하면 조선개국보다 일본은 200년이나 더 혼란시대를 가졌다는 것을 알 수 있다.

| 저자의 노트 |

원숭이 3마리

토쿄에서 자동차로 두 시간 정도 거리의 중부 지역에 있는 닛코국립공원의 입구에 해당하는 닛코日光 시라는 곳이 있다. 이곳은 관광지로 너무나 유명하며, 우리나라에서도 토쿄 행선지에 거의 포함시키는 곳이다. 이곳에 토쿠가와 이에야스의 손자로 에도바쿠후 3대 장군, 토쿠가와 이에미쓰德川家光가 할아버지를 위하여 만든 토쇼구東照宮가 있다. 손자가 할아버지를 신으로 떠받들어 모시는 신사이다. 이곳 입구에 들어서면 원숭이 세 마리를 그려 놓은 현판이 눈에 띈다. 그런데 세 마리의 모습이 각기 다르다. 한 마리는 두 손으로 눈을 가리고, 또 한 마리는 두 손으로 귀를 막고, 다른 한 마리는 두 손으로 입을 덮고 있다. 이 원숭이 세 마리는 "보지 말고, 듣지 말고, 말하지 말라", 더 정확히 말하면 "봐도 못 본 척, 들어도 안 들은 척, 아는 것을 절대 입밖에 내지 말라"는 것을 뜻한다. 후세가들은 인내를 인생철학으로 삼았던 토쿠가와 이에야스의 교훈을 상징하고 있다고 평한다. 토쿠가와 이에야스는 오다 노부나가에게 20년, 토요토미 히데요시에게 15년 동안 복종한 후 최후의 승자가 된다. 이를 상징한 이 원숭이 세 마리의 교훈은 일본인의 삶에 큰 영향을 미친다.

쇼군將軍시대를 마감하면서

교토는 천황이 머물면서 1천여 년이 넘게 일본의 수도였다고는 하지만, 정치중심에서 멀어진 것은 벌써 400년 전의 일이다. 텐노라고 부르는 천황과 실제로 제1의 파워를 가진 쇼군將軍이 교묘하게 양립하면서 전자는 교토에서, 후자는 에도江戶, 지금의 토쿄에서 260여 년간 보기 드문 평화시대를 연다. 전쟁이 사라진 다음에는 전쟁을 통하여 익혔던 과학기술문명이 인간의 이기를 위하여 사용되어지는 것은 너무나 당연한 일이다. 이 일련의 팽창과정에서 한 번도 남의 나라를 침범하지 않은 온순한 조선조가 포함되는 불운을 겪지만, 그러나 시대는 마냥 평화를 구가하는 것이 아니고, 전 세계는 열강의 약육강식시대를 맞이하게 되면서 일본도 변화하지 않을 수 없게 된다. 드디어 16대를 마지막으로 1867년 토쿠가와 집안은 교토의 메이지明治 텐노에게 모든 권력을 고스란히 그냥 갖다 바친다. 이름하여 '大政奉還'.

겉으로는 이렇게 조용하게 마무리된 것 같지만, 속 내용에서는 보신戊辰, 세이난西南 같은 국내전쟁이 일어나 피비린내를 뿌리게 된다. 이 또한 당연한 일이 아니겠는가. 어느 천지에 지금까지 가지고 있던 기득권을 하루 아침에 포기할 자가 있겠는가. 어린이와 부녀자의 피까지 땅을 흠뻑 적시는 메이지유신의 배경을 이야기하면서 시작하자. 이미 잘 알려진 이야기이지만, 세종대학 호사카 유지 교수의 표현을 군데군데 인용하면서 재구성한다.

사무라이가 자신의 정권을 무너뜨리고 근대화된 정부를 성립시킨 계기는 1853년에 토쿄 남쪽 우라가浦賀에 입항해 개항을 요구한 미국의 페리 제독이 거느린 검은 선단의 출현이었다. 그 다음 해에도 바쿠후는 미국과 미일통상수호조약을 체결하고 쇄국정책을 접었다. 그러나 이때 에도 바쿠후는 당시의 고메이孝明 천황의 양이 명령을 무시하고 천황의 윤허 없이 독단적으로 미국과의 조약 체결을 서둘렀다. 실권을 쥐고 있던 에도 바쿠후였지만 그때까지는 형식적으로 천황의 윤허나 재가를 받고 있었다. 그렇다고 천황에게 정치적인 실권이 있는 것은 아니었다. 그런데 고메이천황은 예외적으로 강력히 자신의 주장을 바쿠후가 수용하라고 요구한 것이다. 그러나 바쿠후는 고메이천황이 독단으로 낸 양이칙령을 완전히 무시해 버렸다. 이런 바쿠후의 태도에 분개한 사무라이가 많았다. 미토학적 존왕사상을 가진 전국의 사무라이는 바쿠후가 천황에게 충성을 다하는 일이 도리임에도 불구하고 천황의 명령을 무시했고, 그뿐 아니라 이적인 미국과 멋대로 불평등조약을 체결했으므로 바쿠후가 책임자를 처벌하고 천황의 명령에 따르지 않는 한 이제 바쿠후를 타도하겠다고 나선 것이다. 이런 논리는 유교의 역성혁명의 논리와 유사하다. 그리고 미토번의 사무라이는 에도 바쿠후가 그릇된 방향으로 가고 있다고 믿고 그 책임자를 실력으로 제거하

려는 계획을 세웠다. 그들은 1860년 에도성 사쿠라다 몬櫻田門 밖에서, 외국과의 조약 체결을 독단으로 결정하고, 반대하는 사람들을 잇따라 사형시킨 바쿠후의 다이로大老:조선의 영의정과 비슷한 위치 이이 나오스케井伊直弼를 급습해 그를 암살했다. 이것이 일본 근대 테러의 시작이었다. 270년간 평화스러웠던 에도시대는 말기에 접어들어 사무라이가 칼을 뽑아 피를 보아야만 하는 시대로 다시 돌아온 것이다. 이후, 에도 바쿠후가 굴복할 때까지 8년 동안 일본 곳곳에서 바쿠후군과 반바쿠후군의 전쟁, 반 바쿠후군과 외국 함대의 교전, 바쿠후파 사무라이와 존왕양이파 사무라이들의 피로 피를 씻는 싸움이 계속되었다.

이와 같은 피비린내 나는 일련의 사건을 단지 무혈로 표현하고자 하는 것이 일본인의 겉마음이다. 즉, 일본 역사에서 쇼군將軍에서 텐노로의 권력이동을 그냥 '무혈혁명'으로 부르기를 좋아하고, 그렇게 알려져 있다는 것이다. 쵸슈長州 번현 야마구치 현山口縣, 사쓰마薩摩 번현 카고시마 현鹿兒島縣 등 서일본의 번藩: 에도시대 다이묘의 영지 들은 서양을 물리치고 천황을 추대하여 바쿠후를 타도하려는 계획, 존왕양이, 바쿠후 타도를 내세웠다. 이것이 바로 '메이지 유신'의 시작이었다. 그러면서 이들은 한 영웅을 만드는데 그 이름이 사카모토 료마坂本龍馬이다. 일본 국민작가인 시바 료타로의『료마가 간다龍馬が行く』가 바로 그 료마이다. 일본 본토 아래쪽에 자리하고 있는 시코쿠四國라는 섬의 도사土佐 지금의 高知지역의 하급무사 출신인데, 그 당시 무력이 가장 강하였던 사쯔마薩摩 지금의 겨울 골프로 유명한 카고시마 현와 쵸슈長州 지금의 야마구치 현의 두 지역이 동맹薩長同盟을 맺도록 주선을 하고, 결국에는 일본의 부국강병을 목표로 한 근대화이므로 그 힘을 전부 天皇텐노에게 갖다 주어야 한다고 역설한다. 19세기 중엽 조선과 마찬가지로 일본도 서양을 몰아내자는 '攘夷'와 더불어 '尊王攘夷'

를 기치로 내걸게 되나, '양이' 대신에 '근대화' 로 대체시키는 황금의 찬스를 만든다. 우리는 끝까지 서양배척으로 일관하나, 일본은 교묘하게 '양이' 대신에 이들을 흡수하는 정책으로 전환하여 근대화를 이룬다.

2000년 새 천년을 맞이하면서 우리나라에서도 일본이 지난 100년 동안 가장 존경받는 인물로 사카모토 료마가 선정되었다고 보도하면서, 이 료마에 대하여 집중적으로 조명하기도 하였다. 나 역시 새 천년을 맞이하면서 료마의 전기 『료마가 간다 1~5』문예춘추 한국어 번역은 10권으로 이길진 번역에 도서출판 창해에서 2002년 발간된다 를 읽는 것으로 시작하였다.

05

화려한 일본 한방의학 1498–1874

The Peak of Japanese Traditional Medicine: 1498-1874

일본 한방의학을 말하다

05

에도 시대 (1603-1868) 학파

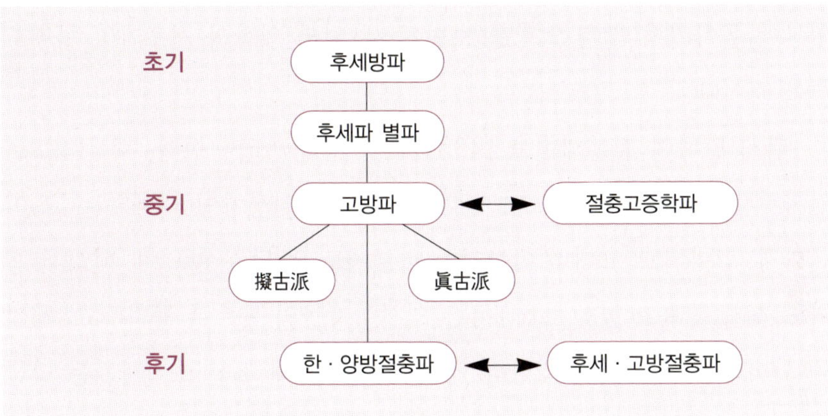

1498. 田代三喜가 금원의학 수입

1545. 曲直瀨道三이 금원의학으로 후세방의학을 발전시킴. 일본의학 중흥조

1738. 吉益東洞이 상한론의 고방파를 발흥시킴

1747. 多紀元孝가 에도의학관을 창설하여 고증학파를 세움

1805. 華岡青洲 중심의 한 · 양방漢蘭절충파 탄생

여기서 말하는 화려한 한방의학의 원년은 타시로 산끼田代三喜 1473-1544가 1487년 명에 유학갔다가 이동원 · 주단계의 학설을 익히고 12년 뒤인 34세 때, 1498년에 귀국하게 되는데, 이 해를 말한다. 왜냐하면 그때까지는 중국의학의 직수입에 그쳤으며, 나름대로 일본 의학이라고 할 만한 것은 없었다고 하여도 과언이 아니기 때문이다. 그런데 임제종 妙心寺派의 한 뛰어난 승려에 의하여 일본의학의 새로운 장이 열리게 된다. 특히 내가 이 타시로 산끼를 근세 일본의학의 시조를 삼는 것은 그가 남겨 놓은 많은 저서, 『捷術大成印可集』『諸藥勢典』『當流和極集』『直指篇』『夜談義』『藥種穩名』 등이 오늘에도 적지 않은 영향을 끼치기 때문이다. 유학 갔다가 왔다는 이력도 중요하지만, 그에 못지 않게 그가 일본에 돌아와서 쌓은 업적을 보면 근세 일본 의학의 시조라고 불러도 좋을 것이다.

다시 말하여 일본의학을 1498년부터 시작하고자 한다. 즉, 1498년 전까지는 완전히 생략하고자 한다. 왜냐하면 임상가인 나에게는 그 이전까지, 그야말로 고대의 이야기는 피부에도 와 닿지 않으며, 따라서 흥미도 갖지 못하고 있다. 그 내용은 의사학자들의 몫으로 돌려주고, 책임을 회피하고자 한다. 우리나라 역사와 비교할 때 조선 초기까지는 언급하지 않고 넘어가겠다는 것이다. 우리나라 의학사에서도 『동의보감』 이전에 있었던 『향약집성방』을 비롯한 여러 가지 문헌들은 실제 임상가인 나에게는 관심을 끌지 못하고 있는 것이 현실이다. 아무리 중국에서 벗어나 한국적인 의학이 시작되었다고 하는 의미를 달더라도 실제로 와 닿지 않는 것을 어찌하랴. 이와 마찬가지로 1498년 전까지 일본이 중국과 한국으로부터 의서를 수입하고, 문물을 교류하는 것이 활발하였더라도, 오늘날 내가 환자를 보는 입장에서는 전혀 도움이 되지 않기 때문에 생략하고 넘어가고 싶은 것이다. 독자들은 이러한 나의 뜻을 이해해 줄 것이다. 그리고 지나간 과거는 과감하게 생략하고 넘어가더라도 오늘날 아무런 영향을 미치지도 않으며, 오히려 독자들이 시원하게 생각할 것이다. 오늘날 존재하는 뭇사물들에게 뭇과거가 인연 아닌 것이 없다고는 하지만, 나의 감각력으로 자를 것은 자르고 넘어가고자 하는 것이다.

이와 같이 중간허리부터 시작하는 것은 지금까지 그 어디에서도 논의되지 않았던 새로운 패러다임을 가지고 시도하는 것이므로, 어디까지나 최종 평가는 관심 있는 사람들의 생각에 얼마나 도움을 주느냐 하는 것이다. 다시 말하여 중요한 것은 다른 패러다임의 렌즈보다도 더 유용하게 사용될 수 있느냐 하는 것이다. 지금 우리에게 필요한 것은 목적에 가장 알맞게 과거가 현재에 투영되면서 이것을 현실성 있게 잘 간추린 지도라 할 수 있다.

오늘날 21세기를 창조의 시대라고 부르면서, 창조라는 것은 사물을 새로운 눈으로 바라보는 것이라고 정의하고 있는데, 같은 하나의 현상을 가지고서도 재해석하고 재정의하는 것은 의미가 있다고 생각한다.

지금까지 내가 가지고 있는 모든 내공을 동원하여 독자들에게 이해가 쉽도록 다음과 같이 8가지로 분류하여 설명하고자 한다.

- 중국의학의 모방시대
- 후세방파 의학
- 독자적인 화려한 고방파의학
- 에도 관학파
- 후세방파 고방을 결합한 절충파
- 서양의학의 도입
- 서양의학과 한방의학을 결합한 의학그룹
- 고증학파

키타사토 연구소의 오츠카 야스오는 일본 동양의학 역사를 다음과 같이 5분기로 나누어 설명한다.

- ⊙ 초기6~15세기는 중국의학의 도입으로부터 독자적인 행보를 걷기 시작한 최초의 노력의 시기이고, 대표적인 저작으로서는 丹波康頼912-995의 『醫心方』이 있다.
- ⊙ 후세파16~17세기는 중국 金 · 元시대 의학의 영향이 지배적으로 있었던 시기이며, 田代三喜1465-1544, 曲直瀨道三1507-94, 曲直瀨玄朔1549-1631 들이 대표적인 인물이다.
- ⊙ 고방파17~19세기는 중국의학의 일본화가 강력하게 추진된 시기이고, 山脇東洋1705-62, 吉益東洞1702-73 들에 의해 실증주의적 색채가 강하게 드러나고, 한편에서는 인체해부가 이루어지고, 또 다른 한편에서는 『상한론』의 재평가가 추진되었다.
- ⊙ 양방, 즉 서양의학의 도입은 16세기 후반에 시작되었으나, 한방과 대립하는 세력으로 된 것은 18세기 이후의 일이고, 杉田玄白들의 『解體新書』는 1774년에 간행되었다. 또한 서양의학의 본격적인 역작인 宇田川玄隨의 『西說內科選要』는 1793년에 간행되었다.
- ⊙ 메이지시대 이후 동양의학의 부흥이다.

그러나 이것은 역사적인 연대기 분류이므로 실제 오늘날 일본 동양의학을 이해하는 데는 콘텐츠에 따른 나의 분류 방법이 실용적이다.

중국의학의 모방시대 나라시대-1497년 田代三喜 귀국까지

일본 한방의학은 전통적 중국의학을 근원으로 하는 의학 · 의료체계이다. 기원 전후에 집대성 된『황제내경』『상한론』『금궤요략』혹은 그 이후의 여러 고전들이 초기에는 불교의 전래와 더불어 조선반도를 경유해서 들어왔고, 그 후에는 遣隋使나 遣唐使, 혹은 그 후의 한 · 일, 일 · 중 교류에 의해서 일본에 유입되었다. 이와 같은 역사 인식의 중요성에 대하여 테라사와 카츠토시 교수는 다음과 같이 말한다.

"일본의 의료는 1000년 이상 이런 배경에 의해서 유지되어 왔다는 것을 우리들은 무엇보다도 먼저 분명하게 인식해야 한다고 생각한다. 필자는 일본의 문화를 정당하게 평가하고, 이것을 자랑스럽게 생각하는 정신이 극히 희박하다는 사실을 염려한다."

일본에서 한방의학의 독자적인 학파가 형성되기 전인 나라710-794 · 헤이안794-1192 · 카마쿠라1192-1333시대를 여명기라고 할 수 있다. 이때는 중국의학의 모방시대라고 한다. 먼저 일본이라는 국가의 틀이 형성될 때의 사정을 잠깐 짚어보고 넘어가자. 동양의학의 체계화가 이루어진 것은 서력 기원 전후 2~3세기경이다. 이 무렵,『황제내경』『神農本草經』『傷寒雜病論』의 3대 고전이 계속해서 출간되었다. 의학사적으로 빼놓을 수 없는 가장 중요한 것이 하나 있는데, 즉 일본이 국가 단위의 형태를 갖추고 나서 15세기까지 의학에서 가장 중요한 비중을 차지하고 있는 저서와 학자가 한 사람 있다. 이것은 바로『醫心方』, 984년 30권을 지은 탄바 야스요리丹波康頼 912-95이다. 이 책은 일본 최초의 의학전서가 된다. 복잡한 기초이론을 무시하고 실용면과 방약만을 중시한 문헌으로 평가 받는데, 지금은 의사학적인 가치밖에 없기 때문에 나는 여기에서 더 이상 거론하지 않기로 한다. 왜냐하면 현재 나오는 일본의 그 어느 임상논문이나 증례보고에서 본 문헌을 인용하고 있지 않기 때문이다. 즉 현재 일본 임상가들은 이 책을 참고하고 있지 않다고 할 수 있기 때문에, 임상가의 입장에서 그 가치를 규명한다는 것은 불필요한 일이다. 나는 매일 환자를 보는 임상가이기 때문이다. 단지 부연하면 탄바는 이 책을 저술하여 圓融천황 969-984에게 헌사함으로써, 가문을 의사집안으로서 확고하게 만드는 계기로 삼는다. 이 의사집안으로서의 특권은 에도시대까지 계속된다. 지금도 탄바라는 이름은 의사를 대표하고 있다. 그러나 원래 조상은 중국에서 귀화한 집안이며, 탄바 야스요리 개인에 관해서는 아직 미스터리가 많다고 지적한다. 카마쿠라1192-1333시대에는 송의학이 수입되어 『頓醫抄』 『萬安方』이라는 두 의학전서가 출판된다. 중국의학의 모방이며, 단지 이미 중국에 남아 있지 않은 해부도 같은 것이 일본에 현존한다고 하여 의사학적으로 가치가 있다고 한다. 무로마치시대1336-1573에 접어들면서 본격적인 근세 의학이 이루어진다. 본론의 첫머리는 여기서 시작된다.

후세방파의학 도산道三 流 의학 16세기 초 – 17세기 말

- 명의학의 도입
- 명나라 유학파의 활약
- 마나세 도산 流 의학의 보급
    - 기본이론: 음양오행설
    - 생리학: 기 · 혈 · 진액, 장부, 경락설
    - 병리학: 병인 · 병기에 기초
    - 진단학: 병인 · 병기를 진단
    - 약물학: 사기 · 오미 · 귀경, 약효(병인 · 병기에 대응)
    - 처방학: 병인 · 병기에 대응
    - 치료학: 察證辨治
- 口訣의 등장으로 의학의 간편화
- 출판의 보급에 의한 의학의 대중화
- 대표적 의서: 『醫學天正記』 『玄冶方考』 『醫方口訣集』 『重方規矩』 『見宜翁醫案』 『牛山方考』

무로마치 시대의 후기1501–1573에 들어오면 중국 명의학이 도입되어 일본 독자적인 의학이라고 할 수 있는 학풍이 생기기 시작한다. 이때 등장한 인물이 마나세 도산曲直瀨道三이며, 에도시대 초기에는 이 의학의 전성기를 맞이하게 된다. 그러나 첫머리에서 언급하였듯이 15세기 말부터 시작된 근세 일본의학을 연 사람은 12년간 명나라에 유학갔다가 돌아온 田代三喜타시로 산끼 1465–1544이며, 일본의학의 비조로 일컬어지는 마나세 도산曲直瀨道三의 스승이다. 그러므로 타시로 산끼부터 이야기하여야 한다. 그 당시 승려가 아니면 의사가 될 수 없었기 때문에 그는 妙心寺派에 들어가 먼저 승려가 되었으며, 22세 때인 1487년에 明에 유학갔다가 1498년 일본에 귀국하여 본격적으로 중국의학을 펼친다. 그때 이미 그보다 먼저 명나라에 들어가 유학하고 있었던 僧醫 승려의사인 月湖와 같이 있었다는 기록으로 보아, 벌써 일본의 의사들은 세계 제1위의 중국에 꽤 유학갔었다는 사실을 유추할 수 있다. 물론 이 시기는 그 당시 중국의학을 그대로 답습하였다고 보여지기 때문에 음양오행설을 중심으로 한 금원시대 의학의 영향을 크게 받았기 때문에 소위 「후세방」의학이 된다. 그의 업적은 그동안 일본의학이 『화제국방』과 같은 처방집이 주류인 宋의학 일변도에서 벗어나게 하였으며, 금원사대가의 이론학설 중에서도 이동원 · 주단계의 영향을 많이 받아 李朱의학의 온보파라고 평하여진다. 고방의학 중심의 일본 한방의학에서 오늘날 중의학의 오운육기까지 포함된 음양오행학설을 이해하는 데 田代三喜의학이 중요한 역할을 하였다는 평가이다. 일본화 한방의학의 시조라고 할 수 있는 타시로 산끼는 明에서 배운 이동원, 주단계의 학설을 폭넓게 전개하여 일본에 도입한 학자이며, 古河에 살면서 古河의 타시로 산끼라고 불리워지는 명의이기도 하였다. 『三歸廻翁醫書』는 대표적인 저서의 집대성이다. 『捷術大成印可集』 『諸藥勢揃』 『當流和極集』 『直指篇』 『夜談義』 『藥種穩名』 등의 저서를 남기고 있다. 특히 『當流和極集』은 간추려 그냥 『和極集』이라고 하는데, 여기에서 모든 병인을 風과 濕의 2대 邪로 보며, 寒暑燥火도 風과 濕의 변화로 일어나는 현상으로 보았다. 체내에 병을 받아들이는 것은 血 · 氣 · 痰으로 해석하였으며, 이 가운데 血과 氣가 가장 중요한 요인으로 보았다.

나는 여기서 일본 근세의학이 본바닥에서 직접 배운 사람으로부터 시작되었다는 것이 매우 의미가 있다고 생각한다. 왜냐하면 12년간 있으면서 실제 그 허실을 다 체험하고 난 다음, 자기 나름대로 의학관을 정립하였다고 보기 때문이다. 우리들도 책이나 논문을 통하여 공부할 수 있지만, 실제 이루어지고 있는 것은 書物과는 꽤나 다를 수 있는 것이 현실이기 때문이다. 다시 말하여 일본 근세한방의학이 확실하게 배운 사람으로부터 시작되었다는 것이 책으로만 익힌 우리와는 다르다는 것이다. 물론 거리상으로 조선이 일본에 비하여 중국과는 국경을 마주하고 있을 정도로 가까워 구태여 유학까지 갈 필요가 없었다고 하면 할 말은 없지만, 어떻든 조선에서는 국내파가 독점하였고, 일본은 유학파에 의하여 자리잡았다는 차이는 사실이다. 오늘날 우리들의 현실에서 유학파의 목소리가 거의 선점을 하고 있는데 어떻게 생각하는가, 독자 여러분들은.

그러나 현재 일본 한방의학에서는 시조격으로 지금부터 말하고자 하는 마나세 도산에게 돌리고 있다. 대부분 문헌에서는 타시로 산키에 대해서는 약간의 언급에 그치고, 마나세 도산부터 시작하는데, 이것은 아마 마나세 도산의 역할이 워낙 컸고, 그 영향이 지금에도 흠뻑 남아 있기 때문이다. 문을 연 開祖의 공보다는 기반을 다진 成業의 공에 더 힘을 실어 주는 모양이다. 이 의학의 파워는 고방파가 등장하기 전까지 200년간 지속된다.

그럼 지금부터는 일본의학의 중흥조로 불리우고 있는 마나세 도산 曲直瀨道三 1507-94의 이야기가 되겠는데, 이 양반의 스승이 앞서 소개한 타시로 산끼이다. 그러나 청출어람이라는 말이 이에 해당하듯이 스승을 능가하는 제자의 파워가 워낙 세어 이 당시 의학을 후세방의학이라고 하면서, 또한 나란히 그 이름을 본따서 도산道三 流의학이라고도 한다. 실증적 의학발달의 단서를 연 의학 중흥의 시조로서 특정 한 시대뿐만 아니라, 일본 후세방의학을 대표하는 학자로 자리매김하고 있다. 1507년에 교토에서 태어나면서, 그 다음날 어버지를 여의고, 연이어 어머니를 사별하며, 백모와 누이들에게 길러졌다고 한다. 8세 때 佛門에 들어가고, 13세 때에 정식 승려가 되면서 等皓라는 승명으로 바꾼다. 22세 때 山門을 나와 下野지금의 토치기 현의 아시카가足利학교에 들어간다. 다니던 중 어느 날 타시로 산끼가 학생들을 위하여 李朱한방의학에 대한 특별강연 중, 종래의 일본의학에서 탈피하여 새로운 의학을 보급하여야 된다고 역설하는 것을 듣고, 이에 크게 감동한다. 타시로 산끼는 아시카가학교의 졸업생으로서 그 날 한 사람의 선배로서 일장연설을 하게 된 것이다. 25세 때에 古河의 산끼 – 우리 식으로 예를 들면 부산의 명의 누구 하는 격이다 – 라고 존칭된 타시로 산끼의 문하에 들어가 의학을 연마하게 된다. 스승인 타시로 산끼가 죽은 다음 해인 1545년, 39세 때 쿄토에 돌아와서 의료에 전업한다. 그러면서 이름도 佛籍에서 새롭게 바꾸어 마나세 도산曲直瀨道三으로 한다. 새로운 이름의 작명에서도 청년시절 애창한 소동파의 詩 중에서 '상류는 곧고直 맑은데, 하류는 구부러지고曲 탁하다'에서 후세에 들어와서 구부러져 탁하게 된 의학의 흐름을 바르게 하여 맑게 하고자 한다는 염원을 가지고 '曲直瀨'라고 하였다. '道三'은 은사인 田代三喜의 活人濟生의 의도를 師資相承하려고, 三喜의 '三'과 醫道의 '道'를 합하여 명명하였다. 의사로서의 의지와 학자로서 인간됨이 우러나오는 이름이다. 이렇게 전해 내려오는 이야기를 들으면 설사 후인이 덧칠을 하였다고 하더라도 후학으로서 잠시나마 숙연해지는 마음을 가지지 않을 수 없다. 이름의 유전을 보면 아명인 堀部正慶에서 승명인 等皓로, 그리고 의사의 이름으로 曲直瀨道三으로 된다. 혁명아의 기질이 있었던 것 같다. 쿄토에 돌아 온 도산道三은 지금까지 배운 은사의 명성과 수업의 깊이로 최고 실력자 쇼군將軍인 足利義輝의 주치의가 된다. 명실공히 대내외적으로 이름을 떨친 그는 '啓迪院'

이라는 의학교를 열어 의사를 육성하기 시작하고, 은사인 타시로 산끼가 한 것처럼 전국 각지를 돌면서 금원의학의 효용을 역설한다. 오늘날 통일된 의학교육처럼 비로소 처음으로 일본 전국에 공통되는 의학 기반을 구축하게 하는 공적을 달성한다.

그는 여기에 그치지 않고, 그 당시까지 오로지 처방집에 의존하여 처방을 내는 관행을 안타깝게 생각한 나머지, 병을 진찰하여 증을 판별한 다음, 처방을 내는 새로운 시스템의 필요성을 절감한다. 질병의 본질에 대한 병태파악을 하지 않고, 『화제국방』 같은 처방집을 가지고 처방만을 위주로 하는 풍토에 개선점이 있다고 판단한 것이다. 이런 풍조는 오늘 한국의 한의사들도 고치지 못하는 고질적인 병이다. 진료에서 선후가 뒤바뀐 이런 의료행위는 한방의학이 가지고 있는 진단의 거칠음으로 연결된다.

이런 취지로 스스로의 경험에 중국 문헌을 총망라하여 일본인에 맞게 취사선택하여 8권에 이르는 『啓迪集케이테키슈』을 편찬한다. 특히 그는 이동원과 주단계의 이론을 중심으로 책을 그냥 복사하는 수준이 아니라, 간결하게 요약하여 일본 화한의학으로 자리잡게 한다. 1574년의 일이다. 천황에게 헌사하여 크게 칭찬을 받으며 '翠竹院'이라는 호를 하사받는다. 책 이름이 그가 세운 의학교의 이름과 같다. 그의 임상은 물론 이동원과 주단계의학을 중심으

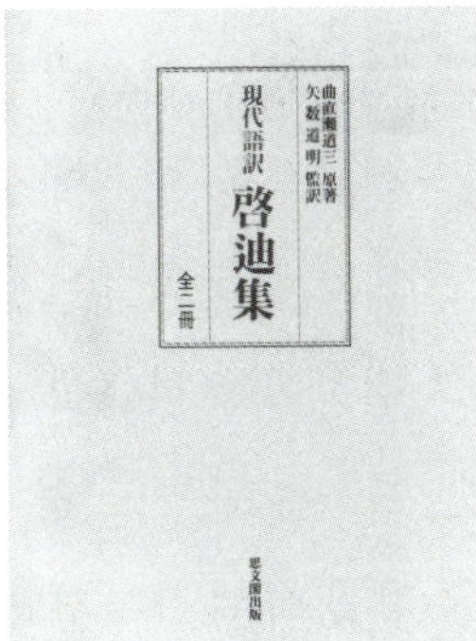

『케이테키슈』 표지

로 하였지만, 유완소와 장자화의 이론도 아울러 받아들여 폭넓게 하였다. 그의 만년에는 일본 전국이 도산류의 의학으로 되고, 천황가, 豊臣秀吉, 豊臣淀君, 德川家康, 毛利元就, 蒲生氏鄕과 같은 당대의 모든 실력자의 치료에 나선다. 그러나 그는 겸손하여 조금도 자세를 흩트리지 않고, 휘황찬란한 명성에도 불구하고 시종일관 시중의 의사로 남는다. 1594년 88세로 세상을 떠난다. 그의 비문에는 단지 '一溪道三居士'라는 6글자밖에 없을 정도로 죽은 뒤에도 그의 소박한 모습을 떠올리게 만든다. 20세기 일본 한방의학의 거장인 矢數道明 선생은 曲直瀨道三을 크게 흠모하여 道三의 연구로 문학박사학위까지 받게 되는데, 그의 道明의 道는 道三의 道로부터 명명하였다고 한다. 시대를 초월하여 스승과 제자의 뜨끈한 정이 보인다. 이것이 인생을 제대로 사는 것인데…….

그의 근본 사상은 스승인 타시로 산끼와 마찬가지로 李朱학설이다. 마나세 도산의 『啓迪集』에서 哮喘의 근본원인으로서 '火에 속한다'고 하였는데, 이와 같은 용어는 일본 한방의학에서 거의 사라졌지만, 그의 저서에서 찾을 수 있다고 하면서 오늘날 일본 의학자들이 일본한방의 폭넓음을 여기에 의지하고자 한다. 그는 학술사상에서 내경을 기초로 하고 이동원, 주단계 등 금원의가의 학설을 축으로 하며, 각각의 장점을 취하여야 한다고 하였다. 나아가서 방약의 경험밖에 모르는 학자를 보고 '속의'라고 칭하였다. 따라서 道三流 의학은 음양오행학설과 여기서 파생되는 장부경락학설을 내세우는 금원의학의 한 유파라고 할 수 있으며, 에도 초기 의학은 이 유파의 영향 아래 놓여진다. 에도 바쿠후幕府는 국가체제의 근본적 사상을 조선과 마찬가지로 주자학에 두었으며, 의학에서도 주자학과 그 뿌리가 같은 금원의학을 주류의학으로 받아들이게 된다. 그의 뒤를 조카인 마나세 겐사쿠曲直瀨玄朔 1549-1631가 제2대 道三으로 이어받는다. 그리고 마나세 겐사쿠의 제자인들인 古林見宜 岡本玄冶 野間玄琢 井上玄徹 山脇玄心 堀杏庵 등에 의하여 더욱 널리 알려져, 일본 임상의학이 그의 이론과 사상으로 자리잡게 된다. 3대는 曲直瀨玄鑑이 이어받는다. 특히 2代인 마나세 겐사쿠曲直瀨玄朔는 『醫學天正記』를 내면서 345례(혹은 625례)의 증례보고를 남기면서 그들이 행한 구체적인 진료방법을 알 수 있어 후세방의학의 전모를 파악할 수 있다. 제1대, 2대들의 업적을 통하여 실증적인 일본 한방의학이 비로소 시작되었다고 하는 평가가 과언이 아니다. 마나세 도산의학의 족보를 보면 다음과 같다.

마나세 도산의학 족보

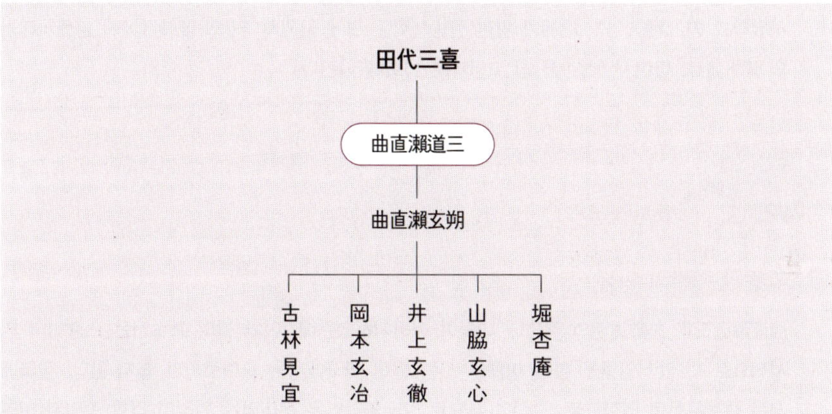

| 저자의 노트 |

후세방 별파

후세방파 본류와는 약간 달리하는 경향의 後世別派 혹은 후세방 별파 혹은 후세파 별파라고 부르는 학파가 있다. 같은 금원사대가라고 하더라도 補瀉의 개념으로 크게 나누어 보면 이동원과 주단계는 補 위주이고, 유완소와 장자화는 瀉를 위주로 하였다고 할 수 있다. 일본 한방의학에서는 이들의 도입이 시기적으로 약간 달리하고 있다. 초기에는 李朱의학이 주류이었고, 조금 지나면서 劉張의 학도 도입하기 시작하였다. 즉, 이동원, 주단계의 溫補 위주를 李朱의학이라고 하고, 이와 대립되는 개념으로서 유완소, 장자화를 대표로 하는 공격 위주를 주로 하는 그룹을 劉張파로 부른다. 전자를 후세방파, 후자를 같은 금원사대가이나 치료방법을 달리한다고 하여 후세파 별파 혹은 후세방 별파라고 부른다. 금원사대가들의 방법론이 달리 도입되었다는 것이 하나의 특징이라고 할 수 있다. 의학자들의 흐름을 보면 다음과 같이 된다.

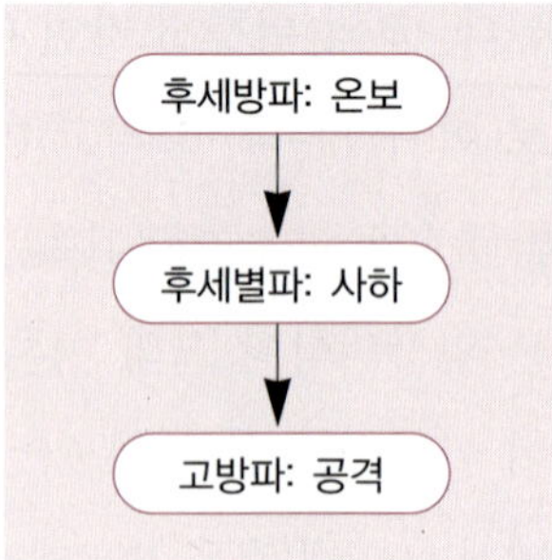

曲直瀨道三 → 曲直瀨玄朔 → 饗庭東庵 → 味岡三伯으로 이어진다. 대표적인 학자들은 饗庭 東庵, 味岡三伯, 小川朔庵, 淺井周伯, 井原道閱, 岡本一抱들이다. 이들은 『황제내경』을 파고들고, 易의 이치를 응용하면서 복서를 가지고 질병의 진단을 시도하였고, 아울러 『상한론』을 가까이에 두고 해석하였다. 이들의 역할은 곧이어 등장하는 고방파와의 교량 역할을 하였다고 평가된다. 17, 18세기 일본 한방의학은 크게 금원사대가의 溫補派에서 금원사대가의 瀉下派로, 이어서 『상한론』의 고방파로 변화해 나간다.

| 저자의 노트 |

스승과 제자의 이름

曲直瀨道三과 矢數道明의 작명에 대하여 이야기하였는데, 이와 같이 흠모하는 스승이나 역사적으로 위대한 인물을 본떠 이름을 짓는 일이 한국에서는 들어보기가 쉽지 않다. 한국에서는 족보문화의 영향으로, 그리고 부모로부터 물려받은 몸이라는 인식이 강한 탓인지 이미 지어진 이름을 본인의 인생관을 담은 이름으로 바꾸기가 어려운 것 같다. 외국의 예를 들면 일본 역사소설의 국민작가라고 불리우는 시바 료타로司馬遼太郎 1923–1996의 이름도 역사가로서 최고로 평가되는 중국의 司馬遷을 흠모하면서 그의 이름 '司馬'를 가져오고, 자기의 능력은 그보다 훨씬 못 미친다는 겸손의 표현으로 '遼'를 넣고, 마지막에 일본에서 가장 흔한 이름인 '太郎'으로 하였다는 것이다. 또 다른 예를 하나 들면 미국 내 중국사 연구자로서 손꼽히는 예일대학의 석좌교수인 조너선 스펜스Jonathan Spence의 한자이름이 史景遷인데, 이 역시 중국의 司馬遷을 존경하여 그의 이름을 그대로 본뜨면서 중간에 여행을 좋아한다고 경치 '景'字를 삽입하였다고 한다.

일본의학을 이야기하면서 조선조와 비교하면 15세기 중엽, 즉 1445년 세종연간에 『향약집성방』이 나오고, 1613년 광해군연간에 『동의보감』이 나올 때까지는 우리가 결코 뒤진다고 할 수 없다. 특히 이 두 권의 저서는 그 당시 중국의학을 집대성한 것으로 출판되자마자 중국과 일본에서 그대로 복사된 것을 보면 동아시아에 미친 영향은 지대하다고 할 수 있다. 세종연간에는 이 외에도 『新註無冤錄』『救急方』『瘡疹方』『辟瘟方』『胎産要錄』 등을 통하여 법의학과 전염병에 대하여 국가적인 대책을 세우게 된다. 이 모든 의서는 국가의 시책으로 출판된다. 여기서 차이점을 보면 일본은 의료가 민간차원에서 이루어졌다면, 조선조는 국가정책으로 이루어졌다는 점을 발견하게 된다. 그러므로 조선의 의학이 정부차원으로 진행되면서 자연적으로 그 뒤의 역사에서는 개인의 역량은 발휘되지 못하는 환경이 조성되었다고 할 수 있다. 처음에는 정부차원에서 잘 될 것 같으나, 결국에는 각 개인의 역할이 얼마나 발휘되느냐에 따라 달라짐을 알 수 있다.

| 대표적인 의학자 |

田代三喜타시로 산끼 1465-1544: 여러 번 반복하지만 23세 때인 1487년 明에 유학갔다가, 34세 때인 1498년에 일본에 귀국하여 금원사대가 중補派인 李朱학설에 바탕을 둔 일본의학을 일으킨다. 그는 현재 토쿄 근처인 이바라기 현의 古河市에 살면서 古河의 산끼라고 불리울 정도로 명의로 이름을 떨쳤다. 우리 식으로 하면 어느 지방에서 최고의 명의로 이름을 날렸다는 의미이다. 그의 저서는 『捷術大成印可集』『諸藥勢典』

『當流和極集』『直指篇』『夜談義』『藥種穩名』 등이 전해지고 있다.

曲直瀨道三마나세 도산 1507-94: 호는 雖知苦齋. 어려서 僧門에 들어갔으나, 의학을 배우고 나서는 환속하여 교토에서 의업을 하면서, 동시에 '啓迪院' 이라는 의학교를 열었다. 스승인 타시로 산끼가 토쿄를 중심으로 활약한 반면, 그는 교토를 중심으로 활동하였다. 그의 학풍을 듣고 전국에서 적게는 800명에서 많게는 3000명이 모여 들었다고 한다. 토요토미 히데요시의 주치의이기도 하였다. 외국인 저서의 일본사에 의하면 77세 때 기독교의 세례를 받았다는 기록이 나온다고 한다. 일본 측에서 이런 기록은 발견되지 않는다고 하지만, 이것이 사실이라면 동서양 구분하지 않는 그의 폭넓음에 다시 한번 감탄하게 된다. 저서로는 『啓迪集』이 대표인데, 일왕으로부터 서문을 받을 정도로 그 당시 최대의 영예를 안고 출판된다. 복잡한 이동원과 주단계의학을 간결하게 하여 일본화한 「道三流」학파를 형성하는 계기를 마련한다. 이 외에 '道三切紙' 를 비롯하여 『遐齡小兒方』『鍼灸集要』『指南鍼灸集』 등이 있다.

曲直瀨玄朔마나세 겐사쿠 1549-1631: 제2대 도산道三으로 불리우며, 초대 도산의 누이 아들로서 35세 때 마나세 도산의 양자로 들어가서, 그 학문의 맥을 잇는다. 1592년 임진왜란 당시 조선에도 건너왔으며, 그 다음해에 귀국하여 토요토미 가문, 토쿠가와 가문의 주치의로 활약한다. 『醫學天正記』를 남기고 있는데, 이 책은 28세 때부터 58세 때까지 30년간 진료기록을 정리한 것이다. 오늘날 그대로 보아도 좋을 질병을 60개로 분류하고, 환자 실명 · 나이 · 진료 날짜 등이 생생하게 기록되어 있는 345례의 증례보고서이다. 이 기록에는 천황가, 최고 지도자의 이름도 나온다. 이 책에 의하여 구체적으로 후세방파의 진찰방법 · 치료체계 ·

임상기록의 전모를 파악할 수 있다. 3대는 曲直瀨玄鑑으로 이어지며, 『延壽撮要』『十五指南篇』을 남기고 있다.

長澤道壽나가사와 도쥬 ?-1637: 마나세 겐사쿠曲直瀨玄朔의 학통을 이어받은 명의이다. 『醫方口訣集』『藪醫問答』『增補能毒』『治例問答』의 저서가 있다.

岡本玄冶오카모토 겐야 1587-1645: 토쿠가와 바쿠후幕府의 3대 쇼군將軍인 德川家光의 주치의로서 이름이 높았다. 『玄冶藥方口解』『玄冶方考』『家傳豫藥集』이 있다. 많은 제자를 배출하였는데, 『古今方彙』를 지은 甲賀通元이 유명하다. 그 당시 중국에서 막 수입된 『만병회춘』처방을 임상에 많이 응용한 선구자이기도 하며, 이 때문에 오늘날 일본 한방의학에서 후세방 문헌 가운데 『만병회춘』이 가장 많은 영향을 미치게 된다.

黑川道祐쿠로카와 도유 1622?-91: 일본 의사학의 효시라고 하는 『本朝醫考』를 남기고 있다.

岡本一抱오카모토 잇포 1654?-1716: 實兄은 에도문학을 대표하는 近松門左衛門이다. 18세 때 後世家別派의 味岡三伯의 문하에 들어가서 의학을 배운다. 그러나 32세 때에 파문을 당한다. 근세 일본 의학자 중에서 최대의 저술가로 알려져 있다. 『和語본초강목』『方醫辯義』『醫方大成論諺解』『三藏辯解』『切要指南』 등이 있다.

香月牛山카쯔키 교잔 1656 -1740: 吉益東洞의 고방의설이 세상을 풍미할 때, 후세방파로서 기염을 토한 주인공이다. 당시 의학은 고방파 등장 시기로서 일반적으로는 금원의학이 행해질 때이다. 그는 이동원의 학설을 신봉하면서 에도 중기에 후세방파의 제1인자가 되었다. 그의 의설은 본초학자인 貝原益軒카이바라 에키켄 1630-1714의 실증적 연구방법에 영향을 받았다. 많은 저서를 남기고 있는데, 『牛山方考』『牛山活套』『婦人壽草』『老人必用養草』 등이 있다.

北尾春圃kitao shunpo 1658-1741: 후세가의 명의이면서 맥진의 대가로 알려져 있다. 1711년 조선통신사와의 만남에서 의술에 정통하다고 칭찬받았다는 기록이 전해 온다. 『提耳談』을 남기고 있다.

蘆川桂洲아시카와 케이슈 ?-?: 그의 삶에 대한 기록이 거의 없으나, 1686년에 나온 『病名彙解』 한 권으로 이름을 남기고 있다. 수록된 병명의 수가 1822개에 달하고 있으며, 인용한 저서가 대부분 『외과정종』『만병회춘』『의학입문』『소문』『의학강목』『제병원후론』 등으로 후세방의 일원으로 본다. 이외에 『袖珍醫便大成』이 있다.

饗庭東庵아에바 토안 1615-73: 後世家別派를 수립한 인물이다. 『百方口訣集』을 남기고 있다.

津田玄仙쯔다 겐센 1737-1809: 쿄토에서 의학을 饗庭東庵아에바토안에게 배웠으며, 보중익기탕을 비롯한 실제 임상에서 많이 쓰이는 처방의 요점을 기술하여 후인의 의술을 닦는 데 많은 도움을 주었다. 그의 명저로서 『療治茶談』『療治經驗筆記』가 유명하다.

독자적인 화려한 古方派의학 18세기 초 – 19세기 중엽 : 한방의학의 르네상스

숨 고르기: 변화하는 사상

일본 한방의학을 평가할 때 첫마디가 고방의학 혹은 고방파라는 말을 하게 된다. 그만큼 일본 한방의학을 이해하기 위해서는 이 고방의학에 대하여 깊은 고찰이 필요하게 된다. 한국에서나 중국에서 일본의 고방의학이라고 하면 한방의학 전체 가운데 일부만 이해하는 집단이라고 다소 격을 낮추는 듯한 느낌도 가지고 있는 것도 사실이다. 그러나 그 속내용을 들여다 보면 한국에서 이루어 내지 못한 '학문의 혁명' 이라는 격랑을 겪고 탄생되었다는 사실이고, 이로 인하여 배경을 깔고 있는 기저 학문에서 독자적인 이론까지 생겨났다는 것이다. 나는 이 책을 쓰면서 고방파 탄생 전후가 혁명을 맞이하는 사회 분위기 같아, 흥분을 멈출 수 없다. 중국의학에서 유명한 논쟁인 주단계에 대한 장경악, 장경악에 대한 진수원의 싸움은 저리가라고 하는 것이 17세기 일본 한방의학에서 이루어진다. 나타난 결과에 대한 설명이 중요한 것이 아니라 이런 새로운 트랜드가 탄생하는 데 뭔가 영향을 준 동시대적인 맥락을 살펴보면 의학은 당대 사회가 만들어 내는 산물이라는 사실이다. 이런 이유로 이 부분에서 가장 비중을 두고 자료를 찾고, 정리하면서 쓰고, 지우고, 생각하는 지루한 반복행위를 무수히 하게 되었다. 일본은 이 고방파의 등장으로 국제적으로 체면을 살리게 되며, 한국의 사상의학과 견주면서 일본 독자적인 전통의학이라고 자랑하게 된다.

오늘날 한의학이 의학분야의 일원으로서 자연과학분야에 속하여 있지만, 그 기초이론은 고대 중국철학을 바탕으로 하고 있기 때문에 인문학적인 요소도 상당하다. 한의학의 정체성을 이야기할 때 그 뿌리는 인문학적인 요소, 그 열매는 자연과학적인 요소라는 상반되는 두 팩터가 혼재되어 있다. 최근에 들어와서 학문을 세분화하는 경향보다는 통합·통섭의 방향을 지향하고 있어, 이들 인문학과 자연과학이 같은 체제 속에 포함되어 있는 것이 장점일 수 있다. 그러나 의학이라는 실용학문으로서 나아가기 위해서는 버리고 가야 할 유산도 많이 가지고 있다. 문헌탐색에 바탕을 둔 기초이론 전개가 실험연구방법으로 전환해 감에 따라 방법론에 대한 혹독한 비판이 교수사회faculty 내에서도 있었다. 2008년 지금도 한의계 전체 상황은 기초이론 탐구에서 실증주의로의 지렛대 이동shift은 크게 감지되고 있지 않다. 한의계에서 열독률이 높다는 '민족신문' 에서도 이론전개에 대한 해설로 명의는 탄생되지만, 과학적 해명이 크게 다루어지는 것은 없다. 한의계만큼 교수들이 그 집단에서 대접 못 받는 것도 없을 것이다. 재야에서는 교수들이 지금까지 무엇을 했느냐고 비난만 하기가 일쑤이다. 아직도 우리는 토굴 속에서 가능하지도 않은 '한 소식' 을 듣고자 이론을 파고들고 있다. 생명의 근원에 대하여 유전자 해명에 이어 유전자 조작으로 나아가는 오늘날에 전체의 합의가 이루어지는 의학이 아닌, 각 개인이 가지고 있는 '感' 의 경험만이 중시되고 있는 의학이 살아남기에는 벅찬 현실이다. 한의학이 안고 있는 '인문학' 과 '자연과학' 을 어떻게 뒤섞으면서 범벅을 잘하여야 하는 것이 우리들의 명제라고 생각한다. 그런데 위로 삼을 것은 이웃하는 중국과 일본도 이 과정을 뛰어넘은 것은 아니다라는 것이다. 엄청난 성장통을 겪고 나서 오늘의 모습을 갖추게 된 것이다. 단지 그 시기에서 많은 차이가 있을 뿐이다. 결론적으로 일본은 18세기에, 중국은 17세기 명의 후기부터 청대에 들어오면서 전통의학이 크나큰 홍역을 치르면서 한 단계 업그레이드된다. 그 사회를 지배하는 사상조류의 영향으로 의학에서도 변화가 온 것이다. 이에 반하여 한의학은 1613년 허준 이래로, 혹은 1894년 이제마 이후 완전히 정체되어 있는 상황이다. 이 정체된 의학을 실증적으로 바꾸고자 하는 대학 내의 시련과 진통이 보통이 아니다. 지금처럼 어려운 한의계인데, 한의계를 대변하는 대한한의사협회의 방향성도 완전히 갈지자 걸음이다. 더 이상 허준과 이제마 이름을 팔아먹고 살 만한 것도 없다. 나올 것 다 나온 것 아닌가. 현실은 현실이다. 현실을 직시하면 늦더라도 미래는 있지만, 허상에 매달려 있으면 죽을 때도 무엇 때문에 죽는지 모르고 죽는다.

18세기, 1700년대에 들어오면서 전 세계는 큰 기지개를 켜면서 사자의 포효하는 소리, 용트림이 천지를 요동하게 된다. 조선조는 영 · 정조 중흥기를 맞이하게 된다. 그 당시, 18세기 초 일본이 얼마나 성장하였는지 에도 즉 토쿄가 세계 최대의 도시였다고 한다. 그 당시 인구의 10%인 약 300만 명이 인구 1만 명 이상 되는 도시에서 생활했으며, 인구 100만 명의 에도는 세계 최대의 도시였고, 인구 35만 명이던 쿄토와 오사카는 런던이나 파리에 견줄 만했다. 이렇게 화려한 사회환경이 조성되면 자연히 인문철학를 비롯하여 실용과학에서도 변화가 오는 것은 당연하다. 내가 이름한 이른바 일본 한방의학 르네상스를 맞이하게 되어 중국의학에서 완전히 탈피한 일본 전통의학이 완성된다. 중국은 청대에 들어와서 서양의학의 영향으로 실증주의로 흐르기 시작하고, 청말에 중서회통파를 거치면서 오늘의 중서의 결합을 완성하게 된다.

민족의학을 주장하는 한국 한의계에서 그동안 구축한 중서의 결합의학은 실패하였다고 신문에 열변을 토하지만, 천만의 말씀이다. 2000년에 들어와서 중의학은 중서의결합파가 전부 장악하였다고 보면 된다. 이것이 내 개인의 편견이 아니라, 여러분들이 중국의 서점에 한번 가 보면 질병마다 중서의결합으로 정리를 끝낸 책들이 주류를 이루고 있음을 알 수 있을 것이다. 서점에 가 보면 그 사회가 지향하는 바를 느낄 수 있다. 중국 내에서도 중의사와 중서의를 결합하는 의사는 대접이 다르고, 특히 학회는 중서의결합이 아니면 한마디 하기가 힘든 상황이 되어 감을 볼 수 있다. 이제 전통 중의사들은 학회의 세러모니할 때나 원로로서 소개받는 정도이지, 실제는 은퇴한 것이나 다름없다. 시대가 그렇게 만든 것이다. 의학은 당대contemporary학문이다.

그렇다면 한의학은 왜 아직도 허준, 이제마에 머물러 있는 것일까? 당대 의학으로서의 존재가치가 이렇게 허물어져 가고 있는 것일까. 내가 천착하는 바로서는 크게 두 가지의 원인으로 진단한다.

첫째는 조선조 전체를 짓누른 주자학에 대한 비판이 없이 500년이 지속되었다는 사실.

둘째는 서양문물이 적극적으로 들어오는 시기에 눈이 어두웠으며, 그 뒤 자주적으로 받아들여야 하는 시기에 일본이라는 원하지 않은 지배세력이 있었다는 사실.

전자는 사회를 지배하고 있는 철학이 변모하여야 되는 시점에서 정통과 이단이라는 이분법에 의하여 새로운 사조를 수용하지 못한 것이 의학에 그대로 반영되었다는 것이다. 그 당시 의학은 인문철학에서 벗어나지 못하고 있었기 때문에 당대 사회 저변에 깔린 사상에서 이탈할 수 없었다는 한계를 지적한다. 후자는 18, 19세기에 쇄국정책으로 서양의학과의 조율을 통한 마찰이 없었다는 사실, 그리고 서양과의 본격적인 교류가 시작될 즈음 일본이라는 중개인을 통하여 되었다는 역사적인 아픔을 말한다.

특히 나는 이 자리에서 조선조를 짓누른 주자학에서 벗어나지 못한 의학의 한계에 대하여 대단히 비판적인 시각을 가지면서 일본이 걸었던 자주적인 길에 대하여 살펴보고자 한다. 물론 여기서 주자학이라고 하는 것은 淸의 실체를 끝까지 인정하지 않고, 없어져 버린 明을 안타깝게 부르짖은 학문을 말하며, 의학도 이와 마찬가지로 明까지의 의학에 한 발자국도 앞서 못 나간, 淸의학은 거들떠 보지 않은 그런 의학에 대하여 말하고자 한다. 그러므로 교조적인 주자학의 철학적인 배경을 안고 있는 조선의 의학에서 변모는 아예 기대할 수조차 없는 일이었다. 明이 1644년에 멸망하였고, 『동의보감』이 1613년에 출판되었기 때문에 明 후기 의학조차 『동의보감』에는 담겨져 있지 않다.

조선조의 의학자들이 오랑캐의학인 청의학을 받아들이지 않은 것은 백번 양보를 하더라도, 그렇게 오매불망 잊지 못하는 명의학조차 전부 수용하지 못하고 있다는 사실이다. 여기에서 『동의보감』이 안고 있는 한계성을 정확하게 지적하고자 한다. 왜냐하면 의학사에서 명의 후기에 아주 중요한 일이 일어나는데, 이 영향을 『동의보감』은 수용하지 못하고 말았다는 역사적 사실이다. 허준 선생이 가진 천수의 한계일는지 모른다.

명 후기에 의학에서 주목하여야 할 두 가지는,

첫째는 서양의학의 유입으로 보다 실증적으로 변화하기 시작하였다는 점이다. 이 흐름은 청의학에서 기존질서를 크게 방향 전환시켜 온병학을 탄생시키고, 중서회통으로 이어지며, 오늘날 중의학의 근간이 된다.

둘째는 중의학사상 제2차 상한론 붐이다. 龐安時, 朱肱, 成無己 등이 활약한 11-12세기의 제1차 상한론 붐이 교정의서국이 출판한 『상한론』의 영향으로 일어났다. 이후 수 세기 동안은 금원사대가가 집권하였으며, 16-17세기에 『중경전서』의 출판영향으로 제2차 상한론 붐이 일게 되었다. 이때 方有執1523-93, 兪昌1585-1665, 柯琴1662-1735 등이 활약한다.

안타깝게도 이 영향은 한국의 한의학에는 수용되지 못하고 끝나 버렸다. 이와 같은 『동의보감』의 한계를 직시한 다음, 그 다음 단계로 나아가야 하는데, 2008년 현재에도 『동의보감』 하나 붙들고 늘어지는 느낌이다. 2008년 신년 초에 배달된 『한의신문』에 의하면 대한한의사협회 시무식을 도포자락을 입고 허준 묘소에서 거행하였다고 한다. 法故創新한다는 의미를 모르는 바는 아니지만, 허물어져 가는 집안에 옛 족보를 들쳐 보면서 성인 한 사람 붙들고 늘어지는 느낌이다. 허준시대인 17세기는 한방의료 독점화시대이었고, 지금 2008년은 의료 2원화에서 한방이 주류에 밀리고 있는 형국이다. 새로운 의학의 틀을 만들지 않으면 안 되는 상황인식이 너무 안일하다고 할까.

한국적인 것이 가장 세계적이라는 표어가 있다. 그러나 여기에는 조건이 있다. 한국적인 것localization이 세계화globalization에 발맞추면서 합하여지는 한국적인 세계화glocalization로 변화modification를 거듭하여야 되는 것이다. 그렇지 않으면 호기심 천국의 기기묘묘한unique 세계적인 것이 될 것이다. 처음에는 호기심에서 출발하나 나중에는 우스꽝스러운 모습으로 인식된다. 한때 국가시책에서 '세계화'를 'segyehwa'로 표현하면서 국제적으로 나아가려고 했던 때도 있었다.

그러면 의학에서는 어떻게 변모하였는지 살펴보고자 한다. 당시 의학은 인문철학을 배경에 깔고 있었기 때문에, 사상적인 변화에 대해서도 궁구하여야 참 맛을 알게 되므로 자세하게 언급하고 넘어갈 일이다.

18세기를 맞이하면서 일본은 국제적으로 일어난 큰 사상의 변화에 대하여 국내적으로 인문학을 포함하여 한방의학에까지 새로운 트랜드를 만들어 낼 정도로 역동적이었다. 이에 반하여 조선조에서는 주자학에 모든 것이 가려져 들어도 듣지 못하고, 보고도 보지 못한 우를 범하는 일이 수 세기 동안 지속된다. 이와 같은 나의 말이 앞으로 몇 번 반복되겠지만, 일본 국내 인문학에서는 주자학에서 고학으로 발전하고, 중국에서 태어난 양명학이 우리들이 사문난적으로 처형할 때 일본에서는 아시아에서 가장 화려하게 꽃피우게 된다. 조선의 정치 엘리트들인 조선통신사들이 12차례나 일본을 방문하면서 무슨 힘으로 임진왜란을 일으킬 수 있었는가 하는 실체 파악보다는 남자들이 거의 벌거벗은 차림으로 돌아다니고, 남녀가 혼탕을 하는 금수와 같은 나라, 호화찬란한 집이나 정원 · 사찰을 보면서도 부의 축적이 아닌 낭비로 트집 잡았다. 조선조의 고유 것도 아닌 주자가례를 가지고 이웃 나라의 풍습조차 이 잣대로 들이밀어 대는 주자학 이데올로기는 현실에 눈을 멀게 만든다.

유학과 의학

일본 한방의학에서 '고방파'가 탄생되고 완성되는 것은 인문학에서 주자학에 대한 비판이 시작되어 일본 자체 내에서 '古學'이 완성되는 것과 나란히 같은 길을 가게 된다. 그러므로 일본 고방의학에 대한 이해는 일본 주자학 비판을 동시에 고려하여야 한다. 일본 사상사나 문화사에서도 이 당시에 생겨난 '古學'에 대한 이해가 매우 중요한 것은 말할 것도 없다.

치료의학이라는 실용학문으로서 한의학이 기초이론에서 음양오행 학설을 바탕으로 하고 있는 것은 고대 자연인들의 소박한 자연관찰 때문이다. 이것이 금원시대에 들어오면서 금원의학이라고 할 만큼 새로운 경향의 의학이 탄생되는데, 이것이 사상철학인 유학의 영향을 받아 이루어지게 된다. 즉, 그 배경에는 송대에 일어난 성리학의 영향이 많았던 것이다. 자연현상과 인체의 생리현상 사이에 공통성을 인식한 법칙에 따라 음양오행과 오장육부경락설 중심의 의학이 탄생한 것이다. 즉, 주자학에서는 태극설로부터 음양오행설을 끌어내고, 이 상생상극원리에서 만물을 설명한다. 주자학에서의 천도와 인도를 하나로 보는 천인합일사상은 인체에도 자연계와 마찬가지로 음양오행이 있고, 상생상극이 성립한다는 것이다. 잘 알다시피 주자학은 유학의 한 학파로서 남송의 주희에 의하여 대성되었다. 실용학문으로서 의학이 당시 사회를 지배하는 사상의 영향하에 놓이게 된 것도 의학으로서의 한계이었다. 그러므로 인문철학적인 문제이지만, 이 성리학에 대하여 말을 타고 산을 한번 훑어 보고 가는 격이지만, 한번 짚고 넘어갈 필요가 있다.

흔히 우리들은 성리학이라고 하지만, 이 용어는 일본 학자들이 만들어 낸 말이고 중국에서는 理學, 혹은 宋明理學이라고 하는데, 내용은 송 · 원 · 명 시대의 유학을 말한다. 핵심 주제어에 따라서는 義理之學 · 道學 · 心學으로, 시대구분에 따라서는 宋學 · 明學으로, 중심 인물에 따라서는 정주학 · 주자학 · 육왕학 · 양명학 등으로 불린다. 송대에 들어와서 경전 속에 나타난 올바른 이치를 찾고자 하는 운동이 일어났는데, 이것이 종래의 유학과 다른 모습이고, 주로 理 · 欲 · 心 · 性 등의 개념을 파고들면서 우주와 사람과의 관계를 연구하게 된다. 서양학자 드 베리와 더크보데는 이 경향을 유학의 새로운 전개라는 의미에서 신유학 Neo Confucianism으로 부른다. 송대에서는 북송과 남송으로 나누어 설명되는데, 북송시기의 대표적인 학자는 北宋五子라고 불리우는 주돈이, 소옹, 장재, 그리고 장호와 정이 형제이다. 남송은 우리들의 귀에 못이 박히도록 들은 주희1130-1200와 육구연象山 1139-92이 자리잡고 있다.

주희가 주도한 학문을 주자학, 육구연이 주도한 학문을 상산학 혹은 심학이라고 한다. 주자학은 문장 그 자체의 의미 해석보다는 인간 존재의 법칙을 분석하는 데 중점을 두기 때문에 理學이라고 한다. 즉, 인간의 이치를 따지는 학문이라는 뜻이다. 그러므로 이들은 우주원리에 대한 이해를 위하여 논어나 맹자에서 이론을 끌어와 理, 氣, 心, 性, 태극 등의 개념을 만들어 낸다. 이런 개념은 일찍이 漢, 唐시대에는 없었다. 이 理學은 송, 원, 명, 청 4대에 걸쳐 관학으로 자리하였으며, 조선과 일본도 이에 벗어나지 못하였다.

명대에 들어와서 '마음밖에 따로 이가 없다'는 육구연의 심학이 크게 번창하며, 이 계열은 號가 陽明인 王守仁1472-1528이 이어받는다. 왕수인의 호를 따서 양명학이라고 하며, 이 학문이 일반 시민들의 보편학문이 될 만큼 전국을 풍미하게 된다. 이 양명학은 일본에서는 양명학파가 생겨날 정도로 크게 발달하였지만, 조선대에서는 오로지 주희만을 섬긴 이황 · 송시열계의 반대와 정치적인 이유로 중도하차하게 된다. 중국, 일본의 이웃나라에서 크게 받아들인 학문을 조선조는 정통론 관념이 강하여 이 양명학을 주자학과 대립되는 개념으로 인식하게 되는 오류를 범한다. 일본과는 달리 우리는 정통과 이단을 한데 아우르지 못하고 네 편, 내 편하고 나누는 것이 습관화되어 있는 것이 아닌가 하고 안타깝게 생각한다. 이런 조그마한 학문 분위기의 차이가 훗날에 미친 영향을 생각하면 '생각의 지도 the geography of thought'를 많이 생각하게 한다.

이런 흐름 속에 明淸 교체기에 들어서면서 주자학이 크게 비판의 대상으로 오르게 되는데, 이를 대표하는 3대학자는 黃宗羲1610-95, 顧炎武1613-82, 王夫之1619-92이다. 이들은 명 멸망의 원인을 송명이학의 비실증적 폐단과 현실과 동떨어진 양명학의 공허 탓이라고 보면서, 실제성을 강조하기 위해서 경학 · 사학을 중시하고, 근거를 확실하게 하기 위해 고증학풍을 일으킨다.

우주의 원리에 대한 이해가 心學에서처럼 나의 마음의 心證으로 이루어지는 것이 아니다. 經書에 나타난 모든 事理의 객관적 탐구에서 이루어져야 한다.

-고염무의 『日知錄』-

다시 말하여 후인들이 어설프게 孔孟의 뜻을 어지럽히는 說만 논할 것이 아니라, 다시 원래의 경전으로 돌아가 글자를 다시 음미하여야 된다는 것을 강조하였으며, 이 이후에는 이러한 옛 것으로서의 회귀풍조가 생겨나게 된다. 이것은 실제성과 실증성을 동시에 추구한 것으로 경세치용과 고증학의 두 경향을 합한 것이라고 할 수 있으며, 청 특유의 실학이 탄생하게 된 것이다. 물론 이때는 벌써 중국이 서양학문도 다 알고 있는 처지이므로, 주희가 활약한 송대의 분위기와는 달랐다고 할 수 있다. 이와 같은 실증주의 태도가 청대의 고증학 시발이 되었으며, 일본에는 고학, 국학으로, 조선조에서는 실학에 영향을 주었다고 평가된다.

인간은 이와 같이 망하고 다시 일어나는 격변기 때 다시 한번 스스로를 돌아보는 지혜를 가졌다고 할 수 있다. 이런 청의 사회 변화에 대하여 조선시대 우리 선조들은 변방 오랑캐의 나라라는 한 가지 이유로 끝까지 동화하지 않고, 이미 망해버린 명의 그림자만 붙들고 늘어지게 된다. 그러나 중국은 강희제재위; 1661–1722 · 옹정제재위; 1722–35 · 건륭제재위; 1735–95의 3대 제왕이 나오면서 강력한 중앙체제 아래 경제적 번영을 누리는 가운데 문운이 크게 흥기했던 평화의 시대를 맞이하고, 일본도 토쿠가와 바쿠후幕府의 '통일국가' 체제 아래 농업 · 상업 · 수공업이 가장 번성한 시대가 된다. 한의학의 역사를 보더라도 명대 초기의학으로 끝난 『동의보감』 하나만 붙들고 늘어졌지, 淸代의 업적은 하나도 수용하지 않는다. 이것이 자주인가, 헛세인가? 김용옥에 의하면 明이 없어졌는지 언젠인데, 조선 말기에까지 아직 明의 연호를 쓰고 있었다고 한다.

근대 국가의 기초를 연 조선 개국보다 200년이나 더 혼란을 거듭한 끝에 에도 정권을 연 일본이 역전의 드라마를 펼친 것은 사상의 자유가 있었기 때문에 가능한 것이었다고 단정짓고 싶다.

조선조에서 학문을 이끄는 주류들이 중국에서 오랑캐인 청의 등장을 끝까지 인정하지 않으려 한 흐름에 의학도 단단히 한 몫을 한 것이 아닌가 하고 판단된다. 사실은 청의학은 명의학과는 달리 서양의학도 도입되어 아주 실증적인 흐름으로 나아가며, 많은 임상증례보고가 나온다. 그 전까지 있었던 논리 중심의 의학보다는 실제적 임상중심의 의학이 형성되는데, 조선조의 의학은 순수한 한족의 明까지 의학인 『동의보감』에 그냥 머물고 마는 형국으로 끝났다고 생각한다. 유교문화는 비판적 극복의 대상인가, 창조적 계승의 대상인가 하는 논쟁이 오늘날 우리들에게도 떠날 날이 없지만, 오늘날 한의학하는 입장에서는 너무나 서글픔만 안겨주는 유물로 인식된다.

자꾸 부연하지만, 조선조에서 형성된 다른 학문이 들어올 틈이 없는 사방이 꽉 막힌 학문의 배타성이 의학의 발전에서도 한 걸음도 더 나아가지 못하였다고 생각하며, 이 흐름이 2000년대에 들어와서도 민족의학이라는 이름으로 또 외벽을 쌓는 어리석음이 진행되고 있다. 조선 500년 동안 정체된 의학이 지금에 와서 새롭게 민족이라는 이름으로 또 발목잡혀 있는 이 형국을 어떻게 풀어갈 것인가. 나는 단일 왕조로서 500년 유지되어 온 역사를 가지고 있는 국가가 거의 없다는 논리로 조선조에 대하여 후한 점수를 주는 데 대하여, 의학도로서 오늘의 정체까지 만든 배경이 되었음을 지적하면서 많은 반성을 하여야 된다고 생각한다. 2007년 한의학 주류들은 아직도 『동의보감』 하나만 팔아 먹으면 된다고 외친다. 오늘 이 지경까지 있게 된 우리들의 정체성은 도대체 무언인가. 우리들은 철학사상의 배경으로 탄생한 중국 고대의학을 이해하기 위해서는 시대에 따른 사상의 변천도 살펴보아야 한다.

| 저자의 노트 |

유학의 시기별 분류

제1기 유학 혹은 고전 유학은 2500년 전의 공자, 맹자 시대를 일컫는다. 1000년 전 이래의 성리학 시대를 제2기 유학 혹은 신유학이라 하며 당시 크게 유행하였던 불교와 도교에 맞서 고전 유학의 가치를 새롭게 재해석하였으며, 한족의 宋明유학과 함께 금1115-1234, 원1271-1368, 청1644-1912유학까지 아우르는 통칭이므로 조선 유학, 일본의 도쿠가와德川 바쿠후 유학도 여기에 속한다. 20세기 이후 오늘날의 유학을 제3기 유학 혹은 현대 신유학이라고 하며, 서세동점의 19세기 말 이래 세계의 표준이 된 민주주의와 과학으로 대표되는 서구적 가치에 맞서 동아시아 유학의 가치를 새롭게 재해석하려는 움직임으로서 홍콩과 대만에서 활약한 쉬푸관徐復觀 1903-82, 탕쥔이唐君毅 1909-78, 머우쭝싼牟宗三 1909-95, 그리고 미국에서 활약하는 뚜웨이밍杜維明 등을 중심으로 움직이고 있다.

일본의 독자적인 사상체계와 고방의학

새로운 백 년의 17세기가 막 열린 1603년에 성립한 토쿠가와 이에야스의 에도 바쿠후幕府는 藤原惺窩후지와라 세이카 1561-1619와 그의 문하생인 林羅山하야시 라잔 1583-1657을 중용하면서 유학의 일파인 주자학을 관학으로 삼고, 봉건신학으로 위치매김한다. 특히 藤原惺窩는 '일본에서 經學과 理學을 연 祖師'라고 평가되는 학자이다. 그러므로 새로운 정부를 뒷받침하는 사상체계인 주자학과 의학의 사상적 배경인 금원의학은 그 뿌리가 같아서 궁합이 잘 맞아 들어간다. 그런데 戰國시대의 전란에서 벗어나 평화의 시대에 접어든 지 50여 년이 지난 17세기 중반에 주자학에 대한 비판세력이 등장하면서 의학에도 영향을 받게 된다. 다시 말하면 에도 바쿠후를 지배하던 근본사상인 주자학과 금원의 李朱의학이 잘 조화를 이루던 협조적인 상황이 중국에서 불기 시작한 주자학의 비판이 일본에까지 영향을 불러 오게 되면서, 자연적으로 의학에서도 새로운 분위기를 만들게 된다.

이것은 주자학지배의 중국에서 明 末에서 淸 初, 즉 1620년대에서 1650년 정도까지, 고증학이 일어나면서 주자학의 관념적인 학풍에 대하여 실증중심의 실사구시를 요구하게 되었기 때문이다. 고증학의 특색은 후세의 해석을 물리치고, 『논어』나 『맹자』의 원전에 직접 이해를 구하는 것이기 때문에, 일본에서도 官學이던 주자학에 대하여 비판과 함께 전통적인 학문학술에 대한 재평가 기운이 일어나게 된 것이다.

17세기 후반에 주자학자로서 유명한 山崎闇齋야마자키 안사이 1618-82라고 하는 인물이 등장하면서 일본 유학에서 격변을 겪게 된다. 일본 주자학의 아버지라고 일컫는 이 양반은 중국을 중화라고 부르는 그 자체에 대해서도 반대를 하는 등, 한국의 주자학자와 다른 모습을 보여 주어 충격을 주고 있다. 원래 한국 학계의 인식은 퇴계 이황을 사숙한, 한 수 아래의 일본인 주자학자 정도이었으나, 정통 주자학자인 동시에 오늘날 '일본주의Japonism' 라고 불리는 독특한 일본 사상체계의 원류를 만든 주체성 있는 학자라는 평을 얻고 있다. 그는 스스로 주자주희 1130-1200를 흠모하여 주자의 호인 '晦庵' - 캄캄한 암자 - 을 따라 자신의 호도 같은 의미로 '闇齋' 라고 하였으며, 퇴계에 대하여 '주자보다 수 백년 뒤에 태어났으나. 백록동서원에서 직접 주자의 가르침을 받는 것과 다름없다' 고 깊은 존경을 표했다. 그러나 그는 '공자가 대장이 되고 맹자가 부대장이 되어 군대를 이끌고 일본에 쳐들어 온다면 무기를 들고 싸워 공자와 맹자를 포로로 하여 나라의 은혜에 보답하는 것이 곧 공맹의 도' 라고 하여 주체적인 정신을 소유하고 있었는데, 이런 점이 조선조의 주자학자와 다른 점이었다고 평가된다. 전통신앙인 신도에도 심취하여 신도와 유교가 하나라는 神儒겸학을 주창하였으며, 자신의 심신에 제사를 지내기도 하였다. 이는 조상신과 성현에 대한 제사 이외의 제사를 이단시한 주자학적 전통에서는 이해하기 어렵다. 그의 문하에는 6,000여 명을 키워 냈으며, 일본 주자학의 정통으로 대접받는 기몬崎門학파의 창시자로 존경받는다. 기몬학파는 일본 문화의 부흥을 주창한 국학 창시자의 하나인 平田篤胤히라타 아쯔타네 1776-1843를 배출한다.

야마자키 안사이에 이어 주자학 비판을 이끈 선구자들은 17세기 후반 무렵에 등장한 山鹿素行야마가 소코 1622-1685, 伊藤仁齋이토 진사이 1627-1705 들이다. 야마자키 안사이와 동시대의 인물인 이토 진사이는 주자학에서 출발하였지만, 그 주자학을 뛰어넘어 『논어』 『맹자』의 원뜻 - 진사이는 이것을 '고의古義' 라고 함 - 으로 돌아갈 것을 주장하였다. 이토 진사이는 '고의당古義堂' 이라는 학당을 세워 학생을 가르치는데, 야마자키 안사이와는 쿄토시 중앙부를 남쪽으로 흐르는 호리카와堀川강을 하나 두고 떨어져 있었다. 이와 같이 17세기 후반에 들어와서 일본 유학은 그 당시 주자학을 비판하면서 『논어』 『맹자』를 철저히 연구하여 독자적인 사상인 고의학古義學을 구축하여 나가고 있었다는 점이다. 그러나 초기에는 이들 움직임이 에도 바쿠후의 근본정책에 반한다고 하여 유배당하기도 하여 기존질서와 많은 마찰을 거치게 된다. 이들 움직임은 당시의 학문인 儒學의 세계에서 복고사상이 강하게 불었다고 하여 古學, 古義學이라고 한다.

이들 뒤를 이어 걸출한 한 인물이 나타나는데, 바로 荻生徂徠오규 소라이 1666-1728로서, 그 당시 학문의 대표적인 학자로 존칭된다. 그의 『論語徵』은 논어의 해석에서 가장 독창적이고, 탁월한 작품의 하나라고 평가된다. 그는 이론을 더 정밀하게 정립하여 朱子에 의해서 주장된 理氣論을 중심으로 한 이론적인 유학을 관념론이라고 엄하게 비판하고, 천도와 인도는 다른 것이라고 주창하면서 현실사회에 맞는 사고를 중시하여야 된다고 주장한다. 그 당시 주자가 누구인가. 동아시아 문명을 700년 동안 지배한 문명의 패러다임을 구축한 祖宗이 아닌가. 이를 비판의 대상으로 한다는 것은 조선조에서는 목숨을 내놓는 정도가 아니라, 생각조차 할 수 없는 그런 환경이 아닌가. 그런데 섬나라 일본의 아류 학자가 이렇게 큰 소리 내도 되는 것인가.

17세기부터 18세기 초에 걸쳐서 일본 유학의 큰 흐름 중에 '儒學神道' 라든지 '神道儒學' 이라고 부르는 유파가 있는데, 이들을 두고 하는 말이다. 이미 언급한 후지와라 세이카藤原惺窩라든지, 또 하야시 라잔林羅山, 양명학의 나카에 토쥬中江藤樹, 제자인 쿠마자와 반잔熊澤蕃山 그리고 古學쪽의 야마가 소코山鹿素行 같은 이가 모두 유학과 신도의 관계에 대해서 여러 가지로 이야기하므로 유학신도파라고 하기도 한다. 귀족 출신의 후지와라 세이카, 무사 가문 출신의 야마자키 안사이 그리고 그들의 제자들은 조선 유학자에 대해 깊은 존경심을 갖고 있었다. 그들은 조선을 학문적, 문화적 선진국으로 보고 있었고 조선 학자에게 적극적으로 성리학을 배우고자 했다. 그러나 무사 가문 출신의 양명학자 熊澤蕃山쿠마자와 반산 1619-1692은 일본이 동아시아에서 중국 다음으로 우수하다고 주장하고, 그 근거를 일본의 시조신 아마테라스 오미카미天照大神와 초대 진무神武천황이 베푼 은혜가 지대하다는 점에서 찾고 있다. 무사 가문 출신의 병학자이자 성리학자였던 야마가 소코도 중국·조선보다 일본이 우수한 나라라고 주장했다. 전술한 바와 같이 야마가 소코는 조선과 중국은 정권이 몇 번이나 바뀌었지만 일본 천황의 혈통은 한 번도 끊어진 적이 없으므로 일본은 중심이 흔들리지 않는 가장 안정적인 나라라고 주장하면서 일본이야말로 진정한 아시아의 중심인 '중국中國' 이라고 주장했다. 대단한 자신감에 이어, 자만까지 엿보이는 글이다. 고학파가 활동한 17세기 후반에서 18세기의 일본 사회에서 주자학은 국가 지배 사상으로 정착하지 않았다는 견해가 이미 통설로 자리 잡은 지 오래이다.

17세기 일본의 학풍이 얼마나 자유스러웠는지는 양명학에 대한 다음의 예에서도 알 수 있다. 후지와라 세이카는 양명학을 주자학과 양명학과의 변별에는 크게 신경 쓰지 않고, 오히려 이중지동異中之同을 구하는 데 힘을 쏟은 반면, 그의 제자인 하야시 라잔은 주자학의 정통성을 양명학과 대치시키면서 양명학을 이단으로서 부각시킨다. 수제자는 스승의 뜻에 반하는 이론을 전개하는 환경이다. 이 예를 보듯이 적어도 학문하는 입장에서는 스승과 제자의 줄 세우기가 없었다는 점이다. 사상의 차이를 가지고 스승과 제자를 한 무덤에 넣어버리는 학문의 옥獄은 눈에 띄지 않는다. 사제지간의 건설적인 대결constructive confrontation은 학문하는 데 있어서 필수적인데, 조선조에서는 금기시되는 풍조에 반하여, 일본에서는 하나의 트랜드로 자리잡았다는 느낌을 가지게 된다. 프랜시스 베이컨은 '학문은 상처 투성이 논쟁을 통하여 전진한다'고 설파하였다. 동종교배에 치우치면 영원한 불임으로 빠져든다. 오늘날에도 통하는 금언이다.

김용옥 같은 학자는 隋581–618, 唐618–907의 불교학에 대한 반발로 주자학이 융성하였으며, 다시 양명학의 발흥은 주자학을 불교학으로 되돌리려는 시도라고 풀이하였으며, 조선조가 처음부터 배불을 원칙으로 하였기 때문에 조선조 내내 양명학은 발붙이기 어려웠다고 해석한다. 왕양명1472–1528의 철학체계는 16세기 중엽부터 17세기 후반기에 이르기까지 중국 지성계를 지배하였으며, 일본에서는 '요메이가꾸陽明學'로서 나카에 토쥬中江藤樹 1608–48, 쿠마자와 반잔熊澤蕃山 1619–91, 사쿠마 쇼잔佐久

間象山 1811-64들에 의하여 강력한 전통으로 인지되어 왔다.

결국 이런 식의 일본적 華夷意識이 18세기에 두드러지게 체계화가 이루어지는 것은 일본 국학의 틀을 마련한 本居宣長모토오리 노리나가 1730-1801라고 하는 인물에서부터이다. 일본에서의 국학은 일본에서 유교나 불교 등 외래종교, 외래사상이 전래되기 이전의 일본의 고유사상이나 신앙을 연구하는 학문을 말한다. 이 국학을 대성한 모토오리 노리나가는 원래 상인계급 출신으로, 18세기 중반부터 후반에 걸쳐 활약을 하게 되는데, 처음에는 일본의 전래문학인 와카和歌라든지 모노가타리物語를 연구했다. 이런 연구를 하면서 중국 문화, 특히 유교적인 도덕주의 같은 것을 '漢意' 라고 해서 철저히 배척하면서 불교나 유교 같은 외래종교와 외래사상이 들어오기 전, 일본 고대의 야마토 정신大和魂을 지켜야 한다고 주장한다. 그는 의사를 본업으로 하면서 『고사기古事記』『일본서기日本書記』 등 일본의 고전을 깊이 연구한다. 그리고 이 고전 역사서 속의 기재 내용을 모두 역사적 사실로 인정했다. 이렇게 국학은 배타적인 국가주의 사상으로 등장하기도 한다. 이 사상체계는 무사계급 출신인 히라타 아쓰타네平田篤胤가 일본은 신국이라는 이데올로기를 체계화시킨다. 그 역시 조선 침략을 정당화했다.

이와 같이 한 세기 반에 걸쳐 진행되는 일련의 과정을 보면, 일본의 중화사상은 18세기의 조선이나 청조하고는 상당한 질적 차이를 보인다. 천황을 중심으로 한 일본적 위계질서가 강조되었다는 점을 지적한다. 아마도 이러한 모토오리 노리나가의 사상이 그 후 19세기에 들어와 히라타 아츠타네 같은 인물로 이어지면서, 국학의 화이질서라고 하는 것이 신도와 깊이 결부되어 '황통의 절대성 내지 불변성이야말로 세계를 움직이는 기본원리다' 라는 식으로 주장되고, 이것이 나중에 결국 바쿠후幕府 말기 메이지 유신 초기까지도 계승이 된다. 이렇게 볼 때, 모토오리라든지 히라타 단계의 일본적 화이관은 단순히 자민족의 정체성을 밝힌다는 긍정적인 차원의 문제가 아니고, 이미 중국을 대신하려는 근대 일본의 동아시아 패권주의의 논리적 원형이 숨어 있다고 지적된다. 이와 같은 다양성에 대하여 이노우에 테츠지로井上哲次郎 1856-1944는 근세 일본 유교를 고학파, 주자학파, 양명학파로 크게 나누고 있다.

일본 에도시대를 조선조와 대비하여 이야기를 전개하자면 조선조 500년 경학은 기본적으로 주자학의 사서삼경주의와 心學的 해석학 입장을 벗어나지 않는다. 윤휴1617-80가 송시열 일파에게 사문난적으로 몰려 죽음을 당해야 했던 것도 경전의 해석에서 주자의 주해를 비난하고 漢儒의 古注學을 해석방법의 기초로 삼으려 했기 때문이라는 사실은 지금으로 보면 가당치 않은 일이었지만, 이런 분위기가 500년이나 지속되었다는 엄연한 사실이다. 송시열계의 문화의식이라는 것은 남송대의 華夷論이 바탕에 깔려 있어서 淸朝를 인정 못하겠다는 그런 논리가 지속된다. 조선조의 古經에 대한 이해는 孔孟의 도리를 깨닫기 위한 수단이었으며, 그 자체로서의 이해는 부족하였다고 비판하는 학자도 있다. 조선왕조는 주자학의 이념체계를 중국보다 더 이데올로기적으로 심화시키는 방향으로 발전시킨 반면, 에도江戶의 사상가들은 주자학이 너무 이념적이고 원리적인 도덕질서를 표방하는 데 반감을 느껴 주자학을 정면으로 부정하는 방향에서 '고학' 을 성립시키는 것이다. 이것이 나중에 '국학운동' 으로 연결된다. 구체적으로 모토오리 노리나가는 옛적 일본의 이야기인 『源氏物語』『古事記』연구를 시작한다. 오늘 우리들은 조선조가 우리 것에 대한 천시와 모화사상이 흔들림없이 500년 지속된 반면에, 일본과 같은 '국학'의 발흥이 없었다는 사실을 뼈저리게 반성하고 넘어가야 할 것이다. 일본 정치사상사연구의 태두인 마루야마 마사오丸山眞男 1914-96 교수는 그의 『일본 정치사상사 연구』에서 일본의 근대를 성립시킨 사상적 기원을 고학의 주자학 비판을 통하여 설명하고 있다고 한국학 중앙연구원의 한형조 박사는 지적하고 있다.

| 저자의 노트 |

일본 3대 온천과 유학자

일본 여행 상품 가운데 기후 현의 게로下呂온천이 있는데, 그곳의 대표적인 온천여관으로 〈스이메이칸水明館〉이 한국에 소개되어 유명하게 되었다. 이곳에 가면 라잔 하야시1583-1657의 발자취를 엿볼 수 있는 석상이 있다. 조그마한 마을 한복판에 한 노인의 돌로 만든 像이 있는데, 이 석상의 주인공이 라잔 하야시이다. 유학자치고 묘한 곳에서 빛을 발한다는 느낌인데, 알고 보면 그의 문집인 『萬里集』에서 쿠사쯔草津, 아리마有馬와 함께 게로 온천을 일본 3대 명천으로 언급하였기 때문에 이곳 주민들이 그의 업적을 기리고 있다. 그의 발언이 없었다면 오늘날 이렇게 게로 온천이 유명하게 될 턱이 없다. 게로에 간다면 400년 된 온천만을 즐기지 말고 라잔 하야시의 발자취도 더듬어 볼 일이다. 그러면서 유학의 세계가 자유분방하였던 일본 근세기를 떠올리기를 바란다. 그는 임진왜란 때 조선에서 일본에 붙잡혀간 성리학자 강항의 제자이기도 하다.

새로운 사조의 고방파 의학 탄생

17세기 초부터 불어닥치기 시작한 사회사상철학의 변화는 당연히 일반인들에게 크게 영향을 주었으며, 의학자들에게는 자연계에 대한 과학적인 사고의 단서를 제공하는 계기를 제공하게 된다. 그러므로 당연히 주자학에 대한 비판은 자연적으로 주자학과 같은 뿌리인 금원의학에 대한 비판으로 이어지게 되며, 반주자학의 입장에서 그때까지 주류를 형성하던 道三流의학의 비판움직임으로 연결된다. 음양오행설과 상생상극에 기초한 이론구축의 道三流의학이 비판의 화살에 직면한 것은 어떤 의미에서는 당연한 것이다. 특히 천도와 인도는 다르게 보아야 한다는 사고방식은 그 뒤 전개된 여러 가지 학문에 또 다른 길을 열게 해준다. 다시 말하면 의학에서도 의학의 원점을 찾으려고 하는 움직임이 싹트게 되었으며, 객관적 · 실증적 의료를 요구하는 연구가 생겨나게 되었다.

어떻든 이와 같은 과정을 거치면서 18세기 일본 의학은 크게 두 부류로 나누어진다. 하나는 음양오행설과 장부경락설에 근거한 금원의학 유파 즉 후세파, 또 하나는 음양오행학설에 물들지 않은『상한론』『금궤요략』등 漢代에 성립한 의학중심의 고방파이다.

에도시대의 초기에서 중기에 걸쳐 名古屋玄醫1628-96가 먼저 '장중경의 예전으로 돌아가자' 고 외친 뒤, 後藤艮山1659-1733, 香川修庵1683-1755이 나오고, 뒤를 이어 山脇東洋1705-62, 吉益東洞1702-73이 나타나 완성한다. 이들에 의하여 음양오행설, 장부경락학설 등의 의학이론이 크게 비판받게 되며, 吉益東洞이 오늘날 남아 있는 고방의학 중심의 일본한방 틀을 갖춰 놓았다. 주변 학자들과의 관계를 보면 다음 표와 같이 된다. 그러므로 중국의학의 日本化가 강력하게 추진된 시기에 해당한다. 본론에 들어가기 전에 일본 한방의학에서 가장 논란의 초점이 되고, 가장 핵심이 되는 吉益東洞의 행적에 대해서 먼저 살펴보는 것이 좋겠다. 그에 대한 이해없이 오늘날 일본 한방의학을 읽어내는 데 힘이 들게 된다.

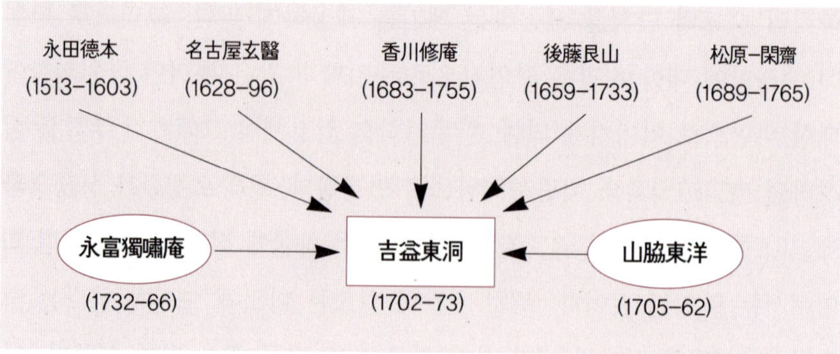

吉益東洞요시마시 토도 1702–73는 고방파를 완성시킨 대가이며, 의학이론에서 '만병일독설'을 외쳐 의학계를 떠들썩하게 한 걸출한 혁명아이다. 복잡한 중국의학을 간략화 한 『方極』『類聚方』『藥徵』 등의 저서는 후세에 강력한 영향을 끼친다. 히로시마에서 태어난 그를 2007년 히로시마에서 열린 일본동양의학총회는 프로그램에 그의 초상화를 넣어 기념한다. 그가 세상에 몸을 내미는 과정이 유명한 일화와 함께 전해지므로 일본 고방의학 등장을 이야기하기 전, 전채요리로 먼저 소개한다.

그의 집안은 누대로 외과의로서 유명하였으나, 원래 선조가 명문무예집안이었다는 이야기를 듣고 武家집안으로서 부흥시키고자 병법을 배웠다. 그러나 태평성대에 무술연마가 그다지 의미가 없다는 것을 깨닫고, 良相이 되지 못할 바에야 良醫가 되라는 속담에 따라 19세 때 의학연구에 뜻을 두기 시작한다. 37세에 쿄토에 진출하기 전까지 히로시마에서 『상한론』『금궤요략』을 중심으로 절차탁마한다. 그는 도산류의 후세 온보의학을 발본적으로 개혁하지 않으면 천하의 환자를 구할 수 없다는 생각을 하게 된다. 히로시마의 시골에서 나와 수도인 쿄토에서 일본 제1의 의사가 되겠다고 결심하고, 37세 때인 1738년에 전

가족을 이끌고 교토로 이사한다. 그러나 세상일은 만만치 않은 법. 古醫道 간판을 내걸고 개업을 하였지만, 세상은 시골뜨기 의사를 알아 주지 않는다. 설상가상으로 도둑까지 맞고서는 몇 푼 안되는 저축조차 다 날려 버린다. 마침내 의원 간판조차 내걸 수 있는 형편이 안 되고, 뒷 골방에서 인형을 만든다든지, 사기그릇을 구워 팔아 간신히 네 식구들을 먹여 살리는 지경에 이른다. 저녁을 먹고 나면 다음날 아침 끼니를 걱정하게 되는 이런 생활이 6년이나 흘러갔다. 드디어 그는 마지막 결심을 하면서 의학의 조상신인 少彦名命의 신사에서 7일간 목욕재계 단식기도를 올린다.

'내가 지향하는 의학의 길이 잘못되었다면 하루빨리 내 목숨을 끊게 하고, 제 생활인을 위한 역할이 있다면 古醫道로서 펼치게 도와주소서 (이하생략)'.

배수의 진을 치고 목숨을 건 기도이었다. 소설 같은 이야기이지만, 이 기도 직후 운명의 전환점이 찾아온다.

어느 날 거래하는 인형가게에 들렀는데, 주인 어머니가 급성 열병에 걸려 위독한 상태에 놓였다는 소식을 듣게 된다. 인형을 만들어 납품하는 볼품없는 사람이 환자를 보게 해달라고 하자, 처음에는 의아하였지만, 의사들도 두 손 들고만 상황에서 거절할 만한 입장에 있지도 않았다. 진찰을 마친 다음 주치의가 누구인지 묻고, 조제된 약을 살펴보면서 "큰 병임에는 틀림없으나, 이 처방에 약간의 약만 바꾸면 반드시 치료될 것이다. 오늘부터 석고를 빼고 사용하라"고 적어 주면서 주치의에게 보여주라는 것이었다. 이때 주치의가 궁정 어의인 山脇東洋이었다. 吉益東洞가 떠나고 곧이어 많은 제자들을 이끌고 호화로운 왕진 차림의 山脇東洋가 나타나 진찰을 끝내고 약 처방을 생각하고 있는 중에, 환자 주인이 吉益東洞가 준 쪽지를 조심스럽게 건네 준다.

"인형을 만드는 사람인데, 전에는 의사였다고 합니다. 선생님이 오시면 이

것을 전해주라고 하였습니다.”

“이것은 세상에 둘도 보기 힘든 명의이다”라고 당시 최고 의사의 입에서 감탄사가 흘러나온다.

“내가 오늘 석고를 뺄까, 그대로 사용할까 망설이고 있었다. 이 메모를 보니 이것은 하늘의 목소리이다.”

약조제를 마치자마자 곧장 吉益東洞의 초라한 집을 방문한다. 이런 인연으로 요시마시 토도는 야마와끼 토요의 추천으로 세상에 모습을 드러내게 되며, 蛟龍雲을 만나게 되어 東洞流의학의 시조로 이름을 남긴다.

아마 일본 한방의학 역사에서 이만큼 극적인 만남으로 훗날 역사를 바뀌게 한 적은 없었을 것이다. ‘초라하기 그지 없는’ 위대한 의학자를 알아 본 山脇東洋의 이름도 역사에서 불멸로 남는다. 나이로 보면 천거한 야마와끼가 천거대상이 된 요시마시보다 오히려 3살 아래이다. 나이의 구분없이 실력 하나만 믿었던 사람이나, 이를 알아 본 사람이나 모두 역사에 남을 만하다고 하겠다. 인간 세상에 인연은 이런 것인가.

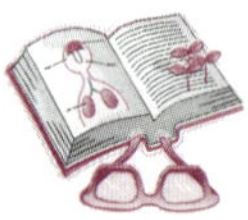

| 저자의 노트 |

옛 신라에서 진골과 성골이 있듯이 어떤 파에는 골수파가 있고, 약간 빗나간 파가 있게 마련이다. 지금 논하고 있는 고방파는 다시 眞古派와 擬古派로 나누는 학자도 있다. 의고파는 처방에 고금을 가리지 않고 응용하며, 단지 그 취지만을 상한론에 두는 학자들로서, 名古屋玄醫 後藤艮山 山脇東洋 永富獨嘯庵 龜井南溟 들이 속한다. 龜井南溟은 그의 의학사상에 대하여 이렇게 말하였다. 바로 의고파에 속하는 사람들의 사상을 엿볼 수 있다.

“醫는 意이고, 意는 學에서 생겨나며, 方에 古今이 없고, 오직 치료만을 위해 존재한다.”

이들 가운데 일부는 실증주의를 발전시켜 서양의학으로 기울기도 한다.

이에 반하여 眞古派는 오로지 상한론에 입각하고, 장중경 이후의 의견을 무시하는 그룹으로서, 吉益東洞 吉益南涯 岑少翁 村井椿壽 尾臺榕堂들의 계보를 이룬다. 이들이 후세파의 경전인 내경을 무시하고, 음양오행 · 장부경락 · 오운육기 · 인경보사설을 전면적으로 부정하고 일본 독자의학을 세운다.

眞古派: 吉益東洞 吉益南涯 岑少翁 村井椿壽 尾臺榕堂

擬古派: 名古屋玄醫 後藤艮山 山脇東洋 永富獨嘯庵 龜井南溟

| 저자의 노트 |

후세방(파)의학과 고방(파)의학

금원4대가를 비롯하여 금원시대에 이루어진 의학을 「후세방의학」이라고 한다. 임상의학의 기초가 마련된 漢代보다 이후에 이루어졌다고 하여 「후세방의학」이라고 한다. 음양오행설과 장부경락학설을 중시하기 때문에 「내경계의학」이라고도 하며, 오늘날 한국의 한의학과 중국의 중의학이 근간을 이루고 있다. 장부설을 중시하므로 「장부변증의학」이라고도 한다. 또한 『상한론』, 『금궤요략』 이후에 만들어진 처방을 중심으로 한다고 하여 「時方醫學」이라고도 한다.

이에 반하여 「고방의학」은 일본에서 18세기 무렵 성립한 한방의학의 한 유파를 지칭하는 용어로 사용되었는데, 금원시대 이전의 과거에 이루어진 의학이라는 뜻으로 「고방의학」이라고 한다. 아울러 임상의학은 『상한론』 『금궤요략』에서 출발하였다고 하여 모든 처방의 경전에 해당한다는 존중의 의미에서 「경방의학」이라고 한다. 중국에서는 『상한론』 『금궤요략』의 처방을 사용하는 의사를 보고 「경방가」라고 부른다. 이에 반하여 일본에서는 「고방가」라고 한다. 복진을 중시하고, 음양오행학설과 장부설을 배척하는 대신에 각 처방이 가지고 있는 Key 증상을 파악하여야 된다고 하여 「방제변증의학」이라고 한다. 따라서 각 처방에 임의의 가감이 자유롭지 못하며, 구성약재는 동일하다하더라도 용량이 다르면 처방명이 바뀌기도 하고, 한두 가지 약물의 가감에 따라서도 처방명을 달리하기도 한다. 금원의학 이전에 이루어진 漢代의학, 즉 음양오행학설에 물들지 않은 문헌으로서 『상한론』 『금궤요략』을 근본으로 하기 때문에 「상한론계의학」이라고도 한다.

	시대특징	기본문헌	의사
고방의학	漢代이전	상한론 · 금궤요략 → 상한론계의학 → 방제변증 → 經方의학	古方家 · 經方家
후세방의학	金元이후	금원4대가 저술 → 내경계의학 → 장부변증 → 時方의학	時方家

고방파 등장 배경

일본의학에서는 상한론의 고방의학 중심이 18세기에 들어오면서 서서히 자리잡게 된다. 17세기 말까지 지배하였던 금원의학 중심체계가 에도시대 중기, 18세기에 들어오면서 격변을 겪게 된다. 기존의 것을 가지고 새로운 분위기를 만들어 내는 mix and match가 아니라 혁명revolution이 일어나게 된다. 기초이론과 임상의학에서 완전히 다른 체제가 들어서면서 본격적으로 일본화한 한방의학이 성립된다. 오늘날 우리가 일본 한방의학을 접하는 데 있어서, 이 고방의학파의 등장에 대한 이해는 실로 중요하다. 왜냐하면 이 고방의학은 일본 한방의 한 특징일뿐만 아니라, 19세기 중엽 메이지정부에 의하여 사라진 한방의학이 19세기가 끝날 무렵인 메이지 말년에 다시 부활을 시도한 것도 바로 이 고방의학에서부터였기 때문이다. 내가 이 책에서 많은 비중을 두고자 하는 이유나, 두지 않을 수 없는 이유가 바로 여기에 있다. 가볍게 읽는 데 다소 부담이 되더라도 지면과 열정을 좀 더 쏟고자 한다.

한편 우리들이 『동의보감』 한권으로 끝나버린 데 대해 못내 아쉬운 느낌, 그런 나머지 후세 사람들은 그 앞에서 자기 목소리는 커녕, 숨도 제대로 못 쉬는 분위기가 지금까지 지배하고 있는 것이다. 1인자만이 살 수 있는 공간이 아니라, 2인자, 3인자들도 잘 살 수 있는 그런 세상이 그리운 것이다. 누가 일본을 보고 상하 계급사회에 밑에 있는 사람들은 윗사람들에게 말 한마디 못하고 숨죽이며 산다고 했는가. 적어도 내가 알고 있는 한 학문하는 교수사회에서는 우리와는 천양의 차이가 있다. 줄세우기를 강요하는 것은 일본과 비교하면 유교라는 미덕 앞에 우리가 더

하면 더 했지 조금도 덜 하지는 않다. 토론를 거치면서 하나로 만드는 문화, 즉 자기 식대로 매뉴얼을 만드는 기술은 뛰어나다. 정교수와 수련의 간에 격의 없는 토론은 내가 보기에 아찔할 때가 한두 번이 아닌데도 그들에게 일상사가 되고 있는 것을 여러 번 경험한다. 그리고 정교수도 학회의 발표를 앞두고 의국원 앞에서 리허설을 하면서 체크받는다. 회식을 할 때면 평소에 의국원들에게 불같이 굴던 노교수도 술잔을 들고 전체 한 바퀴 돌면서 열심히 하자고 격려하는 것을 보면 무섭다는 생각이 든다.

17세기부터 불어닥친 새로운 사상사조에 한방의학의 많은 학자들이 똑 부러진 자기 학설을 토로하는 것을 보고, 내 머리가 확 돌아버린 것이다. 적어도 학문하는 입장에서는 자기 유파의 장점을 살리기 위하여 노력하는 문하생들의 자긍심, 그리고 거기서 파생되는 또 다른 학설들의 수용을 통하여 그 세계를 살찌우는 그런 분위기가 너무 그리운 것이다. 그래서 이 부분은 '통일과 평화의 시대에 꽃핀 너무나 화려한, 눈부신 한 때' 라고 부제를 달고 싶은 것이다.

한방의학에서 어떻게 하여 새로운 질서를 도입하였는가를 살펴보자. 새로운 바람이 불게 되는 배경을 보면 여러 가지가 있게 되는데, 나름대로 인정되는 학설만을 정리하면 다음과 같다.

사회적 배경

- 온보위주의 후세파의학이 전국戰國시대의 전란을 겪으면서 피폐해진 민중들에게 유효하였지만, 에도 중기, 5대 쇼군將軍인 토쿠가와 쯔네요시德川綱吉의 겐로쿠元祿 1688-1704 시대에 사치스러운 생활에 빠져든 민중들에게는 맞지 않는 면이 생기게 되었다. 새로운 경향의 의학이 요구된 것이다.

- 일본 전체 사회 분위기가 그 동안 전란을 전제로 한 사회질서가 붕괴하기 시작한다. 기존 가치체계가 흔들리기 시작하면서 의학도 예외가 될 수 없었다. 이때 국민성도 간결하고 실증을 중시하는 경향으로 흐르게 되었다.

중국의학의 영향

11-12세기의 제1차 『상한론』 붐이 16-17세기에 제2차 『상한론』 붐이 일기 시작한다. 즉, 중국의 明末에 금원의학을 비판하면서 漢代에 이루어진 상한론을 재인식하고자 하는 움직임이 일어나게 되며, 方有執 1523-93의 『상한론조변』 1591, 喩 昌 字:嘉言 1585-1665?의 『尙論篇』 1648 『醫門法律』 1658, 柯琴 字:韻伯 1662-1735의 『傷寒論注』 『傷寒論翼』 『傷寒附翼』의 3부작 등이 줄줄이 나오면서 새로운 트랜드를 만들어 낸다. 일본에서는 1659년에 일본판 『중경전서』, 1668년에 『宋版상한론』이 나오면서 이들 고전에 대한 관심이 증폭된다. 이전에 맛보지 못한 의학에 대한 흥미가 대세를 이루게 된다. 元和 1615-24~寬永 1624-44 사이에 『주해상한론』이 출판되었지만, 일반인들에게까지는 유포되지 않았다고 한다.

동서양의학의 만남

동서양의학이 만나면서 자연스러운 충돌로 변혁을 겪어야 했다. 서양의학, 그 중에서도 해부학의 영향으로 음양학설 등으로 인체를 이해해서는 안 된다는 사고가 싹트기 시작하였다. 유럽 근대사상의 풍조가 유입되면서 실증주의가 싹트기 시작하였다. 네덜란드의학 和蘭의학 줄여서 蘭方 - 일본에서는 네덜란드를 또 다른 이름인 홀랜드의 일본식 한자로 화란이라고 한다 - 과 그 근저에 자리잡고 있는 과학사상이 그 당시 일본 의학자들에게는 하나의 큰 위협적인 것으로 비쳐졌다. 17세기부터 계속 유입되기 시작한 서양의학은 고위 관리들에게도 인정받기에 이른다. 나아가 고방파의 한 사람인 山脇東洋 같은 사람은 해부의 의의를 인정하여 적극적으로 난방, 즉 서양의학을 받아들이려고 한다.

해부학에 눈을 뜨다

해부를 통해 시작된 인체 내부로의 여행은 서양의학을 독보적인 경지로 올려 놓았다. 서양의학은 설령 부분에 지나치게 집착함으로써 전체를 놓치는 근시안적인 환원주의를 조장하는 부작용이 있다고 하더라도, 육체를 더욱 자세히 연구하는 것과 건강과 질병의 문제에 대한 열쇠가 숨어 있다는 믿음을 견지해 왔다. 최초로 기록된 공개 인체해부는 1315년경에 볼로냐에서 몬디노데루치Mondino dé Luzzi 1275-1326가 실시하였고, 그의 저서인 『몬디노해부학*Anatomia Mundini*』은 표준 교과서가 되었다. 1543년 베살리우스Andreas Vesalius 1514-64는 정교한 일러스트레이션이 많이 포함된 대작 『인체의 구조에 관하여』를 출판한다.

한편 동양사회에서 정식으로 국가의 허락하에 해부가 이루어지는 것은 1754년 일본이 최초이다. 고방의학에서 잠깐 언급된 山脇東洋이 의학사에 큰 획을 그으면서 이름을 남기는 것은 1754년 교토 西郊에서 행한 사체해부때문이다. 물론 기본해부서는 벌써 네덜란드를 통하여 입수한 서양의 해부학이다. 그 당시 그가 행한 것을 단지 「觀藏」이라고 하였는데, 이것은 토요 그 자신이 직접 해부를 한 것이 아니고, 도축업을 하는 전문가에게 해부를 시키고, 그는 그것을 관찰하였다는 뜻이다. 간단한 해설과 함께 4장의 스케치를 더하여 『藏志』라는 해부학 책을 저술하여 남기고 있다. 야마와키 토요의 『장지』는 이듬해 간행된 한방의 사노 야스사다佐野安貞의 『非藏志』로부터 격렬한 공격을 받는다. 서로 자기 의견만 주장함으로써 논쟁이 유명해졌지만, 야스사다는 특별히 도요가 무능하다거나 데이터를 잘못 읽었다고 비판한 것이 아니었다. 해부 자체가 근본적으로 무의미하다고 갈파했다.

스승인 後藤艮山과 토론하면서 後藤艮山이 '인체를 직접 해부해 보는 것이 가장 좋지만, 이것은 불가능한 일이므로 예전에 수달이가 인간과 비슷하다는 이야기를 듣고 몇 번이나 수달을 가지고 해부하여 보았다' 는 이야기를 듣고 그도 여러 번 수달을 가지고 해부를 해 본 결과 서양의학의 해부학이 사실과 다름이 없다는 것을 확인하고서 그동안 한방의학에 대하여 다시 생각하게 된다. 해부학적 지식을 가진 그는 금원의학이 가지고 있는 오장육부의 미망을 타파하려고 하였으며, 고방의학의 흐름에 큰 물꼬를 트게 한다. 그러나 그는 어디까지나 한방의사로서 머물렀으며, 그 뒤 해부학을 바탕으로 한 서양의학으로 매진한 난방의, 즉 서양의사들과는 달랐다. 따라서 그는 고방파의 한 거두로서 이름을 남기고 있다. 두 번에 걸친 觀藏, 즉 사체해부관찰을 하면서도 더 이상 미세하게 해부학을 파고 들지는 않는다. 그러나 고방파들이 주장한 親試實驗의 내실을 알 수 있다.

이와 같은 실증적 사고방식에 근거한 해부학 접근은 1774년에 동양에서 처음으로 서양의학의 해부학을 번역한 혁명적 사건으로 연결된다. 이 혁명에 대해서는 서양의학편에서 계속된다.

한편 조선시대의 상황에 대하여 신동원은 『의학오디세이』에서 「한의학에도 외과수술이 있었다」편에서 나름대로 조선시대의 외과부분을 살펴보기도 하였다. 그러나 실제 의학사적인 면에서나, 임상의학적인 면에서 본격적으로 다루기에는 역부족임을 절실히 느끼지 않을 수 없다. 독자 여러분들의 판단에 맡긴다.

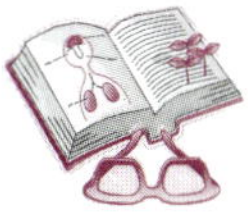

| 저자의 노트 |

동서양의학사에서 親試實驗

뇌와 신경계의 기능을 최초로 밝혀내 신경생리학의 초석을 놓았으며, 지금도 뇌혈관을 윌리스써클Willis Circle로 명명하게 된 토머스 윌리스Thomas Willis 1621–75의 스승은 의학사에서 혈액순환의 원리를 처음으로 알아낸 윌리엄 하비William Harvy 1578–1657이다. 한때 중세 유럽에서는 기존 학문에 대한 회의가 심심찮게 형사처벌 대상이 되던 시절, 하비는 관찰과 실험의 힘을 믿었으며, 그의 제자 윌리스는 '교과서와 눈에 보이는 사실이 어긋나면, 눈에 보이는 사실을 택하라'는 스승 하비의 가르침을 가슴에 품고 살았다는데, 이 사고가 고방파 의학이 등장하면서 생겨난 **親試實驗**과 같다고 할 수 있을 것이다. 눈에 보이지 않는 음양오행학설에 입각한 철학적 의학을 더 이상 믿지 말고, 눈에 보이는 의학을 하라고 한다. 그러므로 눈에 보이는 실험적 의학으로 발전시킨 것이 일본 고방파 의학이라고 평가하여야 할 것이다. 『상한론』『금궤요략』에 갇혀진 편협한 의학이라고 함부로 폄훼할 수 없다.

변화한 주자학의 영향

주자학에 대한 비판이 일어났다. 이 과정에서 일본 성리학의 자기화가 한방의학의 주체화로 이어진다. 여기에 대해서는 이미 본 챕터 첫머리에 자세히 언급하였기 때문에 생략한다.

고방의학 성립 과정

- 나가타 토쿠혼永田德本 1513?–1603? : 李朱의학의 溫補중심에 반대하

는 입장을 취한다. 고방의학파의 선구자이다.

- 고방의학의 발흥은 나고야 겐이名古屋玄醫 1628-96가 明의 喩嘉言 저술인 『尙論篇』『醫門法律』 등 상한론학파의 저술을 읽으면서 사상의 기초를 닦는다.
- 17세기 후반, 동시대에 인문학문적으로 伊藤仁齋1627-1705가 古學을 제창한다. 그는 주자학의 이기2원론을 비판하면서 기를 중시하는 입장을 취한다. 의학계에서도 이에 부응하여 동시대 인물인 나고야 겐이는 扶陽抑陰說을 주장한다. 陽은 氣, 陰은 理로 치환하여 양기를 키워줄 것을 주장하였다.
- 고토 간잔後藤艮山 1659-1733이 장부론에 대하여 비판을 가한다. 고방파의 시조로 불리운다.
- 요시마시 토도吉益東洞 1702-73는 고방파의 중흥조로서 그 때까지의 전통의학 학설을 대담하게 깨부수고, 『상한론』과 『금궤요략』의 조문 그 자체와 객관적이면서 외견상 진찰 가능한 복진만을 중요시하여 처방을 운용하여야 된다고 주장한다. 그리고 증후와 처방만 딱 맞아 떨어지면 그것으로 족하지, 그 과정에 일어나는 메커니즘 규명은 쓸데없는 궁리이다고 주장한다.

| 대표적인 의학자 |

永田德本나가타 토쿠혼 1513?-1603?: 李朱의학의 온보중심에 반대하는 입장을 취하였다. 『상한잡병론』에 입각하여 질병은 외감과 내상에 바탕을 두며, 기가 울체하면 汗·吐·下 세 치료법을 사용하였다. 준극한 약제를 주로 사용하였으며, 19종류에 한하였다고 전해진다. 知足齋로 불리면서 영달을 구하지 않았고, 「甲斐의 德本」이라고 존칭되었다. 그가 살던 지명에 그의 이름을 같이 한 것은 명의에 대한 존경의 표현이다.

名古屋玄醫나고야 겐이 1628-96: 쿄토출신으로 明의 喻 嘉言 저술인 『尙論篇』 『醫門法律』 등을 읽고 크게 깨우친 바가 있어, 당시 성행하던 李朱의학을 버리고 임상의학의 원류인 장중경의 古醫方으로 돌아갈 것을 주창하였다. 그의 평가는 고방파 최초의 인물이며, 아울러 일본 최초의 『상한론』 『금궤요략』의 연구가이면서 뛰어난 임상가이기도 하였다. 그는 일본 최초 『금궤요략』 주해서를 내기도 한다. 이처럼 고의방을 창도한 의사로 알려져 있지만, 후세방을 부정하는 입장을 취한 것이 아니고, 장경악 등 易水학파와 程應旄 등의 錯簡重訂派의 영향하에 있었으며, 운기론을 중시하기도 하였다. 이전의 의학체계를 한꺼번에 뒤엎어 버리는 것이 아니고, step by step이었다고 할 수 있다. 그러므로 그는 貴陽賤陰, 扶陽抑陰을 치료지침으로 하는 그의 독자적인 생명관에 입각하여 고전으로 돌아가자고 하였으며, 이런 선상에서 그의 상한론관도 이해하여야 할 것이다. 따라서 인체는 양이 여유가 있고, 음이 부족한 상태가 생리적으로 건강하다고 하였으며, 양을 도우는 계지탕류를 많이 사용하였다. 결국에는 주단계의 陽有餘陰不足說, 장경악의 眞陰眞陽論을 비판하는 듯한 자세를 취하였다. 병리면에서 모든 질환은 寒氣에 손상되어 일어난다고 하는 萬病寒氣說을 주장하였다. 이와 같은 병인론과 歷試라고 하는 경험주의적 실증주의는 훗날 後藤艮山, 吉益東洞으로 연결되고, 內藤希哲의 의학설에 중요한 한 부분이 되기도 한다. 『醫方規矩』

『醫方問餘』를 남기고 있다.

北山友松子키타야마 유쇼 ?-1701: 오사카 남쪽의 천왕사 區에 있는 태평사에 안치되어 있는 北山不動明王은 등명대와 향로에 燈火와 향이 끊이지 않게 하고 있는데, 이 부동명왕이 元祿시대에 오사카에서 개업의로 유명한 北山友松 혹은 北山友松子의 화신이다. 이름은 道長이다. 그의 아버지는 중국 명나라 사람으로 나가사키에 망명한 사람이다. 일본인 어머니와에 태어난 혼혈아인 셈이다. 『僧廣醫方口訣集』『北山醫按』『北山醫話』의 저서가 있다.

後藤艮山고토 콘잔 1659-1733: 에도 출신으로 에도 중기에 일어났던 의학 혁신운동의 선구자이다. 고방파의 鼻祖라고 할까. 名古屋玄醫 문하에 들어가려고 하였으나 거절당하여 독학으로 고의방을 익혔다. 옛 성인의 의학을 오늘날에 와서 재현한다는 일념으로 평생을 보낸 학자이다. 아울러 그는 쑥뜸 · 온천요법 · 웅담 등에 대해서도 효용을 인정하는 등, 민간 경험 요법을 적극적으로 받아들이기도 하였다. 이런 이유로 '湯熊灸庵' 이라고 불리기도 한다. 특히 그는 그때까지 의사가 불교의 영향으로 머리를 삭발하고, 승복을 입고 있는 것에 저항하여 머리를 묶고, 보통 복장을 하기 시작하였다. 이 차림을 後藤流라고 하였으며, 그 뒤 모든 의사들이 이 복장을 따랐다. 외형적으로도 의업이 불교에서 탈피하여 독립적인 사회 지위를 확립하는 데 원동력이 되었다고 평가받고 있다. 그의 이론 사상은 一氣留滯說로서, 모든 병은 一氣의 유체에 의하여 일어나므로 順氣를 치료 강령으로 하였다. 문인은 200명이 넘었으며, 특히 고방의학을 완성시킨 香川修庵, 山脇東洋 등의 훌륭한 제자를 배출한다. 단지 의학저술다운 책은 전해지지 않는다.

香川修庵카가와 슈앙 1683-1755: 이름은 修德으로서 「儒醫一本論」이라는 유명한 말을 남기고 있는데, 의학을 後藤艮山에게, 유학을 伊藤仁齋에게 각각 배운다. 고금의 문헌을 섭렵하면서 특히 『소문』『영추』『난경』의 글은 실제 임상에서는 별 쓸모가 없으며, 「邪說」이라고까지 하였다. 심지어 그는 "이단사설로 공부를 하여 환자를 치료함에 설사 기백과 편작 같은 이름을 얻었다고 하더라도 이것은 내가 나아갈 바가 아니다."라고 하여 매우 실증적인 사고만을 중요시하였다. 그러나 후세에서는 장중경의 상한론을 중시하면서도 그 이론의 배경에는 『소문』을 두어 음양의 이론이 뒤섞인 것은 큰 오류라고 지적하였다. 그러면서 聖道와 의술은 하나라고 하면서, 성현의 가르침을 실천하기 위해서는 몸을 수양하여야 하는데, 몸을 수양하기 위해서는 무병이 중요하므로 의학을 공부한다고 하였다. 『一本堂行余醫言』이란 책을 저술하는데, 이것은 자기 의술과 의설을 집대성한 의료전서이다. 5권에는 정신신경질환 편이 있는데, 당시 정신병학의 저서로서는 최고의 수준이라고 평가된다. 虞天民의 『醫學正傳』, 王肯堂 의 『證治準繩』, 李中宰의 『醫宗必讀』, 張景岳의 『景岳全書』, 馮兆張의 『錦囊秘錄』을 인용하지만 크게 비판하고 있다. 특히 李東垣은 虛에, 朱丹溪는 痰에 집착했으며, 사물탕과 육미지황환에 대해서도 격렬히 비난하였다. 이와 같은 금원 4대가의 학설과 그 추종세력을 비판함으로써 상한론만 중시되는 파행을 걷게 만든다. 『一本堂藥選』도 유명한데, 親試實驗에 의하여 확인한 많은 약의 효능과 감별, 수집을 모은 것이다.

內藤希哲나이토 키테쯔 1701-35: 일본 한방의학사에서 35세로 요절한 두 천재 의학자 중 한 사람이다. 다른 한 사람은 다음에 소개하는 永富獨嘯

庵나가토미 도쿠쇼안 1731-66이다. 이 천재가 태어난 바로 다음 해에 吉益東洞요시마시 토도 1702-73가 세상에 태어난다. 그의 저서인 『醫經解惑論』은 『내경』과 『상한론』을 결부시킨 탁월한 저서로 평가되고 있으며, 『傷寒雜病論 類編』은 각론에 해당하는 것으로, 지금도 임상에서 계발할 만한 소재가 많다고 한다. 에도시대의 수많은 『상한론』, 『금궤요략』의 연구서 중에서도 탁월한 선견을 가진 가장 빠른 것이었다. 그는 『醫經解惑論』의 교정을 당대 최고의 유학자였던 太宰春臺에게 부탁하며 春臺 또한 권두의 서문을 쓴다. 서문에 의하면 그가 의학 하나를 파고 든 정신을 고스란히 알 수 있다. 다음은 그 내용일부이다.

『만병회춘』『내경』『난경』『본초경』을 읽고, 유완소, 이동원, 주단계, 설립재 등의 모든 학설을 섭렵하더라도 의혹이 풀리지 않았다. 나아가 백가의 의설을 읽으면서 내과 외과, 소아과, 부인과 등 13과의 모든 것을 통달하고, 일본 명의들의 치험집인 『濟民記』『燈下集』『衆方規矩』『醫方口訣集』 등 모든 비방 비전을 구해 보았지만, 효과가 없었다. 그러던 중 장중경의 『상한론』『금궤요략』 두 권은 만세의 法, 群方의 祖라는 평가를 듣고, 趙開美의 『중경전서』, 方有執의 『상한론조변』, 喻嘉言의 『傷寒尙論編』, 程應旄의 『상한론후조변』, 名古屋玄醫의 『금궤요략주해』, 沈自南의 『편주금궤요략』 등을 모두 서로 비교하면서 공부하였다. 이렇게 침식을 잊고 공부를 하자, 문리가 터지면서 그 전에 읽으면서 몰랐던 부분이 이해가 되었다.

모름지기 상한금궤요략에서 숨통이 터진 것이다. 책 제목도 의학의 의문을 푼다는 의미에서 '解惑'이라고 하였다. 『상한론』『금궤요략』의 두 권을 마스터하지 않고서는 『내경』『난경』『본초경』을 아무리 연구를 하더라도 공리공론에 지나지 않는다고 결론을 지었다. 그의 이런 주장은 사후 30년이 지난, 1765년 多紀元孝가 의학관인 躋壽館을 건립하고, 교과목을 선정할 때 영향을 미친다. 즉, 『상한론』『금궤요략』『소문』『영추』『난경』『본초경』의 6부를 강의하도록 하였는데, 이것이 에도 의학관의 학풍이고, 고증학파의 기둥이 된다. 그 후 문화년간1804-17에 오하리尾張 藩의 번주 주치의였던 淺井貞庵은 靜觀堂학사를 건립하고, 『상한론』『금궤요략』『내경』『본초비요』『본초강목』을 강의하였다.

希哲의 사후 100년이 지나 고증학파의 거장인 山田椿庭1808-81도 希哲의 이념과 똑같이 '의서가 아무리 많다고 하더라도 소문, 영추, 난경, 상한론, 금궤요략은 醫經으로 칭하며, 儒家의 오경과 같은 위치를 차지하고 있으며, 특히 상한론은 논어와 같아서 매일 좌우명으로 삼을 것이다.' 라고 하였다. 불과 35세로 요절한 천재 의학자의 사고가 뒷날 의학교육의 초석을 마련하였다. 그의 생각은 에도 의학관, 名古屋의 정관당, 메이지의 온지사로 맥이 이어져 내려오고 있다. 汗牛充棟의 수많은 책을 이렇게 간략하게 평가를 한 천재의 비범함이 예사롭지 않다. 다만 그의 내경 - 상한론 일관설을 주장한 그를 고방파에 놓는 것은 정확하지 않지만, 금원의학에 의존하지 않는다는 점에서 고방파의 한 사람으로 불러도 무방할 것이다. 만약에 內藤希哲이 좀 더 살아서 그의 내경과 상한론 일관설, 吉益東洞의 상한론一本流 사이에 일대 결투가 벌어졌다면 볼만한 싸움이 되었을 것이다.

山脇東洋야마와끼 토요 1705-1762: 학통은 李朱의학을 종으로 삼는 후세파의 학문에서 출발하였으나, 뒤에 後藤艮山의 제자로서 의업을 계승하고, 발전시켜 실증적 고방파 의학을 확립하였다. 야마와끼 토요가 임상에서 유일무이하게 성전으로 삼은 것은 장중경의 상한잡병론이었다. 이 이유는 '장중경 저서의 서문에 열심히 古訓을 구하고, 널리 重方을 모은다' 라는 자세였다. 『外臺秘要』의 복간에 힘썼으며, 뛰어난 학자 永富獨嘯庵을 배출한다. 해부의 의의를 깨닫고 당시 서양의학에도 많은 관심을 기울였으며, 1754년에 일본 최초로 사형수의 사체해부를 관찰하고, 그것을 기록한 결과를 『藏志』로 출판한다. '觀臟' 즉, 장부관찰을 행한 것이다. 그러나 그는 한방의학에 필요한 부분만 해부학을 존중하였을 뿐, 해부학과 한방의학을 결합시키는 일은 하지 않고, 단지 『상한론』 신봉자로서 세상을 마친다. 치료법으로서 汗 · 吐 · 下 3법중 吐法을 중시하였다. 의학사에서는 일본 한방에서 가장 걸출한 인물 吉益東洞를 발굴한 사람으로 더 유명하기도 하며, 이들 두 사람의 만남 이야기가 항상 화제가 된다. 이들 조우에 대해서 이미 본문에 자세히 소개하였다.

吉益東洞요시마시 토도 1702-73: 일본 한방의학사에서 가장 논란이 되고 있는 주인공이다. 음양, 허실이라는 전통의학적인 용어를 사용하지도 않고, 虛를 補하는 것은 穀肉果菜이고, 질병의 경우에는 實을 瀉할 뿐이라고 하였다. 이론적인 지주인 만병일독설보다는 처방과 증상의 결합인 方證相對論이 후세에 더 많은 영향을 미치게 된다. 그의 저서 가운데 대표적인 『類聚方』의 서문에서 '醫之學也. 方焉耳' 라고 하여 의학에서는 처방선택만이 지고지선이라고 단호하게 말하였다. 한편으로는 오늘날 중의학 입장에서 일본 한방의학을 가장 왜곡시킨 장본인으로 비난의 대상이 되고 있다. 이처럼 일체의 이론을 공리공론으로 하였으며, 모든 이론과 학설에 회의적이었다. 즉, 그는 『醫事或問』에서 눈에 보이지 않는 것은 말하지 않는다고 하여 그의 스승 香川修庵의 학설을 그대로 계승하였다. 그를 지탱하게 만든 2대 지주는 「만병일독설」과 눈에 보이지 않는 것은 말하지 않는다는 것이다. 생체에 무슨 이유로 후천적으로 생긴 독이 질병의 원인이며, 이 독을 독약으로써 치료하여야 된다는 것이다. 체내에 독이 있으면 그 증거가 외견에 나타나야 하는데, 복진으로서 확인할 수 있다고 주장하였다. 그의 대표적인 저술은 『類聚方』『藥徵』『醫事或問』『方極』『醫斷』 등이 있는데, 이 가운데서 『藥徵』을 가장 심혈을 쏟아 지었으며, 후세에 영향을 끼친 문헌 중에서도 이보다 더 한 것은 없다고 한다. 그의 증례기록은 『建殊錄』에 잘 나와 있다. 그의 醫說을 정리하면 다음과 같다.

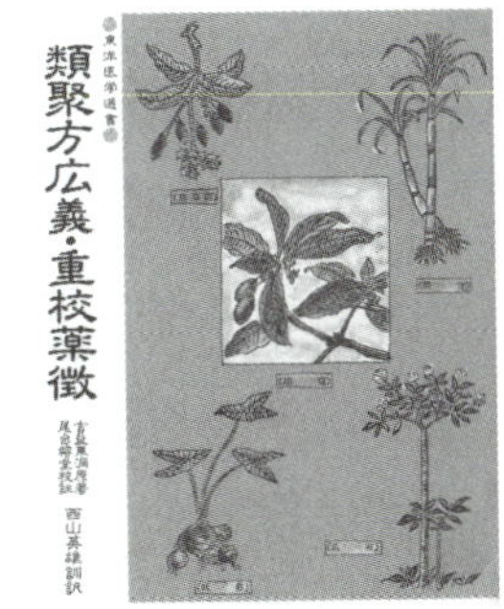

요시마시 토도의 대표작인 『유취방』 『약징』

- 모든 질병의 원인을 만병일독설로 인식
- 음양오행설을 완전 부정
- 병인 · 병기를 무시하고 방증상대론을 주창
- 복진을 중요시
- 약물의 한열 · 인경보사 부정
- 補瀉개념을 완전히 바꿈

그가 태어난 히로시마에서는 히로시마대학 의학부 구내에 요시마시 토도 현창비가 있다. 매년 가을에 히로시마 한방연구회에서는 요시마시 토도 현창회를 개최하며 2007년이 제13회에 東洞祭라고 하여 해당한다. 그리고 2007년 히로시마에서 개최된 일본동양의학회 총회에서는 프로그램에 요시마시 토도 사진을 넣어 기념하고 있다.

中西深齋나카니시 신사이 1724-1803: 상한론 연구를 라이프 워크로 30년에 걸쳐 완성한 『상한론辯正』『상한론藪解』의 상한론주해서가 유명하다.

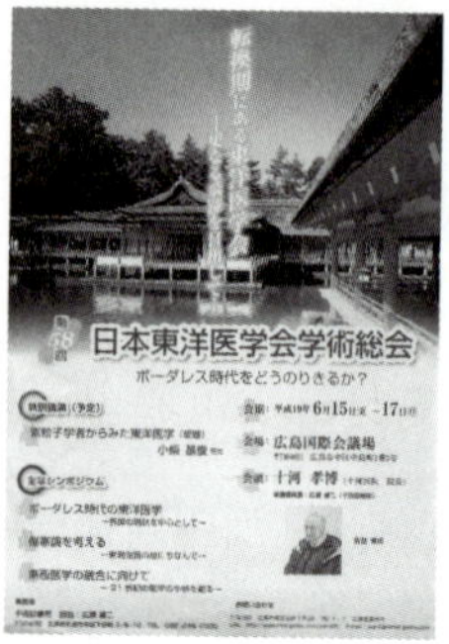

2007년 히로시마 일본동양의학회 총회 프로그램의 요시마시 토도의 초상화

永富獨嘯庵나가토미 도쿠쇼안 1732-66: 젊은 정열의 國手로 존칭되는 학자이다. 그의 생애 짧은 35년 동안 국수로서 한방의학에, 서양의학에, 儒學에, 그리고 禪에, 각각 모든 분야에서 젊은 정열과 탁월한 견해를 밝히고 있다. 20세 때 쿄토에 상경하여 山脇東洋의 문하에 들어가서 의학을 배운 수제자이며, 吉益東洞이 기량을 절찬할 정도로 명석한 의학자이기도 하였다. 의학 문헌에 대하여 『상한론』 한 권만이 詐僞妄誕되지 않은 것이고, 나머지는 취할 바가 아니다고 하였다. 이 시대의 풍운아들이 쏟아 내는 독설을 보면 진실 정도를 떠나 한때 대단한 학문의 자유가 있었다고 생각한다. 임상에서는 겸손하여 성공 증례와 실패 증례를 아울러 기술하고 있다. 지금보더라도 훌륭한 증례보고에 해당할 정도로 구체적으로 인적사항에서부터 질병경과를 기록하고 있을 정도로 정미한 면이 있다. 요시마시 토도보다 30세 연하이나, 그의 학자적 재능은 널리 알려져 일찌기 요시마시 토도가 '내가 죽으면 나가토미 도쿠쇼안이 왕관을 차지할 것이다' 라고 하였다. 1762년에 나가사키에서 서양의들과 접촉을 하면서 크게 깨닫는 바가 생긴다. 그의 저서인 『漫遊雜記』에서 '유암은 예전부터 낫지 않는다고 알려져 왔지만, 서양의학에서는 초기 매핵 같을 때는 수

술하여 베어 버린다. 그런 다음 상처를 치료한다. 나는 아직 이를 시험하지 않았지만, 진실이 깃들여 있어 소개한다' 외에, 기타 여러 가지 서양 의학의 감별진단법을 소개하기도 하며, 마지막에 네덜란드에서는 사체 해부의 금지가 없으며, 사인을 모를 때는 반드시 부검을 한다는 데에 크게 공감을 가진다고 하였다. 실로 오늘 우리들이 듣더라도 공감이 가는 말이 아닐 수 없다. 지금으로부터 250년 전의 유교 문화 국가에서 일어난 일이다. 그러나 그의 독설이 너무 유명하여 다른 문파 사람들이 독한 놈이라고 부르자, 나홀로 부는 피리라는 뜻으로 「獨嘯庵」이라고 호를 하였다고 한다. 역사에서 이런 독설가를 가지는 것도 복이다. 일찍이 해부학의 필요성을 역설하고, 시류를 뛰어넘은 높은 식견, 예리한 통찰력은 오늘까지 그의 이름을 올리는 이유가 된다. 불과 35세로 요절하면서 위에 언급한 『漫遊雜記』 외에도 『吐方考』『囊語』 등을 남기고 있다.

龜井南冥카메이 난메이 1743-1814: 유의로서 잘 알려져 있지만, '肥큐슈지방에 椿壽가 있고, 筑후쿠오카지방에 南冥이 있다' 고 할 정도로 의술에서도 이름을 날렸다. 원래는 요시마시 토도의 문하에 들어갔으나, 의설의 편벽함에 의심을 하고, 오사카에 가서 永富獨嘯庵의 문하에 들어갔다. 永富獨嘯庵의 명저인 『漫遊雜記』에 서문을 쓰고 있다. 이 때 그의 나이 불과 20세이었다. 그의 학문의 깊이를 알 수 있는 증거이다. 小石元俊, 大田亨叔과 더불어 永富獨嘯庵의 3대 준걸로 꼽힌다. 의학에 관한 그의 저술은 『古今齋以呂波歌』『南冥問答』『辯惑論』 등이 있다. 한방에 관한 그의 태도는 東洞流의 상한론에 치우치지 않고, 그 단점을 후세방으로 보완하는 입장을 취한다. '醫는 意이고, 意는 學에서 나온다. 方에는 古今이 없고, 중요한 것은 어떻게 치료하는가이다.' 라는 방침을 가지고 있었다. 문파로 보면 고방파로 넣는 것이 타당하나, 그 실제 내용면에서는 절충파로 넣어야 할 의학자이다.

村井琴山무라이 킨잔 1733-1815: 吉益東洞 문중에서 제1인자로 꼽히는 학자이다. 통칭으로 椿壽이며, 琴山은 그의 호이다. 아버지가 쿠마모토 의 학교인 再春館의 교수를 지낸 뼈대있는 가문출신이다. 큐슈에서 활약한 의학자로서, 吉益東洞에게 직접 가르침을 받았다. 저서에 『醫道二千年眼目編』는 東洞說을 보강하고, 입증한 것으로 대단하게 東洞찬미로 일관한다. 『和方一萬方』는 민간약을 집대성한 것으로 실용적인 면, 민속적인 면에서 주목된다.

山脇東門야마와키 토몬 1736-82: 山脇東洋의 아들로서 아버지의 해부학을 이어받아 1771년에 女屍를 해부한 다음 『玉碎臟圖』라는 도보를 남기고 있다. 그 뒤에 남녀 일체를 해부하며, 의학 공부에서 해부 지식의 필요성을 더욱 깨닫고, 이를 역설하였다. 임상에서는 汗吐下의 고의방 三法을 연구하고, 자락법을 창도하였다. 자락법은 吉雄耕牛로부터 배워 삼릉침을 사용하여 어혈을 빼내는 것이었다. 이 치료법이 이때 일본의학에서 처음으로 시도되었다. 의학사에서 생각하면 지금의 사혈요법이 250년의 역사를 가지고 있다. 의학의 학통으로서는 고방류와 후세방류의 지나침을 모두 비판하였다. 이 때문에 고방파에 넣는 것이 맞지 않으나, 해부학을 별도로 설정하는 것도 번거롭기 때문에 여기에서 소개한다. 『東門隨筆』이 있다.

稻葉文禮이나바 분레이 ?-1805: 출생지와 출생시기가 알려지지 않은 학자이다. 어려서부터 부모와 떨어져 고아로 자라나면서 방탕한 젊은 시절을 보내고, 나쁜 짓이라면 모든 짓을 다 하였다고 전해진다. 그러나 어느 날 친구의 이야기를 듣고 감동받아 의사가 되고자 뜻을 세우게 된다.

鶴泰榮이라는 명의를 만나 공부를 하게 되는데, 이 사람은 吉益東洞의 문하에서 공부한 적은 없지만, 東洞을 존경하면서 고방을 연구한 복진의 명의였다. 和久田叔虎를 만나면서 의기투합하게 되고, 복진연구에 일생을 바친다. 1786년에 『腹侯辯略』이라는 조그마한 저서를 낸다. 문인인 關 完俊이가 대필한 『腹診圖彙』, 문인들에게 구술한 『腹證奇覽』 4권을 냄으로써 和久田叔虎의 『腹證奇覽翼』과 함께 상한론계 복진서의 대표적인 문헌으로 남게 한다.

和久田叔虎와쿠다 슈쿠코 19C初: 기이하게도 『腹證奇覽』를 남긴 稻葉文禮와 마찬가지로 에도 최고의 복진연구가 모두 출생 연도와 출생지가 명확하지 않은 특징이 있다. 稻葉文禮가 1793년에 和久田叔虎에 대하여 자신의 의술을 전해줄 수 있는 사람을 만났다고 대단히 기뻐하였다고 한다. 수개월간 머물면서 자신이 습득한 복진법을 남김없이 전해 줄 정도로 인간적으로 성품이 뛰어났음에 틀림이 없다. 1809년 『腹證奇覽翼』을 펴낸다.

中神琴溪나카가미 킨케이 1744–1835: 독학으로 고방의학을 배워 大醫의 경지까지 오른 특이한 명의이다. 의학사상은 東洞의 영향을 받았다. 한방의술을 연마하는데, 책으로 배우기보다는 직접 구전으로 배우기를 권하였기 때문에, 그가 직접 쓴 책은 없으며, 그의 문하생들이 강의록을 정리한 『生生堂醫譚』 『生生堂雜記』 『生生堂治驗』 『生生堂養生論』 등이 있다. 그의 의학사상은 '의술은 실제 제 역할을 하지 못하면 안 된다. 따라서 규칙에 얽매이지 말고 항상 임기응변의 치료기술을 발휘하지 않으면 안된다. 사실을 항상 숭상하고, 실학을 배워야 한다. 의학을 한다는 것은 무엇을 위함인가? 질병을 치료하는 것이 중요하다는 사실을 잊어서는 안 된다.' 라고 정리된다. 그의 문인 중에서 후세에 이름을 날린 사람은 『吐方論』을 지은 喜多村良宅이 있다.

吉益南涯요시마시 난가이 1750-1813: 아버지가 그 유명한 요시마시 토도이다. 토도의 만병일독설을 확대하여 기혈수 학설을 제창하여, 오늘까지 대표적인 생리 · 병리사상으로 자리하게 한 의학자이다. 새로운 학설인 기혈수 아론에 의하여 상한론 처방을 해석하여 대중들의 관심을 끌었으며, 중경의 약방을 이 이론으로 설명하고자 하였다. 『氣血水藥徵』『觀證辯疑』『方庸』에서 그의 학설을 확정지었다. 요시마시 난가이가 기혈수학설을 제창한 것은 아버지의 너무 지나친 학설을 바르게 하기 위함이었으며, '독으로서 병독을 바르게 하고자 한다' 라고 하는 과격한 토도의 학설에 수정을 가하면서, 치료법에서도 부족한 면을 보충하고자 하였다. 요시마시 토도에 의한 '직접 몸소 경험한 것을 기초로 하여 사실에 입각한 의학 만들기' 는 이들 부자의 노력으로 어느 정도 완성을 보았다고 할 수 있다. 요시마시 난가이는 학자로서뿐만 아니라, 임상가로서도 한 시대를 풍미하였다고 전해진다. 『成蹟錄』『續建殊錄』에 치험례가 남아있다. 뒤에 나오는 「기혈수 이론」 편에서 보다 자세하게 언급될 것이다.

川越衡山카와고에 코잔 1758-1828: 中西深齋1724-1803에 영향을 받아 古醫方을 배웠으나, 별도로 일가를 일구었다. 『傷寒論脈證式』『傷寒藥品體用』이 대표작이며, 전자는 상한론 주석서로서 유명하다.

宇津木昆台우쯔키 콘다이 1779-1848: 스스로 神, 儒, 釋, 老, 醫의 5가지에 정통하여 五足齋라고 자칭할 정도로 자의식이 강한 인물이다. 쉬운 일본어로 씌어진 25권에 이르는 『古訓醫傳』에서 그의 고방의학에 대한 정신이 다 나와 있다. 모든 병의 원인을 풍 · 한 · 열 3가지에 기반을 두고 있으며, 吉益南涯의 기혈수학설을 한 단계 업그레이드시킨다.

和田元庸 와다 모토쯔네 1780?-?: 吉益南涯의 문인으로서 뛰어난 학자이지만, 生沒 연대가 불분명하다. 『三世醫譚』 『傷寒論精義外傳』이 유명하다.

尾臺榕堂오다이 요도 1799-1863: 에도 바쿠후 말기에서 메이지 유신에 걸친 일대 전환기에서 고방의가의 영웅으로 나타난 인물이다. 서양의학의 핵심인 해부학의 영향을 멀리하려고 한 학자 중의 중심 인물이다. 그는 吉益東洞의 『類聚方』을 저본으로 하여 자신의 경험에 기초하여 주석을 가한 『類聚方廣義』를 남기고 있다. 이 저서는 본인의 풍부한 경험을 바탕으로 하여 적확한 주석이 붙여져 있고, 간결을 유지하기 위하여 쓸데없는 것은 빼버려 오늘날 한방 임상가에게 없어서는 안 되는, 살아있는 고전의 서로 남는다. 그는 여기에서 상한론은 약물요법의 근원이 되며, 장중경은 단지 집대성한 것에 불과하다고 단정지었다. 오로지 상한론을 연구응용함으로써 만병의 치료가 가능하다는 확고한 고방적 입장을 견지한다. 한편 그의 『方伎雜誌』는 전 생애에 걸쳐 의학에 관한 처세관, 젊었을 때의 경험, 치험, 취미에 관한 모든 것이 실려있는 책이다. 하나의 예를 들면 요폐증에서 카테터의 유용성에 대해서 언급함으로 생각한 것보다 유연한 임상가라는 평도 나오게 된다. 배뇨의 한 방법으로 카데터 사용에 대한 언급은 그 당시 서양의학의 영향을 알 수 있는 중요한 대목이 되기도 한다. 기타 『重校藥徵』 『療難百則』 『醫餘』 『井觀醫言』이 있다.

古矢知白후루야 치하쿠 19C: 에도 바쿠후 말기에 살았으나, 생몰 연대는 정확하지 않다. 주역의 사상으로 상한론을 설명한 이색적인 의가이다. 『병인문답』 『古方括要』 『傷寒論正文復聖解』 『傷寒論國字復聖辯』 『正文傷寒論復聖辯』 『復聖正文傷寒論』 등이 있다.

| 저자의 노트 |

고방의학 4대가에서 요시마시 토도에 대한 평가

일본 한방의학에서 수많은 학자들 가운데 고방 4대가로 높이 부르는 사람들이 있는데, 後藤良山, 香川修德, 山脇東洋, 松原一閑齋이다. 혹은 香川修德, 山脇東洋, 松原一閑齋, 吉益東洞을 일컫기도 한다. 이들 고방의학을 대표하는 학자 중에서도 일본 전통의학의 역사에 가장 결정적인 영향을 미친 사람은 吉益東洞이다. 1747에 『醫斷』을 내면서 기존 의학에 대하여 하나의 투쟁선언을 한다. 그는 동아시아 유교문화권의 전통의학에 필수적인 모든 요소에 회의적인 시각을 가지고, 용어의 재정의 혹은 부정하였다. 맥에 대해서도 증명하는 데 부족하다고 하고, 오장육부설의 질병을 치료하는 데 쓸모가 없다고 일축하였다. 그는 치료에 임하면서 중요시하는 것은 첫 번째로 복부의 징후, 둘째로 외증, 마지막으로 맥이라고 하였으며, 종래에 중시되었던 음양오행설에 기초한 장부론과 경락설을 버렸다. 더 나아가 음양허실의 개념, 육병위설까지도 적극적으로 평가하려고 하지 않았다. 그리고 약물운용의 기본인 본초학도 미망하다고 물리쳤다. 『醫斷』의 「病因」조문에서도 질병의 원인을 추측할 필요는 없으며, 오히려 원인을 찾으면서 생길 수 있는 억측은 치료를 하는 데 백해무익하다고 강조하였다. 외부에 나타나는 현상만을 믿을 뿐이라고 한 것이다. 『醫斷』의 「腹候」에서는 복부는 살아 있는 생명의 근본이기 때문에 모든 병은 여기에 나타나므로 반드시 이곳을 진찰할 필요가 있다고 강조하였다. 따라서 이러한 점에서 東洞은 독자적인 한방가였다. 그가 죽은 다음에, 아들인 吉益南涯가 기혈수설을 제창하여 뒤치다꺼리를 도맡는다. 그 뒤 고방가들이라고 하더라도 東洞에 대한 존경은 표하더라도 실제로는 東洞만큼 철저하지 못하였으며, 『醫斷』을 통하여 부정한 요소들을 제 나름대로 소화하여 받아들였던 것이 현실이다. 이것은 오늘날에도 변하지 않는 사실이다.

東洞의 사고는 『醫斷』과 죽기 4년 전, 1769년에 나온 『醫事或問』에 응축되어 있다. 이 두 권을 비교하더라도 20년간 거의 그의 사고는 기본적으로 변하지 않음을 알 수 있다. 그는 서양의학의 해부학 관점에서 부정되어야 할 전통의학 요소들을 후배들을 위하여 가능한 자기 손으로 혼신의 힘으로 사전에 가지를 잘라버렸다고 평가된다. 동서양의학의 충돌에서 비판의 화살이 날아 오기 쉬운 요소들에 대해서는 자기 스스로 피를 묻히는 일을 마다하지 않았다고 할 수 있다. 진정 그만큼 앞날에 대한 혜안을 가진 의학자가 있었을까. 어쩌면 100년 뒤에 닥쳐올 음양오행위주 한방의학의 몰락을 예단하였을지 모를 일이다.

오늘날 그에 대한 평가는 크게 둘로 나누어지고 있다. 즉 기존의학의 파괴자냐, 아니면 앞

길을 구체적으로 제시한 건설자냐. 원래 창조와 파괴는 표리관계에 있어 서로 관련을 맺고 있지만, 그의 학문이 당시 유학의 동향이나 사회 관심의 변화가 민감하게 반영되어 형성되었음에는 틀림이 없다. 44세까지 불우하였던 시기가 그의 학문의 요람기였다. 유학자인 伊藤仁齋가 주자의 주석을 배제하고, 직접 논어 · 맹자를 궁구하여야 된다는 古義學을 창시하고, 그의 영향을 받은 荻生徂徠는 古文辭學에 의한 새로운 유교체계를 제창하였는데, 이들의 유학 경향에 한방 의학자들이 크게 영향을 받으면서 금원시대 이전의 임상 원조로 돌아가야 된다는 움직임이 구체화된 것이다. 그러나 요시마시 토도를 중국 의학자들은 중국 의학의 반을 버린 장본인으로 혹평하고 있으며, 일본 의학자들 가운데서도 일본 한방의학의 길을 좁게 만들었다고 비판을 서슴치 않는다. 이렇게 하여 역사는 돌고 돌아 1980년에 들어와서 예전의 중국 의학으로 다시 되돌아가야 한다고 외치면서 중의학 자체의 습득을 위한 붐이 코베神戸를 중심으로 하여 일어나고 있으며, 동양학술출판사가 중의학 번역 출판을 이끌고 있다.

에도江戸 官學派

교토를 중심으로 고방파의 요시마시 토도의학이 일세를 풍미하는 가운데, 쇼군將軍이 있는 에도 즉, 토쿄에는 이 흐름의 의학을 인정하지 않게 된다. 그들은 에도의학관을 중심으로 송대 의학을 이상으로 하는 의학을 구축하고자 하였으며, 따라서 송대 의학의 대표적인 저술인 『화제국방』의 복간 등에 힘을 쏟는다. 현존하는 증례기록을 보면 그들은 상한론이나 금원사대의학을 잘 알고 있었지만, 『화제국방』1107 『普濟本事方』1406 『증치요결』1443 『赤水玄珠』1596 을 중심으로 한 의학을 전개하였다. 이런 흔적이 남아 있는 것 중에 하나가 두통처방으로 釣藤散이 있는데, 이 처방은 한국에서는 사용하지 않으나 일본에서는 유명한데, 이 처방의 출전이 『普濟本事方』이다. 그리고 현재 일본 보험한방제제 가운데 『화제국방』 처방이 많이 포함되어 있는 것도 이런 배경이 있다.

그러나 아이러니컬하게도 역사에서는 이들을 관립, 지금으로 보면 국립의과대학 교수들의 업적에 대하여 좋은 점수를 주지 않고 있다. 왜냐하면 그들은 문헌 중심의 논리를 추구하면서 증례기록을 거의 남기지 않았기 때문이다. 이론이 아무리 좋더라도 실제 임상과는 거리가 있기 때문에 증례기록을 남기지 않는 의학자들을 하위로 두고 있다. 한국에도 이론에는 뛰어나지만, 실제 임상가로 실패한 인물이 있는 것을 생각하면 일본 한방의학은 실용의학으로서 많은 가치가 있다고 생각한다. 오늘날에도 이런 흐름은 지속되어 일본에서의 한방의학 관련 책을 보면 그냥 이론만을 나열한 것은 거의 찾아볼 수 없다.

대표적인 인물들의 이름만을 소개한다. 이름 외에 더 구체적으로 이들에 대한 독창적인 업적이 거의 나와 있지 않다.

| 대표적인 의학자 |

今大路親顯이마오지 신켄 ?-1737

望月三英모치즈끼 산에이 1697-1769

多紀元孝타키 겐코 1699-1766

丹羽正伯니와 쇼하쿠 1700-52

多紀元德타키 겐토쿠 1732-1801

片倉鶴陵카타쿠라 카쿠료 1751-1822: 치험례가 『靜儉堂治驗』(5권)에 담았으며, 세계 최초 鼻茸절제수술을 한 내용이 실려 있다. 저서로 『醫學質驗』『傷寒啓徵』『産科發蒙』『雜病試考』『保嬰須知』『靑囊瑣探』이 있다.

이들에 대해서는 다른 곳에서 중복하여 일부 언급되기도 한다.

절충파: 후세방과 고방을 합한 의학그룹

후세방파와 고방파의 격렬한 전투가 일어난 다음, 이 양자를 합하는 형태의 의학파, 즉 절충파가 등장하는 것은 역사에서 필연이다. 正, 反, 合의 원리라고 할 수 있다. 사회학에서도 우파와 좌파의 대결을 이어가면서도 중도파, 혹은 제3의 길을 모색하는데, 하물며 실용학문으로서 모든 것을 아우르는 형태의 의학 세계는 너무나 당연한 귀결점이다. 현재 일본 한방의학을 말할 때 선입견으로 고방의학 중심이라고 하지, 실제 처방되는 처방전과 보험제제에 포함되어 있는 처방의 종류를 살펴보면 절충파의학이라고 하는 것이 정당하다. 단지 일본은 중국이나 한국에 비하여 고방의학이 발달되어 있다는 것이지 단적으로 고방의학의 나라라고 할 수는 없다. 한국의 전통의학을 보고 단순하게 사상체질의학의 나라라고 한다면 한편 억울한 심정이 드는 것과 같다고 할 것이다. 오늘날을 살펴보면 오츠카 케이세츠, 야카즈 도메이, 오츠카 야스오, 하나와 토시유키를 잇는 키타사토 동양의학연구소의 흐름은 확실한 절충파이다. 토야마대학 화한진료학교실은 테라사와 카츠토시 선생의 스승들인 후지히라 켄, 오쿠다 켄조 등이 고방중심이었고, 고방 중심인 치바대학 의학부의 한방연구부 출신이기 때문에 고방 편향이나 실제 임상에서는 그렇지 않은 모습을 보이고 있다.

| 대표적인 의학자 |

福井楓亭후쿠이 후테이 1725–92: 에도 후기 典醫로서 유명한 집안인 福井

가문에서 장자인 榕亭과 함께 가장 이름을 떨친 사람이 楓亭이다. 1790년 에도에 초빙되어 에도 의학관의 전신인 躋壽館에서 2년간 『영추』를 강의하였다. 그 당시에는 쿄토에서 이름난 학자들을 에도로 불러들였는데 夜間玄琢, 小野蘭山, 百百漢陰, 荻野元凱 등이 대표이다. 그는 많은 처방을 만들었는데 疝氣八味方은 대표적이다. 瘻症方도 유명한데, 淺田宗伯의 『勿誤方函口訣』에서 福井楓亭의 경험방이라고 소개되었다. 『方讀辯解』『集驗良方』『瀕湖脈解』『病因考』『證治辯義』가 있다. 그의 장자인 榕亭은 福井丹波守로 더 알려져 있으며 당대 일류의 명의로 이름을 떨쳤다.

和田東郭와다 토카쿠 1743–1803: 일본 한방의학 역사에서 새로운 백년의 19세기가 들어오자 마자 절충파의 한 거물이 혜성처럼 나타나는데, 바로 이 인물이 와다 토카쿠和田東郭이다. 그의 저서인 『蕉窓雜話』는 지금도 읽지 않은 한방가가 없을 정도로 필수적인 문헌이며, 깊은 학식과 풍부한 임상경험, 그리고 온건우아한 성품에 존경하지 않는 사람이 없다. 그의 호인 含章齋로 잘 알려져 있다. 아버지는 瘍科의 의관이었기 때문에 토카쿠는 내과를 선택하도록 되었다. 26세 때 요시마시 토도의 문하에 들어갔다. 고방의학이 영향을 미친 것은 틀림이 없지만, 토카쿠의 입장에서는 戸田旭山에게 더 많은 영향을 받게 된다. 旭山은 의학을 이렇게 평하였다.

'의학은 古經方에 의지하여야 하며, 古經方은 상한론을 중심으로 하여야 한다'

그러나 토카쿠는 고방의학의 가치를 충분히 인정하면서도 많은 약점이 있다는 것 또한 알았기 때문에 그 부족한 점을 보충하기 위하여 후세방을 받아들이는 입장을 취한다. 이런 입장이기 때문에, 결론적으로는 그는 이렇게 정리한다.

'모든 질병을 치료하는데 고방을 중심으로 하고, 그 부족함을 후세방으로 한다.'

그의 사고는 중용을 취한 온화한 치료법이었기 때문에 모든 의학자들에게 환영을 받는다. 고방의 사하요법과 후세방의 온보요법을 겸하는 토카쿠東郭의 의학을 補瀉一元流라고 할 만하다. 전쟁에서도 공격과 수비를 겸하는 전법을 안다면 더 이상 바랄 것이 없을 것이다. 어의로 봉직하면서 냉증을 진단하여 온보제로서 임신을 시켜 황태자를 탄생하게 한 일화도 전해 내려오고 있다. 그의 『蕉窓雜話』서문에 의하면 의사는 오로지 환자의 병만을 진찰할 것이며, 빈부귀천을 가리지 말라고 경고하고 있다. 병을 진찰할 때 긴요한 것은 충성을 다 할 뿐이라고 하여, 「충성의 명의」라고 일컬어지기도 한다. 임상에서 〈有法의 死法〉과 〈無法의 活法〉이 있으므로, 딱 들어맞는 증에 처방을 사용하더라도 효과가 없으면 이에 구애받지 말아야 함을 강조하였다. 특히 토카쿠의 의술은 성실 그 자체이고, 그 의술은 簡精하였기 때문에, 전통적인 일본의학의 성격을 찾을 수 있다. 이 경향은 오늘날 일본 한방의학의 근간을 이루는 바탕이 된다. 저서는 거의 문인들이 정리한 것들로서 다음과 같은 것이 있다. 『蕉窓雜話』『蕉窓方意解』『導水瑣言』『傷寒論正文解』『東郭醫談』『東郭腹診錄』

山田正珍야마다 마사시게 1749–87: 상한론 연구자의 필독서인 『상한론집성』을 남기고 불과 39세로 요절한 천재 의학자이다. 고증학의 명문 가문이고, 고금의 제설과 치험을 섭렵하여 치료 처방을 결정하여야 된다고 제창하여 절충파에 속한다. 상한론을 숭상하고, 서양의학에도 눈을 돌린 永富獨嘯庵을 연상시킨다. 1764년 불과 16세 때 조선사절단과 시문의 응답을 나누었다. 이 필담은 『桑韓筆話』의 제1권에 남아 있다.

原南陽하라 난요 1752–1820: 親試實驗醫學을 개화시킨 의학자로서 이름이 드높다. 상한론을 중심으로 공부하였지만, 고금에 구애받지 말 것을 주장하였다. 와다 토카쿠의 의학사상과 중복된다는 평가를 받기 때문에 절충파에 넣는다. 『叢桂亭醫事小言』『叢桂偶記』『寄奇方記』『砦草』『經穴彙解』 모두 유명하다. 특히 『砦草』는 군진의학의 저술로서 역사적으로 이름있는 문헌이 된다.

有持桂里아리모치 케이리 1758–1835: 절충파라고 평가되는 의학자로서 처방의 운용을 극명하게 실천하였다. 和田東郭, 百百漢陰, 山田業廣, 淺田宗伯들도 같은 입장을 취하고 있어, 현대 일본 한방의학은 절충파의 귀중한 경험을 계승하고 있는 면이 많다. 그는 '상한론은 경방으로서 치료의 원칙을 배우고, 방제는 일본이나 중국의 많은 문헌에서 취하여 부족함을 보충하여 좋은 치료법을 발견하여야 한다' 고 하여 和田東郭이 '모든 질환의 치료에는 고방을 위주로 하고 그 부족함을 후세방으로 메워야 된다' 고 한 것과 일맥상통하고 있다. 의학사에서 그의 명저 『方輿輗』 하나로도 빛을 발하고 있다. 書名에서의 '方輿' 는 약방을 실은 마차라는 의미이며, '얼' 은 큰 차의 선단에 횡목을 걸쳐 놓은 것으로 가장 중요한 대목이라는 의미로서, 機活六訣 즉 방제 활용의 깊은 뜻이 내포되어 있다. 八谷子良이 『方輿輗』를 필기하고 교정한 다음 간행한 것이 『校正方輿輗』이다.

淺井貞庵아사이 테이안 1770–1829: 오하리 지방의 토쿠가와 가문의 주치의로서 10대에 걸친 명의 집안에서 제7대 준걸이 바로 이 사람이다. 1799년 淺井집 안에 의학관을 짓고 의학생강의를 시작하자 학생들이 몰려들어 문인이 3,000명에 이르렀다고 한다. 강의 내용은 『소문』『영추』『상한론』『금궤요략』『본초비요』『藥性歌括』『본초강목』을 중심으로 하였다. 대표적인 저술에 『方彙口訣』이 있는데, 이것은 『古今方彙』의 구결 해설서로 유일무이하며, 그가 구사한 처방의 핵심이 전부 나와 있다. 『藥性和解』 『本朝名醫傳略』이 있다.

山本鹿洲야마모토 로쿠슈 1770-1841: 임상에서 유명한 '맥없는 병'을 가장 먼저 보고한 의사로서 유명하다. '맥없는 병'은 오늘날로 보면 高安타카야스Takayasu병으로 대동맥염 증후군으로 알려져 있다. 이런 질병이 있다는 것이 19세기 초에 한방의에 의하여 처음으로 보고되었다는 의미가 크다. 1800년에 쿄토의 와다 토카쿠를 방문하여 의학의 깊은 뜻을 이해하고, 위 확장이나 위암에 해당하는 癖囊病의 치료법을 배운다. 그의 유명한 치험은 『橘黃醫談』 속에 상세하게 소개되어 있다. 이 외에도 『癖囊編』 『四大病醫』 『蟄居庵一家言』 『類症辯疑』 『古今試效』 등 수십 편이 있다.

中川修亭나카가와 슈테이 1771-1850: 吉益南涯의 수제자로서 고방의 대가이지만, 후세방에도 이해가 깊고, 나아가 華岡青洲를 친구로 하여 서양 의학의 외과에도 정통한 의학자이기 때문에 편의상 절충파에 넣었다. 그의 저서 『眞庵漫筆』에서 吉益南涯 中神琴溪 和田東郭 富野玄達의 4인을 명의로 꼽고 있을 정도로 이들의 영향이 컸음을 알 수 있다. 매독을 치료하기 위하여 수은제 제조도 연구한 것으로 알려져 있다.

淺田宗伯아사다 소하쿠 1815-94: 메이지 시대 한방 최후의 거두이다. 그의 다채로운 학식에 대하여 그 당시 사람들은 '栗園 앞에 栗園없고, 栗園 뒤에 栗園없다'고 할 정도이었다. 栗園은 그의 호로서 오로지 그 한 사람만이 존재한다고 하는 극칭찬이다. 현재 나가노 현 출신으로 41세 때 쇼군의 주치의 중의 한 사람으로 되고, 1866년에는 오사카성의 家茂쇼군을 왕진하고서 脚氣衝心으로 진단한 일화가 유명하다. 또한 1879년 막 태어난 동궁나중에 타이쇼 연호를 사용한 大正일왕이 됨의 위독함을 한방치료로 구하여 황실에도 두터운 신임을 얻게 되며, 에도시대의 마지막 한방대가로 이름을 남긴다. 상한론의 〈함부로 잘못을 저지르지 말라〉라는 경구를 되새겨 「勿誤藥室」이라고 명명한 약국에서 의업을 하였다. 오늘날에도 『勿誤方函口訣』은 필독서로 되어 있으며, 『橘窓書影』 『古方藥議』 『脈法私言』 『傷寒論識』 『雜病論識』 『皇國名醫傳』 『先哲醫話』 등 200권에 이르는 방대한 저서를 남기고 있다.

村瀨豆洲무라세 토슈 1830-1905: 메이지 한방계의 3대 거물로서 토쿄의 淺田宗伯, 쿄토의 福井貞憲, 나고야의 村瀨豆洲이다. 『幼幼家則』 『方彙續貂』 등의 명저를 남기고 있다. 『幼幼家則』은 중국의 소아과 상용처방을 보충하기 위하여 일본 경험방을 취합한 처방집이다. 『方彙續貂』는 『古今方彙』의 부족함을 메꾼 것으로 임상가에게 매우 편리한 책이다.

荻野元凱 中身琴溪 百百漢陰 片倉鶴陵을 절충파에 포함시키기도 한다.

서양의학의 도입: 동서의학의 만남

에도시대의 의학에 관한 재미있는 책이 올 2008년 초에 나와 흥미를 끄는데, 『에도의 몸을 열다』가 바로 그것인데, 특히 16세기 외과학의 일본 도입에 관하여 아주 자세하게 나와 있다. 이런 책을 통하여 볼 때 일본 의학에서 서양의학의 수입은 조선의 서양의학 수입과는 비교가 되지 않을 정도로 오래 전부터 이루어져 왔다는 사실을 알 수 있다.

일본에서 서양의학의 도입은 16C 후반에 시작되었지만, 한방과 대립하는 세력으로 된 것은 18C 이후로 된다. 이 부분은 과거와 현재가 맞물리는 시점이므로, 조금 나중에 자세히 설명할 것이다. 어떻든 똑같이 한·일 두 나라가 쇄국정책을 하고 있었는데, 어떻게 한 나라는 의학을 비롯하여 세상 돌아가는 흐름을 알았고, 다른 한 나라는 외면하였는가 하는 것이다. 이 조그마한 섬나라가 세계 근대 의학의 고동을 알고 있었다는 증거는 그 뒤의 역사가 어떻게 전개될 것이라는 예상을 할 수 있다. 너무나 당연한 이야기이지만, 역사는 어느 날 어느 하루 아침에 이루어질 수 없는 것이다.

16세기 포르투갈인들이 일본에서 얼마나 활동했는지 보여 주는 실례로서, 예수회 선교사로 온 포르투갈인인 호아오 로드리게스Joao Rodrigues는 일본어에 대한 상세한 설명과 일본어를 사용하는 장면까지를 기술한 일본어 학습서 『니혼다이분텐日本大文典』을 편찬하기도 한다. 선교사들은 또한 『닛포지쇼日葡辭書』를 만드는 등 오늘날 귀중한 일본어 자료들을 남기기도 하여, 에도시대 바로 전 무로마치시대는 한마디로 근대어의 요람기라 할 수 있다.

포르투칼 중심의 南蠻流의학 도입

일본에 유럽 문명이 처음으로 전래된 것은 戰國시대인 16세기 중엽이다. 1543년과 1544년 두 차례 모두 폭풍에 밀려 몇 명의 포루투칼인들이 우연히 일본 땅에 오게 되면서, 그 후 60년 동안 포루투칼은 일본과 왕성하게 교역활동을 벌인다. 어떤 역사서에는 1544년 일본 중세의 봉건영토인 붕고豊後에 세 명의 포르투칼 탐험가들이 발을 내딛게 되면서 시작하였다고, 혹은 1543년 포르투칼 상선이 種子島에 표착하여 철제 대포를 전해 주었다고 한다. 어떻든 이때부터 유럽문화가 도래하기 시작하였다. 바로 뒤인 1549년에 Francisco de Xavier1506-52 선교사가 크리스트교 포교를 위하여 2년 3개월 일본에 체류한다. 뒤를 이어 포르투칼, 스페인, 이탈리아들이 선교를 위하여 일본에 오면서 포교의 방편으로 의학 기술이 포함된다. 일본에서는 포르투칼, 스페인 중심의 의학을 南蠻의학이라고 부른다. 이에 뒤를 이어 부흥한 네덜란드계통 의학을 네덜란드의 또 다른 이름인 홀랜드Holland에서 발음을 빌려와 화란和蘭이라고 하는데, 여기서 蘭方의학이라는 단어가 나온다. 역사서에서 紅毛의학이라고 하기도 한다. 중국의 화이사상에 근거하여 남방에서 온 포르투갈인을 남만인南蠻人이라 부른 반면에, 에도 초기에 일본에 온 네덜란드, 영국인은 머리카락과 수염이 붉은빛을 띠고 있어서 홍모인紅毛人 이라 부르기도 했다. 양자의 차이는 남만류의학에서는 한방약도 쓰지만, 네덜란드의학에서는 서양고유의 약만 쓴다.

| 저자의 노트 |

최초 서양식 병원

1552년 포르투칼의 Luis de Almeida1525–83는 일본에 온 선교사이자 의사로서 활약하였다고 하며 大友宗麟이라는 지방 영주의 도움으로 현재 큐슈의 오이타大分시에 병원을 열어 간단한 외과처치를 하였다고 전해진다. 일본에서 한방의학과 서양의학의 최초의 만남은 Luis de Almeida의 병원부터 시작된다. 역사적으로 보면 Almeida의 의료는 이른바 근대자연과학의 세례를 받기 전의 로마시대의 의학의 계보를 잇는 것이다. 어찌되었든 Almeida는 당시의 서양외과학을 소개한 것이고, 그곳에서 동양과 서양의 하나의 만남이 있었던 것은 사실이다.

그러나 1561년 선교사 의업금지령이 발포되어 지속적인 활동은 되지 못한다. 1610년 포르트투칼 선교사인 Christovao Ferreira 1580–1650은 선교금지에 따른 고문을 받고 1633년 개종을 하면서 귀화하여 사와노 츄안澤野忠庵으로 개명한다. 그는 나가사키에 살면서 서양의 과학사상을 소개하기도 하였으며, 아울러 서양의학의 종양, 金創요법, 약물처방과 용법을 기록한 『남만류외과서』를 강술도 하면서 半田順庵, 西玄甫 등의 서양의 제자를 배출한다.

네덜란드의학 도입

에도 바쿠후幕府 초기: 17세기

16세기 중엽 유럽 의학계는 인체를 있는 그대로 관찰하고자 하는 새로운 개념의 해부학에 기초를 둔 의학이 태두된다. 이 흐름의 선구자는 Andreas Vesalius 1514–64로서 1543년에 주 저서인 『*De Humani*

Corporis Fabrica 인체의 구조에 관하여』 -약칭하여『Fabrica, 인체의 구조』라고 한다 -로 유럽에서 간행되는데, 이 책에서 그동안 금과옥조로 되어 있던 갈레노스의 잘못된 해부학설을 지적한다. 물론 오늘날 서양의학의 바탕이 된다. 본문 600페이지로, 베네치아의 화가인 Jan Stephanvan Calcar에 의하여 해부도 300이상이 실려 있으며, 라틴어 원본이며 각국어로 번역된다.

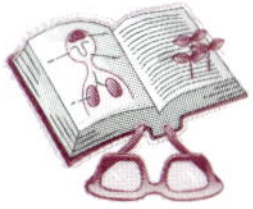

| 저자의 노트 |

갈레노스Galenos 129–216?

그는 부유한 건축가의 아들로 태어났으며, 페르가몬Pergamon 오늘의 터키 베르가마, 162년에는 로마로 가서 눈부신 해부학 기술로 명성을 떨쳤으며, 얼마 후 황제를 모시게 되었다. 그는 의학에 필요한 이론적 기초를 제공하려면 철학이 필수적이라고 가르쳤다.『가장 훌륭한 의사는 또한 철학자이다The good physician is also a philosopher』라는 책을 남기기도 하였다. 갈레노스의 4체액설을 가지고 한의학의 음양오행설과 대비하여 유사성을 말하기도 하나, 엄밀한 과학적인 방법론이라는 면에서 완전히 달리하고 있다. 그는 사람을 직접 해부한 것은 아니지만, 원숭이, 양, 돼지, 염소는 물론이고 코끼리 심장까지 해부하였다고 전해진다. 골격해부학을 발전시켰고, 신경에 대한 이해까지 넓혔지만, 인간 해부는 큰 논란의 여지가 있었기 때문에 거의 손을 대지 못하였다. 그 자신이 예상한 대로 갈레노스의 의학은 획기적이었으며, 의학을 위하여 할 수 있는 것은 다하였다고 자부하였다. 그는 자만심과 해박한 지식과 방대한 양의 저술 덕분에 거의 1,500년 동안 의학계의 권위로 군림하였다.

베살리우스 해부학

해부학 초기의 간추린 역사를 살펴보면, 원래 동서양의학의 초기에서는 시체를 해부하는 것이 보편적인 의료 관습은 아니었다. 그러므로 히포크라테스의 의술에서도 해부는 하지 않았다. 시체해부는 헬레니즘 시대의 알렉산드리아에서 맨 먼저 시작되었는데, 그곳에서는 국가와 그 종인 의사의 권력이 훨씬 강했기 때문이다. 기원 전 4세기 후반경 헤로필로스Herophilos와 에라시스트라토스Erasistratos라고 전해진다. 1482년 교황 식스투스 4세Sixtus Ⅳ 1414–84는 처형된 범죄자의 시체에 한하여 기독교식으로 매장한다는 조건하에 해부를 반대하지 않는다고 공표한다. 최초로 기록된 공개 인체해부는 1315년경 볼로냐에서 몬디노데 루치Mondino de' Luzzi 1275–1326가 실시하였고, 그의 저서인 『몬디노해부학*Anatomia Mundini*』는 표준교과서가 되었다. 볼로냐에서 시작된 해부학 열기는 레오나르도 다빈치Leonardo da Vinchi 1452–1519 같은 미술가들도 해부학을 배워 인체해부 스케치를 남기도록 하였다. 해부학의 전환점은 1543년에 나온 『인체의 구조에 관하여*De Fabrica Corporis Humani*』이다. 이 책은 1514년에 브뤼셀에서 태어난 베살리우스Andreas Vesalius 1514–64가 직접적인 관찰을 통하여 정교한 일러스트레이션을 많이 포함하여 1543년에 출판한 해부학 서적이다. 여기서 그는 인체가 아니라 동물의 몸에 대한 지식에 의존하였다고 1,500년간 내려온 갈레노스의학을 비판하였다. 이때부터 학자들은 더욱 더 엄격한 관찰자가 되어 남보다 더 나은 발견을 하려고 경쟁하게 되었다.

처음에는 1609년 나가사키의 히라도平戸에 자리하였으나, 1641년 나가사키 데지마出島로 옮겨 간 네덜란드 商館네덜란드 동인도회사의 일본지점 오늘 우리들의 코트라KOTRA에 해당이 그 당시 일본에서는 유일한 외국과의 창구이었다. 이 문호는 19세기 에도 바쿠후幕府 말기까지 그대로 존속된다. 여기에는 관장 이외에 주로 외과의를 중심으로 한 의사가 상주하게 된다. 그 당시 근무하던 직원들의 업무일지가 지금도 네덜란드 국립중앙문서관에 보관되어 있다고 한다. 당시 일본은 쇄국정책을 실시했으나 중국과 네덜란드와는 특별히 교역을 하고 있었고, 조선과는 유일하게 정식적인 국교가 있었다. 일본의 경우는 17세기 전반 쇄국에 즈음한 그 무렵부터 종교성 쪽은 완전히 배제하고 서구문화 중에서도 실용적 · 과학적인 면에만 주목을 하게 된다.

| 저자의 노트 |

일본의 서양의학 도입

「한국 18세기 학회」에서 강릉대학의 박경수 교수는 일본의 서양의학 도입에 대하여 나가사키에 파견된 통역사들을 통하여 주로 의학 쪽에 관심을 갖게 되었다고 말하고 있는데, 구체적으로 다음과 같이 그의 말을 인용하면서 재구성한다.

1710년대에 아라이 하쿠세키新井白石라고 하는 바쿠후幕府를 이끌던 요직에 있던 인물이 이탈리아 선교사와 대담을 해서 그걸 책으로 냅니다. 『西洋紀聞』이라고 하는데 이 책에 서양의 종교라든지 과학문명, 심지어는 정치체제에 이르기까지 여러 가지 일들을 기술하면서 기독교적인 유일신앙체계에 대단히 부정적인 인식을 보입니다. 아라이 하쿠세키가 제일 관심을 보인 것은 천문학이었습니다. 그 뒤 1720년대가 되면 8대 장군 요시무네德川吉宗가 서구 학문에 대한 장려를 하게 됩니다. 우선 화란어를 많이 하도록 권유하기도 하고, 또 한문으로 번역한 서양의 과학서적은 일본 내에서 얼마든지 구입을 해도 좋다는 서양 서적에 대한 해금조치를 내리게 되지요. 일본의 경우 애당초에 지배층에 의해 계기가 마련된 것은 18세기 초였습니다. 그 후로는 정치권력과는 무관하게 민간 주도에 의해서 발전해 나간 측면이 상당히 강하다는 생각이 듭니다. 일본에서 蘭學이 정식으로 성립이 되는 것은 1770년대가 되겠죠.

이렇게 18세기에 일본의 난학은 민간 주도에 의해서 상당한 융성을 보이게 됩니다만, 그 배경에는 역시 난학을 수용할 수 있는 지적인 기반이라고 하는 것이 형성되어 있었다는 생각이 듭니다. 어떻게 보면 주자학이나 고학의 유학자들에 의해서 토대가 만들어진 실증정신이라고 할까, 실험정신 같은 지적인 배경도 있고 게다가 18세기 중엽 이후에 바쿠후幕府가 중상주의 정책을 펴는 속에서 굉장히 자유 활달한 여러 가지 사상이 함께 주장되고 융합 · 수정될 수 있는 그런 분위기에 있었다는 것도 대단히 큰 영향을 미쳤을 것이란 생각이 듭니다.

여하간에 일본에서 18세기에 난학이 외부로부터 직접적인 충격 없이 간접적인 자극만을 받으면서 자생적으로 발전해 나갔다고 하는 것은 상당히 큰 의미가 있지 않은가 싶습니다. 그게 결국은 근대화의 내적 계기와 기반을 형성했다는 식으로도 볼 수 있겠죠.

역사를 읽다 보면 사소하지만, 참 재미있는 현상을 발견하게 되는데, 집 전체를 걸어 잠가두는 것 같으면서도 쪽문 하나는 열어두는, 이런 사소함이 나중에는 엄청난 차이를 만들어 내는 계기가 된다. 17세기는 우리가 잘 알다시피 조선이나 일본이 다 같이 쇄국정책을 고수하면서, 아울러 외래 종교의 포교가 엄격하게 탄압한다. 그런데 일본은 이 나가사키 앞 조그마한 섬에 숨통을 열어 놓고 종교 이외에 무역을 중심으로 한 활동을 하게 한다. 그리고 더 나아가 이 외국 대표에게는 매년 에도에 있는 최고 실력자인 쇼군將軍을 만나도록 하는 의무사항을 만들어 놓는다. 일반 백성들에게는 외국인과의 접촉을 금지시켜 놓았지만, 나라를 움직이는 지배층들은 세상이 돌아가는 이치는 알아야 되겠다는 신념으로 만나서 대화도 하고 술잔을 기울이는 것이다. 다소 이율배반적으로 보일는지 모르지만, 모름지기 지도자는 이렇게 하여야 된다고 생각한다. 일본의 최고 지도자가 쇄국이라는 정책하에서 1년에 한 번씩 정기적으로 외국 대표에게 보고를 받는 이 실용노선이 오늘 일본을 있게 한 원인이라고 하여도 과언이 아닐 것이다. 조선시대의 세종에 비유되는 에도 바쿠후幕府의 제8대 쇼군將軍인 토쿠가와 요시무네德川吉宗 재위 1716-45는 일시적으로 서양 서적을 해금시키기도 하지만 적어도 서양에서 일어나는 일은 다 알 수 있는 시스템으로 만들어 놓는다. 우리들이 중국에 가서 간접적으로 서양문물을 수입한 일과는 차원이 다르다고 하여야 할 것이다. 쿄호연간1716-36에 바쿠후幕府에서 서적보관, 수집 등을 담당하였던 아오키 콘요青木昆陽가 네덜란드어 서적을 번역한 것이 난학의 시초라고 일컬어질 정도로 쇄국하에 놓여 있던 나라에서 정부 관리가 서양문물을 적극적으로 받아들여 소개하는 일을 맡게 된다. 오늘날 일본 번역의 역사라든가, 외국 문물 수입에 대한 실용주의가 알고 보면 이렇게 깊다는 사실을 알 수 있다.

가만히 생각해 보면 우리 역사에서는 왜 그렇게 명분 하나 가지고 같은 지배계급끼리 살육의 고리를 끊지 못하였는지 안타까울 때가 많다. 2007년 여름 우리 사회에 김훈의 소설 『남한산성』에서 '죽어서 얻은 명예와 살아서 받는 치욕'이라는 화두가 유행하고 있는데, 이 소설의 배경이 되는 병자호란이 1636년 12월에서 1637년 1월에 일어난다. 포르투갈인들에게 철대포를 배워 실전에 처음 사용한 것이 16세기 후반의 노부나가인데, 이로부터 병자호란은 50년 뒤에 일어난다. 50년 동안 최신식 무기를 모르고 산 형국이 된 것이다.

18세기 일본 에도江戶는 인구 100만 명이 넘는 세계 최대의 거대도시였으며, 당시 런던이 86만 명, 파리가 54만 명, 베이징 50만 명, 조선의 한양이 30만 명이었다. 에도 시대부터 지방분권의 일본 도시 형성을 보더라도 에도, 쿄토, 오사카의 3대 市들은 각각 정치도읍, 공업도읍, 경제도읍으로 자리매김하여 발전하도록 하였다. 에도의 정치도읍은 당연한 것이고, 쿄토의 공업도시 형성은 화려한 예술을 뒷받침하기 위하여 직물·염색·장식 등에서 높은 수준의 기술을 자랑하게 되었으며, 정치에서 밀린 오사카는 '천하의 돈 7할이 오사카에 있다'고 할 정도로 경제를 움켜쥐게 되었다. 지금은 여기에 토쿄 근처의 요코하마가 수도권 인구집중으로 뜨게 되었고, 나고야가 토요타 자동차로 새로운 경제권으로 부상하고 있다. 에도바쿠후 정부가 쇄국 정책을 시행하면서 문호를 개방하지 않았다고 알려져 있지만, 이것은 외견상 알려진 것이고 실제는 다르다. 에도바쿠후를 연지 6년이 지난 시점인 1609년에는 토요토미 히데요시의 조선 침략으로 국교가 단절된 것을 토쿠가와 이에야스가 조선과 국교를 회복하고, 바쿠후가 허가한 배에는 해외 무역을 허용하였다. 그리고 나가사키의 데지마를 서양인들의 출입·거주지로 하여 유럽의 상황을 알 수 있도록 하였다.

| 저자의 노트 |

중국의 서양 문물 접촉

서양 사상의 전래는 멀리 明나라 말기까지 거슬러 올라간다. 명나라 말기의 서광계徐光啓 1562-1633는 서양 선교사들과 함께 천문학, 수학, 물리, 이용 등에 관한 책을 번역했는데 이것이 서양 학술 수입의 제1기에 해당한다. 그 후 청나라 康熙1661-1722 때는 이탈리아 선교사 마테오리치와 독일인 샬 본 벨 등과 함께 달력을 개정하고 『역상고성』 『의상고성』 등의 책을 펴냈는데 이때를 서양 사상 수입의 제2기라고 한다. 특히 1583년 제수이트 교단의 선교사로 들어와 『天主實義』를 저술한 마테오리치는 유교를 앞세워 불교 도교를 비판하고 기독교가 유교와 통한다는 결론을 이끌어내 선교 활동에 큰 역할을 하였다. 그 뒤 同治년간에 증국번曾國藩 1811-72은 강남제조국을 이용하여 제조학 · 측량학 · 격물치지학 · 병서 등을 번역했다. 이때가 제3기에 해당한다. 그러나 이 세 시기의 서양 학술 수입은 대부분 자연과학에 편중되어 있어서 사상적으로는 특별한 영향을 주지 못했다.

의학의 이야기로 돌아가서 이 네덜란드 商館일기 가운데 의학에 관한 기록을 보면 1654년 1월 31일 Andreas Vesalius의 라틴어 해부학 책이 최고위 관리 중의 한 사람인 이노우에 마사시게井上政重 1585-1661 통칭하여 清兵衛 筑後守라 함에게 전달된다. 井上筑後守는 외국문물 수입에 크게 흥미를 가지고 있었으며, 이보다 앞서 1652년 많은 의약품, 외과용 기구, 철제 의수와 의족, 인체해부모형 등을 주문하였다고 기록되어 있다. 1656년에는 이미 유명한 의사이기도 하였던 向井元升무카이겐쇼 1609-77에게 네덜란드의학을 배우기를 명하여 데지마에 파견 보내기도 한다. 요즈음 보면 잘 나가는 교수에게 국가정책으로 외국에 파견시키는 것과 같다고 하겠다. 1656년 2월 16일에는 井上筑後守집에서 일본인 의사

대상으로 상관주재 의사의 해부학강의가 열렸다고 한다. 1660년에는 돼지 해부를 견학할 정도로 열성을 기울였으며, 해부학강의도 수강하였다고 한다. 덧붙이면 그는 조선통신사를 거쳤다고 한다. 지금 생각하면 외무역할에 뛰어난 관리였음에 틀림없다. 岩生成一의 『네덜란드 사료로부터 본 에도시대 초기 서양의학의 발달』에 의하면 쇼군將軍의 주치의를 비롯하여 각 지역 蕃主지방의 최고지도자의 주치의들에게 서양의학을 배우게 하였다는 것이다. 네덜란드 의학을 공부한 저명한 의사는 앞서 말한 向井元升, 西玄甫니시겐포 ?-1684, 嵐山甫安아라시야마 호안 1633-93들이다. 그리고 서양해부도보인 『和蘭全賭內外分合圖』의 本木了意, 『紅夷外科宗傳』을 만든 楢林鎮山들은 모두 통역사들이다. 이런 영향으로 17세기 후반에 이르러서는 서양의학이 일본 사회 전체에 널리 알려졌다고 한다. 栗崎正羽, 吉田自庵, 村山自伯 등도 그 당시 서양의학인 네덜란드의학을 대표하고 있다.

이런 조그마한 여유, 그리고 별종들도 숨쉬고 살 수 있었던 사회가 동아시아의 조그마한 섬나라에 불과하였지만, 유럽과 대등한 관계로 발전하게 된다. 조선사회를 유교문화가 지배하였다 하더라도 만약에 이런 고위관료나 숨 쉴 수 있는 창구가 있었다면 좀더 여유있으면서 자유스러운 사회가 되지 않았을까?

세상의 흐름은 일반인들이 생각하는 것보다 드디어, 실제 의학사에 획을 긋는 해부학 업적은 1754년 山脇東洋의 觀藏, 1774년 杉田玄白들의 『解體新書』가 나오기까지 100년이라는 세월이 걸린다. 일본 실증의학의 출발로서 杉田玄白의 『解體新書』는 금자탑이라고 평가하며, 이 杉田玄白이 사사한 선생이 통역관인 吉雄幸左衛門耕牛이다. 그 당시 네덜란드어와 일본어와의 통역관들이 행한 부업으로서 의학수업이 가장 많았다고 하는데, 이것이 타국보다 일본에서 서양의학 수입을 앞당긴 원인이 된다. 1641년부터 1868년까지 218년간 쇄국을 하면서도 나가사키 데지마長崎 出島에 유럽과의 출구를 열어 놓은 것은 명분보다 실리를 위주로 하는 일본의 장인정신이라고도 할 수 있을 것이다.

| 일본에서 활약한 네덜란드 의학자 |

Caspar Schambergen: 1649년에 일본에 와서 1651년에 귀국할 때까지 Caspar류 외과라고 불리우는 외과를 전수. 그의 제자에 『카스팔류의서』를 쓴 猪俣傳兵衛, 『네덜란드외과서』를 쓴 河口良庵 등이 있다.

Daniel Bush: 1664년에 일본에 와서 嵐山甫山들을 가르치고, 그 다음 1월에 『醫術修得證明書〉』를 발행한다.

Wilhelmus Ten Rhyne: 1673년에 일본에 왔으며, 한방의학 중에서도 침구를 『네덜란드 의서연감』에 기재하여 유럽에 처음으로 침구학을 소개한다.

Engelbert Kampfer: 1690년에 일본에 옴. 귀국하면서 『일본지 - 일본의 역사와 기행』을 써서 유럽에 일본을 소개한다. 『廻國奇觀』에서는 침구학에 대하여 언급하고 있다.

『解體新書카이타이신쇼』 해부학 책 5권 번역 에도 바쿠후 중기 18세기

1754년 야마와키 토요가 사체해부를 관찰한 결과를 4장의 스케치와 함께 해설한 『藏志』를 출판한다. 여기에 대해서는 「해부학에 눈을 뜨다」

편을 참고하길 바란다. 1774년 杉田玄白들이 『解體新書』라는 해부학 책 5권을 번역한다. 본문 4권과 그림 1권의 5권으로 구성되어 있으며, 번역의 텍스트로 삼은 것은 네덜란드판의 『Ontleedkundige Tafelen』이다. 그러나 이 네덜란드판은 독일의학자 Johann Adam Kulmus의 『Anatomische Tabellen』을 번역한 것이다. 그러니까 요즘 말로 하면 원서를 가질 수 없어 重譯을 한 셈이다. 물론 그 당시 사정으로 독일 원서는 수중에 넣을 수 있는 형편도 안 되었지만. 여기에 참가한 학자들은 杉田玄白, 前野良澤, 中川淳庵, 桂川甫周, 石川玄常, 嶺春泰, 桐山正哲들로서 이들이 토의를 거듭하면서 번역을 완성시켰다. 이 가운데서 杉田玄白는 네덜란드의학 전문의사이고, 前野良澤은 원래 한방 전문의사였다고 하며, 따라서 동서양의학의 두 팀이 만들었다고 평가된다. 前野良澤는 나중에 서양의사로서 이름을 남기지만, 출발은 한방의학으로 출발하였다고 전해진다. 이들은 그때까지 존재하지 않았던 새로운 개념에 대응하기 위하여 신경, 문맥 등의 조어도 만들었다. 이들의 이와 같은 시도는 1771년 에도의 小塚原에서 있었던 사체해부관찰 시, 참고로 가져갔던 네덜란드판 해부학 책에 그려져 있는 도해가 실제 인체 해부와 너무나 같은 데 감탄하여 그 다음 날 바로 번역에 착수하였다고 전해진다. 우연한 기회에 역사를 바꾸는 획기적인 업적이 나온 것이다. 우연은 우연으로 그치지 않고, 필연의 예정이었다고 하면 할 말이 없지만, 역사를 들여다 보면 순간의 아찔함이 엄청난 결과를 만들어 낸다는 것을 알 수 있다. 만약에 그 날 진행되었던 사체해부 때, 그 전의 다른 사람과 같이 해부학 참고 서적을 휴대하지 않고 그냥 참가하였다면, 혹은 별다른 감흥을 느끼지 못 하였다면 어떻게 되었을까 하는 내 나름대로 역사에서 있을 수 없는 가정을 해 본다.

완성된 번역은 전대미문의 신중한 취급을 했다. 왜냐하면 이와 같은 파격적인 외서의 번역 출판은 위정자들의 판단에 따라 목숨이 왔다 갔다 할 수 있는 사안이기 때문이다. 우선 겐파쿠는 '세속에서 말하는 광고 쪽지와 같은 것' 이라고 하는 전단지를 뿌려서 평판을 엿보았다. 책의 인쇄가 끝나자 일반에 나돌기 전에 당대 최고의 권력자들인 바쿠후, 고산케御三家, 간파쿠關白 집안, 구조케九條家, 고노에케近衛家, 히로하시케廣橋家에게 먼저 바쳤다. 고산케는 '경사스러운 고가古歌' 로 답례했고, 히가시보조케東坊城家는 칠언절구로 출판을 축하해 주었다. 이렇게 권력심층부들의 마음을 읽고 난 다음 안심을 하고 일반인들에게 유포하였다.

한편 이 『해체신서』는 의학에만 큰 영향을 미친 것이 아니고, 일본 풍속화인 우키요에에서 여성성기만을 확대하여 보여주는 오쯔비에大開繪라는 장르를 개척하게 한다. 즉 성기에 관한 집요한 관심의 소산으로 자궁의 내부를 해부도에 가깝게 묘사하게 되는데, 이 『해체신서』가 오늘날 병원에서 보는 인체해부도의 모형 정도로 보급되어 당시 일반인들이 인체에 얼마나 관심을 가지게 된 것인지 짐작할 수 있다. 해부도에 가까운 여체의 묘사에 이 번역집이 일익을 담당하여 풍속화가까지 흥미를 자아내게 하였다는 것은 이 『해체신서』가 사회 전반에 끼친 영향 정도를 알 수 있다.

| 저자의 노트 |

이화여자대학교 송영빈 교수는 '일본사람들이 서양의학을 받아들이게 된 계기는 무엇일까?' 나아가 '서양학문을 적극적으로 받아들이게 된 원동력은 무엇이며 현재 세계에서 대역어사전 분야에서 선두를 달리게 된 계기는 무엇일까?' 라는 물음에 대하여 1774년 일본에서 번역된 『카이타이신쇼解體新書』에 모든 답이 실려 있다고 한다. 이하에 그의 말을 그대로 인용해 본다. 그의 논문 제목도 「네덜란드어를 몰라도 번역은 한다」이다. 본 책과 관련하여 재미있는 논문이다.

일본이 쇄국정책을 펴고 있던 18세기 에도 시대에 마에노 료타쿠前野良澤, 스기타 겐파쿠杉田玄白 등은 자신들의 눈으로 직접 사람의 몸 안을 들여다보고 싶어했다. 그러나 당시에는 사람을 해부하는 것은 바쿠후幕府에 의해 엄격히 금지되어 있었다. 다만 유일하게 사형당한 죄인의 검시檢屍만은 가능했다. 이들이 바쿠후幕府에 간청해서 형장에서 처음으로 검사를 했는데, 마침 갖고 있던 네덜란드의 의학서적에 나와 있는 해부도와 실제 인간의 몸이 너무도 똑같은 데에 무척 놀라게 된다. 물론 그들은 네덜란드어를 전혀 몰랐기 때문에 그림만 보며 실제 인간의 몸과 비교했던 것이다. 이와 같은 경험이 그들로 하여금 인간의 몸을 일목요연하게 보여줄 의학서의 번역과 출판에 의욕을 불사르게 했으며 쇄국치하에 있던 당시의 일본이 서양의 학문에 눈을 뜨고 적극적으로 받아들이게 된 계기가 되었던 것이다.

『카이타이신쇼』가 일본어로 번역 · 출간되기까지는 실로 상상을 초월하는 노력이 있었다. 사전은 물론 당시에는 네덜란드어를 할 수 있는 사람이 거의 없었으니 번역은 애초에 불가능한 일이었던 것이었다. 하지만 인간의 의지란 정녕 놀라운 것이어서, 3년 6개월여에 걸친 각고의 노력 끝에 『카이타이신쇼』는 빛을 보게 된다.

사용한 용어를 살펴보면 중국어에 있는 것은 그대로 받아들이고, 그렇지 않은 것을 독자적으로 번역하는 데 매우 고심한 흔적이 보이며, 경우에 따라서는 도저히 번역을 하지 못해서인지 네덜란드어를 그대로 남겨둔 것도 있다. 현재까지 남아 있는 것은 그다지 많지 않지만 오늘날 우리나라에서도 쓰이고 있는 기초적인 용어들이 당시에 만들어진 것이라는 사실은 놀랍기만 하다.

(중간 생략)

한편 스기타는 고민에 휩싸인다. 만일 이 책을 그대로 출판하게 될 경우 지금껏 사람의 몸 안을 본 적이 없는 사람들이 난리를 칠 것이고 그렇게 되면 바쿠후幕府에 의해 출판이 금지될 수도 있기 때문이었다. 그래서 먼저 『카이타이랴쿠즈解体略圖』라고 하는 간략판을 내어 의사들에게 보내는 한편, 『카이타이신쇼』를 쇼군將軍을 비롯한 바쿠후幕府의 유력인사들에게도 보냈다. 이처럼 미리 대비를 한 때문인지 『카이타이신쇼』가 출간되었을 때는 아무런 저항도 없었고 걱정과는 달리 대단한 호평을 받았다고 한다. 이러한 그의 행동은 매우 일본적인 진행방식이라고 할 수 있다. 즉 일을 표면화시키기 전에 일이 잘 되도록 관계자들에게 미리 알리고 합의를 얻는다는 네마와시根回し의 전통이다. 일을 성사시키려면 자기편을 많이 만들라는 말을 새삼 떠올리게 된다.

이처럼 『카이타이신쇼』하면 스기타를 연상할 정도가 되었지만, 스기타는 아이러니컬하게도 죽을 때까지 네덜란드어를 마스터하지 못했다고 한다. 그래서 스기타가 담당했던 저자 서문은 오역투성이가 되고 말았다. 네덜란드어의 원전을 번역한 것은 마에노인데, 『카이타이신쇼』를 만드는 데 크게 공헌했음에도 불구하고 이름이 실려 있지 않다. 지나칠 만큼 신중한 성격의 소유자였던 그는 작업을 너무 서두르는 것을 못마땅하게 여겼기에 완성이 되었어도 자신의 이름을 올리는 것을 부끄럽게 여겨 거부했던 것이다.

1774년 우여곡절 끝에 『카이타이신쇼』가 완성되고, 번역작업을 통해 대역어사전의 필요성을 통감한 마에노는 평생을 네덜란드어 연구에 바치게 된다. 이를 계기로 『카이타이신쇼』가 출간되고 22년이 지난 1796년에 최초의 네덜란드어 · 일본어사전인 『하루마 와게ハルマ和解』가 만들어지고, 뒤를 이어 다양한 대역어사전이 출간된다. 전문가도 아닌 평범한 사람이 열정을 바쳐 만든 한 권의 책이 일본의 학문적 경향을 바꾼 것이다. 쇄국치하에 있던 일본은 예외적으로 네덜란드에 대해서만은 문호를 개방하고 있었으며, 당시의 네덜란드의 학문은 다음 4가지 분야에 걸쳐서 연구된다.

- 네덜란드어의 학습과 연구를 위한 어학
- 의학, 천문학, 물리학, 화학과 같은 자연과학
- 측량술, 제철, 무기와 관련된 기술
- 서양사, 세계지리, 외국 사정과 같은 인문과학

이 중에서도 가장 중심적인 위치를 차지하고 있던 것이 의학이었다. 당시의 네덜란드의 학문 연구는 유일하게 네덜란드에 대해 문호를 개방하고 있던 나가사키長崎가 중심이었는데, 의사들의 경우는 그 조직이 잘 발달하여 전국적인 조직이 있었으며, 실용적인 목적이 뚜렷했기 때문에 외국 학문의 수용에도 적극적이었다는 배경이 있다.

한편 아편전쟁으로 인해 청나라가 망하자 위정자들은 군비개혁의 필요성을 통감하고 점차 의학 및 인문과학에서 군비와 관련된 제조기술 분야로 관심을 돌리면서, 일본의 서양학문에 대한 관심도 순수과학에서 기술 중심으로 옮아가게 된다. 마치 2차대전 이후의 일본이 순수과학보다는 응용기술에 중점을 둔 것과 마찬가지 현상이 나타난 것이다.

이처럼 『카이타이신쇼』는 최초의 번역서적 또는 서양의학을 소개한 책자로서만이 아니라 일본 문화를 이해하는 중요한 열쇠가 된다. 특히 쇄국정책을 하더라도 일정지역을 교류의 창구로 남겨 놓는다는 일본 특유의 방식에 주목할 필요가 있다. 즉 절대적인 것을 지양하고 상대적인 균형과 현실적인 이들을 중요시하는 것이 일본문화 특유의 존재방식이라 할 수 있는데 이러한 문화적 특성이 의학 발전에 지대한 공을 세우게 되었던 것이다.

前野良澤마에노 료타쿠 1723–1803: 에도 출신으로 서양의학자. 靑木昆陽에게 네덜란드어를 배우고, 『해체신서』 번역에 지도자적인 역할을 한다. 大槻玄澤 같은 서양학자를 배출한다.

杉田玄스기타 겐파쿠 1733–1817: 西玄哲에게 네덜란드류 외과학을 배운 서양의학자. 회고록인 『蘭學事始』에 『해체신서』 번역일에 관해 상세하게 기술되어 있다. 『狂醫之言』 『形影夜話』 『和蘭醫事問答』 등을 남기고 있다.

中川淳庵나카가와 쥰안 1739–86: 에도 출신으로 난학자서양학자. 『해체신서』 이후에도 『和蘭局方』 『五液精要』 등의 의서에도 관계한다. 『日本植物誌』1784에도 그의 이름이 나올 정도로 식물표분 수집에도 관계한다.

宇田川玄随우다가와 겐즈이 1755–97: 1793년에 『西說內科選要』를 출간하는데, 서양의학에 대한 본격적인 勞作이다. 에도에서 태어나고 에도에서 근무하던 난방의 우다가와 겐즈이는 사정을 바로잡기 위해 네덜란드인 요하네스 데 호르테스Johannes de Gorter의 네덜란드 외과서 1744를 번역하여 저술했다. 원래는 가쓰라가와 호슈가 겐즈이에게 주어서 번역서 간행을 권유한 것인데, 겐즈이는 번역에 약 10년을 바친 결과 『內科撰要』로 출간했다. 책은 겐즈이 사후인 1810년에 전 18권으로 완결되었다. 일본 최초의 서양 내과 소개서다.

에도 바쿠후幕府 후기 19세기

종두법시행: 1849년 佐賀藩의 의사인 楢林宗健과 나가사키의 네덜란

드 의사인 모닛케가 종두법을 도입하여 서양의학의 우위를 단적으로 나타내 주는 계기가 된다. 1846년에 本間棗軒의 『種痘活人十全弁』이 나온다.

서양식병원의 건립과 의학교육소 설립: 실학진흥의 기치를 내건 8대 쇼군將軍인 토쿠가와 요시무네재위 1716-45에 의하여 서양서적이 해금된 이후 서양학은 폭넓게 퍼져 나가게 되었다. 그러나 1828년 시볼트사건이 일어나면서 일시적으로 움추려 들게 되며, 1842년에는 서양서적의 번역 출판이 허가를 요하도록 되기까지 한다. 남독일의 뷔르츠부르크대학 의학교수의 아들로 태어나, 2세 때 부친을 여의고 1820년 뷔르츠부르크대학 의학부를 졸업한 시볼트Philipp Franz von Siebold 1796-1866는 1823년 나가사키의 서양의사로 부임하여 일본인 서양학자들에게 임상의학을 가르치게 되는데, 그때까지 외과의 서양의사 중심에서 시볼트는 내과의로서 크게 활약한다. 일본에서 6년간 체류하면서 네덜란드 정부로부터 의뢰 받은 일본의 시장 조사와 함께 개인적인 관심에서 일본의 식물 · 동물 · 지리 · 고고학 · 역사 · 민족학에 관련한 박물학적 조사를 행한다. 그러나 그의 지나친 조사와 일본인 연구자와 학술자료를 교환하면서 받은 일본지도 등을 1828년 귀국 시에 가지고 나가려다가 발각되었다. 바쿠후는 국외 반출이 금지된 일본 지도를 소지한 시볼트에게 국외 추방과 재도항 금지 처분을 내렸고, 이 사건에 연루된 일본인 관계자 십 수 명이 처벌을 받았다. 바쿠후는 이를 계기로 서양학(난학) 연구자를 탄압하기 시작했다. 그는 『조선견문기』도 남겼다. 귀국하여 『일본』 『일본동물지』 『일본식물지』 등 일본에 관한 3대 저서를 내게 된다. 1849년에는 바쿠후 의사들에게 서양의학을 배우지 못 하도록 蘭學금지령이 나온다. 이와 같은 바쿠후의 움직임에 강력한 영향을 미친 것은 바쿠후 의학관을 주재하고 있었던 의사, 多紀元堅의 힘이었다. 1857년에는 양서출판을 억압하는 등 한방측의 입장에 섰던 바쿠후의 의학정책에 깊숙이 관여하였던 多紀元堅이 죽음으로써, 한방의사의 정치력은 급격하게 저하된다. 한편 이 해는 바쿠후가 나가사키에 설치한 해군전습소의 교관으로서 폼페Johannes Lydius Catharinus Pompe van Meerdervoort 1829–1908가 일본에 오게 된다. 일본의 서양식 근대의학 교육을 이야기할 때 첫 번째 공훈자는 네덜란드 청년 군의관인 폼페의 몫으로 돌려야 한다. 에도 바쿠후가 네덜란드 정부에 서양식 근대적 해군교육을 의뢰하였는데, 1857년 제2차 그 일원으로 온 폼페는 군의관 자격으로 의학 강의를 담당하면서 위트레흐트 육군군의학교의 커리큘럼을 도입하여 자연과학, 기초의학, 임상의학으로 나아가는 계통적인 의학 과정을 만들어 진행하였는데, 이것이 일본 최초 근대적 의학교육이었다. 5년제의 의학교육은 화학, 물리학, 해부학, 생리학, 병리학, 내과학, 안과학, 산과학, 의료법까지 망라된 것이다. 이때부터 일본의학은 본격적으로 서양식 병원, 의학교육을 지향하게 되는 방향을 잡는다. 이 폼페의 지도로 많은 서양의사들이 배출하게 되며, 이 폼페는 일본 의학사에서 외국인 의사로서 처음으로 서양의학을 계통적으로 교수한 인물로 이름이 남게 된다. 1858년 일본 전역을 휩쓰는 콜레라를 보고 폼페는 환자들의 치료와 의학교육을 위한 병원건립의 필요성을 건의하여, 1860년 나가사키에 서양식 의학전습소가 창설되고, 그 다음 해인 1861년에는 일본 최초 서양식 병원인 120의 병상의 「養生所」가 설치된다. 2층 서양식 건물에는 병실이 8개, 수술실이 4개였다. 이들 시설들은 오늘날 나가사키대학 의학부의 전신으로 된다. 현재 나가사키長崎대학 의학부는 폼페가 일본에서 처음으로 서양식 계통적 의학 강의를 한 1857년 11월 12일을 개학

기념일로 하고 있으며, 작년 2007년이 개교 150주년이 되는 해로서 일본의 서양의학 도입이라는 주제로 큰 국제학술대회를 개최한다.

서양의학을 정식으로 받아들이는 포고령: 1868년 3월. 1853년 바쿠후幕府는 미국 페리제독의 일본 상륙으로 드디어 서양의학을 적극적으로 도입하기로 한다. 1856년에는 洋學所를 蕃書調所로 명칭을 바꿈과 함께 난학자인 衫田成卿 등의 몇 사람들을 기용한다. 蕃書調所는 에도 바쿠후幕府 말기에 설치한 양학의 교육기관으로, 입학조건에서 한학의 소양이 없으면 안 되게 되었다. 이미 서양서적의 번역 출판에 의학관의 허가는 불필요하게 되었고, 그 권한이 蕃書調所로 옮겨감에 따라 다시 서양서적의 출판이 성행하게 되었다. 제13대 쇼군인 德川家定토쿠가와 이에사다 재위 1853-58의 병이 악화되자 1858년 2월에는 洋醫인 伊東玄朴과 戶塚靜海를 주치의로 맡기게 한다. 이 사실은 바쿠후 의사들에게 난학 습득을 금지한 1849년 포고령에 정면으로 위배되는 일이다. 드디어 1858년 7월에는 난학 금지령을 해제하기에 이르고, 메이지明治 1년인 1868년 3월에는 서양의학을 정식으로 채용한다는 포고령을 발하게 된다. 1849년에 서양의학을 금지한 이후 불과 20년만에 일본이라는 국가는 금지한 서양의학을 국가의 근간을 이루는 의학으로 만든다. 이 과정을 보면 한 순간에 허물어지는 전통의학의 한계를 보는 듯하여 차마 손이 놀려지지 않는 허무감을 느끼게 된다. 메이지 일왕 첫 해에 행한 것이 서양의학의 국가적 도입이었다. 이 하나의 사실만 보더라도 앞으로 진행될 전통을 포기하는 대신에 서양문물을 도입하고자 하는 그 의지를 짐작할 수 있을 것이다.

이때부터 일본의학이 서양의학 1원화로 이루어진 과정에 대해서는 다음 장으로 넘기고자 한다. 왜냐하면 그때 이루어진 체계가 지금까지 그대로 이어져 내려오고 있으며, 오늘날에도 너무나 생생하게 살아 있는 유물이기 때문에 좀 더 적나라하게 중계할 필요성이 있다. 130년이라는 짧지 않은 세월이 흘렀음에도 불구하고 한번 뿌리내린 고목은 흔들림없이 줄기차게 뻗어나가고 있다.

| 대표적인 의학자 |

J.L.C. Pompe van Meerdervoort 1829-1908: 벨기에 출신의 해군 군의관. 1857년에 토쿠가와 바쿠후幕府에 의하여 초청되어 5년간 체일하면서 폭넓은 의학교육을 실시하였다. 1862년 네덜란드에 귀국하고 나서도 일본통으로 활약하고, 적십자위원으로서 일본 적십자가맹에도 관여한다. 저서로서 『일본체재기』가 남아 있다.

| 저자의 노트 |

서양학의 난학 향수와 나가사키 하우스텐보스Huis Ten Bosch

일본행 여행사의 상품으로 항상 등장하는 것 중에 나가사키의 하우스텐보스가 있다. 하우스텐보스는 네덜란드어, Huis Ten Bosch로서 '숲속의 집' 이라는 뜻이며, 이는 현재 네덜란드 여왕이 살고 있는 궁전의 이름이기도 하다. 일본이 과거, 16세기부터 나가사키 앞 데지마라는 섬에서 네덜란드인을 통하여 서양문물을 받아들인 그 옛 추억을 생각하여, 테마파크로 만들어 놓은 것이다. 한국의 롯데월드보다 14배 큰 17세기 네덜란드 마을을 재현한 것이다. 테마파크이지만, 작은 도시처럼 호텔, 광장, 우체국, 은행, 소방서, 레스토랑 등의 시설이 갖춰져 있으며, 40만 그루 나무와 30만 송이 꽃이 덮고 있다. 네덜란드하고 거리가 멀게 살아온 내가 가 본 느낌은 그냥 그렇게, 일본인들이 좀 별스럽다하는 정도이었다. 모든 것은 역사적인 백그라운드를 이해하여야 참 맛이 나는데, 글쎄 오늘 우리들에게 옛 17세기 네덜란드 풍경이 어떻게 와 닿는지 모르겠다. 나가사키하면 또 떠오르는 유명한 것이 하나 있는데, 바로 오페라 〈나비부인〉의 실재 무대가 된다. 동서양이 혼재하면서 비취빛으로 푸른 이미지의 도시이다. 여행지 코스로 개항 초기 서양인들의 거주지를 전 코스가 에스컬레이터로 설치하여 여행객들을 끌고 있다. 물론 1945년 8월 9일 지구상에서 두 번째로 원자폭탄이 떨어지는 비운의 도시가 되기도 하지만.

본 타이틀을 마치면서 디저트로 우리나라에서 서양의학이 소개되어 도입된 역사를 인제대학교 강신익 교수의 글을 통하여 살펴본다.

우리나라에서 서양의학이 소개되기 시작한 것은 대체로 17-18세기경이다. 물론 중국에 있던 예수회 신부들이 중국어로 기록한 책들을 통해서였고, 극소수 지식인만이 이런 책들을 접할 수 있었지만, 유교적 세계관에 물들어 있던 당시의 지식인들에게 서양의학이 주었을 충격은 충분히 짐작할 만하다. 이에 대한 선비들의 반응도 제각각이어서 신후담1702-61 같은 이는 이단 · 사술이라고 평하고, 박제가1803-77 같은 이들은 서양의학을 적극 받아들여야 한다고 주장했다. 그러나 이러한 반응들은 지적 논의의 수준에 머물렀을 뿐 19세기 말에 이르기까지 서양의학을 실제로 임상에 적용했거나 체계적으로 교육한 사례는 거의 없다. 갑신정변 때 외상을 입은 민영익을 치료하는 데 성공한 미국인 선교의사 앨런Horace N. Allen의 제안으로 1885년 제중원이 설립되어 서양의학에 대한 임상과 교육체계가 마련되기 시작하였다.

서양의학과 한방의학을 결합한 의학그룹

한방의학은 18세기 중반에 吉益東洞1702-73의 출현에 의해서 하나의 르네상스 운동이 일어났다는 것은 여러 번 이야기하였다. 즉, 사변적인 중국의학을 비판하고, 좀더 실증적인 의학을 만들어 가자는 대변혁을 이루었다. 이 르네상스 운동을 겪게 되면서 현재 중국에서 실시되고 있는 중의학과 일본의 한방의학은 상당히 그 양상을 달리하게 된다.

吉益東洞의 실증적인 학문 태도는 오늘날의 자연과학적인 발상과 아주 비슷하고 근대 서양의학의 수용을 용이하게 하여, 실제로 이 학통에서 실증성을 추구하는 蘭學으로 활로를 찾는 수많은 우수한 인재가 배출되었다. 지금의 관점에서 보면 동서융합파의 출현이라고 할 수 있다. 이들 그룹은 서양의학과 한방의학은 모순되지 않고 공존이 가능한 의학체계로 인식한다는 점에서 수준 높은 의료를 행하였다. 대표적인 학자가 華岡青洲하나오카 세이슈 1760-1835, 本間棗軒혼마 소켄 1804-72이다. 이와 같이 일본에서는 서양의학과 동양의학이 통합할 수 있는 분위기가 이루어진 것은 자랑할 만한 역사이다. 단, 한 가지 지적하고 싶은 것은 華岡青洲의 세계 최초의 마취상태의 수술, 이것은 클로르포름과 에타놀 마취보다 약 40년 앞섰지만, 이것이 왜 일반적으로 유포되지 않았는가 하는 문제이다. 이것은 당시의 일본이 쇄국정책을 하고 있었던 것이 하나의 요인이지만, 중요한 것은 華岡青洲는 경구마취약을 비방으로 여겨 극히 한정된 문인들에만 전수했다는 점이다. 이와 같은 비밀주의 풍조는 오늘날에도 있다. 어떤 새로운 것, 본인이 생각해낸 것이 있으면 그 것을 보편화시키지 않고, 본인과 그 주변에만 전수하고, 비전, 혹은 옥전이라고 해서 학문을 상당히 패쇄적인 것으로 만들어 버리는 경향이 있다. 이 학문적 태도가 메이지유신에 이르러서 상당히 큰 문제로 떠오르게 되며, 국가적 시책에서 한방의학의 몰락을 가져오는 원인이 되기도 한다. 이와 같이 일본의 에도시대의 한방의학은 세계적으로도 상당히 수준이 높았다고 할 수 있다. 전신마취로 유암수술, 하지절단술, 野兎病 tularemia발견, 정상 태위발견, 겸자분만, 비용절단수술, 타카야스Takayasu 高安右人 1860-1938, 병의 무맥발견 등은 19세기 서양의학의 영향으로 발전된 일본 한방의학의 업적이라고 할 수 있다.

| 대표적인 의학자 |

山脇東洋야마와키 토요 1705-62: 고방파이나, 한양방절충의학의 선구자라고 할 수 있다. 고방파 편에서 자세히 소개하였다.

片倉鶴陵카타쿠라 카쿠료 1751-1822: 産科의술의 개발자로서 유명하며, 鼻茸절단제거법을 발견한다. 처음은 고증학의 多紀家에 들어갔다. 25세 때 개업의로 활약할 때, 자택 옆에 前野良澤의 문인으로 서양의사인 蘭方醫 嶺春泰가 살고 있었다. 春泰를 통하여 서양의학을 배우면서 동시에 賀川流의 産科가 있다는 소식을 듣고 쿄토에 가서 賀川玄迪에게 산과학을 사사한다. 그의 저서가 많지만 『産科發蒙』이 대표적이다.

華岡青洲하나오카 세이슈 1760-1835: 와카야마 縣에서 활약한 한방의 겸외과의로서 이름이 높다. 한방은 吉益東洞의 뒤를 이은 吉益南涯에게 배웠으며, 서양의학의 외과학은 大和見水에게 배운다. 마취제의 필요성을 깨닫고 모든 약방문을 수집하여 보았으며, 그 성과의 일부가 『禁方錄』『禁方錄集』에 정리되어 있다. 1804년 동서양의학을 응용하여 60세 부인의 유방암 적출에 성공한다. 즉, 通仙散이라고 하는 경구용 한방 전신마취약을 사용하여 유방암 수술에 성공한 것이다. 華岡青州의 좌우명이 지금도 유명한데, '내외합일, 의사는 오직 활물궁리에 있다' 이다. 즉, 의학의 치료법은 고금에도 있지 않고, 내외에도 있지 않다고 하면서 오로지 환자를 위한 실증사고만을 중시하였다. 200년 전에 유방암 수술에 성공한 이 일은 세계 의학사에 처음 있는 일로 기록되고 있으며, 이때 한방약이 사용되었다는 사실을 잊어서는 안 되는 일이다. 그의 드라마틱한 서양의술은 일반인들에게도 흥미를 끌어 텔레비전 드라마의 주제로 나오기도 하였다. 그러나 의학사에서는 하나오카 세이슈의 기록은 없고, 1842년 미국 조지아 주의 개업의사 롱Craward Williamson Long 1815-78이 에테르를 사용하여 전신마취를 한 것을 최초로 하고 있다. 그러나 그는 이것을 학술지에 발표하지 않았다. 1846년에 모턴William Morton 1819-68이 매사추세츠 병원에서 공개적으로 전신마취를 통한 종양제거수술을 성공시키며, 이 사실을 1849년에 『남부내과 - 외과저널』에 발표한다.

原南陽하라난요 1752-1820: 절충파에서 소개된다.

本間棗軒혼마 소켄 1804-72: 華岡流외과의 대성자로서 일본 외과학역사에서 이름이 찬란하게 빛나는 인물이다. 한방내과와 외과역사에서 모두 이름을 날리고 있다. 1857년 일본 최초 하지절단수술을 행한다. 野兎病tularemia에 대한 발견도 한다. 『瘍科秘錄』『續瘍科秘錄』『內科秘錄』은 그의 3대 저술이라고 불린다.

賀川玄悅카가와 겐에쯔 1700-77: 賀川流 産科學의 비조로서, 일본 산과학의 기초를 개척한 학자이다. 침구, 안마술을 배우고 의학을 나중에 공부하였다. 최대의 업적은 태아 정상위 발견과 鉗子분만이다. 1750년 전후로 서양의학에서 미국 산과의인 윌리엄 스메리와 일본의 賀川이 정상태위를 발견한 것이다. 『産論』이 유명하다.

賀川玄迪카가와 겐테키 1739-79: 養父인 賀川玄悅의 산과학을 이어받아 학문적으로 확립시킨 학자이다. 賀川玄悅의 『産論』이 미비하다는 것을 알고 『産論翼』을 내어 보완하였다.

山本鹿洲야마모토 로쿠슈 1770-1841: 無脈이 있다는 것을 발견하여 기록하였다.

고증학파: 황제내경 연구를 중심으로

일본 에도시대는 크게 朱子學에서 陽明學으로, 양명학에서 考證學으로 학문의 틀이 바뀌어 간다. 이 가운데 고증학은 고전을 연구하는 데 가장 기본이 되는 학문 분야로서 에도 바쿠후幕府 말기에 크게 발전한다. 여기에 편승하여 한방의학의 기본 고전이 되는 황제내경에 대한 해석과 주석활동이 크게 번창한다. 이때 크게 기여한 인물, 즉 집안은 多紀家門이 된다. 고증학은 에도시대에 한방의학 교육을 위하여 의학관을 창설하고 중요문헌을 고증하고 정리한 多紀家門의 누대에 걸친 업적은 일본 의학사에서 일대 위업으로 자리잡는다. 이 학파의 정점에 선 학자는 7대 多紀元簡과 그의 아들인 元堅이 된다. 별도로 이 난을 설정한 것은 한의서의 경전이라고 불리워지는 제문헌들의 해석과 주석연구에서 거의 중국에 경도되어 있으며, 일본에 대해서는 관심을 가지려고 하지도 않고, 또한 알려져 있지도 않기 때문이다. 그러나 중국 못지 않게 일본에서도 괄목할 만한 업적이 이루어졌다는 것을 소개함으로써, 우리들의 시야와 견해를 좀 더 넓게 할 필요가 있다는 것을 말하고자 함이다. 물론 여기서 문헌에 대한 서지학적 연구의 업적이나, 출판 · 간행에 대해서는 생략하고, 문헌에 대한 해석과 주석 등에 한하여 조사하고자 한다. 관련 일본 책을 읽다 보면 인쇄술이 미비한 그 당시에 출판물이 홍분을 일으킬 정도로 성행하였다는 것도 눈에 띈다. 문헌학이나 의사학을 전공하는 사람들은 한번 눈여겨 볼 일이다.

이러한 고증학연구의 결과로 근세에 들어와 일본은 각종 문헌자료의 정리, 목록 작업을 발전시키는데, 특히 1909년부터 후잔보富山房의

『漢文大系』와 와세다早稲田대학출판부의 『漢籍國字解全書: 先哲遺著』는 古注, 新註, 그리고 자국의 역주 업적을 종합하는 방법을 확립하였다. 이후, 각 연구자나 연구단체가 과학연구기금 등의 지원을 받아 해당 분야의 고전을 전문적으로 번역할 뿐만 아니라, 굴지의 출판사가 자국의 고전과 중국의 文史哲 고전을 선별하여 譯註解하고 있다.

본문에서 많이 참고한 것은 키타사토연구소 동양의학연구소 의사문헌교실의 小曾戸 洋코소토 히로시 박사의 역작인 『중국의학고전과 일본』이다. 이 책은 현재 일본에서 한방의사학 · 문헌서지학자로서 제1인자인 코소토 히로시 선생이 1982년부터 우리들에게 잘 알려진 키타사토연구소의 동양의학연구소에 재직하면서 10년 전, 1996년에 본문 674페이지, 색인 32페이지에 이르는 방대한 양을 집대성한 것이다. 코소토 히로시 선생의 아버지인 小曾戸丈夫도 개업 약사이지만, 고전에 해박하여 많은 번역책을 출판하여 2대에 걸쳐 고전문헌을 가지고 업적을 이루는 집안이다. 小曾戸丈夫의 번역목록에 대해서는 이미 앞에서 소개하였다. 『중국의학고전과 일본』에서 한방 관련 중국의 모든 문헌들이 일본에서 어떻게 출판 간행되었는지를 자세하게 설명하고 있으며, 특히 그가 직접 발굴한 문헌들도 소개하고, 아울러 일본 학자들의 문헌해석이나 주석들에 대해서도 그 가치를 포함하여 경과에 대하여 자세하게 논하고 있다. 중국 고대 의학에서 가장 근원적인 이론서로 되고

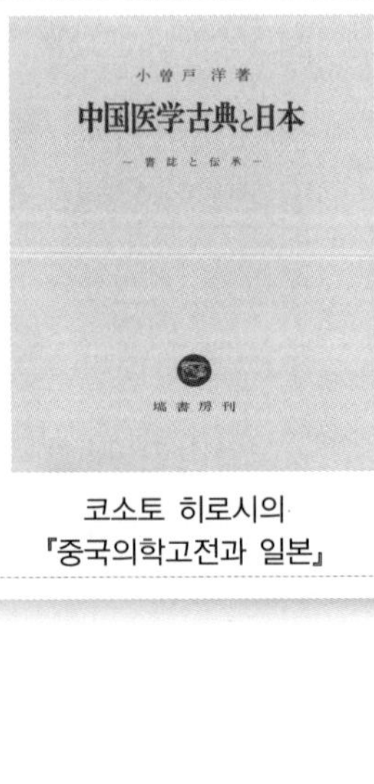

코소토 히로시의
『중국의학고전과 일본』

있는 황제내경 연구에 포커스를 맞추고자 한다. 학회 차원에서는 황제내경을 위주로 공부하는 동양의학원전회가 1976년에 창립되어 『原典』이라는 학회지를 통하여 활발하게 활동하고 있다. 이들의 연구를 모아 1988년에 『다시 음미하는 중국 고대의학 황제내경연구』를 펴내기도 한다. 남들이 알아주든, 안 알아주든 그냥 공부하는 것이 좋아서 한 우물을 파는 모습에 경의를 표하지 않을 수 없다.

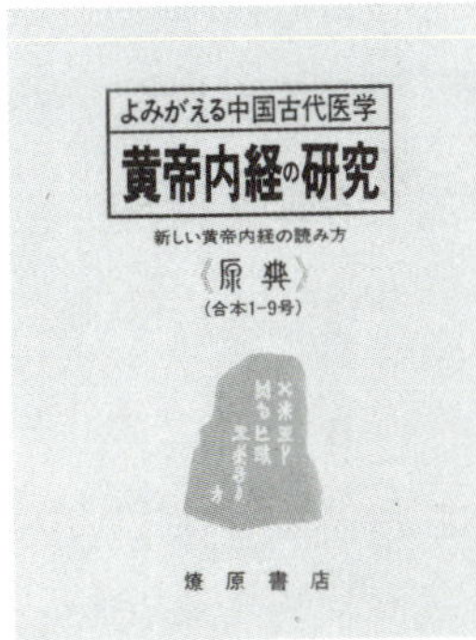

원전학회의 황제내경연구

특히 우리들은 에도 바쿠후幕府 말기에 활약한 고증학파들이 이루어 놓은 업적 가운데 황제내경에 대한 주석서를 눈여겨 볼 필요가 있다. 고증학이란 원래 중국 청대에서 융성한 학문 혹은 그 연구방법이다. 청조의 문헌고증학의 학풍은 '실사구시' 라는 단어에서 상징되듯이, 문헌자료를 방대하게 음미하고, 객관적인 사실에 기초하여 진실성과 진리를 규명하려고 하는 것이다. 이것은 자기의 주관적인 견해에 의하여 경전을 해석했기 때문에, 객관적인 논거를 결여한 명대의 유학에 대한 비판에서 시작되었다. 이 연구의 대상은 經史를 비롯하여 문자 · 음운 · 제도 · 지리 · 曆算 · 금석 · 서지 등의 분야에도 영향을 미쳤으며, 고전을 정비할 목적으로 校勘輯佚 등의 기초작업도 활발하게 이루어진다. 그러나 청조의 고증학은 의학의 분야에서 그렇게 충분하게 성과를 내지 못하고 만다. 이에 반하여 일본에서는 의학의 분야에서 고증학파의 연구가 크게 부흥하여, 구체적인 저술까지 결실을 보게 되었다. 이와 같은 이유에 대하여 현재 일본에서 의학분야의 문헌연구에 대가로 손꼽히는

小曾戸 洋코소토 히로시는 다음과 같이 분석하고 있다.

중국에서는 정치와 학문은 궤를 함께 하는 것으로, 학문을 한 사람들이 과거시험에 합격하여 관료로 봉직한다. 중국에서 의학을 하는 사람들은 거의 과거에 불합격한 사람들이 방향을 바꾸어 의학을 전공한다. 옛말에 훌륭한 관료가 되어 나라를 다스리지 못하면 의사가 되어 백성을 구제한다는 것이다. 의학의 저술을 남긴 명의들도 대부분 이러하였다. 어폐가 있을지 모르지만, 의학자들의 지위는 한 수 아래였던 것이다. 그러므로 최고의 학자들이 덤벼들었던 고증학분야에 의학자들이 낄 틈은 별로 없었다.

청말에 黃丕烈, 錢熙祚, 汪闓源, 陸心源, 楊守敬, 廖平 등에 의한 의서고증학이 있었지만, 실제 이들은 의가들은 아니었다. 한편 일본에서는 지식계급의 대부분의 의가들은 바쿠후幕府 의관, 혹은 蕃醫지방 통치자의 주치의의 신분이었다. 이들 의가들은 기본적으로 세습제였으며, 지위도 비교적 높았다. 일본 고증학은 井上金峨, 吉田篁墩, 狩谷棭齋에 의하여 진전확립되었으며, 이들 스승으로부터 직접 혹은 山本北山, 太田錦城과 같은 유학자를 통하여 多紀元簡, 多紀元胤, 多紀元堅, 伊澤蘭軒, 伊澤柏軒, 伊澤棠軒, 小島寶素, 小島春沂, 澁江抽齋, 喜多村直寬, 森立之, 森約之, 堀川舟庵, 山田業廣 등의 바쿠후幕府 의학관을 담당하는 의가들에 의하여 계승되었다. 에도의학관은 1765년에 多紀元孝타키 모토타카의 청원에 의하여 반관반민 형태의 의학교육기관으로서 「躋壽館세이주칸」이라는 이름으로 설립되며, 1791년에 관립으로서 「醫學館이가쿠칸」으로 바뀐다. 1868년 메이지 1년 때, 메이지 신정부에 접수되어 종두관으로 개칭될 때까지 관립 의학교로서 역할을 다한다.

이들은 바쿠후幕府의 권력을 배경으로 한 장점과 도움을 얻어 문헌자료의 수집이라는 점에서도 큰 혜택을 누린 사람들이었다. 일본에서 통치자의 주치의 정도로 활약한 의사 집단은 단순히 중간계급에 머무르지 않은 권력형 지식층이

었다고 할 수 있다. 의사들에 대한 대접이 달랐다고 할 수 있다. 그러므로 자료의 수집량에서도 중국을 훨씬 능가하는 문헌을 손에 쥐는 것이 가능하였다. 나아가 중국과는 달리 의가들에 의한 고증학문은 의학에 한하지 않고, 경사를 비롯하여 국학에 이르기까지 광범위하였다. 그들이 입수한 문헌에 대해서 폭넓게 연구할 수 있었던 그들의 분위기 그리고 그들의 학문을 좋아하는 호학하는 자세 등이 어울려졌던 것이다.

내가 생각하기로 조선 500년을 돌아볼 때 1613년 『동의보감』 이후에는 의학을 하는 전문집단의 인재풀에서, 학문하는 배경에서, 일본과는 달라도 너무 달랐기 때문에 의학분야에서 조차 업적이라고 할 만한 것이 없다. 인문학분야는 교조적 유학 탓으로 다른 별종이 생겨날 여유가 없었다고 하더라도 의학과 같은 실용학문에서 조차 왜 이렇게 연구다운 연구가 없었을까 하는 아쉬움이 떠나지 않는다.

우리들은 황제내경이라면 중국 연구에 거의 의존하고 있다. 반면에 일본에서의 황제내경에 대한 문헌방법론 성과는 알려져 있지도 않고, 알려고 하지도 않았던 것은 우리들의 흠이라고 하기엔 억울하다. 일본의 학문에 대한 편견이 지금까지 그렇게 해 왔으므로 당연하다고 하면 당연하다고 할 수 있기 때문이다. 內藤希哲1701-35같은 의학자는 무수한 문헌을 살핀 다음, 내경과 상한론을 합한 명저 『의경해혹론』을 내놓는다. 자기 목소리를 낼 줄 아는 학문풍토가 아예 우리들에게는 없었을까.

다시 본론으로 들어가면 황제내경이 일본에 영향을 미친 결정적인 계기는 중국 명대의 馬玄臺가 1586년에 『황제내경소문註證發微』, 1588년에 『황제내경영추主證發微』를 출판하면서부터이다. 이 책들이 곧 일본에서 건너와 일본의 황제내경붐을 만들어 낸다. 小曾戸 洋선생은 다음과 같이 시대를 나누어 황제내경의 일본 도래에서부터 연구진행상황을 중계하고 있다. 편의상 그의 편재를 따라 역사적으로 일본에서의 황제내경 연구를 살펴보겠다.

무로마치 시대 후반1501-73

1528년 중국 熊宗立의 『의서대전』을 開版하여 일본에서 처음으로 의서의 인쇄출판이 이루어지는데, 물론 『황제내경』 『난경』 등이 포함된다. 아시카가足利학교에서 『소문』강의가 열렸다고 전해진다.

아즈치모모야마 시대1573-1600

織田信長, 豊臣秀吉이가 정권을 잡은 아즈치모모야마 시대는 불과 30년 남짓한 짧은 기간이었지만, 일본 의학계에서는 큰 변혁을 맞이한 시기로 된다. 가장 큰 요인은 이전에도 몇 번 말하였지만, 曲直瀨道三의 활약이다. 그는 후세파의 시조라고 불리우는데, 후세파로서 당연히 내경의 의학이론을 신봉한다. 그러므로 후세의 내경을 연구한 사람들은 이 문중에서 나오게 된다. 나아가 이 시대에 의학 문화의 한 일대변혁기로 되는 요인에는 조선으로부터 가져간 활자인쇄의 도입때문이다. 이 시기에 중국에서는 馬玄臺의 『황제내경소문註證發微』이 1586년, 『황제내경영추主證發微』가 1588년에 각각 출판되어 내경연구에 불을 지피게 된다. 이 책은 에도 초기에 일본의 『황제내경』 수용에 큰 영향을 미치게 되며, 최첨단 해외의학서가 된다. 그러나 1624년 중국에서 장개빈의 『類經』이 출판되고, 불과 20년이 안 되어 1642년에 일본에 들어오게 되는데, 이때부터 내경의 연구는 마현대 설說에서 장개빈 설說로 옮겨 가게 된다. 뒤 이어 1642년 명말 때 李中梓의 『內經知要』가 발간되는데, 이것은 내경입문서이다. 이 책도 20년 뒤인 1662년 일본에서 번각이 이루어진다. 외래서적의 도입이 이렇게 빨라진 것은 그 만큼 안정된 사회에서 문화에 대한 갈망, 학문할 수 있는 분위기 등이 다 같이 한 몫을 하였다고 할 수 있다.

에도시대 전기1600-80

1600년은 토쿠가와 이에야스가 결정적인 승리를 거두어 에도시대를 열게 된 싸움인 세끼가하라전투가 벌어진 해이다. 3년 뒤 그는 최고통치자인 쇼군將軍인 정이대장군에 봉해진다. 에도 초기인 이 시기를 황제내경 수용에서 가장 활발한 시기라고 평한다. 이 시기에는 황제내경 텍스트 및 주해서의 도입이나 번각에 힘을 쏟는다.

元和연간1615-24에는 『중광보주황제내경소문』이 新校正注本으로 간행된다. 엄밀한 의미에서 일본에서 『황제내경소문』의 일본 초간본이라고 할 수 있다.

寬文연간1661-72때에는 2종의 『황제내경』, 즉 『중광보주황제내경소문』 『황제내경소문』에 대한 획기적 출판이 이루어져 그 수용 · 보급에 대단한 역할이 있었다고 한다. 현재도 이런 고서적이 시중에 나올 정도로 많이 출판되었음을 알 수 있다.

| 대표적인 의학자 |

秦宗巴하타소하 1550-1607: 1600년에 토쿠가와 이에야스의 侍醫가 되었으며, 馬玄臺의 『황제내경소문註證發微』를 강의하였는데, 청강자가 수

백명에 이르렀다고 한다. 저서로 『소문註抄』가 있다고 하나 전해지지는 않는다. 에도시대의 『황제내경』연구는 秦宗巴의 馬玄臺연구로 시작되었다. 1608년 秦宗巴가 죽은 다음 해에 일본에서 처음으로 『황제내경소문註證發微』가 간행된다. 그 다음 해인 1609년에는 『황제내경영추主證發微』가 나오게 된다. 이와 같이 17세기 초에는 활자인쇄기술의 급속한 진전과 최신 의학문헌을 수용하려고 하는 두터운 지식층 의사들의 집단으로 활기에 찬 그 다음 세대를 맞이할 수 있도록 터전을 닦는다.

堀杏庵호리쿄안 1585-1642: 儒醫로서 큰 학자인 藤原惺窩1561-1619에게 유학을 배웠다. 교토에서 학사를 창설하여 문인 3,000명이 모여 들었다고 하며, 그곳에서 馬玄臺의 醫說을 강의하였다.

饗庭東庵아에바 토안 1615-73: 바쿠후幕府 의관으로서 『소문』 『영추』 『난경』을 널리 강의하였다. 운기학설에 뛰어났으며, 이 학파는 후세별파 또는 素靈派라고 불려질 정도로 내경연구에 박식하였다. 문파로 보면 味岡三伯, 淺井周伯, 井原道閱, 小川朔庵, 岡本一抱, 堀杏庵이 배출된다. 편저서에 『重校補注素問玄機原病式』 『황제비전경맥발휘』 『소문標註諸言草稿』 『의학授幼鈔』 등이 있다.

鵜飼石齋우가이 세끼사이 1615-64: 유학자로서 내경을 강의한다. 일찌기 『유경』을 접하면서 부훈을 단다. 또한 『유경』을 해체하여 『소문』 『영추』로 재편성하는 기발한 아이디어를 내기도 한다. 이만큼 그 당시에도 일본학자들은 자기 나름대로 해석하고, 의미 다는 것을 일상생활화하였다고 할 수 있다.

吉弘玄仍요시히로 겐나이 1643-94: 유학자이면서 소문, 영추의 校訂, 付訓을 단다.

에도시대 중기1681-1786

에도 중기에 들어오면 이를 토대로 하여 일본 독자의 주해, 연구서가 잇달아 나오게 된다. 이 에도 중기의 내경연구 업적이 후기에 수준 높은 내경연구서가 나오게 되는 토양이 된다. 이 시대에 나온 내경연구서를 정리하면 다음과 같다.

*『의학愚得』: 고방파의 시조인 名古屋玄醫1628-96가 찬하였으며, 1681년에 나왔다.

*『內經知新論』: 那須資信나스 스케노부가 찬하였으며, 1714년에 출간되었다.

*『황제내경영추弁鈔』: 淺井周伯1643-1705의 구술을 문인인 戸坂三碩토자카 산세끼이 1689년에 집필한 것이다.

*『소문札記』: 1692년 河野芸隣齋코노 운린사이가 撰하다.

*『황제내경소문要語集注』『황제내경영추要語集注』『황제내경소문要語意翼』: 竹中通庵1620-30 ?- 1699-1702이 찬하였으며, 사후 1706년경에 나오다.

*『內經病機撮要弁證』: 森嶋玄勝의 찬으로 1707년에 간행된다. 당시 味岡, 淺井流의 황제내경 해석의 관점을 나타낸 대표적인 의서가 된다.

*『황제내경소문언해』: 門間嘉寬카도마 요시히로 1684?-?이 編錄하고, 岡本一抱1654-1716가 감수하여 1744년에 간행된다. 특히 岡本一抱는 당시에 유행한 중국의서를 쉽게 언해하는 데 노력한 계몽가이다.

*『내경探頤』: 吉田元卓1677-1754의 찬이며 1748년에 출간된다. 소문과 영추에서 임상에서 필요한 부분만을 추려 주를 단 것이다. 아무리 어렵더라도 필요한 것만 취한다는 현실주의의 모습이 보여 신선하다.

*『徂徠先生소문평』『徂徠선생素難評』: 荻生徂徠1666-1728의 주석집으로 그의 사후 1766년에 나왔다. 荻生徂徠는 에도 중기를 대표하는 유학자로서, 특별한 설명이 필요하지 않는 인물이다. 그는 바쿠후 의관인 荻生方庵1626-1706의 차남으로 태어나, 자연스럽게 의학을 접하면서 살았다.

에도시대 후기부터 메이지 초기1787-1867

이 시대의 황제내경 연구의 특징은 무엇보다도 고증학파의 활약에 의한 저술이라고 할 수 있다. 고증학에 대한 약간의 설명은 본 장의 서두로 대신한다.

*『소문研』: 18세기 중후기에 성립하였으며, 稻葉通達良仙 1725-?의 撰이다.

*『소문考』: 金窪七郎의 찬으로, 1792년에 이루어졌다.

*『소문標記』『영추箋』: 고증의학 발흥의 원동력으로 되는 目黑道琢1739-98의 내경연구서이다. 의학典籍에 관한 많은 저술을 남기고 있다.

*『素問識』『靈樞識』: 1806년 多紀元簡1755-1810의 저서가 있으며, 간행은 그의 사후 1837년에 나왔다. 전자의 『素問識』이 특히 유명하며 고증학적 내경연구서의 스텐다더로 평가된다. 『靈樞識』은 多紀元簡 사후, 『素問識』보다 훨씬 늦은 1863년에 출판된다.

*『素問紹識』『素問參楊』 4권: 多紀元簡의 아들인 多紀元堅1795-1857이 1836년에 시작하여 1843년에 완성한다. 〈參楊〉은 楊上善의 새로운 자료를 참고한다는 의미이다. 『素問紹識』이라고 책 제목을 정한 것은 아버지인 多紀元簡의 『素問識』을 이어받는다는 의미이다. 1846년에 탈고한다.

*『靈樞講義』 24권: 澁江抽齋는 伊澤蘭軒 문하의 뛰어난 인재로서, 1844년에 의학관의 강사가 되고, 그 해 3월부터 다음 해 12월에 걸쳐 『영추』를 강의한다. 이 책은 말 그대로 『영추』 강의 원고를 기초로 완성한 것이다. 그는 1846년에 다시 강의를 진행하면서 교정, 추가를 한다. 강의용 원고라고 하더라도 정밀성을 더한 연구서로서, 『영추』 고증학연구의 최고봉으로 꼽힌다.

*『素問箚記』『素問講義』 12권: 『素問箚記』는 1851년 48세 때, 『素問講義』는 1854년에 각각 완성된 喜多村直寬1804-76의 저서이다.

* 『靈樞記聞』: 伊澤柏軒1810-63의 구술을 필기한 책이다.

*『素問攷注』: 1865년 森立之1807-85의 저서로서, 지금까지 고증학연구의 성과를 집대성하고, 자기의 견해를 덧붙인 『素問』연구의 백미로 꼽힌다. 전체가 40권으로 방대하

며, 최종 권말에 1860년에 시작하여 1864년의 5년만에 탈고하였다고 되어 있다. 역대 문헌자료, 제가주석을 망라하여 철저하게 校勘을 하고 있으며, 게다가 자기의 의견을 마음껏 서술한 『素問』의 백과전서같은 것이다. 『영추攷注』의 저서도 있다고 스스로 자랑을 하나, 전해지지 않고 있다.

*『素問釋義』: 伊澤棠軒1834-75의 저서이다. 伊澤棠軒은 伊澤柏軒의 아들이고, 伊澤蘭軒의 손자이다. 3대간에 걸쳐 걸출한 학자가 배출된 집안의 저작이다. 에도시대 마지막 해인 1867년에 완성된 책이다. 이 책의 장점은 무엇이라고 하더라도 선배제가의 注를 널리 취한 점이다. 중국제가는 물론이고 多紀元簡, 多紀元堅, 稻葉通達, 金窪七郎, 小島寶素, 喜多村直寬, 澁江抽齋, 堀川舟庵, 그리고 조부인 蘭軒, 아버지인 伯軒 등 제설을 널리 인용하고 있어, 잃어버린 문헌들의 자취까지 알 수 있게 하는 귀중한 저서이다.

*『素問次注集疏』: 山田業廣1808-81의 저서이다. 메이지시대에 들어와서 이루어진 고증학파의 단 하나 내경연구서이다. 1869년에 시작하여 그 이듬해에 탈고하고, 1872년에 교정을 마쳤다고 한다. 山田業廣에게는 『내경』에 관한 편저로서 『醫經訓詁』 『醫經聲類』가 있다. 전자는 『소문』 『영추』 『난경』의 요점어에 대한 제가들의 주를 모은 것이고, 후자는 『내경』의 용어 총색인이라고도 할 수 있는 책이다. 모두 오늘날에도 유용성이 높다.

1936년: 『방증학 후세요방釋義 — 소문활용논문집』

내경연구篇을 정리하면서 소개하지 않으면 안 되는 책이 한 권 있다. 1936년 한방 부흥운동에 맞추어 拓殖대학 강당에서 한방의학 강습회가 개최되는데, 이때 矢數道明야카즈 도메이의 동생인 矢數有道야카즈 유도는 『소문』연구에 정열을 바치면서 자천하여 『황제내경소문』 강의를 맡게 된다. 이때에 교재를 집필

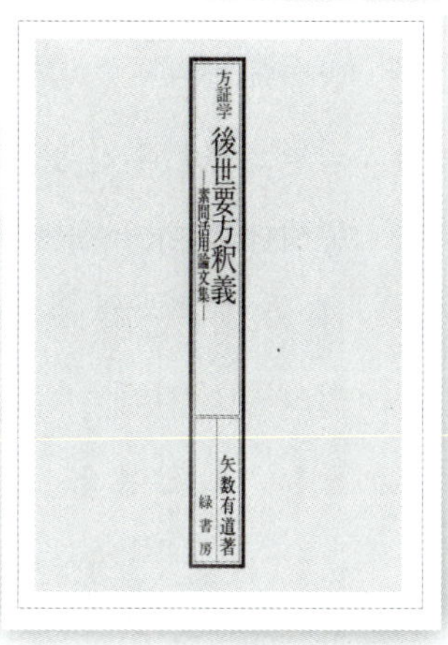

하면서 경험파의 口訣的 해설을 탈피하고, 『소문』의 원전에 입각하여 옛 선인들의 창방 뜻을 헤아려야 된다고 주장하면서 『방증학 후세요방 釋義 — 소문활용논문집』을 내게 된다. 이론서인 황제내경을 임상의학과 기가 막히게 결부시켜 임상의학의 고전으로서 재조명한 것이다. 이런 일은 역대 의학사상 전례가 없던 일이다. 우리만 하더라도 황제내경을 외우게 할지언정, 이것을 증례보고와 연결하여 강의한다든지, 또는 임상보고를 하는 경우는 없었다. 한방의학이 없다고 알려진 일본에서 이와 같이 『내경』에 근간을 둔 처방학이 있다는 것은 그만큼 모든 기초이론을 환자의 치료로 귀결시키고자 하는 실증주의 사고 덕분이다. 이런 업적은 갑자기 생겨난 것이 아니고, 지금까지 내가 누차 이야기하였듯이 에도시대 내경연구의 긴 역사 흐름속에 찾아 보아야 한다. 한의과대학 원전교실에서도 『내경』에 대한 문헌해석을 뛰어넘어 임상에 직접 활용될 수 있는 논저가 나온다면 일거양득일 것이다. 덧붙이면 우리들에게도 잘 알려진 矢數道明의 『후세요방 해설집』도 이때 강의록으로 집필된 것이다. 어려운 환경에서 대작이 나온다는 옛말이 허언이 아니다. 내경연구에 몰두한 矢數有道는 불행하게 1946년 중국 華中華容鎮 육군병원에 근무 중 파라티푸스에 걸려 불과 39세에 요절하고 만다. 초고 집필 58년 후인 1996년에 초판 제2쇄가 출판되는데, 이때 矢數道明의 동생에 대한 눈물어린 회고가 눈에 띈다. 일본이 만약 이 천재 내경연구가, 矢數有道가 오래 살았다면 내경과 임상이 함께하는 명저가 나왔으리라 믿어진다.

1996년: 『임상응용 소문 · 영추』

제55회 일본동양의학회학술총회 가운데 「고방의학에서 현대한방으로」라는 전통의학 임상세미나에서 하라다 야스하루原田康治는 『황제내경 · 소문』의 「病機 19조」에 대하여 임상증후로 해석하면서 이에 해당하는 증례를 보고하고 있는데, 이 역시 기초 이론서인 『황제내경』을 구체적으로 임상에 활용하고자 하는 흐름이 있기 때문에 가능하다고 생각한다. 그는 이미 1996년에 『임상응용 소문 · 영추』란 책을 펴내기도 하였다. 原典을 오늘날 어떻게 살릴 것인가 하는 것이 기초 · 임상이 결부된 한의과대학 교육핵심 중 하나라고 생각할 때, 일본 한방의학에서 하고 있는 모든 원문에 대하여 증례보고를 하고 있는 것은 많이 참고되리라고 생각한다. 原田康治는 개업의이지만 자기가 좋아서 학문하는 好學의 자세를 놓치지 않고 있다.

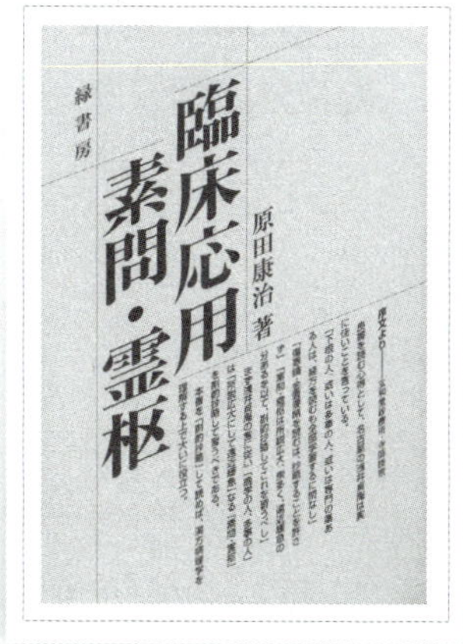

2008년: 『황제내경영추譯注』

재야학자로서 최근까지 가장 활발하게 연구활동을 하는 사람은 家本誠一 선생이다. 이 분은 요코하마에서 내과를 전문으로 家本의원을 개원하고 있으면서 소문과 영추연구에 독보적인 존재이며 의학박사학위를 가지고 있다. 2008년 해가 밝자마자 〈의도의 일본〉이라는 출판사에서 『황제내경영추譯注』라는 3권을 내면서 그 어려운 『영추』를 현대의학용어로 풀어 내고 있다. 학회 때마다 소문, 영추를 통하여 본 氣라는 테마를 가지고 평생을 바치고 있는 모습에서도 경외감을 가지지 않을 수 없다. 일본 한방의학은 이와 같이 한 사람 한 사람의 민초들이 만들어 내는 의학이라고 할 수 있다. 우리들이 제도를 탓하는 속에 자기가 좋아하는 학문의 세계를 그냥 파고드는 행복한 모습이 일본 선진국이 아닐까.

| 대표적인 의학자 |

目黑道琢메구로 도타쿠 1739-98: 근세 일본의학에서 고증학파를 일으킨 가장 중요한 인물로 된다. 명의로서도 이름을 날려 에도 사람들이 편작이 태어난 것과 같다고 평하였다. 학문에 대한 자세가 근면하여 젊었어도, 나이를 들었어도 조금도 쉼이 없었다고 전해지며, 1765년 의학관이 창건되었을 때 교수로 초빙된 이후 34년간 한 해도 쉬지 않고 성실하게 강의하였다고 한다. 대표적인 저서는 『餐英館療治雜話』 『驢家醫言』이 있다.

多紀元簡타키겐칸 1754-1810: 고증학파로서 의학관을 주재하면서 후진 양성에 힘쓰고, 古典校刊사업 및 왕성한 저작활동을 하였다. 저서는 많이 있지만, 대표적인 것은 다음과 같다. 『傷寒論輯義』 『金匱要略輯義』 『觀聚方要補』 『素問識』 『靈樞識』 『脈學輯要』 『醫賸』. 이 중에서 『傷寒論輯義』는 상한론 각 조문에 대하여 중국의 제가 주해를 集錄考證한 것으로 중국의 모든 학설을 아는 데 필수적인 문헌으로 평가된다. 또한 『觀聚方要補』는 수 · 당에서 청나라까지 212책의 모든 처방서에서 질병별로 유효처방을 집대성한 한방의학 처방집으로 매우 유용한 문헌이다.

奈須恒德나스 코타쿠 1774-1841: 에도 바쿠후幕府의 말기의 대표적인 서지학자이다. 특히 일본 후세방을 연 田代三喜, 曲直瀨道三의 연구에 일생을 바쳤다. 교정 · 정리한 고의서는 『捧心方』 『全九集』이 유명하며, 『本

朝醫談』『本朝醫談二篇』에서는 일본 역사에서 의약 · 처방 · 의제 · 질병 등에 관하여 전해 내려오는 것을 수필식으로 기술하고 있다.

伊澤蘭軒이자와 란켄 1777–1829: 의학을 目黑道琢, 본초를 太田大洲에게 배운 고증학파의 석학이며 문하에 蘭門五哲이라고 불리우는 澁江抽齋, 森立之, 岡西玄亭, 淸川玄道, 山田業廣을 두고 있다. 『蘭軒遺稿』『蘭軒醫談』『蘭軒醫話』『焦尾雜記』 등이 있다.

多紀元胤타키 겐인 1789–1827: 多紀元簡의 3男으로 1811년 아버지의 급서로 그 직책을 이어받아 에도 의학관의 총수로서 활약하였으나 39세로 요절하였다. 『難經疏證』『体雅』『藥雅』『疾雅』『醫籍考』 등이 있다.

多紀元堅타키 겐켄 1795–1858: 에도시대 후기 바쿠후幕府 의학관을 운영한 인물 가운데, 가장 업적이 뛰어난 사람이 바로 본 인물이다. 그의 校刊 사업은 의학관의 명성을 높였으며, 일본 의학사상 불후의 업적으로 오늘날에도 생생하게 살아 있다. 저서의 대표작은 『傷寒論述義』『金匱要略述義』『雜病廣要』『藥治通義』『時還讀我書』이다. 의술에서는 빈부귀천을 가리지 않고 실천을 하였으며, 심지어 환자의 경제적인 능력에 따라 여름에는 모기장, 겨울에는 담요를 제공하였다고 전해진다. 실로 참다운 의술을 실천한 사람으로 칭송받고 있다.

喜多村直寬키타무라 촛칸 1804–76: 에도 바쿠후幕府 말기의 고증학의 태두로서 상한론 연구에서 필수적인 명저 『傷寒論疏義』를 비롯하여 『金匱要略疏義』『傷寒藥議』의 3부작을 펴낸다. 1852년에는 조선 세종1443에서 성종1477시대에 편찬된 『의방유취』 266권, 『太平御覽』 校勘에 착수하여 1861년에 완성한다. 이 의방유취 일본판은 1876년 강화도조약이 체결될 때에 조선 정부에 기증되어 현재 국보로 지정되어 있다. 『傷寒論疏義』에서 趙開美의 『宋板傷寒論』에 대하여 약 50군데 보충 · 교정하고 있다. 『老醫匽言』『五月雨草紙』『醫學啓蒙』을 남기고 있다.

森立之모리 릿시 1807–85: 에도 바쿠후幕府 말기 고증학자로서 이름을 떨친 학자 중에 한 사람이다. 字를 立夫, 號를 枳園이라 하고, 통칭 養竹으로 불린다. 『신농본초경』『소문영추』『상한론』『금궤요략』『편작창공전』에 교주를 달고 있다.

山田業廣椿庭 야마다 교코 1808–81: 에도 바쿠후幕府 말기에 활약한 고증학파의 석학이며, 메이지시대에 들어와 한방존속운동의 선두에 서면서 溫知社를 결성한 명의이다. 業廣은 諱이며, 椿庭은 號이다. 『상한론』『금궤요략』『천금방』『외대비요』를 고증한 『九折堂讀書記』와 『傷寒雜病論類纂』『經方弁』 등이 있다. 고증학을 집대성한 『醫學管錐(內集)』『醫學管錐(外集)』이 있다.

澁江抽齋시부에 츄사이 1805–58: 고증학의 대가로서 『素問識小』『靈樞講義』가 있다.

淸川玄道키요카와 겐도 1838–86: 5대 의업을 이어가면서 한방존속 운동에 전력하였다.

今村了庵이마무라 료안 1824–90

기타

임상의사로서 아닌 기초분야에서, 특히 본초학분야, 그리고 위에 언급한 뚜렷하게 어느 한 학파로 분류하기 힘든 학자들을 소개하고자 한다.

貝原益軒카이바라 에키켄 1630-1714: 본초학자이자 유학자. 조선통신사를 맞이한 학자로서도 이름이 높다. 『大和本草』『菜譜』『花譜』 같은 본초서와 『養生訓』의 교육서가 있다. 특히 후자의 『양생훈』은 지금도 생활상의 주의할 점으로 회자되는 베스트셀러이다.

松岡玄達마쯔오카 겐타츠 1668-1746: 恕庵은 통칭하는 이름이다. 경학을 山崎闇齋, 伊藤仁齋에게 배우고, 稻生若水의 문하에 들어가 본초를 배웠다. 유의로서 유명하였지만, 의학의 학통은 알려져 있지 않다. 1744년부터 『본초강목』을 강의하기 시작하였다. 저작이 50편 이상이 되며, 『用藥須知』가 대표이다. 사후에도 이를 보충한 『用藥須知후편』『用藥須知속편』이 간행된다. 이외에도 『食療正要』이 있다.

內藤尙賢나이토 히사카타 ?-?: 『상한론』『금궤요략』에 수록되어 있는 약물 220여 종에 대하여 약성·選品을 밝히는 『古方藥品考』라는 명저를 남기고 있다. 약물의 삽화를 그려 넣기도 하여 에도 말기에 약물기원을 아는 데 귀중한 문헌으로 된다.

06

침몰과 부활하는 일본 한방의학

The Fall and Rise of Japanese Traditional Medicine

06

침몰하는 한방의학

요즈음의 시대를 '변화하는 시대', 그것도 모자라 '속도'를 넣어 '변화속도'에 따라가지 않으면 망한다는 논리가 성행하면서 기성세대들의 갈등이 그 어느 때보다 큰데, 지금으로부터 140여 년 전의 풍경은 오늘날과는 비교도 되지 않는 질풍노도의 한 세월이 있었음을 다시 한번 생각하게 한다. 좋든 싫든 기존에 자기가 가지고 있는 가치관을 하루 아침에 버린다는 것이 그렇게 쉽지 않은 것이 인간사다. 더구나 의학이라는 것은 생명을 다루는 지고지선한 것으로 볼 수 있는데, 지금까지 내려온 패러다임을 일거에 뿌리치고, 다른 패러다임으로 옮겨가는 일련의 과정을 세밀하게 살펴볼 필요가 있을 것이다. 이런 의미에서 어떤 한 제도의 탄생과 소멸에는 반드시 필연의 인과관계가 있다는 사실을 한번 더 생각하고 넘어가야 할 것이다. 화려하게 전개되던 전통의학이 하루아침에 몰락해 가는 과정을 연대기를 통하여 구성해 본다. 1875년 전국 의사수는 23,248명, 이 가운데 서양의는 5,097명, 한방의는 14,807명,

한방 · 서양의학 절충의는 2,524명, 기타 831명이었다고 한다. 절대수에서 밀리지 않는 한방의들이었지만, 시대의 흐름에 부응하지 못하는 것으로 결론이 내려졌다.

1874년: 「醫制개혁」 발포

메이지유신 7년째를 맞이하는 1874년에 「의제개혁」이 발포되어, 그 해 토쿄, 오사카, 쿄토의 3곳에서 시험적으로 시행된다. 이와 같은 내용은 1868년 메이지유신 때부터 1885년 내각제가 생기기 전까지 입법, 행정, 사법을 총괄한 최고 권력기관이었던 太政官다이조칸에서 결정하여 공고한 것이다. 개혁기의 혁명공약 가운데 하나 정도로 생각하면 좋을 것이다. 「醫制」라고 하면 말 그대로 의학제도, 의료제도, 의사제도 등을 뜻한다. 이 법이 실제 의미하는 것은 의사로서 개업을 할 때 「한방의원, 혹은 한의원」 간판을 내걸어서는 안 된다는 것이다. 서양의학 과목을 표방하여야 하고, 한방과목 단독 표방은 안 된다고 하는 법이 바로 이것인데, 이 법의 효력은 2007년 12월 현재도 그대로 유효하다. 예를 들면 일본 한방의학 전문의가 개업을 할 때 한방전문의원이라고 할 수 없도록 되어 있으며, 단지 내과나 다른 과목을 표방하면서 한방이라는 단어를 병기할 수 있다는 것이다. 조선조에서 서양의학이 본격적으로 소개도 되기 전에 벌써 일본은 주류의학으로서 전통의학은 존재가치가 없다는 것을 국가적인 정책으로 판단한 것이다. 이 법의 제정에는 1871년 岩倉具視를 전권대사로 한 구미파견단의 시찰보고서에 많은 영향을 받게 된다. 76조로 되어 있는데, 위생행정기구확립, 서양의학에 기초한 의학교육, 의사개업면허제도, 근대 약국점포제도, 의약분업제도의 확립 등의 내용으로 되어 있다. 이 법테두리야말로 오늘 현대화된 의료시스템을 구축하는 시점이 된다. 이 가운데 큰 틀로서 의학교육이라는 것은 서양의학을 기본으로 한다는 대강이 만들어진 것이다. 한방의학은 서양의학과의 공존도 아니고, 1차적으로 완전히 공적인 의학교육의 장에서 배척된다. 한방의학은 공공교육의 대상으로 삼지 않은 것이다.

1879. 한방의가들이 메이지정부의 한방의학 말살정책에 대항하기 위하여 단체인 「溫知社」를 토쿄에 설립함. 그 당시 난다긴다하는 한방의가들이 다 참가하게 되는데, 山田業廣, 淺田宗伯, 森立之, 飯田隆安, 高橋宗翰, 山本高明 들이다. 山田業廣이 초대 회장이 되고, 기관지인 『溫知醫談』을 펴낸다.

1880. 淺井國幹은 官의 허가를 얻어 나고야에 전문 皇漢醫學校를 개설하여 교육을 시도함. 淺井國幹이 전국에 격문을 보내는데, 이 격문이 명문으로 지금도 회자된다.

1881. 제2회 온지사 전국대회에서 한의인정시험 계속을 상신하나 각하된다. 초대 회장인 山田業廣이 사망하고, 2대 회장에 淺田宗伯이 취임한다.

1882. 淺田宗伯이 왕실 주치의가 된다.

1883. 토쿄에 화한의학강습소 신축을 낙성한다.
정부에서는 太政官 포고 34, 35호에 의한 「醫術開業試驗規則」 발효.

1874. 의제개혁을 완수한 다음 10년째를 맞이하는 1883년에 의사국가고시 과목에서 한방과목을 제외하는 「醫術開業試驗規則」이 포고된다. 의제개혁에 이어 이 법이 제정되면서 오늘 일본 의학의 틀이 만들어지게 되는 결정적인 법이 된다. 이에 따르면 서양의학을 습득하고, 이것에 관련된 국가시험에 합격해야만 의사가 될 자격을 주었으며, 의사가 된 다음 한방치료를 사용하는 것은 자유라고 하는 내용이다. 이때 시험과목을 보면 전기시험에서는 물리학 · 화학 · 해부학 · 생리학, 후기시험에는 외과학 · 내과학 · 약물학 · 안과학 · 산과학 · 임상실험으로 나누어졌다. 흔히 이를 西洋醫學 七科물리 · 화학 · 해부 · 생리 · 병리 · 내외과 · 약제학로 하였다는 글도 많이 보이나, 보다 자세히 하면 전후기 시험으로 나누어져 시행되었다. 여기서 보더라도 한방과목이 사라지게 된 것이다. 그러므로 순수 한방의 존속은 부정된다. 이때는 한방의학의 대가라 하더라도 서양의학 7科를 합격하지 않고서는 의료에 종사할 수 없음에 따라 이후 일본에서의 전통의학적인 한방의료는 쇠퇴의 길을 걷

지 않을 수 없게 된다. 지금으로부터 120여 년 전의 일이다. 이렇게 10년에 걸쳐 두 번의 확인 사살을 당한 한방의학은 이 다음에 전개될 과정은 바보라도 짐작할 수 있겠지. 서양의학을 습득하고, 여기에 관한 국가시험에 합격해야만 의사가 될 수 있도록 했다. 의사가 된 이상은 한방으로 치료하는 것은 자유이지만, 애써 공부한 엘리트집단이 법적으로 유행에 뒤떨어진 한방을 다시 공부해 '한방의'가 되려고 한 사람이 있겠는가?

1879. 淺田宗伯과 山田業廣들이 동경대학 의학부에 實地經驗科를 설치하여 황한의학을 가르쳐야 한다고 제창하였다. 물론 거절당하였다.

1884. 이론투쟁에서 한방의학 교육제도를 완전히 포기하고, 대신에 치료의학으로서의 가치를 알리고자 토쿄에 溫知病院을 설립한다. 원장은 淺田宗伯.

1887. 힘이 빠져버린 溫知社를 해산한다.

1890. 동지 3000명이 새롭게 帝國醫會를 결성하여 의회에 의견서를 내기로 한다.

1894. 왕실주치의까지 지낸 淺田宗伯이 사망함으로써 한방계는 구심점을 잃게 된다. 마지막 거장의 죽음으로 언제 끝날는지 모르는 긴 터널 속으로 한방의학은 빠져 들어간다. 아이러니컬하게 이때 조선에서는 이제마라는 독특한 인재가 그동안 1613년부터 지배하여 왔던 『동의보감』의학과는 차원을 달리하는 의학이론을 출판하게 된다.

1895. 제8차 의회에서 한방의들이 제출한 의료개정법안은 27표차로 부결되어 5년에 걸친 국회투쟁도 무산되어 버린다.

한방존속운동을 22년에 걸쳐 벌인 淺井國幹아사이 콧칸은 나고야 고향으로 돌아가고, 지방정부의 통치자 주치의를 10대에 걸쳐 지낸 그의 의사가문에 못질해 버린다. 이때 조상의 묘앞에서 한의존속운동의 종언을 아뢴 그의 문장 또한 명문으로 지금까지 많은 사람들에게 읽혀진다.

초기의 이론투쟁, 중기의 치료투쟁, 후기의 의회투쟁에서 모두 패한 한방계는 당연한 것이지만, 깊은 암흑기로 접어들게 된다.

그렇다면 왜 이와 같은, 한방의학으로서는 일본의 위생 · 보건 · 건강을 책임질 수 없다는 행정판단이 이루어졌을까 하는 배경을 살펴볼 필요가 있다. 근거 없는 판단이 내려질 수가 있겠는가. 오늘 우리들이 타산지석으로 삼아야 할 내용이 들어가 있다. 한방의학 침몰 전야의 스케치를 주로 야카즈 도메이 선생과 테라사와 카츠토시 교수의 글을 토대로하여 재구성해 본다.

국제정세

먼저, 그 당시 아시아정세를 생각해 보면 구미열강의 식민지지배가 일본의 주변에서도 이루어지고 있었다. 러시아는 약 100년 전부터 남하정책을 실시하고, 영국은 이미 중국의 영토 일부를 지배하고 있었다. 필리핀은 스페인의 식민지였지만, 미국 - 스페인전쟁의 결과 1898년에 미국이 식민지 점령했다. 또한, 프랑스는 같은 해에 베트남을 식민지화했다. 이와 같은 긴장된 주변정세 속에서 일본은 어떻게든지 구미열강의 세계적인 위협으로부터 지켜야 한다는 국가체제가 이루어진 것은 당연하다. 그러기 위해서는 근대국가를 건설해야만 했다. 단적으로 말하면, 군사력 · 경제력을 향상시키는 것이 급선무였다. 따라서 제2차 과학혁명에 의해서 이루어진 이른바 산업혁명의 성과를 서둘러 도입할 필요가 있었다. 부국강병정책을 고려할 때 감염증 등이 발생했을 경우에는 집단으로 치료할 필요가 있는데 이 경우 한방의학은 개개인을 치료하는 의학으로서 부적당하다고 판단되었다. 부국강병자본주의 경제정책을 시행하면서 군대, 학교, 집단생활에 알맞은 군진의학, 집단예방의학 및 치료의학, 방역의학으로서 한방의학은 제구실을 못한다고 결론내려지게 되었다. 메이지 시대의 대표적인 교육자이자 계몽사상가였던 후쿠자와 유키치福澤諭吉는 1884년 신문에 쓴 '脫亞入歐論'에서 "아시아에서 벗어나 서구로 들어가자"라며 노골적으로 '서구 중시, 아시아 경시'를 주장했다. 메이지 정부는 집권 후 이전까지 일본 문화의 주류였던 중국 문화에 대해 말살정책을 펼쳤다. 절을 없애고 불상을 파괴하는 廢佛毁釋 운동을 펼치면서 불교 탄압에 나선 데는 신도를 국가 종교로 삼는 동시에 중국의 전통 문화를 없애려는 취지가 담겨 있었다.

정치사회적 요인

한방의학의 교육을 담당하고 있었던 에도 의학관을 중심으로 한 한방의가들은 에도 바쿠후 체제를 지지하고, 蘭學의 탄압에 가담했다는 역사적인 사실을 든다. 쇼군과 일왕 사이에 줄 잘못 섰다는 것이다. 쇼군이 몰락하고 일왕이 실권을 잡을 줄 몰랐던 잘못을 범하고 만다. 실제로 1839년, 시볼트사건이 발생한 지 약 11년 후의 일이지만, 소위 「蠻社의 獄」이 일어났다. 이것은 渡邊華山, 高野長英이라는 오늘날로 말하자면 서양에 눈을 돌린 자유주의자들인데, 이들에 대한 사상탄압사건이 일어났다. 같은 해에 아편전쟁이 일어났다. 이와 같은 세계적인 위협을 직접 보게 된 에도 바쿠후幕府는 「蠻書번역 구속령」을 내걸고, 외국의 저작을 임의로 번역 출판하는 것을 금지했다. 의학서의 번역 출판에 대해서도 에도 의학관의 허가를 필요로 하는 조치를 취하고, 이른바 정보관리를 하게 되었다. 예를 들면 그 다음 해에 林洞海가 『藥性論』의 번역 출판을 의학관에 의뢰했지만, 의학관은 이것마저 허가하지 않았다. 이것은 한방의학의 중심적 연구기관이었던 에도 의학관이 에도 바쿠후 체제의 사상통제 혹은 정보관리에 가담한 것이 된다. 다시 말하면 한방의학 교육기관이 정부와 짜고 새로운 사상의 도입이나 외국문물의 유입을 의도적으로 방해하였다는 것이다. 벌써 대외적으로는 제국열강들이 약자의 나라를 삼키기 위해 으르릉거리는데, 공립의학기관인 에도 의학관이 하는 일이 고작 의학서적조차 번역 허가를 얻으랴, 그리고 신청하면 안된다고 하였으니, 변화하는 시대의 조류에 편승하기 힘든 학문기관으로 인식하게 한 것이다.

한방의학부 학생들이 신질서에 적응하지 못함

이런 와중에 메이지정부는 독일의학을 도입할 것을 결정했다. 1869년 相良知安은 여러 구미의학을 검토한 결과 「相良메모」를 내놓으면서, 독일의학을 기본으로 삼을 것을 주장했다. 이것은 당시, 입헌군주체제였던 독일 통일 전 - 프러시아 - 의 의학이 객관적으로 보아도 세계를 이끌고 있다고 보았기 때문이다. 이 배경에는 당시 프러시아가 아시아에 식민지를 가지고 있지 않았다는 사실도 이 결정에 영향을 미쳤다고 한다. 이 방침하에 1871년에 두 명의 독일인 교관이 일본에 건너와서, 大東學校토쿄대학 전신에서 교육을 시작했다.

그런데 그 당시 에도 의학관에서 이적한 의학생들은 지금까지의 교육시스템이 상당히 폐쇄적이었던 때문인지, 독일인 교관과는 잘 맞지 않은 학생이 많았던 것 같다. 이 때문에 뮬과 홀만은 입학시험제도를 만들고, 의학교육의 커리큘럼을 독일식으로 개혁하기로 했다. 이 결과 그 때까지 재학중이었던 의학생의 약 30%밖에 입학시험에 합격하지 못했다고 한다. 그 당시 이 두 명의 외국인 교사는 "일본에 한방의학과 같은 것이 있는 한 우리들은 앞으로 협력하지 않겠다"라고 외압을 넣었다고 한다. 메이지정부로서는 이 두 명의 독일인 교관의 주장을 따를 수밖에 없었다. 그 배경에는 독일이 강대한 산업혁명 이후의 기술적 성과를 이룬 것도 하나의 요인으로 들 수 있다. 2007년 7월 23일 중앙일보의 월요인터뷰에서 조장희 박사는 일본 메이지왕이 토교대학을 설립할 때 처음부터 국내의 반발을 무릅쓰고 외국의 교수들을 영입하여 발전의 토대를 이루었다고 하고 있다. 이와 같은 격변기에 기존의 질서가 한꺼번에 허물어지는 역사의 경험을 들려주고 있다.

학문적 요인

당시의 한방의학이 가지고 있던 학문으로서의 문제점을 검토하고자 한다.

첫째로 한방의학에 실증성을 추구하는 자세가 거의 없었다는 것이다. 물론, 일반적으로 한방의학과 蘭方의학을 같이 공부하고, 실증성을 추구하는 움직임이 확고하게 존재했지만, 정치적으로 한방의학 그 자체를 지지하는 세력에는 이러한 실증성을 추구하는 자세가 미약했다는 것 또한 사실이다. 근대 일본을 만든 후쿠자와 유키치福澤諭吉는 『통속의술론』에서 이렇게 해도 좋고, 저렇게 해도 맞아들어가는 한방의학에 대하여 당시 진보적 지식인의 한 사람으로서 시대조류에 맞지 않는 의학으로 인식하고 있다. 유교적 사고방식이 일본의 문명적 발전을 저해한다는 계몽주의자 후쿠자와 유키치의 책들이 베스트셀러가 되기도 했다. 이에 따라 유교, 유학, 성리학 등에 대한 관심이 낮아지게 되었고, 그것을 정신적 기조로 한 전통문화는 잊어야 할 구시대적인 사고방식으로 간주되기도 했다.

둘째로 하나오카 세이슈華岡青洲를 비롯한 에도시대의 전반적인 풍조였다고 생각되는 비밀주의가 횡행하였다는 점이다. 처방공개를 하지 않는 등 지적보편성을 거부하는 풍조가 역력했다고 분석하고 있다. 1878년에 메이지왕의 칙명에 의해 토쿄府立脚氣병원이 세워지고, 한방의학과 서양의학에 의한 치료 평가를 실시했다. 이것을 속칭 '東西 脚氣씨름'이라고 알려져 있다. 이 병원에서는 서양의학적인 치료를 하는 그룹과 한방의학적인 치료를 하는 그룹으로 나누어서 치료효과를 평가했다. 오늘날로 보면 비교임상실험이다. 그 결과, 한방측의 치료성적이 더 뛰어났다고 한다. 그러나 한방측은 그 병인을 보편적인 표현으로 설명하지 못하고, 또한 치료법을 秘傳이라고 해서 처방공개를 거부했다고 한다. 단, 이 사실의 진상은 밝혀지지 않았고, 정치적으로 한방의학에 유리한 평가를 하지 않으려는 정치세력이 있었을지도 모른다. 이때 한방의학의 선구자들의 명예를 위해서 부언을 하면, 메이지천황의 신임이 두터웠던 한방의 遠田澄庵은 "脚氣는 그 원인이 쌀에 있다"라고 보고서에 기록하고 있다. 하지만, 당시의 한방의학에는 비밀주의, 폐쇄주의가 있었던 것만은 사실이고, 그리고 이것은 결코 과거의 문제가 아니라는 것이다. 싸움에 이겼더라도 왜 그 싸움에 이겼는지 설명을 하지 못하고, 또한 그 전술을 진솔하게 말할 수 없다고 하였으니, 국가적인 차원에서는 고민하게 만들었을 것이다.

그런데 이런 문제는 어제 오늘의 문제가 아니다. 우리의 주위환경을 둘러보면 아직도 공개된 학회에서 발표를 하지 않고, 도제식으로 기백만원씩 받고 가르치고 있는 모습을 볼 수 있다. 그것도 신문에 대문짝만하게 광고를 서슴지 않고. 어찌보면 일본은 이와 같은 비밀주의에 멍이 든 역사가 있기에, 학회마다 증례발표가 주를 이루고 있는지도 모르겠다. 증례발표는 모든 의학 분야에서 이루어지는 가장 기본적인 발표의 한 형식이며, 한방의학에만 국한되는 이야기는 아니다. 모든 의사들은 증례발표를 위하여 생각하고, 임상하는 느낌을 가지게 한다.

셋째로 당시의 한방의학을 이끈 사람들의 무비판적인 학문적 태도를 지적할 수 있다. '證' 이라고 하지만, 證이라는 것은 정말로 무엇일까. '證' 이외의 경우에 사용하면 어떻게 되는가. 도대체, 한방제제는 어떻게 해서 작용하는가. 이와 같은 것을 곰곰히 생각하지 않았다고 분석할 수 있다. 證이라는 것은 고전에 이와 같이 기록되어 있고, 그 이상도 그 이하도 아니라는 식으로 설명한다. 이러한 무비판적인 태도가 있었다는 것은 오늘날에도 생각해야만 하는 교훈이다.

넷째로 한방의학은 개개 의학으로 집단에게 일률적인 치료에는 적합하지 않다는 한방의학 본연의 특색이다. 이 특징은 메이지 초기의 한방의학에서는 불리한 재료였다. 그러나 오늘날 의료계에서 추구하는 것은 바로 이 맞춤의학인데, 시대상황에 따라서 장점과 단점이 바뀌는 현상을 여기에서 볼 수 있다.

다섯 번째는 한방의학이 소외된 요인으로 외과영역에서의 성과를 한방의학이 가지고 있지 않다는 점을 들 수 있다. 바쿠후幕府 말기에 있었던 鳥羽 · 伏見의 전투, 會津전쟁 등을 통해서 체계적인 외과적 의료기술을 가지고 있지 않은 것은 한방의학에 상당히 불리한 요인으로서 작용했을 것이라는 것은 쉽게 상상할 수 있다.

이상과 같은 국제정세, 정치 · 사회적, 학문적 이유로 한방의학은 메이지 초기에 배척되었다. 우리들은 장래에 한방의학을 좀 더 좋고 보편적인 것으로 만들기 위해서는 과거의 이와 같은 잘못을 두 번 다시 되풀이 되지 않도록 학문적인 태도를 확실하게 갖추어야 할 것이다. 비서구 국가들이 서구의 문명 기준을, 자발적이든 강제적이든, 흡수하고 채택할 수밖에 없었던 과정에서 동아시아의 일본은 서구문명의 기준에 따른 일련의 개혁을 성공적으로 단행하고, 1905년 러일전쟁에서 승리함으로써 궁극적으로 문명 국가의 기준을 획득하였다.

한편 의학에서는 전통을 하루아침에 버렸지만, 다른 문화에 대해서는 나름대로 고수하였다고 새뮤얼 헌팅톤은 말하고 있다. 즉, 서구가 19세기 중반 중국과 일본에 압박을 가했을 때 이 두 나라의 소수 지식인들은 자신들의 전통 문화를 전면적으로 부정하고 철저한 서구화를 지향해야 한다고 주장하였다. 그러나 이것은 실현 가능하지도 정당하지도 않은 노선이었다. 그 결과 양국의 지배 엘리트들은 개량주의 전략을 택하였다. 메이지 유신을 통해 일본에서 실권을 장악한 역동적 개혁 집단은 서양의 기술 · 관습 · 제도를 연구하고 차용하여 일본의 근대화를 주도하면서, 한편으로 그들은 일본 전통 문화의 본질적 요소들을 고수하였고, 이 요소들은 여러 면에서 일본의 근대화에 크게 기여하였다. 일본이 1930년대와 1940년대에 자신의 제국주의를 정당화하고 국민적 지지를 얻을 수 있었던 것은 그런 전통적 요소들이 남아 있었기 때문이었다.

즉 의학은 실용적인 기술의 문제이지, 지켜야 할 전통문화의 한 면으로 보지 않은 것이다. 그러므로 그들은 새로운 시대에 부응하지 못하는 전통의학을 하루아침에 버리고, 서양의학 일변도로 치닫게 된다. 1990년 중반부터 일어난 한약분쟁이나 양 · 한방 갈등 등으로 한의학이 사회적인 이슈가 되었을 때 한의계 일부에서는 우리가 어디까지나 가지고 가야 할 천부의 짐이라고 하였는데, 이 논리는 한편 민족 · 전통의 이름으로 설득력이 있어 보이나, 다른 한편으로 실증적 근거중심 치료의학으로 발전시키는 데는 방해요소가 되기도 한다.

지금으로부터 100여 년 전에 기독교 국가도 유럽국가도 아닌 일본이 동아시아의 차원을 넘어 범서구화에 발맞추었다는 사실은 우스꽝스럽지만, 그 과정을 한번 조명할 필요는 있을 것이다. 아이러니컬하게도 지금 우리는 전 국민이 '미국화Americanization' 하지 못하여 안달하지 않는가.

| 저자의 노트 1 |

비밀주의와 증례보고

일본 의학회에 가 보면 한방이든, 양방이든 증례보고 위주로 진행되고 있음을 알 수 있다. 증례보고에 대한 이들의 습관성이랄까, 집착성을 엿볼 수 있는 일화를 하나 들려 드리겠다. 2007년 12월 2일 현재, 나는 토야마대학 의학부 신경내과에 파킨슨병에 대한 임상견학을 하러 토야마에 와 있는데, 어제 12월 1일 뇌졸중에 대한 시민강좌가 끝나고 나에 대한 환영회가 저녁을 먹으면서 열렸다. 대화 중 비타민 C와 감기 이야기를 하다가 그 중 한 교수가 자기는 갈근탕이라는 한방약을 먹는다고 하자, 옆에 있던 교수가 놀라면서 "아, 그래? 잘 들어?"하고 묻자, "나는 한방약이 잘 맞는 것 같다"고 대답하자, 바로 즉석에서 질문을 하였던 그 교수가 "그 말이야, 증례보고 좀 하지!"하는 것이었다. 비꼬는 분위가 전혀 없이 아무렇지도 않은 듯이. 내가 보기에는 지나치다는 생각이 아니 들 수가 없었지만.

한국의 한의사들이 기대에 부풀어 가 보는 일본 학회에 가서 가장 실망하는 표정이 바로 이 증례발표에 있는 것 같다. 나도 예전에 선후배, 동료들과 함께 일본동양의학회에 동행하여 가 보면 가장 많은 것이 "저들은 무슨 한두 개 증례를 가지고 저렇게 심각하게 발표하는지 모르겠다"는 것이었다. 그래서 증례보고는 시시한, 저급한 학회라고 인식하게 만드는 주범이 되고 말았다. 나중에 이들이 하나 하나 쌓여 큰 물줄기를 이룬다는 사실을 간과하고 있는 것이다. 물론 한국인들의 통이 큰 것도 한 몫 했으리라고 생각하지만 대부분이 이 증례발표에 대하여 이해를 하지 못하고 대단히 실망을 한 나머지, 다른 곳으로 이동하는 것을 경험했다. 한 수 깨달으면 다 되는 일을 가지고, 왜 증례 하나 가지고 남 피곤하게 만드느냐 하는 분위기이다. 그렇게 간단하게 치료가 잘 되는 '한의학'이라면 오늘과 같은 불황을 말하지 말아야지. 자기가 경험한 하나를 가지고 공공의 토론장소에서 공개하지 않는다면 진정 의료인이라고 할 수 있을까. 벤치마킹한다고 벌써 10년 전 내가 몸담고 있는 의국원들로 하여금 증례발표를 하게 하였더니, 다른 의국에서 희한한 짓거리를 한다고 욕을 얻어 먹기도 하였다. 그런데 이제는 이런 분위기가 많이 누그러져 증례발표가 보편화되어 가는 모습을 보고 있다. 그러나 아직도 우리들이 가지고 있는 비밀주의는 꽁꽁 얼어붙어 있는 느낌이다. 내가 경험한 소중함을 환자를 위하여, 학계를 위하여 공공의 몫으로 돌리지 않으면 죽은 것과 마찬가지이다.

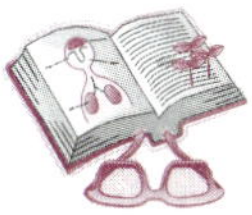

| 저자의 노트 2 |

아시아를 벗어나 서구로 나아가자

메이지 정부가 문명개화와 부국강병을 내세워 맹목적인 서구화에 나섰던 것은 서양으로부터 일본을 지키기 위한 노력의 일환이기도 했다. 당시 서양 국가들은 자신들의 기준으로 세계 국가를 문명 국가와 비문명 국가로 구분했다. 일본을 개국 당시 비문명 국가로 평가돼 서양 국가들과 불평등 조약을 맺었다. 일본 내에서의 외국인 범죄에 대해 일본 정부가 재판권을 갖지 못해 외국인 범죄가 무혐의로 처리되는 등 주권 침해가 심했다. 그래서 메이지 정부는 서양 국가들로부터 빨리 문명 국가로 인정받고 불평등 조약에서 벗어나고 싶었다. 그 결과 일본을 서양식으로 바꾸자는 '일본 개혁론'이 폭풍처럼 휘몰아쳤다.

당시는 '일본을 부인하고 서양이 되고픈 시대'였다. 서양 문물은 무조건 좋은 것으로 평가돼 수입됐다. 이전까지만 해도 살생을 금지한 불교의 영향으로 일본인은 고기를 거의 먹지 않았다. 그러나 메이지 시대가 되자 '서양 사람들처럼 고기를 먹어야 서구화된다'는 생각이 확산되면서 '고기 먹기 운동'이 벌어졌다. '쇠고기 소비량이 그 나라 문명의 척도'란 말이 나돌았다. 쇠고기 냄비는 '문명 개화 냄비'라고 불렸다. 에도 바쿠후幕府의 마지막 장군 15대이었던 토쿠가와 요시노부德川慶喜는 돼지고기를 먹자고 홍보하고 다녀 '돈이치豚一' 이라고 불렀다. '돼지가 최고인 사람'이란 뜻이다. 일본에서 샤브샤브 음식이 발달한 것도 이때부터다. 서양 문화가 정착하는 데도 지배층이 앞장섰다. 일왕 메이지는 '고기를 먹자'는 포고령까지 내렸고, 서양 옷을 입는 데 매우 적극적이어서 서양 옷이 유행하게 됐다. 일본은 지금도 총리가 일왕에게 인사하러 가거나, 내각을 처음 구성했을 때 총리와 대신들이 서양식 연미복을 입는다. -오대영-

1873년 일본이 구미 각국에 파견한 유학생 수는 373명이었다. 소요 경비는 문교부 연간 예산의 18%였다. 서양인 법률 고문도 초빙했다. 1872년 일본이 고용한 외국인은 영국인, 미국인, 프랑스인 등 387명에 이른다. 서양인들은 10-15년간 일본에 체류하면서 서양식 외교 교섭술과 국제법 이론을 가르쳐 일본 근대화에 크게 기여했다. 일본 정부는 당시 외국인 법률 전문가들에게 외무대신의 두 배나 되는 급료를 아낌없이 지급했다. -심현섭-

이참에 19세기 중반 이후 개화기 때 조선조에서 일어난 의료제도와 서양의학에 대하여 잠깐 살펴보고 넘어가는 것이 이해를 위하여 좋을 것 같다.

1876년 강화도조약에 의하여 개항함으로써 많은 일본인들이 조선에 들어오게 되는데, 일본은 1877년 부산 재생의원을 시작으로 의원을 설립하여 이들이 진료하도록 하였다. 한편 미국과 유럽의 기독교 선교 활동의 일환으로 1885년 왕립 의료원인 광혜원을 설립한다. 이것이 병원의 시초이다. 1894년 갑오개혁에 의하여 內部衙門에 위생국이 신설됨으로써 양의학이 전면에 등장하게 됨으로써 기존의 전통의학은 법률적으로 공식적인 의료에서 배제되게 된다. 이어서 1895년에는 궁내 전통의학을 담당하던 전의감 제도가 폐지된다. 1899년 정부의 공식적인 직제에 의하여 첫 공공병원으로서 內部병원이 설립된다. 1900년 醫士 규칙이 반포되면서 그 당시 전통의료인의 명칭이 醫士로 전환되나, 일

제시대에 들어와서 1913년 醫師규칙과 醫生규칙이 새롭게 제정되어 서양의학의 의사와 함께 이보다 한 단계 아래인 전통의학의 의생제도를 별도로 규정하게 된다. 1880년 서울에 종두장을 설치하여 우두를 처음 실시한 지석영은 1899년 경성의학교의 초대 교장이었지만, 본래 서양의학을 공부한 의사가 아니었기 때문에 1913년의 의사규칙에 의하여 하루아침에 의생의 지위로 격하되게 된다.

그런데 나는 여기서 의문이 하나 생긴다. 어떻게 해서 일본이 우리나라에서는 일본 본토와 다른 의료제도를 만들었는가 하는 것이다. 즉 의료 1원화이지만, 왜 의사와는 별도로 의생제도를 두게 되었는가 하는 것이다. 이 분야에 대하여 나로서는 자세히 모르는 바이지만, 의사보다 한 단계 아래인 의생제도를 둔 것은 의료후진국에서 있을 수 있는 일은 아닌지 모르겠다.

한방의학의 부흥운동

동서양문화의 차이

동서양의 과학기술발전을 보면 15세기까지만 하더라도 동양의 과학기술이 서양을 압도했다. 비단 · 종이 · 도자기 · 화약 등 동양의 기술이 실크로드를 통하여 서양으로 넘어갔다. 중세에 부를 이룬 이탈리아 도시의 박물관 소장품 가운데는 동양에서 넘어간 도자기 주전자의 외부를 백금 철망으로 보호한 것도 있다. 그러나 공자 · 노자 · 주자로 대표되는 동양의 학문은 총체적 개념을 중요시한 결과, 작게 나누어 분석적으로 연구하는 서양과학에 주도권을 넘겨 주게 된다. (중간 생략) 분석적 학문이 한계에 부닥치자 총체적 개념이 중요한 융합

학문의 시대가 열리고 있다. 동양 문화에 매우 적합한 과학기술이다. 그러나 아깝게도 우리는 동양 문화의 많은 것을 버리고 서양 문화만 좇고 있는 것은 아닌가.

-KAIST의 이수영 교수 「과학칼럼」에서-

그러면 1900년 들어와서부터 오늘까지 100여 년간 의미있는 한방 역사를 연대기를 통하여 살펴보겠다.

1910. 和田啓十郎의 『醫界鐵椎』가 출판

가정에 가정을 더하면 오늘 일본 한방의학이 있었겠는가 하고, 실로 획을 긋는 저서로 치하하고 있다. 나 자신이 들여다 보아도 100년 전에 이런 사고로 책이 나온다는 것이 신기해 보일 정도이다. 현대 한방의학의 원천이 되는 의학혁신서이다.

와다和田가 산 역사적 배경은 정책적으로 의료제도로부터 배제된 한방의학이 메이지 말기에 인적 파워 면에서 거의 파괴상태에 빠져 있을 때이다. 그러나 서양의학 일변도의 의학 · 의료시스템에 의문을 가지고 한방의학을 정당하게 평가하고자 하는 자도 없지는 않았다. 대표인물이 和田啓十郎와다 케이쥬로이다. 나가노 현 출신으로서, 메이지정부의 새로운 의제하에 의학교육을 받았던 인물이다. 토쿄의학전문학교 濟生學舍에 입학한 1892년에 고서점에서 吉益東洞

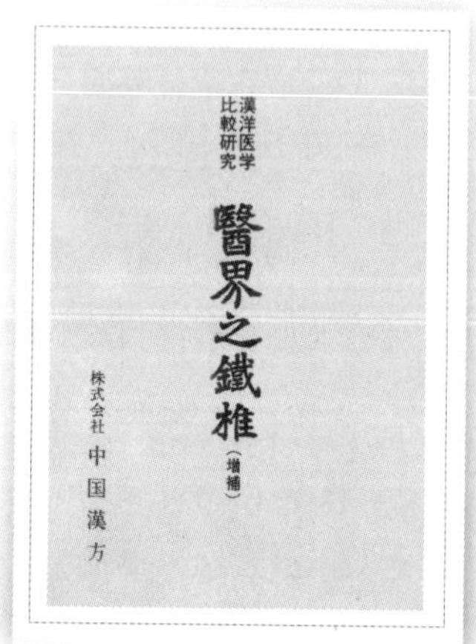

의 『의사혹문』을 읽고 크게 감명을 받아 고방파의학을 배우고자 뜻을 세웠다고 전해진다. 1892년 10월부터 1893년 3월까지 한방의사인 多田民之助에게 사사한다.

1910년 和田啓十郎은 『漢洋醫學比較硏究 · 醫界之鐵椎』를 저술하여 한방의학의 진가가 무엇인지를 세상에 알림과 더불어 한방의학과 서양의학을 절충하는 의료야말로 올바른 의료라고 주장했다. 서양의학과 한방의학에 대하여 각각의 장단점에 대하여 구체적인 항목을 설정하여 간결하게 서술하고 있다. 이 논리에서는 감정에 치우침이 없이 서양의학이 독단으로 되어 있는 현실에서 한방의학의 역할을 강조하고 있을 뿐이다.

아울러 이 저서는 기본적으로 음양오행설을 배제하고 고방파의 사고를 중심으로 하고 있는데, 이것은 그 이후 일본 한방의학에 하나의 길잡이로 제시된다. 지금까지도 일본이 고방파 중심으로 흐르는 데는 이 저서가 결정적인 역할을 하였다고 평가되는 것이다. 서양의학을 배운 사람들에게 상한론중심의 치료의학으로 방향타를 잡을 수밖에 없었던 사정을 이해할 수 있을 것이다. 그러므로 당연히 한방의학의 논리 전개를 좁게 설정함으로써 동서양의학의 경계를 애매모호하게 초래하였다는 비난도 있을 수 있게 된다.

이 책의 출판을 계기로 하여 전국에 많은 사람들에게 공감을 얻는 바가 있었으나, 그만큼 서양의학을 전문으로 교육하는 관료들로부터는 많은 비난이 쏟아지게 된다. 더구나 이 책의 출판에 대한 비난은 대단하였으며, 어떤 출판사에서도 출판을 해 주려고 하지 않아 자비로 충당하였다고 한다. 1915년에는 초판에 증보개정을 추가하여 제2판이 나오게 된다. 여기 「후편反響」편에서 초판본에서 쏟아진 대표적인 비판문과 함께 이에 대한 장문의 반론을 싣는다. 이와 같은 사실에서 이론과 임상실력을 겸비한데다가 주류들의 비난에도 당당히 맞선 의지 드높은 인물임을 짐작할 수 있다. 그러나 불행하게도 45세의 나이로 재판본이 나온 그 다음 해에 세상을 떠난다. '鐵椎' 라는 것은 쇠망치인데, 즉 의학계를 엄하게 비판한다고 하는 의미이다. 書名에서조차 예사롭지 않다. 지사형을 연상시킨다.

원본이 출판된 지 5년 만인 1915년에 한국어 번역판이 『동서의학신론』이라고 서울에서 출판된다. 번역판임에도 불구하고 張基茂 述, 장기무 저작겸 발행자로 하고 있으며, 화평당약방이 발행소로 되어 있다. 그러나 서론에서 와다和田의 책을 근본으로 한다고 되어 있다. 우리나라에서 번역이 될 정도로 원저의 반향은 컸다고 짐작을 하고도 남는다. 이 책의 제목이 동서의학이듯이 오늘 우리들이 겪고 있는 동서의학 마찰도 알고 보면 동서양 첫 만남에서부터 피할 수 없는 숙명의 논제라는 것을 이해할 수 있을 것이다. 지금 유행하고 있는 동서의학이라는 용어가 벌써 100년 가까운 역사를 가졌다는 사실도 새삼스럽다.

1927-1928. 湯本求眞의 『皇漢醫學』 출판

만약 『醫界之鐵椎』가 없었더라면 湯本求眞 선생도 없었을 것이고, 湯本求眞 선생이 없었더라면 大塚敬節 선생을 비롯한 문하생들도 없었을 것이다.(矢數道明)

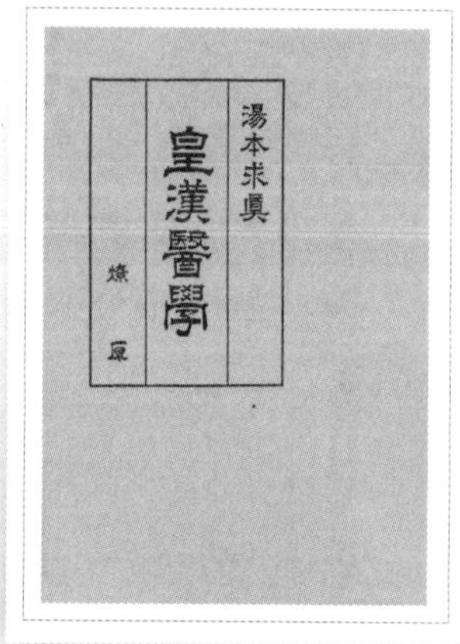

본서는 우리나라뿐만 아니라 중국에도 크게 영향을 끼쳤으며, 현대 일본 한방의서로서 바이블 같은 고전이라고 극찬을 하여도 좋을 것이다. 1874년 의료 1원화 정책 뒤에 나온 한방의학의 최고의 걸작이라고 할 수 있다. 상한론의 기본 병리개념을 서양의학에 바탕을 두고 있기 때문에, 우리들이 상한론을 해석할 때도 쉽게 읽혀진다. 어혈개념도 이 책에서 중점적으로 다루어지고 있다. 우리나라에서도 몇 년 간격으로 꾸준히 번역서가 나오고 있다. 내가 토야마에 체류하였을 때 한방연구회에서 윤독회로 읽은 기억이 새롭다.

책 제목에 사용된 황한의학에 대하여 그 어원에 대하여 살펴볼 필요가 있다. 왜냐하면 현대 일본 한방의학의 비조라고 할 정도로 추앙되지만, 그가 사용한 황한의학이라는 용어는 사용되고 있지 않기 때문에 약간의 설명을 하고 지나가고자 한다.

여기서 사용된 황한의학이라는 용어의 흐름을 살표보면 다음과 같다. 유모토 큐신의 의학적 업적은 지금도 생생하지만, 그가 사용한 황한의학이라는 용어는 사라졌다.

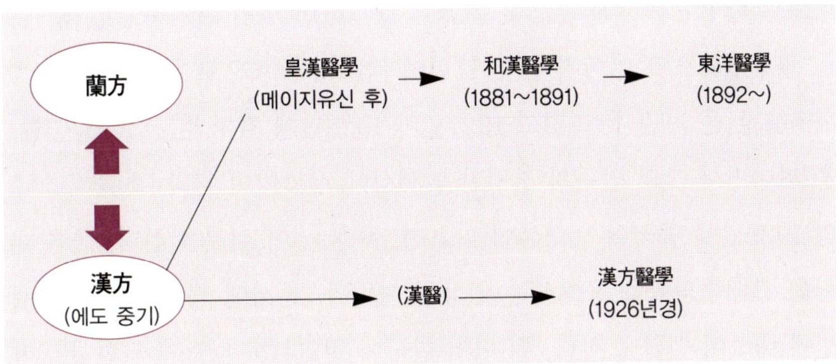

1925년 전후로 하여 한방연구에 뜻을 두는 의사와 약사가 증가하는 현상이 일어나며, 일본 국내에서는 칸토關東대지진 이후의 극심한 불황이 계속되어 사회불안이 증가되고 있을 때, 홀연히 나타난 사람이 바로 和田啓十郎의 『醫界之鐵椎』 저작에 영향을 받아 한방의학의 부흥에 정열을 불태운 선각자, 湯本求眞이다. 그는 이시카와石川 현의 能登노토의 七尾市태생으로 가나자와金澤의학전문학교현 가나자와대학 의학부를 수석으로 졸업한다. 1913년경 고향에서 「和漢洋医術折衷診療院」이라는 간판을 내걸고 개업하나, 그 뒤 고베의 병원장 등을 역임한다. 그러나 34세 때인 1910년 9월에 3살인 자신의 장녀를 赤痢유사한 질병으로 잃고, 5일 뒤에는 조모가, 그 다음 달 10일에는 조부가 같은 병으로 잃게 된다. 이때 그 자신이 처한 무력감에 얼마나 절망하였는지 알 수 있을 것이다. 자신이 지금까지 공부하고 또한 매일 임상에 임하고 있는 서양의학이 얼마나 무력한가를 느꼈다. 이런 좌절 속에서 신문 서평에 실린 『醫界之鐵椎』의 간행을 알게 되고, 이어서 和田啓十郎과 사제관계를 맺으면서 한방의학에 눈을 돌리게 된다. 「동서의학의 융합통일」을 주장한 和田를 신봉하게 된다. 『醫界之鐵椎』 증보 제2판에 〈漢洋醫方비교실험〉을 실을 정도로 한방연구에 매진한다. 系譜를 정리하면 淺田宗伯 → 和田啓十郎 → 湯本求眞으로 이어진다. 1917년에 각고의 노력으로 「臨床適用 漢方医學解說」을 펴낸다. 그리고 1927년과 1928년에 걸쳐 『皇漢醫學』〈3卷〉을 펴내면서 그의 연구의 결정판을 세상에 선보이게 된다. 초판 2년 후인 1929년에 중국어 번역본이 나오며, 루쉰魯迅이 서문을 쓴다. 물론 루쉰은 고대중의학을 옹호하는 입장은 아니나, 본서에 대하여 유모토 큐신에 대하여 언급을 한다. 뒤 이어 한국어 번역본도 나오게 되면서 국제적으로 인정받게 이른다. 특히 중국의 입장에서는 일본 한방서가 중국

본토에서 번역되는 고금에 유례없는 일이 되기도 한다. 1936년 중화민국이 의학의 현대를 지향하면서 중의학을 폐지하려는 정부의 방침이 있었는데, 본서의 중국 번역본이 수뇌부에 전달되어 중의학 철폐안이 폐지되었다는 에피소드가 있다. 이 정도로 한방의학에 대한 과학적인 근거로 쓰여졌다는 높은 평가를 받게 된다. 지금도 일반 동양의학의 필독서로 되고 있는 것은 당연한 일이다. 이 책의 특징은 현대의학을 加味하면서 『상한론』 『금궤요략』을 해설한 책으로, 현대문으로 쓰여진 한방의학 해설서의 효시이다. 기본 논리는 和田啓十郎과 같이 吉益東洞流의 고방류로 지향하며, 후세파의 음양오행설에 의한 의론을 철저하게 비판한다. 고방파의 입장에서 상한론의 삼음삼양에 따라 처방을 분류하고, 주석을 가하였다. 그의 武斷的인 정신은 그 후 지금까지 일본 고방류에서 이 범위를 벗어나지 못하게 하고 있다. 특히 그의 업적 중에 하나는 오늘 일본 한방의학의 중심 인물인 大塚敬節, 淸水藤太郎, 佐藤省吾, 荒木性次 등의 의사, 약사문하생을 배출하였다는 점이다. 사후 「漢方医學中興의 祖」 「東西医學融合의 선각자」로 추앙받고 있다.

1934. 『한방과 한약』의 발행

일본 한방의학회 결성. 이 학회에서는 월간 기관지 『한방과 한약』을 발행하였으며, 이 잡지는 통권 125호까지 발간되었다. 이때 중추적인 역할을 담당하였던 자들은 의학 · 약학 · 침구학 · 의사학 등의 전문가들로서 이때부터 세분화 · 전문화되어 참가하게 되었다. 이때 이들이 모여 1936년 한방의학 부흥운동의 일환으로서 拓殖대학의 교실에서 매회 2~3개월간 한방의학 강습회가 열려 통산 700명을 배출하였다. 이때 강사진으로서는 의사 · 약학자 · 침구사 · 의사학자 등이었다. 이때 강의를 위하여 자료 · 지견 · 경험을 가지고서 서로 검토하고, 기술하여 공통성을 가지도록 하여 공저로 하였는데, 바로 이 책이 『한방진료의 실제』이다.

1935. 동아의학협회 창립

1938년에는 학술단체로 등록하여 중 · 일간 학술교류를 진행하였다. 그러나 창립 바로 전 해인 1937년에 중일전쟁이 일어났으며, 이 전쟁이 심하게 되자 활동은 중지되고, 1954년부터 재개한다. 1939년 제1호부터 1941년 제 26호까지 기관지인 『동아의학』은 26호로 잡지통합령에 의하여 『한방과 한약』에 합병되고, 1954년부터 『한방임상』이라는 이름으로 바뀌어 월간지로서 지금까지 나온다. 이 잡지의 영향을 받아 같은 형식으로 故 배원식 선생은 한방 잡지의 불모지나 다름이 없는 한국에 돌아가시기 전까지 『의림』을 펴낸다. 이 협회를 만든 의학자들은 石原保秀, 大塚敬節, 木村長久, 淸水藤太郎, 矢數道明, 矢數有道, 柳谷素靈 등 7인으로 당대의 쟁쟁한 학자들이 다 모여 한방의학의 부활을 모색하면서 협회를 만든다. 1991년 「한방 치료 연구회」라는 타이틀로 매년 심포지엄을 개최하며, 2008년 1월 현재 이사장은 테라사와 카츠토시이며, 회원수는 1350명이다. 창립 60주년을 기념하여 1998년 45권 11호부터 46권 3호의 5호에 걸쳐 특집호를 내면서 금세기 학자들의 업적을 정리하고 있다.

1939. 치바千葉의과대학 동양의학연구회 발족

藤平健, 小倉重成들이 졸업하면서 1945년부터 동양의학강의가 시작됨. 한의학과가 없는 일본에서 의과대학생들에게 한방의학교육이 서클활동으로 가능해짐. 테라사와 카츠토시 교수 등 오늘 일본동양의학을 이끄는 멤버들이 이 연구회 출신이 많다. 치바대학은 이 흐름으로 1989년 제1내과에서 한방외래를 개설하고, 2005년에는 의학부 화한진료학 강좌를 개설하여 토야마의약대학에서 병원장을 역임한 테라사와 카츠토시 교수가 주임교수로 취임함.

1941. 『한방진료의 실제』개정판: 『한방진료의전』

저자들로서는 고방파의 大塚敬節, 일관당 후세방파의 矢數道明, 아사다류 절충파의 木村長久, 약학의 淸水藤太郎 들이다. 내과, 외과, 안과, 이비과, 산과, 부인과, 피부과 · 비뇨기과 · 성병과, 치과의 9개과의 치료 각론, 진단 편, 약방해설, 약물 편, 처방집 편, 부록 등으로 구성되어 있으며, 난해한 한방용어를 거의 사용하고 있지 않다. 단지 한의학의 관점에서 본다면 한방의학을 치료학 관점에서만 봤다는 것이다. 증후와 처방만을 대입시킨 형식이다. 그러나 한방의학이 없어진 그 당시 사정으로서는 최대의 성과이다. 1954년 제2판에서는 이런 결점을 보완하기 위하여 첫머리에 한방 진단법을 넣는 등 한방의학 고유의 개념을 추구한다. 여기에서도 알 수 있 듯이 시대에 맞춰 가면서 의학의 교과서도 변화시켜야 된다는 점이다. 책의 특징은 한방의들이 流派, 學統을 달리 하고 있었지만, 오랜 관습을 타파하고 다른 유파와도 서로 교류·협력한 최초의 활동 결과이다. 타이쇼大正, 쇼와昭和시대에는 고방파, 아사다류 절충파, 일관당류 후세방파의 3유파가 활약하고 있었는데, 이들 세 유파의 대표자들이 한자리에 모여 공통의 교과서를 만들었다는 의의를 달고 있다. 이런 작업이 제대로 되지 않으면 스승의 사고밖에 배우지 못하는 부분지식의 습득에 그칠 우려가 많다. 이 경우에도 많은 생각을 가지게 한다. 여러 번 술회하였지만, 자기 주장이 아닌 공통의 분모를 위하여 모여서 어떤 결론을 내는 데 부족하다는 우리의 모습이다. 따라서 우리들은 고작 하는 것이 옛 선인들의 책을 주석하거나 재해석하는 데 그치고 만다. 혹자는 옛 것을 알아야 된다고 이야기할런지는 모르지만, 자기 책을 쓸 줄 모르는 사람들의 자기 변명에 지나지 않는다.

한국에서 의료용 한방제제가 사용된 지 이미 20년이 흘러갔지만, 각 처방의 사용법을 어느 책에서 근거를 찾아야 할지 아직 모른다. 언뜻 생각하기로 방제학교실의 교수들에게 맡기면 될 것 같지만, 천만의 말씀이다. 한의학, 특히 처방학은 임상과 결부하지 않으면 사상누각이다. 임상의 대가들이 모여 실제 사용하고 있는 처방집을 만들어 주어야만 살아있는 처방학이 된다. 이론만 무성하다고 치료되는 것은 아니라는 명언을 다시 생각한다면 1941년에 암담하던 시절에 탄생시킨 이 책의 진가는 지금도 살아 파딱파딱 뛰고 있다. 1969년에 크게 改訂하여 『漢方診療醫典』으로 재출판되었는데, 의료용 한방제제 사용법의 원형이 되고 있으며, 2001년에 다시 개정되어 오늘날 한방의학의 텍스트북으로 되었다.

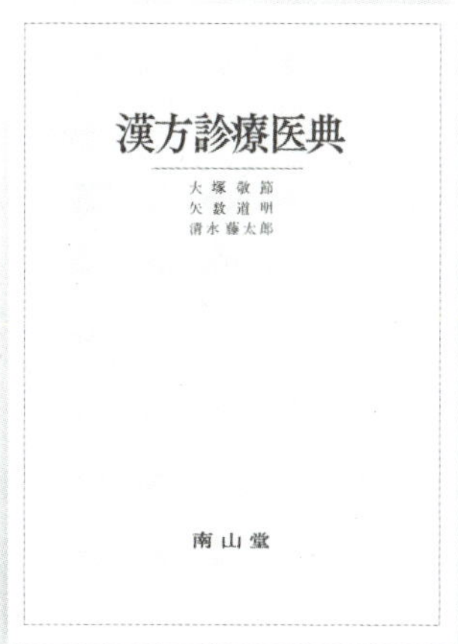

1944. 板倉武박사를 소장으로 하여 일본 최초 동양의학관련 연구소로서 동아치료연구소가 同愛병원 내에 설립된다.

1950. 일본동양의학회 설립

이렇게 메이지 말년에는 거의 절멸의

위기에 처했던 한방이 쇼와 초기부터 속도는 느리지만, 복흥의 기운에 힘입어 정기간행물도 포함해서, 한방관계의 저서가 등장하게 되었다. 그러나, 의학계 전체에서 보면 말 그대로 「九牛一毛」에 불과하고, 진정한 의미에서의 한방의 재평가, 부흥은 제2차 세계대전 후의 쇼와 20년대 이후에 일어났다. 즉 1950년 일본동양의학회가 설립되면서 부흥의 전기를 맞이하게 된다. 본 학회에 대해서는 다시 자세히 소개하고자 한다.

1954. 『한방임상』 발간.
拓殖大學 한방의학강좌의 주체세력이었던 東亞醫學협회가 전후 활동을 재개하면서 『한방의 임상』을 발간한다.

1967. 제1회 화한약 심포지엄 개최

1972. 토쿄의 키타사토 연구소에 동양의학 종합연구소 설치

1973. 치바 동양의학 심포지엄 개최

1975. 일본의학회에서 동양의학 심포지엄 개최
오사카의 킨키대학에 동양의학연구소 설치

1976. 한방의학의 개념으로 한방약 엑기스제제 보험 출발

1979. 토야마의약대학에 화한진료실 개설

1984. 국제내과학회에서 동양의학 테마 등장.
아시아에서 최초로 국제내과학회가 쿄토에서 열리고, 동양의학이 크게 다루어진 것은 우리들 동양의학 관계자들에게 있어서는 더할 나위 없는 기쁜 일이다. 영국의 석학J.니담박사를 비롯해 독일, 프랑스, 인도, 그리고 당사자인 중국, 한국, 일본으로부터 수많은 학자들이 참가를 해서, 총론, 각론으로 나누어서 활발한 논의가 전개되었다.

1985. 가을에는 국제동양의학회가 쿄토에서 열렸다.

1989. 한방 전문의제도 탄생

2002. 5월 27-30일 사이에 제26회 국제내과학회가 쿄토에서 열렸는데, 이때도 「전통의학」 세션이 마련되었다.

이상 연대순으로 새롭게 주목받게 되는 한방의학을 살펴보았지만, 1945년 제2차 세계대전을 기점으로 하여 前後의 사정이 한방의학에서도 많은 차이를 나타내고 있다. 특히 일본에서는 1945년 전의 의학은

완전히 서양의학, 그것도 전쟁과 관련한 군진의학 중심이었음은 주지의 사실이다. 그러므로 한방의학은 정부의 차원에서 뭐라고 할 만한 것은 하나도 없다고 할 수 있다. 그러나 戰後에는,

- 정신과 육체의 결합을 중시하는 미국의학의 새로운 사조에 대한 영향으로 한방의학이 주목받게 되었다. 戰前에는 세포병리학 중심의 독일의학이 이끌었다.
- 유럽 가운데서 특히 프랑스와 독일의 동양의학에 대한 관심이 고조되어 생약과 침이 새롭게 조명되었다. 1969년 파리에서 개최된 제2회 세계침구대회에 27개국이 참가하였다.
- 한방의 본가인 중국에서 중의학에 대한 국가적인 프로젝트를 기획하였다.

이와 같이 중국전통의학에 대한 국외의 사정이 변하여 일본 국내에서도 이들의 영향을 받고 변화하지 않을 수 없는 환경이 조성되었다.

이와 같은 한방의학 부흥의 배경에는 치료학으로서의 한방의학의 우수함을 인식하고, 꾸준히 한방의학을 계승해서 활용해 온 무명의 의사들이 적지 않게 존재하고, 이 전통을 지켜왔다는 사실과, 이것을 지지하는 국민들의 폭넓은 지지가 뿌리깊게 자리잡고 있었기 때문이라고 생각한다. 국민 한 사람 한 사람의 행복을 진정으로 추구하는 진정한 의료인 이상, 국민들은 이것을 저버리는 일은 하지 않을 것이다. 반대로 경제우선, 환자부재의 의료는 반드시 국민들이 지지하지 않는다는 사실은 역사가 증명한다.

淺田宗伯아사다 소하쿠 1815-94: 메이지 초기를 대표하는 의학자이지만, 明治시대 전체를 대표한다고 할 수 있다. 그는 절충파로서 『상한론』 『금궤요략』 처방만으로는 대응하기 어렵다고 생각하여 금 · 원 · 명 시대의 의학도 연구하였다. 많은 저서를 남겼는데, 특히 일상 사용하기 쉬운 처방 모음집과 그 해설서인 『勿誤藥室方函 및 口訣』은 지금도 필수서이다. 또한 그는 『橘窓書影』에서 서양의학과 비교하면서 외과수술은 별도로 치더라도 내과적 치료는 한방이 훨씬 뛰어나다고 하면서 실제로 그 증례를 보고하고 있다.

淺井國幹正典 아사이 콧칸 1848-1903: 한방 부흥운동에 전력을 다한 의학자로 알려져 있지만, 저술도 41권에 이른다. 한방 부흥운동의 중심지인 온지사의 3대 대표로서 활약하며, 그의 심정을 토로한 「告墓文」은 명문으로서, 비통한 심정의 발로로 너무나 유명하다.

和田啓十郎와다 케이쥬로 1872-1916: 『漢洋醫學比較硏究 · 醫界之鐵椎』일반적으로 간략화하여 『醫界之鐵椎』라고 한다를 펴냄으로써 한방부흥에 불을 지핀다. 특히 주목하여야 할 점은 오늘 일본 한방의학을 있도록 한 湯本求眞과 馬場辰二 선생에게 직접 영향을 주었다는 것이다. 그의 장남인 和田正系와다 마사츠구 또한 일본 한방의계에 이름이 드높다.

馬場辰二바바 타쯔지 1888-1958: 1914년에 토쿄대학 의학부에서 수석졸업의 은시계를 받을 정도의 수재였다. 은시계로 토쿄대학을 졸업한다는 것은 장래에 교수직이 보장되어 있을 정도의 보증수표였다. 그러나 그는 대학에 남지 않고 평생 개업의로 지내면서, 한방 연구에 몰두한다. 그가 한방 연구를 시작한 계기는 『醫界之鐵椎』를 만나면서부터이다.

森 道伯모리 도하쿠 1867-1931: 한방 의사인 淸水良齋에게 사사를 하였으며, 정식 의사나 약(제)사의 면허를 취하지는 않았다. 단지 그는 一貫堂療院이라는 간판을 내걸고 한방의사로서 역할을 하였다고 전해진다. 아마 그 당시 어수선한 사회분위기 속에 의업에 관하여 그다지 엄격한 규제가 없었던 것으로 보여진다. 그는 환자의 체질을 3체질로 나누어 보았으며, 고방파보다는 내경계의학에 관심을 보여 주었다. 그의 문하에 矢數格, 小林哲, 西原學, 矢數道明 같은 인물이 모여 들어 고방과 후세방을 함께 하는 절충파를 형성하게 하는 원조가 된다. 다시 말하여 비의료인인 모리 도하쿠 덕분에 일본은 범위가 훨씬 넓은 한방의 세계를 넘나들게 된다. 우리나라에서도 矢數道明의 한방 처방해설서에 힘입지 않은 사람들이 별로 없을 텐데, 이 矢數道明이 절충파의 거두가 된 것이 바로 이 모리 도하쿠의 힘이다. 나는 3체질로 나누어 처방하고, 이론 또한 너무나 간결하여 동국대학교 사상의학교실의 박성식 교수와 함께 이를 정리하여 학회지에 발표한 바가 있다. 그러나 본 논문의 제목에서 일본 한방의학이라는 한자 표기에서 '韓方'이 '漢方'으로 되어야 한다. 오류이다. 일관당의학 편에서 자세하게 소개된다.

那須彌作道尙 나스 야사카: 1925년에는 『方亟類聚』를 편집하였는데, 이 책은 淺田宗伯의 『勿誤藥室方亟 및 口訣』 2권 속에 수록되어 있는 한방처방을 33개의 병명에 맞추어 나열한 최초의 것이다. 즉, 서양의학의 병명에 맞춘 한방처방저서가 70년 전에 나온 것으로 된다.

湯本求眞유모토 큐신 1876–1941: 일본 한방의학에서 지금도 중요하게 사용하는 어혈, 수독이라는 개념을 처음으로 사용한 의학자로서, 서양의학과 한방의학을 교묘하게 융합한 선구자이다. 그는 식독이라는 개념도 사용하였으나, 현재 식독이라는 용어는 사라졌다. 어혈개념을 일본 한방의학에서 국제화하고 있는 추세에서 그가 만들어 낸 용어는 지금 그 빛을 보고 있는 중이다. 그러나 그는 氣의 개념은 무시하여 복진만을 믿을 수 있다는 고방파의학을 지향한다. 한편 생각해 보면 한방의학의 부흥을 모색하면서 보이지 않은 氣의 존재를 의학에 도입하는 것 자체가 부담스러웠을지도 모른다. 허실의 정의에 대해서도 정기가 허한 것을 허증, 사기가 실한 것을 실증이라는 재래의 개념을 사용하지 않는다. 하나의 정의를 내리면서 이중잣대, 즉 정기와 사기라는 더블스텐다더에 제동을 건다. 허증은 병독이 사라지지 않는데 체력이 쇠한 상태, 실증은 병독이 체내에서 왕성하게 활동하는 상태로 이때는 체력이 있어야 가능하다고 전제한다. 이런 그의 영향으로 일본 한방의학에서의 허실정의는 체력허실로 정의하고 있다. 그가 이론을 정립한 것은 오늘에도 그대로 적용되고 있어 살아있는 그의 모습을 보고 있는 듯하다. 한마디로 말하면 근대 한방의학의 중흥조이다.

奧田謙藏오쿠다 켄조 1884–1961: 세습의가로서 의술로서 세련된 에도 후기 고방파 한방의학을 전하고, 『상한론』『금궤요략』의 조문에 독자적인 해석을 가한 『상한론개요』『한방고방요방해설』이 있다. 지금도 그의 책은 한방의학을 공부하는 데 필수적이다. 그의 문하생으로 和田正系, 提辰郎, 藤平健, 長濱善夫, 武藤留吉, 伊藤清夫, 小倉重成, 石野信安, 桑木崇秀, 遠田裕政 등이 있는데, 오늘 일본한방을 구축한 인물들로서 이들이 없이는 오늘을 이야기할 수 없다. 2000년에는 그의 문하생인 秋葉哲生이 『奧田謙藏 研究』를 펴내어 스승의 뜻을 다시 음미한다.

| 서양의학자들의 움직임 |

板倉 武이타쿠라 타케시 1888-1958: 한방의학과 침구의학의 복흥에 공적이 큰 선각자이다. 1913년에 토쿄제국대학 의학부를 졸업하고 미우라三浦내과의 강사를 거쳐, 그 후 치바현 九十九里浜沿岸의 東金市에서 개업했다. 뛰어난 内科醫로서 일본에서 최초로 치료학을 강의한 板倉 武는 일찍부터 한약의 약리에 관심을 가지고 치료학으로서의 한방의학체계, 특히 『상한론』에 전개된 처방과 證에 깊은 관심을 가졌다. 그리하여 1943년 同愛기념병원에 東亞치료연구소를 설립하여 大塚敬節, 岡部素道들과 함께 한방 · 침구를 포함한 새로운 치료의학을 목표로 연구를 하였다. 그러면서 40년이나 이전에 파리대학의 치료학 교수가 『상한론』을 읽고 싶다고 말한 것을 상기시켰다.

지금 서양의학의 대표자들은 동양의학을 전혀 모르면서 또한 알려고도 하지 않는다. 이와 마찬가지로 소위 한방의학 관계자 속에서도 확실한 지시가 있어도 항생제를 사용하지 않는 것을 자랑으로 여기는 사람도 있다. 그러나 종국에서는 동서양의학이 융합하여 비로소 진짜 의학이 만들어질 때까지 고심해야 되지 않을까.

-이타쿠라 타케시-

그에게는 다음과 같은 일화가 있다. 즉 1923년 문부성의 재외연구원으로서 1년간에 걸쳐 독일, 프랑스, 미국, 영국 등 여러나라를 순회하면서 각국의 치료학의 현황을 시찰한다. 그러나 어디에도 본질적인 의미의 치료학이 형성되어 있지 않고, 일본의 한방의학 특히 『상한론』계의 의학체계 속에 진정한 치료학의 이념이 있다는 사실을 깨닫는다. 이것을 토대로 하여 보고서를 작성하여 문부성에 제출했기 때문에 불평과 질책을 받게 된다. 板倉은 한방의학을 「지시의 과학science of indication」이라고 하고, 다른 한편 서양의학을 「질병의 과학science of disease」이라고 주장했다. 저서에는 이와 같은 시점에서 저술한 『치료학 총론』1928과 『치료학개론』1949이 있다. 1950년부터 6년간 토쿄대학 의학부에서 치료학이라고 하여 한방의학을 강의하기도 하였다. 불행하게도 그의 뒤를 이어 토쿄대학에서 한방강의가 있었다는 소식은 없다.

板倉 武는 일본이 패전국이 되어 연합국이 점령한 시대에 의료제도심의회의 의원으로서 활약하기도 하였는데, 미국 군정GHQ이 침구치료를 배제하려고 하는 움직임에 반대하여 저지하는 데 성공했다.

佐々木隆興사사키 타카오키 1878-1966: 1940년에 의사로서 최초의 문화훈장을 수상한 인물이다. 1953에 일본내과학회창립 50주년 기념강연으로서 「현대의학과 동양의학」이라는 제목으로 아주 격조 높은 시사성이 풍부한 강연을 했다. 즉 "心身一如로서 인간은 하나의 집합체이다. 부분의 병이라고 하더라도 전체에서의 일부분이기 때문에 인간 전체를 보는 사고를 동양의학에서 배우지 않으면 안 된다. 또한 학교 의학을 다 배우면 일상생활에서 사색을 하고, 학교 교육에서 가르쳐 주지 않은 임상의 심오함을 체득하지 않으면 안 된다"고 하여 서양의학의 부분을 중시하는 분석적 경향을 경계하여야 하며, 心身상관관계를 잘 정립해 놓은 동양의학에서 그 모든 것을 배워야 된다고 새삼스럽게 동양의학을 재평가하였다.

武見太郎타케미 타로 1904-83: 1957년부터 일본의사회회장을 연속 13회 당선되면서 25년간을, 1975년에는 세계의사회회장도 역임한 일본의사회를 대표하는 인물이다. 키타사토 연구소 동양의학 종합연구소의 설립에 있어서 특히 큰 힘을 발휘한 것은 일본의사회장이었던 武見太郎이었던 것은 별로 알려져 있지 않다. 동양의학의 연구소설립에 대한 구상은 1968년경이라고 들었다. 정계, 재계, 학계에 미치는 武見의 강력한 영향력에 의해서 수많은 사람들의 협력을 얻어서 실현에 이르렀다고 한다. 武見에 의하면 한방에 눈을 뜨고, 그 중요성을 알게 된 것은 환자였던 幸田露伴의 표현에 의한다고 한다. 露伴선생은 인간이 생명을 유지하는 한, 자신의 몸 안에서 자기를 지키는 모든 복잡한 조직이 이루어지고 있다는 전제 아래에서 그것이 환자에게 어떻게 나타나는가를 생각하고, 그리고 한방의학은 직관이 의학으로서 발전해 왔다고 말씀하셨다는 것이다.

타케미 타로 회장에 관하여 재미있는 칼럼을 접하고, 또 다른 양심선언같은 것을 발견하게 되어 여간 기쁘지 않다. 나도 지금까지 몰랐던 타케미 타로에 관한 일화가 있어 소개한다.

1981년 히로시마원폭투하 36주년을 맞이하여 다케미 타로武見太郎 전 일본의사회회장은 미국의사회보에 기고한 글에서 원폭투하가 항복을 재촉하여 결과적으로는 일본을 구했다는, 그때까지 어떤 일본인도 감히 공언하지 못하였던 사실을 밝혔다. 주목하여야 할 점은 다케미 전 회장이 원폭투하에 의한 전쟁의 조기종결이, 일본의 양심적인 인사조차 그렇게 믿고 있는, 100만 명의 미군만

을 구조한 것이 아니라, 〈이치오쿠소오교쿠사이—億總玉碎〉의 결의로 수백, 수천만 명이 희생될 무모한 전쟁을 계속하려는 일본을 구하였다는 것을 지적한 점이다.

—동아일보 2007년 8월 9일 최정호 교수 칼럼—

| 약학자들의 움직임 |

猪子吉人이노코 요시토 1866–93: 학문적인 입장에서 약학연구를 시작한 최초의 인물이다. 동양의학의 부흥은, 이미 메이지 초기에 약학자들에게서 일어난다. 천재적인 약리학자로 동경대학교수였던 猪子吉人은 새로운 안목으로 한방에 주목하고, 약 40편에 걸친 한방의학 내지는 한방약에 관한 논문을 발표했지만, 유감스럽게도 젊어서 유학을 떠난 독일에서 객사를 했다. 다행스러운 것은 모든 논문이 『동경대학의학부 약리학교실논문집』에 남아 있어, 그 뛰어난 우수성을 알 수 있다. 1889년에는 복독이 부패산물이 아니고, 복이 원래 가지고 있는 물질이라는 것을 밝혀내기도 하였다. 그를 이어 1909년에 田原良純이 난소에서 복독을 추출하여 테트로도톡신tetrodo-toxin이라고 명명하였다.

長井長義나가이 나가요시 1845–1929: 1887년에는 같은 독일에 유학중이었던 長井長義가 마황의 성분 중의 하나인 에페드린을 발견한다. 한방약의 근대적 연구에 힘쓴 최초의 사람이다. 최근, 일본에 있어서 한약의 화학적, 약리학적 연구는 장족의 발전을 이루고 있지만, 특히 이 분야에서는 일본이 세계를 이끄는 형태로 발전하고 있지만, 그 제1호가 된 것이 에페드린의 발견이다. 한약의 현대적인 연구에 노력한 최초의 사람이며, 일본이 한약의 화학적 약리학적 연구에서 세계를 주도하게 된 계기가 되었다. 이 ephedrine의 발견으로 한약 즉 생약에 대한 인식이 과학적 규명으로 탈바꿈하게 된 계기가 되었으며, 形象氣味를 중시한 기존의 본초학적 개념을 바꾸게 되었다.

朝比奈泰彦아사히나 야스히코 1881-1975: 1906년 인삼사포닌에 대한 화학적 연구를 처음으로 시작한 약학자로서 유명하다. 인삼을 과학적인 연구로 끌어 올린 주인공이다. 개인적인 활동 중에서 특이한 점을 든다면 朝比奈泰彦가 1926년 제7회 일본의학회 총회에서 「和漢生藥의 연구」라는 제하의 특별강연에서 "생약은 구조가 일정한 화학약과는 달리 여러 가지 약초를 가진 성분이 혼연일체하여 존재하는 유기체이기 때문에 앞으로 장래에 생약치료의 우수함이 재평가받는 시대가 올 것이다"라고 예언하였다. 자신의 전문분야인 和漢생약 중의 이른바 하드(중심)부분인 유효성분에 관해서 뿐만이 아니고, 소프트 면의 연구에서도 생약은 구조가 일정한 화학약과는 다르고, 여러 가지 약효를 가지고 있는 성분이 혼연일체로서 존재하고 있는 유기체라고 하였다. 그의 표현을 빌리자면 「蔭그림자 shadow」의 눈에 보이지 않는 완곡한 효과를 인체에 부여하는 것이라고 했다. 그는 1943년 약학자로서는 최초로 문화훈장을 받기도 하였다. 급성감염증이 효과적으로 제압된 현대, 이른바 多器官장애로 고생하는 인구가 급증했다. 朝比奈가 주장하는 「그림자」있는 약효는 오늘날만큼 절실하게 요구된 적은 없다. 반세기 이상 이전에 이루어진 강연은 바로 현대에 있어서 절실하게 호소하는 것을 가지고 있는 것은 아닐까하고 생각된다.

07

일본 고유의 한방의학

The Unique Approach of Japanese Traditional Medicine

일본 한방의학을 말하다

07

아시안 리더십 콘퍼런스Asian Leadership Conference 에 참가한 서남표 한국과학기술원KAIST총장과 아난트 인도공과대학IIT, Indian Institute of Technology총장과의 대담에서 다음과 같이 우리들 아시안들이 가지고 있는 직관력에 대하여 언급하면서 이제는 우리들 스스로를 되돌아 보면서 연구하여야 됨을 강조하고 있다. 과학연구를 주도하고 있는 두 석학의 이야기가 한의학을 하고 있는 우리들이 새겨봄 직하다. 필요한 부분만 인용한다.

아난트: 서양의 과학은 데이터를 모으고, 이를 정리해서 모델을 만들어 실험하고 검증하는 방식이었다. 아시아에서는 서양에 부족한 직관intuition이란 게 있는데, 이것은 상상력, 창조성이라고 할 수 있다.

서남표: 아시아 사람들은 서양에 의하여 이미 증명돼 있는 문제를 좇으려고 하는 경향이 있다. 이제는 우리만의 문제를 찾고 그것을 풀어 나가야 한다. 우리가 알고 싶은 것, 우리가 발전시키고 싶은 것, 그리고 우리가 만들고 싶은 것에서 학문을 시작할 필요가 있다.

치료체계: 方證相對시스템

일본 한방의학 치료시스템을 「方證相對」라고 한다. 「처방」과 「증후」가 서로 마주한다는 뜻으로, 선택한 처방이 환자의 증후에 맞는지 어떤지를 맞상대하여 맞추어 본다는 의미이다. 다른 용어로 방제변증이라고 한다. 이에 반하여 금원사대가의학을 장부변증이라고 한다. 일본 한방의학은 이 방증상대의 체계에 따라 치료한다는 개념이다. 한의학과 중의학에서 말하는 변증논치와는 또 다른 치료시스템으로서, 실제로는 변증논치와 방증상대를 다 같이 사용하지만, 방증상대시스템을 일본 한방의학의 한 특징으로 보고 있다.

그렇다면 이 양자는 어떻게 다른지 살펴보겠다. 변증논치는 새삼 설명할 필요가 없지만, 사진에 의하여 병인 · 병기를 진단하고, 여기에 해당하는 치법에 맞추어 약물학 · 처방학을 구사하는 방법론이다. 즉, 사진에 의하여 병인 · 병기를 밝힌 다음, 이 병인 · 병기에 기초하여 약물과 처방의 치료법을 정하는 과정이다. 이 프로세스를 理 · 法 · 方 · 藥이라고 하기도 한다.

理는 병인 · 병기를 규명하는 작업, 法은 병인 · 병기에 기초하여 치법을 궁구하는 작업, 方은 치법에 의거하여 처방을 결정하는 과정, 藥은 병인 · 병기를 분석하여 처방의 약물을 가감하는 과정을 말한다. 이에 반하여 방증상대는 변증논치 가운데 병인 · 병기는 블랙박스로 하고 증후를 곧장 처방과 연결시키는 시스템으로, 증후진단이 바로 직접 처방진단으로 된다. 예를 들면 증후로서 오한, 발열, 무한, 두통, 맥부이면 곧장 마황탕으로 연결되는 치료시스템이다. 오한, 발열, 무한, 두통, 맥부가 어떻게 마황탕으로 연결되는지는 블랙박스, 즉 미지수이다. 단지

이 과정에서 태양병기의 표실증이라고 분류하기도 하나, 증후분석에서 처방 결정되기까지의 과정은 미지수로 남는 것이다. 이 과정을 변증논치로 설명을 하면 오한, 발열, 무한, 두통, 맥부라는 증후는 병태분석을 하여 보면 風寒邪가 표를 침범하고, 衛氣가 表에 나아가 表에서 正邪가 서로 다투는 것이다. 변증은 태양병 風寒表證이고, 치법은 辛溫解表시켜야 하며, 처방은 마황탕이 된다. 분석방법으로서 팔강변증, 육경변증, 기혈진액변증 등이 응용된다.

또 다른 예를 들면 상기, 생리통, 제방압통의 증후에는 계지복령환이 사용된다. 이 중간 과정은 뭔가 있지만, 미지수이다. 단지 어혈이라는 진단을 하는 경우가 있다. 이것을 변증논치로 해석하면 상기, 생리통, 제방압통이라는 증후는 병태분석으로서 혈맥 중의 흐름이 정체되어 어혈이 생긴 것이다. 변증은 血瘀內停이고, 치법은 活血化瘀이며, 처방은 계지복령환이다.

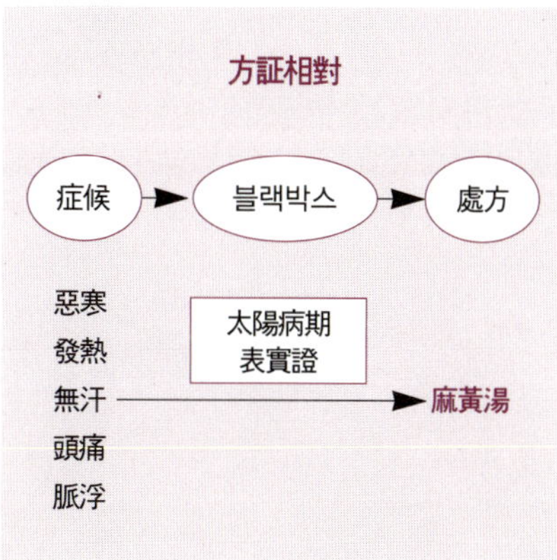

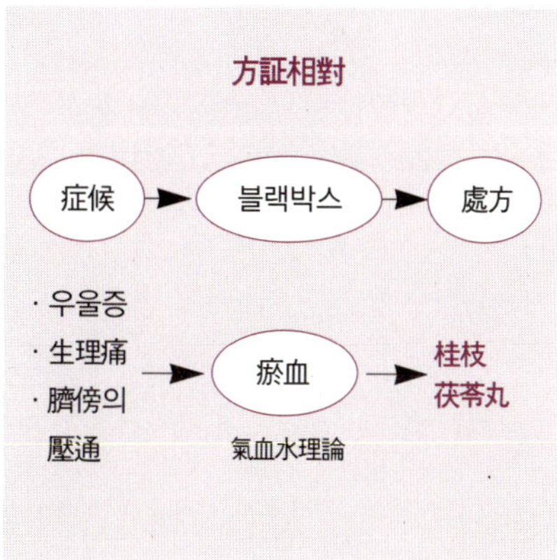

변증논치와 方證相對라는 이 양자의 결정적인 차이는 전자는 분석을 하는 데 반하여, 후자는 분류를 한다는 점이다. 이 方證相對는 17세기 고

방파가 등장하면서 금원사대가처럼 이론을 가지고 설명하는 방법을 버리고, 상한론에 근거하여 이러이러한 증후에는 이러한 처방을 사용한다는 개념에서 발달하였으며, 이 방법은 한방의학에서 이론을 버리고 치료학으로서 발전시키게 된다. 따라서 이 체계에서는 증례기록만이 존중을 받는다. 지금도 증례기록을 남기지 않는 의학자는 대접을 받지 못하고 있다. 한방의학은 이론과 실제가 다르다는 전제를 하고 있다. 어떤 의학자의 좋을 듯 해보이는 책도 증례기록을 남기지 않으면 이론가라고 하위로 치부하는 경향이 있다. 이 흐름의 영향으로 일본 학회에서는 한방관련이든 서양의학 관련이든 증례발표가 주류를 이루는 이유를 알 것이다.

口訣word of mouth: 한방처방의 참맛을 전해 받는다

교육기관에 몸 담고 있으면서 가끔은 한방처방의 묘미라 할까, 참맛을 제대로 전달할 수 없다는 생각을 하게 된다. 어찌 보면 예전처럼 도제교육만이 스승의 참된 의미를 전수받을 수 있지 않을까? 제 문헌을 읽더라도 중간에 생략된 단어가 많으며, 시대 배경에 따라 달리 이해하여야 되는 면도 많다. 특히 사고방법에 따른 인식의 차이로 인하여 전혀 상반된 주장을 펴면서 치료 처방은 같게 나오는 경우도 접할 수 있다. 주단계朱丹溪 1281-1358를 비판한 장경악張景岳 1562-1639도 진수원陳修園 1753-1823에게 똑같은 방법으로 비판의 도마 위에 앉게 되는 것은 의사학에서 유명한 사건으로 남아 있지만, 그 어느 누구도 무시 못 할 당대의 제1인자들이 아닌가. 그러므로 어떤 문헌을 접할 때 그 저자의 이력이나 사상적 배경을 이해하지 않고 무턱대고 읽었다가는 낭패를 당한다. 오히려 더 헷갈리기 때문이다. 그런데 일본 한방에서 하나 재미있는 것은 스승이 전해주는 처방의 비결이라고 하여 문어체가 아닌 구어체로 전해 온다는 사실이다. 이름하여 「口訣」이라고 한다. 입으로 전하는 비결이라는 뜻일 것이다. 실제 유명한 저서의 이름도 구결이라고 당당하게 이름 붙이고 있다.

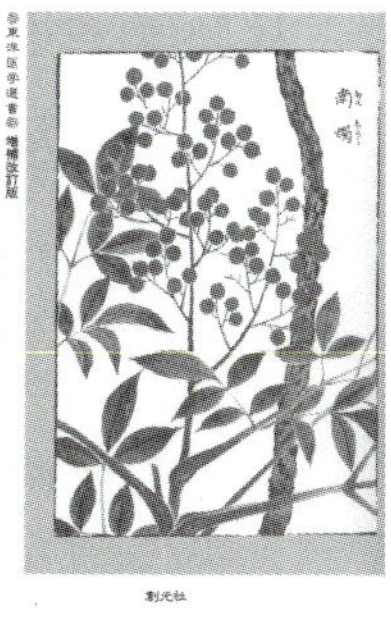

『물오약실방함구결』
현대판 해설집

원조격은 百百漢陰도도칸인의 『漢陰臆乘』을 그의 아들 百百鳩窓도도큐소이 증보하여 『梧竹樓方函口訣』을 지은 것이며, 가장 유명한 저서는 淺田宗柏의 『勿誤藥

室方函口訣』이다. 후세방을 일으켜 세운 曲直瀨道三의 『重方規矩』도 처방집이라고 하지만, 구결서의 의미에 가깝다고 평가할 만큼 일본화 정착 초창기부터 처방의 묘미를 구결로 전해 주고자 하는 분위기가 있었던 것 같다. 이런 태생적인 배경으로 인하여 일본 한방의학에서는 증례보고가 그렇게 많은지는 모르겠다. 우리 식으로 하면 이론에 대한 접근이나 기초지식이 튼튼하면 자연적으로 치료는 이뤄진다고 하는 생각이 지배적인 데 반하여, 일본 한방의학에서는 무수히 많은 증례보고를 내면서 공통의 토론 주제로 이끌어 내고 있다.

구결을 접하면서 의학자의 솔직함, 정직함, 진실성에 고개 숙이게 된다. 지금도 일본 한방의학자들의 300, 400년 전의 책에서도 오늘날 차트 같은 것이 그대로 전해 오고 있다. 특히 예전에는 古方派계열에서는 무수한 증례보고를 제시함으로써 자기의 주장을 입증하려고 하였다. 주소와 증상, 그리고 처방 같은 것이 책에 그대로 전해 오는 것을 보고, 한 소식만 깨달으면 못 고치는 병이 없다고 오만해 하는 우리들에게 시사하는 바가 많을 것으로 생각한다. 그리고 문헌에 주석을 달 때도 반드시 자신의 의학 경험을 첨언하여 후인들이 참고하게 한다.

우리와 다른 이와 같은 차이는 어떻게 보면 근본적인 사회적 구조에서 차이를 찾을 수 있을지 모르겠다. 중인신분을 어떻게 하더라도 업그레이드 하고자 한 조선시대 의생과는 달리 세습의 제도로 통치자와 친하게 지낸 일본 의생들과는 근본적으로 프로페셔널professional에서 다르지 않았을까.

구결의 실례

보중익기탕의 8가지 목표가 다음과 같이 제시되고 있다.

- 손발이 나른하다
- 말에 힘이 없다
- 눈에 힘이 없다
- 입 안에 하얀 거품이 생긴다
- 음식 맛이 없다
- 입 안이 마르고 뜨거운 음식을 좋아한다
- 배꼽 주위에 동계가 있다
- 맥이 퍼지면서 긴장감이 없다.

(饗庭東庵의 『百方口訣集』과 津田玄仙의 『療治經驗筆記』에서)

이들 중 어떤 증상이라도 있으면 적응증이 된다는 개념이다. 상당히 구체적으로 적응증indication을 제시하고 있다. 후세방 처방을 하나하나 실증적으로 관찰하였다는 점에서 한국과 중국에는 없는 독특한 사고의 한 단면을 볼 수 있다.

八味地黃丸에 대하여

虛損을 補하는 데 팔미지황환은 약효가 온화함으로 장복하여야 된다고 되어 있다. 부자제를 온화하다고 규정하면서 장복하라는 지침은 일본에서 팔미지황환을 국민의 약으로 만드는 계기가 된다. 복용 기간에 대한 언급이 거의 없는 한방 문헌에서 구체적인 지시 사항이 되고 있다. (曲直瀨道三의 『重方規矩』에서)

구결에 관한 대표적인 저서

- ✓ 百百漢陰 · 百百鳩窓: 『梧竹樓方函口訣』
- ✓ 淺田宗柏: 『勿誤藥室方函口訣』
- ✓ 奧田謙藏: 『상한론강의』
- ✓ 和田東郭: 『蕉窓雜話』
- ✓ 曲直瀨道三: 『重方規矩』

복진법abdominal pattern

일본 한방의학을 이야기할 때 빼놓을 수 없는 것이 복진법이다. 특히 일본학자들은 전통의학에 있어서 중국과 한국에 비견하여 일본 독자적인 한방의학으로 실용화되어 발달하였다고 하는 것이 첫 번째로 복진법을 들고 있다. 그래서 국제학회에 가 보면 일본 학자들은 거의 똑같이 이 복진법에 대한 언급을 반드시 하는 것을 볼 수 있다. 처방 결정의 수단으로써 응용하는 것을 보고, 처음에는 좀 의아하다는 생각을 가지고, 한편으로는 좀 지나치다고까지 생각한 적이 있었다. 그러나 들여다 보면 볼수록 복진법 연구의 역사가 그렇게 미천하지도 않고, 방법론을 경솔하게 평가해서는 안 되겠다는 생각을 가지게 되어 관련된 참고문헌을 가지고 정리하는 계기를 가지게 되었다. 이 문헌정리는 1997년에 대한한방내과학회지에 발표하였다. 중국과 한국에서는 지금까지 전통적인 진찰방법으로서의 望·聞·問·切 중 진단방법에서 脈診만 강조되었지 腹診에 대한 연구가 거의 없다. 이에 대한 이유로서는 유교문화의 영향으로 의사라 하더라도 신체의 深部에 해당하는 환자의 복부까지 직접적으로 접촉하는 것을 꺼려한 문화적 차이라든가, 金元四大家 이후의 의학에서는 이론 중심으로 발달한 의사학적 배경이 있다고 지적된다. 전체적인 내용은 기발표 논문으로 대신하고, 여기에서는 역사적인 배경과 특징을 중심으로 하여 전반적인 이해를 도모하고자 한다. 최근에 중국학자들에 의하여 편저된 『日本漢方醫學』 속에 腹診法이 상세하게 기술되어 있어 중의학에서도 복진법 도입을 시도하고 있다. 물론 우리나라에서도 『복증기람』 같은 책은 오래 전에 번역되어 읽히고 있다. 상당히 어려운 책인데도 불구하고, 꽤 팔린 것으로 알고 있다.

역사적 배경

에도시대의 한방 연구 업적을 이야기할 때 빼놓을 수 없는 것이 복진법이다. 이 복진법은 고방의학이 부흥되면서 새로운 의학의 한 형태로 자리잡기 시작하여, 후기 고증학파들에 의하여 크게 활성되어 오늘날 일본한방을 특징지우는 하나로 자리잡게 되었다. 즉, 일본 한방의학의 특색으로서는 18C 중반부터 시작된 『傷寒論』『金匱要略』 중심의 古方醫學에 따라 발전한 실제임상에서의 腹診法이라고 할 수 있다. 그러나 이 腹診法의 역사는 의외로 깊다.

腹診이란 용어는 일본인이 만들어 내었지만 언제, 누가 처음으로 제창했는지는 확실하지 않다. 다만, 초기 腹診書의 대표인 1706년 竹田定快 『診腹精要』 서문에 '腹診이란 것은 脈診보다 어렵지도 않으면서 중요한 것인데도 불구하고, 상세하고도 명료하게 설명한 腹診에 관한 책이 없어 고심하고 있었는데 어떤 隱士의 집에서 先哲이 쓴 本篇을 입수하게 되었다. 그러나 오래 되어서 編次가 어지럽고, 잘못된 글자가 많아 이를 전부 보충하여 하나의 책으로 만들어 낸다' 라고 되어 있어 18C 이전부터 복진에 대한 연구가 있었다는 것만 짐작할 뿐이다. 그리고 이 이전에는 안마사와 禪僧들이 腹部按擦을 행하였다는 기록이 있는데, 결국 이러한 시술행위가 의료의 腹診까지 발전되었다는 것이 통설이다.

즉, 1827년 太田晉齊의 『按腹圖解』의 서문에 따르면 11세기 平安시대794-1192때 만들어진 『榮花物語』 가운데 腹部를 안마하는按腹 여성이 소개되어 있다고 하였으며, 또한 同書의 「候腹」條에는 按腹을 시행할 때에 우선 복부의 虛實 · 動悸 · 攣急 · 結塊 등을 판별하여야 하며, 만약 그 진단이 잘못되었다든지, 手技가 미숙하다든지 하면 오히려 해를 미친다고 하고 있고, 同書의 按腹의 그림은 腹診의 방법과 아주 비슷하다고 하였다.

室町시대1336-1573에는 선승이 환자의 기분을 좋게 하기 위하여 복부에 손바닥을 얹고 문질렀다든지, 쓰다듬었다든지 하는 기록이 細川勝元의 「靈蘭集」에 나온다. 이와 같은 행위가 그 뒤의 按腹이나 腹診에 영향을 미쳤다고 생각할 수 있다. 그 증거의 하나로서 難經系 腹診書의 하나인 「夢分翁腹診」 속의 夢分齋가 禪僧이었기 때문에 禪僧도 腹診 발달에 큰 몫을 하였다고 평가할 수 있다. 따라서 초기에 치료의 목적으로 이루어진 按腹이 진단을 목적으로 하는 腹診으로 독자적인 발전을 하였다고 할 수 있다. 용어에 있어서도 腹診 외에 診腹, 候腹, 按腹, 腹候 등도 사용되었다. 그러나 이 중에서 腹診이 가장 일반적 용어로 되었다.

그러므로 의학에 도입되기 이전인 平安시대 때부터 직업으로서 복부를 안마하는 여성이 있어 이에 대한 지침서가 있었으며, 室町시대 때에는 禪僧이 환자의 복부를 안찰하였다는 기록이 있을 정도로 일본은 다른 나라에 비하여 복부에 대한 깊은 관심이 오래 전부터 있었음이 증명되고 있다. 그러나 의학적으로 복진법이 응용되기 시작한 것은 18세기 고방파의 등장부터라고 이야기하여야 한다. 고방파의 시조인 後藤艮山1659-1733의 학설을 제자들이 기록한 『師說筆記』에 따르면 어느 부인의 복통을 진찰하면서 단순히 복벽의 긴장만이 아니라 복강 내 장기를 촉지하려고 하였다는 것이 나온다. 이 기록은 아주 중요하다. 왜냐하면 그동안 복진은 『傷寒論』 『金匱要略』 에 나오는 복진의 의미를 일본의 고방파 의학자들이 재조명하였다는 것이 통설이었으나, 여기에 덧붙여 서양의학의 해부학 영향이 크게 한 몫 하였다는 점을 강조하고자 한다. 벌써 18세기 중반에는 일본 의학계에서 서양의학이 차지하는 비중이 날로 커져 가고 있었으며, 음양오행설을 부정한 고방파 한방의학 입장에서는 좀 더 새로운 진단법의 필요성이 있었을 때, 자연스럽게 복진법으로 발달하였음을 알 수 있다. 後藤艮山의 뜻은 山脇東洋의 해부학, 永富獨嘯庵의 서양의학에 대한 공감을 거쳐, 華岡靑洲와 本間棗軒들의 동서양절충의로 계승된다. 고방파의 거두인 吉益東洞은『傷寒論』『金匱要略』의 원문에 중점을 두면서 복부장기의 촉지보다는 복벽긴장과 압통을 중시하면서 상한론계 복진법을 새롭게 편성한다.

그러나 복진법은 상한론에만 머무르지 않고, 후세방을 중심으로 한 내경계 복진법도 생겨나는데, 오늘날 일본 한방의학을 보면 이 양자를 다 함께 아우르는 형태로 되고 있다. 예를 들면 상한론 처방이 아닌 후세방 계열의 처방에도 복진법으로 응용되고 있는 현실이다. 여기서 생각나는 은사 한분이 있는데, 경희대학교에서 비계내과학을 담당하셨던 류기원 교수님은 본과 3학년 첫 시간에 들어오셔서 복부를 그려놓으시고, 진수음 같은 용어를 사용하시면서 후세방 처방인 반하백출천마탕의 증을 말씀하셨는데, 이와 같이 후세방 처방까지 복진법으로 응용할 수 있는 기반을 일본 한방의학이 이루어 놓았다고 평가된다. 물론 류기원 교수님이 일본 한방의학의 영향을 받으셨는지, 아닌지는 모르지만, 일본 한방의학 책을 볼 때 후세방 처방까지 복진법의 진단 가이드라인을 설정한 것에 대하여 고개를 갸우뚱할 필요는 없을 것이다. 특히 비위계통의 처방은 복진법으로 치료 가이드라인을 설정하여 두면 훨씬 도움이 될 것으로 생각한다. 복진서는 유파에 따라 다른 견해를 가지기도 한다. 심지어 같은 吉益流의 고방파 한방이라고 하더라도 奧田謙藏오쿠다 켄조의 門流와 湯本求眞유모토 큐신 門流 사이에는 다른 양식을 취하고 있다. 크게는 다음과 같이 3가지로 나누고 있다.

黃帝內經 · 難經系

초기에 黃帝內經 · 難經에 근거하여 복부에 장부를 배당하여 전개하였기 때문에 難經系라고도 하는데, 주로 鍼醫들에 의하여 제창되었다. 특히 難經의 八難 · 十六難 · 六十六難 속에 나오는 腎間動氣를 크게 중요시하였다. 대표적인 저서로서는 多紀元堅의 『診病奇侅』, 竹田定快의 『診腹精要』, 堀井元仙의 『腹診書』, 久野玄悅의 『腹診圖說』 등이다.

傷寒論系

古方派의 등장으로 傷寒論 · 金匱要略에 근거하여 처방에까지 응용 발전시킨 流派이며 대표적인 저서는 다음과 같다. 後藤艮山의 『艮山腹診圖說』, 瀨丘長圭의 『診極圖說』, 稻葉文禮의 『腹證奇覽』1801, 和久叔寅田의 『腹證圖彙』 『腹證奇覽翼』, 秋吉質의 『快雪堂腹診書』

折衷系

難經系와 傷寒論系의 두 복진법을 모두 취한 방법으로서 대표적인 저서는 다음과 같다. 淺井南冥의 『淺井秘玄腹候書』, 和田東郭의 『東郭腹診圖』, 曲直瀨道三의 『百腹圖說』

현대에 전해지는 복진의 계보

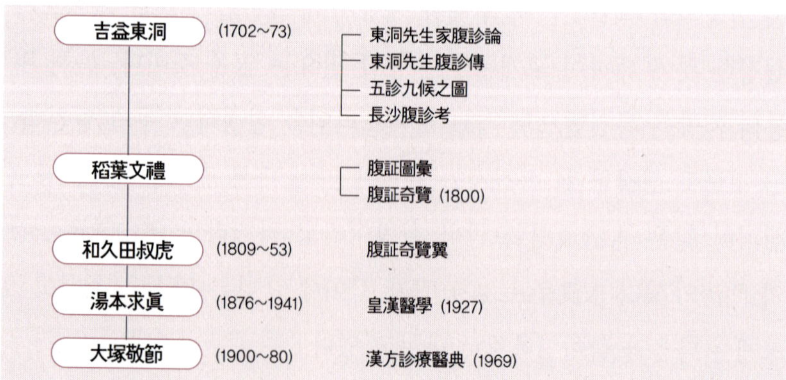

내용

한방의학에서의 복진법이라고 하는 것은 복부를 진찰한다는 의미이지만, 내부기관의 진단에 중점을 두는 서양의학의 복부진찰 방법 및 목적과는 아주 다르다. 즉, 질병이라는 것은 체표면에 드러나며, 腹이란 것은 살아있는 근본이고, 백병은 여기에 근원한다腹者 有生之本 百病根於此는 先哲의 사고에서 출발하여「현재 상황에서 일어나고 있는 질병상태」를 파악하는 것을 목적으로 한다. 병이 내부에 있으면 그 반응은 체표에 나타난다고 하는 동양의학의 본질에 따라 피부 · 피하조직 · 표재근육 등의 전반적 또는 국소적인 이완 · 탈력 · 긴장 · 저항 · 경결 · 압통 · 팽만 · 함요 · 복부동계 등을 촉진하여 환자의 허실을 판단하며, 치료방침을 정하고, 예후를 판단하는 방법이다. 동양의학에서 실제 임상의 효시인『傷寒論』『金匱要略』속에 실제 복진을 행하지 않으면 알 수 없는「按之則 心下必痛」「心下痞硬」「胸脇苦滿」등과 같은 내용이『傷寒論』397 條文中 140 條,『金匱要略』24편 가운데 10편이 실재하기 때문에 이에 대한 깊은 이해를 위해서는 복진의 방법을 시행하지 않을 수 없다.

복진법의 특징

- 『傷寒論』과『金匱要略』속에 나오는 처방들을 하나하나 증상별로 구별한다는 것은 그리 쉽지 않은 일이나 복잡한 증상을 단도직입적으로 파악하여 처방을 결정할 수 있다.
- 진단법 중에서 변화가 빠르고 미묘한 맥진에 비하여 복진은 체질적 · 근원적인 것을 나타내기 때문에 재현성 · 객관성을 띤다.
- 진단법 중 대표적인 맥진에 비하여 습득이 쉽다.
- 이론으로서가 아니라 경험한 수많은 임상 데이터에 근거하고 있다.

- 중국과 한국이 한의사제도가 없어진 일본의 한방의학에 대하여 선입견을 가지고 있으나, 이 복진법은 그 이전인 18세기 중엽 에도江戸시대 때부터 개발되어 임상에 적용되어 왔다.
- 많은 실험결과 및 해부학적 지식으로 구체적이면서도 객관적으로 증명하여 놓고 있다.
- 한방의 이론적 배경이 없어도 쉽게 이해하고, 접근할 수 있는 실증체계로 이루어져 있다.
- 초기 복진서에서는 太陽病의 桂枝湯까지 복잡하게 모든 처방에 대하여 언급하고 있으나, 그 뒤 학자들에 의하여 많이 간결하게 발전시켜 놓았다. 즉 예를 들면 太陽病證의 경우는 병이 막 시작하였기 때문에 深部는 물론이고 半表半裏의 부위까지도 침범하지 않은 상태이므로 자각증상 및 맥증만으로도 충분하다고 결론내리고 있다. 왜냐하면 복부의 반응은 신체 내부의 병변이 반영된 것이기 때문에 병사가 아직 체표면에 머물러 있는 太陽病期에는 문제되지 않는다는 것이 학자들의 이론 및 실제 임상의 결론이기 때문이다.
- 가감의 어려움이 없게 된다. 복진에 의해서 결정된 처방은 그 자체로서 하나의 완성된 처방으로 인식한다. 따라서 일본 한방에서는 기존 처방에 섣불리 가감하는 것은 名器를 鈍器로 만드는 것과 같다고 비유하고 있다.

처방결정의 예

복진을 가지고 구체적으로 한방처방의 지시까지 이루어지는 과정에 대해서는 졸론 「한방의 복진법에 관하여, 대한한방내과학회 18:1(86-96) 1997」을 참고하길 바란다.

일본 한방의학의 유파

전통의학이 가지고 있는 장점이자, 단점이라고도 할 수 있는 것 중에 환자를 보는 인식의 차이, 사고방법에 따라 치료를 달리한다는 점이다. 물론 서양의학에서도 개체에 따라 달리 처방을 하는 경우도 있으나, 병태파악에서 치료방법까지 모두 달리한다는 것은 있을 수 없다. 그러나 전통의학에서는 어느 정도 다양성이 있는 것이 사실이다. 한국에서도 『동의보감』중심과 사상체질의학중심은 처음부터 환자를 보는 개념이 다르기 때문에, 각각 독립성과 개별성이 존재하고 있다. 침치료에서도 체질침요법, 체침요법, 오행침요법 등이 원리와 시술에까지 달리하고 있다. 이들 각각은 고유한 체계를 가지고 있으면서 발달을 시키고 있기 때문에, 독립된 유파를 형성한다고 할 수 있다. 이와 관련하여 한국과 중국에서는 기초이론을 전공하는 학자들이 유파에 대한 연구를 진행하고 있다. 말이 나온 김에 이를 소개하고 넘어갈까 한다.

한국 한의학의 학파

- 향약학파
- 사상체질의학파
- 경악전서학파
- 동서의학절충학파
- 경험의학파
- 양생의학파
- 구급의학파
- 외과학파
- 『동의보감』학파
- 의학입문학파
- 醫易學파
- 扶陽學파
- 동의침구학파
- 동의상한학파
- 소아학파

〈경희대의 김남일 교수〉

한국에서 행해지고 있는 모든 형태를 망라하였다는 데 의의가 있지만, 한편으로는 이론과 실제가 겸비된 하나의 派로서 부족한 면이 있는 학파도 있기도 하다.

중의학 유파

- 상한론파
- 易水학파
- 攻邪학파
- 溫補학파
- 中西匯通파
- 河間학파
- 補土파
- 丹溪학파
- 溫病학파

〈중의학 학설연구의 대가인 任應秋1914-84의 분류〉

- 외감열병파: 통속상한파 온역파 온열파 伏氣온열파 經典상한파
- 내상잡병파: 易水內傷派 丹溪雜病派 변증상한파 經典잡병파
- 외과유파: 正宗派 全生派 心得派
- 기타: 민간의학파

〈남경중의학원 黃煌교수의 『중국전통유파의 계보』에서〉

고대중국의학에서 뿌리를 두는 중의학에서도 사고방법의 차이에 의한 유파가 있음을 알 수 있다. 아직 한의학에서는 활발하지 않으나, 경희대학의 김남일 교수가 2007년 한의학국제학술대회에서 처음으로 한의학의 유파형성에 관한 초보적 분석시도를 발표한 적이 있으나, 너무 세분화하여 큰 줄기가 사라진 느낌이다.

일본 한방의학에서도 예외없이 많은 유파를 형성하면서 나름대로 독특한 치료체계를 가지고 있다. 일본의 독자적인 의학체계 구축단계를 살펴볼 때, 초기의 후세방 중심이 중기에 고방파로 옮겨가고, 그리고 이들이 합쳐지는 과정을 통하여 중국이나 한국에 비하여 큰 흐름, 즉 자연스러운 유파 형성이 하나의 특징으로 자리하고 있다고 할 수도 있다. 이론의 차이, 이론은 거의 같지만 시간적 · 공간적 차이, 개성있는 스승의

가르침 등의 여러 펙터를 가지고 많은 유파를 이루고 있다고 하겠다. 특히 의학 공부에 있어서는 스승과 제자와의 관계를 중요시하고 있다. 일례를 들면 A대학의 B의국에 입국하여 수련을 밟았다고 하는 경우에서 의국 이름 대신에 그 의국의 주임교수 이름을 밝히는 경우이다. 실제 이력서에도 어느 누구의 의국에 입국하였다고 쓰고 있다. 한국에서는 교실 혹은 의국 이름을 이야기하는 것이 일반적이나, 일본에서는 교수이름으로 대신하는 풍토가 독특하다고 하겠다. "A대학 부속병원 내과학의 타나카 교수 밑에서 수련의를 하였다"는 표현이다.

이만큼 일본 의과대학에서는 인물 중심으로 이루어지고 있음을 알 수 있는데, 내가 생각하기로 독일식 도제의학교육을 도입하면서 이런 분위기가 생기지 않았는가 하고 짐작한다. 이런 맥락은 한방의학 전공자에게는 더 두드러지게 나타난다. 실제 각 개인은 어느 누구의 제자, 혹은 어느 유파에 속한다고 밝히기도 한다. 오야 중심의 일본 사회의 한 단면을 보는 느낌이 들기도 하지만, 모든 분야를 섭렵한 것처럼 두리뭉실하게 넘어가는 것보다는 누구에게 배워 어떤 사고체계를 가지고 있는지 미리 밝히는 것은 그 사람의 책이나 논문을 이해하는 데 도움이 된다. 민간요법에서도, 예를 들면 니시요법같이 창시자의 이름이 주로 사용되고 있는 예이다. 이와 달리 한국에서는 어느 특정한 인명을 사용하기 보다는 방법론 자체를 사용하기를 좋아한다고 할 수 있다. 한국에서는 비만요법이라고 하는 데 반하여, 일본에서는 누구의 요법이라고 하는 식이다. 잘못 대입하는지는 모르지만, 일본에서는 자기의 이름을 내걸고 목숨을 바쳐 가면서 일하는 분위기가 아닐까? 회사 이름을 예로 들더라도 우리에게 익숙한 '마츠시타' '혼다' 등도 창업자의 이름이다. 내가 과문한지는 모르지만, 대기업 수준에서 한국에서는 창업자의 이름으로 회사명을 하는 데가 없는 것이 아닌가 한다. 일본에 가서 자기 이름 하나 걸고 평생 천직으로 삼는 사람들을 보면 이것이 일하는 나라라는 생각이 든다.

여기서는 일본 한방의학의 모든 흐름도를 살피면서 한국과는 어떤 차이가 있는지 살펴보는 기회를 가지고자 한다. 한편 난립된 유파의 형성이 학문으로서 존재하는 데 걸림돌이 된다고 하는 비판이 있을 수 있지만, 전통의학이 가지고 있는 하나의 장점이라는 면도 있다. 서로간의 한계를 극복하면 일보 진전된 의학으로 나아갈 수도 있다. 즉 『동의보감』중심에서 해결하지 못 하면 사상체질의학 관점에서 해결될 수도 있다는 것이다. 단지 일본 한방의학에서는 유파라는 테마를 가지고 연구되고 있다는 것이 하나의 특징일 수 있다. 일본 침구학 분야에서의 유파에 관해서는 내가 정말 공들여 번역한 『과학적인 침구임상』군자출판사에서 소개하였다. 아울러 침구치료라는 방법론을 논할 때 유파간의 차이점을 이해하지 못 하면 치료과정에 대한 이해없이 결과를 받아들이는 식이 되므로 『과학적인 침구임상』의 첫 장에서 각 유파의 장단점 분석을 중점적으로 다루고 있다. 여기서도 한국과는 다른 것은 창시자의 이름이 주로 사용되면서, 고유한 방법론을 계승하고 존중한다는 점이다. 따라서 표현도 누구누구流 鍼法이라고 한다.

2006년 6월 25일 제57회 일본동양의학총회에서 교육강연으로 「일본 한방 제학파의 흐름」이라는 제목으로 발표한 야스이 히로미치安井廣迪의 글을 중심으로 정리한다. 특히 安井廣迪의 시야는 일본에만 머물러 있는 것이 아니고, 중국 톈진天津중의학원에서 객원교수로서 1년간 머물며 중의학까지 공부한 경력이 있으며, 이번 교육강연이 담고 있는 내용이 광범위하고 포괄적이어서 신뢰성이 있다고 판단하기 때문이다.

전체적으로 정리하면 다음의 표와 같이 되며, 오늘 이전의 과거와 오늘의 유파를 각각 나누어 살펴본다.

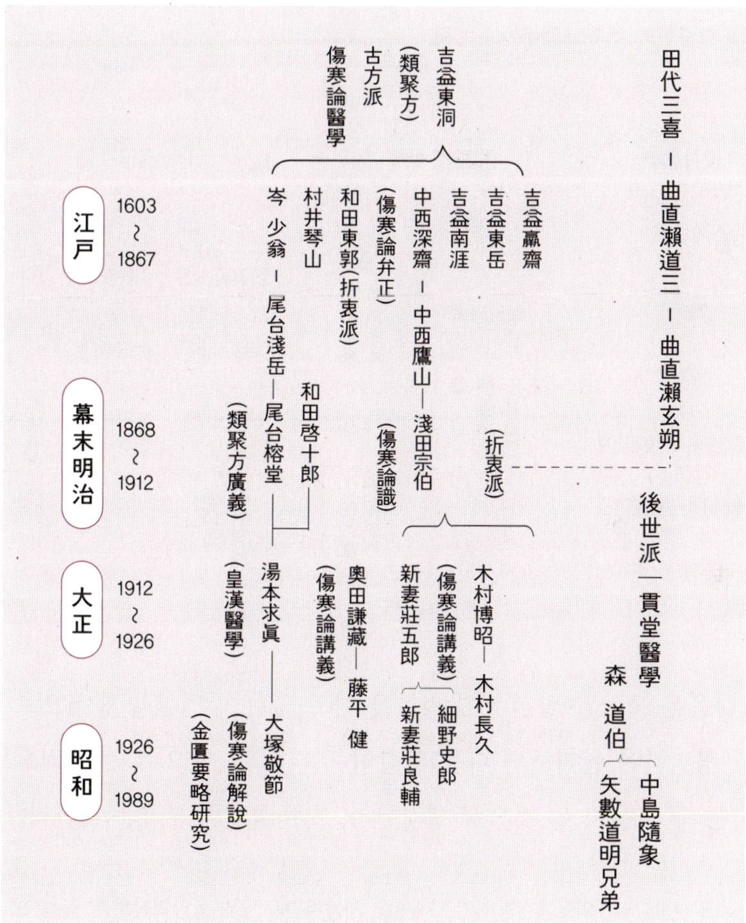

현대 이전의 일본 한방의학의 학파

- 후세방파 : 曲直瀨道三1507-94 등
- 고방파 : 吉益東洞1702-73 등
- 에도관학파 : 望月三英1697-1769 多紀元考1699-1766 등
- 절충파: 和田東郭1742-1803 中神琴溪1744-1833 등
- 漢蘭절충파: 華岡青洲1760-1835 등
- 고증학파: 多紀元簡1754-1810 등

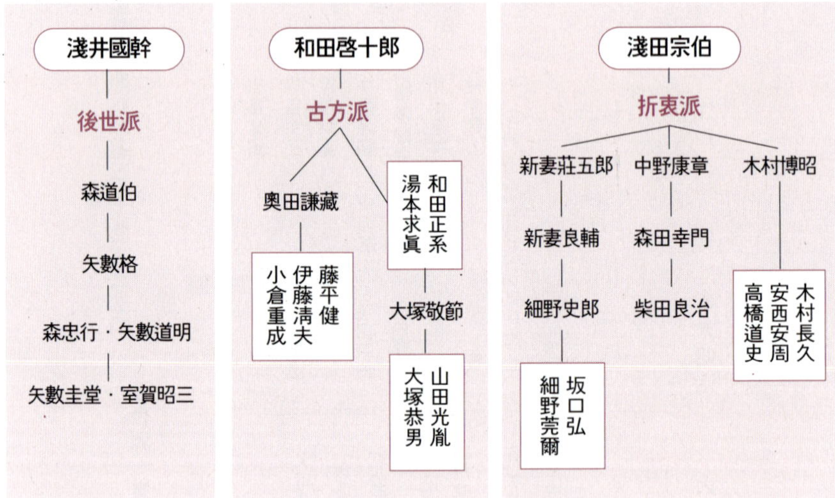

다음은 오늘날 일본 한방의학을 하고 있는 방법론을 중심으로 유파라고 명명하여 살펴보면 다음과 같이 정리할 수 있으며, 전체적으로 이해하는 데 도움이 될 것으로 생각한다. 安井廣迪의 분류를 따른다.

- 일본한방파: 의료용한방엑기스제제를 사용하면서 일본동양의학회를 중심으로 활동하는 그룹들이다. 일본동양의학회에서 나온 『입문한방의학』과 일본의사회에서 펴낸 『한방의학의 ABC』 등이 참고서적이다.
- 화한진료학파: 토야마의약대학2008. 현재는 토야마대학의 화한진료학교실을 중심

으로 이루어지는 한방진료형태이다. 테라사와 교수의 『화한진료학』이 중심 참고문헌이다. 치바대학 의학부 시절 동양의학연구회에서 출발한 멤버들로서 고방의학 중심이나 실제 임상은 절충파라고 할 수 있다.

- 중의학파: 현대 중국의 중의학을 도입한 그룹이다. 특히 코베神戶를 중심으로 하여 활약이 크며, 중의학잡지가 계간으로 나온다. 중심 문헌은 남경중의학원에서 나온 『중의학개론』이다. 그러나 현재 중의학 관련 책은 엄청나게 번역되어 나오고 있으며, 중국의 일부 중의학원이 일본에 분원을 내고 학생을 가르치고 있으며, 중의사들이 일본에 건너와서 강연이나 강의, 학회활동을 활발하게 하기도 한다.
- 고전 고방파: 吉益東洞 → 尾臺榕堂 → 奧田謙藏 → 藤平健으로 내려오는 흐름이다. 물론 『상한론』과 『금궤요략』 중심이다.
- 경방의학파: 쿄토의 高雄병원의 江部洋一郎 선생에 의하여 상한론에 입각하여 색다르게 해석한 의학그룹이다. 『상한론』에 『황제내경』, 『신농본초경』을 가미하여 임상적으로 새롭게 만든 개념이다. 시리즈로 나온 책의 일부가 한국에도 번역 출판되었다.
- 疫學한방학파: EBM중심의 의학그룹을 지칭한다.
- 漢洋절충파: 중국의 중서의결합파와 비슷하며, 복부수술 후에 대건중탕을 투여하여 장관의 움직임을 좋게 한다는 예이다.
- 현대한방파: 약리학적인 연구를 임상에 결부하여 진료에 임하는 그룹이다.

일본 한방 의학계의 원로인 山田光胤는 다음과 같이 분류하고 있으며, 현실성을 반영하고 있기 때문에 같이 소개한다. 일본은 이와 같이 자기의 이력에 어느 스승에게 어떤 책을 가지고 배웠는지를 이야기하는 것이 하나의 문화로 정착되어 있다.

- 일관당의학: 후세방계열의 체질의학. 〈일본 고유 한방의학〉에서 일관당의학 참고.
- 후세방: 키타사토연구소의 矢數道明 流
- 고방: 유모토 · 오츠카 계열
- 고방: 치바의 藤平 派
- 절충파: 淺田 流
    - 토쿄의 木村博昭 派
    - 오사카의 中野康章 派
    - 쿄토의 新妻莊, 細野 派

| 저자의 노트 |

파를 세우다立派

한 분야에서 자기 流, 하나의 派를 일구어 낸다는 것은 쉽지 않다. 자기만의 고유한 생각觀과 방법이 타인에게 재현되어야 한다는 공공성, 자타를 두루 공유할 수 있는 일반성을 갖춘 방법론 개발development이 되어야 하기 때문이다. 일본에서는 특히 한 분야에서 한 派를 이루는 것을 큰 영광으로 생각하며, 派를 세운다는 '立派릿파' 라는 일본어 단어는 '훌륭하다' 라는 보통 형용동사로 사용된다. 항아리 속에 든 게들이 서로 끌어내리는 바람에 결국에는 한 마리도 항아리 밖으로 나가지 못하는 형국을 한국인들의 심성에 비유되듯이 남을 인정하지 않고 헐뜯는 풍조에서는 派이야기하기가 어렵다. 일본 학회에 가 보면 족보처럼 자기의 학문적 스승을 줄줄 소개하는 것이 낯설지 않다. '자기의 스승은 누구이고, 스승의 스승은 누구이며, …' 하는 식이고, 잡지에서도 특집을 통하여 당대의 명의를 추모하고 그의 업적을 재조명하다. 우리들에게 익숙한 大塚結節, 矢數道明은 당연하고, 藤平健(한방임상, 44권 10호, 1997), 伊藤清夫(한방임상, 45권 7호, 1998), 坂口弘(50권 5호, 6호, 2003)같은 명의들에게도 추모특집호를 1권 혹은 2권까지 내면서 학계 전체가 존경의 뜻을 표하고 있다. 斯界의 권위자에게 바치는 동료들의 마지막 뜨거운 갈채들이다.

일본 한방의학의 생리 · 병리체계: 기 · 혈 · 수 이론

한의과대학 커리큘럼 가운데 생리학, 병리학 강의가 있으며, 독립된 교실로서 생리학교실, 병리학교실이 각각 있다. 그래서 강의도 한방 생리학, 양방 생리학, 한방 병리학, 양방 병리학으로 나누어 진행된다. 그런데 어느 양방 교수가 생리, 병리에 무슨 한방, 양방이 있느냐고 비난한 적이 있다는 이야기를 들었다. 실험연구에 들어가면 일리가 있다는 생각이 들었으며, 실제 중국에서는 기초이론이 있지, 중의 생리학, 중의 병리학 같은 것은 없다.

한편 한의학을 이루고 있는 근간의 기초이론을 생리학과 병리학으로 나누어 강의하고, 연구되고 있는 것이 한국 한의학 교육의 특징이라고 하면서 중국의 학자들은 오히려 부러워한다는 이야기도 들었다. 『동양의학개설』을 지어 한방 공부에 필수서로 만든 長濱善夫나가하마 요시오는 동양의학의 기초학은 서양의학과 같은 계통해부학과 거기에 바탕을 둔 생리학이 아니고, 기능적 해부학으로 인식하여야 한다고 하였다. 음미해 볼 만하다.

그렇다면 한의학에서 공통적으로 논의되고 있는 생리 · 병리의 기초체계는 어떤 것인가. 『동의보감』에 의한 정 · 신 · 기 · 혈로 통일하든가, 아니면 내경의학을 그대로 가져오고 있는가, 하는 문제를 한번은 짚고 넘어가야 한다. 한국 한의학이라고 하여 사상의학에 대해서는 거의 비슷한 이론체계로 설명하나, 나머지 문제에 대해서는 문헌정리에 그치지 않나 하고 생각한다. 좀 더 통일된, 규칙적인 이론체계가 필요하지 않을까? 학파에 따라 전부 다른 복잡한 제설을 1년 동안 문헌 정리하다가 다 가버린 세월이 다시 생각난다.

이런 면에서 일본 한방의학자들은 통일된 기혈수이론이 있어 병리현상을 설명하는 데 편리하기 짝이 없다. 물론 비판세력이 있으나, 어찌하였든 일본 한방역사에 이런 이론 체계가 마련되었다는 것은 주목할 만하다. 이것도 최근에 급조하여 이루어진 것이 아니라, 한창 학문적인 기운이 왕성한 그 한 때, 에도 중기에 나온 것이다. 일본 국민성을 두고 이론창출은 하지 못하고, 겉모습만 베끼는 응용만 있다고 비난하기 일쑤인데, 이와 같은 기초이론까지 나왔다는 것은 다시 한번 살펴볼 가치가 있다고 생각한다. 이 문제에 대해서도 나는 일찍이 한국에 소개할 만한 가치가 있는 것, 그리고 일본 한방의학을 이해하는 데 필요한 조건이라는 사실을 알고 「日本東洋醫學의 氣血水說에 관한 고찰, 대한한방내과학회, 18:1(207-217), 1997」을 발표한 적이 있다. 졸론이지만 상세한 것은 그 논문을 참고하길 바란다.

의의

중국 전통의학에 기반을 둔 동양의학은 중국 그 주변국가에도 영향을 미쳤으며 각국은 그 자체의 수용단계에 머물지 않고 역사성, 민족성, 기후, 풍토성을 포함하는 공간위치적 배경에 의하여 고유하게 발달시키고 있다. 이 발달 속에는 치료하는 응용단계뿐만 아니라 생리, 병리의 기초현상을 설명하는 이론까지 탄생하게 되는 경우가 있는데 이에 대표되는 것이 한국의 四象醫學과 일본의 氣血水說이라고 할 수 있다. 물론 이 이론들의 근원적 배경은 중국 전통의학에 있으나 장기간 문화교류 결과 생겨난 독자변화의 하나라고 평가하지 않을 수 없다. 이 중에서 氣血水說은 1792년 처음 나온 이후 지금까지 일본 동양의학에서 생리, 병리현상을 설명하는 이론으로 자리잡고 있으며 서양의학에 부응하여 여러 각도에서 조명되고 있다. 그러므로 일본 동양의학의 이해에 있어서는 그 이론적 배경을 이루는 氣血水說이 가장 중요한 요건에 해당된다고 할 수 있다.

특히 문화교류 변천에 대해서 문화적 격차가 심하여 일방적 도입시기에 일어났던 일에 대해서는 단지 書誌學으로 문헌 데이터만을 모아서 기록하여도 꽤 정확하게 이해할 수 있으나, 오랜 기간 동안 받아들인 측에서의 민족과 사회가 독자적 변화를 일으켜 그 나름대로의 역사적 평가가 이루어진 이후에 일어난 분야에 대해서는 그 시대의 사회제도 · 산업구성 · 정치동향 · 주변학간의 사조와 동향에 대한 이해와 배려없이는 객관적인 정확한 평가와 기술이 불가능하다고 생각하기 때문에 의사학적 이해를 돕는 데 많은 중점을 두고자 한다.

즉, 중국으로부터 일방적으로 의학을 수입하였던 시기를 지나 민족과 풍토의 독자성을 고려하여 이루어진 한국에서의 鄕藥集成方1433 이후의 일이나 명나라에 유학하고 귀국한 田代三喜가 일본에 맞는 의학을 시도한1498 이후의 업적에 대해서는 그 시대적 배경에 대한 이해가 반드시 필요하게 된다.

내용

氣血水說이라는 것은 인체의 생리현상을 크게 2원론으로 나누어 기능적 측면, 즉 形이 없는 것은 氣, 물질적 측면 즉 形이 있는 것은 血이며, 이 血은 또 다시 혈액의 血과 혈액 이외의 체액인 水로 나누어 결국 3원론으로 생각하는 방법이다.

이 氣血水의 이상에 의하여 나타나는 병리 현상으로서는 氣에는 氣虛 · 氣鬱 · 氣滯 또는 氣逆, 血에는 血虛 · 瘀血, 水에는 水毒(水滯)으로 인식하고 있다. 즉, 질병을 전체적 · 유기적 · 통합적으로 사고하는 漢方에서 각 장기의 상호관계는 氣血水 생리현상이 실재하는 것으로 인식하는 것이다. 이와 같은 통일적 사고방법에 의하여 동양의학의 생리 · 병리현상을 설명하는 것이 현 일본 동양의학의 특징이다.

黃帝內經의 전통적인 방법과 비교하면 精 · 神 · 火에 대한 개념이 부족하다고 평가할 수 있으나 서양의학적으로 연구하려는 입장에서는 용어의 확정이나 간이화가 절대 필요한 전제조건이기 때문에 서양의학에 대한 지식이 우선적 · 절대적 요건으로 되어 있는 일본에서는 더 이상의 이론에 대한 필요성없이 이대로 발달할 수밖에 없는 환경을 가지고 있다고 할 수 있다. 그러므로 추상적 이론체계보다는 구체적 · 실증적 이론체계로 발전시키려고 하고 있다.

탄생 배경

창시자는 요시마시 난가이吉益南涯 1750-1813인데, 이 사람의 아버지가 바로 그 유명한 요시마시 토도吉益東洞이다. 난가이가 24세 때, 아버지 토도가 죽자 활발한 활동을 하고 있었던 절충파들이 아버지의 만병일독설을 많이 공격을 하게 되고, 그 역시 너무 지나친 이론이라고 생각하게 되어 이를 타개하는 안을 내놓게 되는데, 이것이 기혈수이론이 된다. 독이란 것은 기, 혈, 수 어디와 결부하여 질병을 일으킨다는 이론을 만들어 내어 그의 아버지도 살고, 그 역시 아버지의 이론을 그렇게 훼손하지 않고 보존할 수 있는 장치를 마련하게 된다. 처음부터 새로운 한방이론을 만들어 내어야겠다는 거창한 생각을 거듭한 끝에 탄생된 것이 아니라, 아버지의 이론을 계승하여야겠다는 아들의 정성으로 만들어졌다는 사실을 알면 많은 점수를 줄 수 없으나, 어떻든 지금 일본은 이 이론에 입각하여 생리, 병리를 설명하므로 이해를 하고 넘어가는 것이 좋다. 기본은 매우 빈약하고, 전개도 허술하다. 먼저 氣血水說에 영향을 미친 여러가지 이론을 한번 살펴보자. 본 학설이 독창성을 띠고 있다고 하더라도 역사적으로 그 근저에 깔려 있는 배경인자가 있게 마련이므로 그것을 이해하지 않으면 안 된다. 따라서 중국 전통의학의 일본화가 이루어진 시기부터 형성된 독자적 이론을 탄생 배경의 한 요소로 파악하고자 한다.

氣·血·痰·(鬱)說

중국 전통의학이 학문적으로, 대중적으로 자리잡기 시작한 것은 田代三喜1465-1544가 12년간 明에 유학갔다가 1498年 일본에 귀국하면서 李朱의학李東垣·朱丹溪 중심의 後世方醫學을 論하기 시작했을 때부터이다. 그는 일본 後世方의학의 開祖라고 불릴 정도로 金元4大家의 후세방의학을 받아들이면서도 독창적인 병인설을 주장하였다. 즉, 모든 병인은 六淫中 風과 濕의 二邪에 의하며, 寒·暑·燥·火도 결국 風·濕의 消長에 의하여 일어나는 현상으로 보았고, 체내에 질병을 받아들이는 곳은 血·氣·痰이라는 三因說을 주장하였으며, 그 중에서도 특히 血과 氣가 중요하다고 인식하였다.

즉, 그는 중국의학을 받아들이면서도 독창성을 발휘하였으며, 血·氣·痰의 三因說을 내세워 무비판적 수용을 거부하였다. 1613년 許浚의 『東醫寶鑑』이 한국화를 시도하면서도 표면적으로 확실히 드러내지 않는 반면에, 田代三喜는 12년간이나 明에 유학한 경력이 있으면서도 자기화를 좀 더 철저히 하려고 한 차이점이 있다고 하겠으며, 이와 같은 중국 탈피의 일본화 시도라는 사고방식의 흐름이 지금까지 흘러 내려오고 있다고 할 수 있다. 그의 이 학설은 直弟子인 曲直瀨道三1507-94에게 전해져서 氣·血·痰·(鬱)說로 발전하게 된다. 일본 동양 의학의 중흥조라고 불리는 그의 이 학설은 17세기 중엽의 古方派 등장까지 150여 년간 지속되었으며, 또한 古方派에도 적잖은 영향을 끼쳤다고 평가받고 있다.

萬病寒氣說

17세기 중엽이 되자 16세기 초엽부터 일어났던 후세방의학을 비판하면서 古方派의 등장을 맞이하게 되는데, 이때부터 좀 더 철저한 일본화가 이루어진다. 즉, 후세방의학에서의 음양오행설과 오운육기설의 두 학설을 비판하면서 金元時代 이전인 漢나라의 의학으로 되돌아가자는 움직임인데, 이의 鼻祖는 名古屋玄醫1628-96이다. 그는 중국의 喩昌(嘉言)1585-1658의 『傷寒尙論』1648을 읽고 크게 감분하여 일본 최초로 『金匱要略』을 주해하였으며, 사상에 있어서는 의학 방면의 薛己1488-1558·張景岳1563-1640·喩昌·程應旄1662-1723 『傷寒論後條弁』·유학 방면의 古義學者인 伊藤仁齊1627-1705의 영향하에 陽氣를 貴하게 하는 貴陽賤陰의 생명관과 歷試라고 하는 경험주의를 바탕으로 중국의학을 비판적으로 수용하기 시작하였다.

또한 질병관에서도 병리적 측면으로부터 생체의 내부를 무리하게 설명하려는 음양오행적 방법론에서 탈피하여 질병을 물리치는 생리적 반응의 일원화를 시도하였다. 다시 말하여 생체를 한 개의 공이라고 가정하면 외부로부터 가하는 힘질병과 원래의 상태로 되돌아가려는 힘생명력과의 상관관계를 파악하여 항병력은 체력이라는 일원적 이해로 치료법의 통일화를 꾀하였다. 그리고 그는 傷寒論의 이해에 있어서도 扶陽의 義를 논했으며 衛氣를 중시하여 桂枝湯을 모든 처방의 祖方이라고 하였고, 邪로서의 寒氣와 방어인자로서의 陽氣의 대립이라고 하는 萬病寒氣說을 내세워 桂枝·附子를 多用하였다. 즉, 百病은 風·寒·濕에 의하여 생기고, 이를 총괄하면 寒氣 하나로 귀납된다. 따라서 寒氣에 傷하지 않기 위해서는 衛氣를 강하게 해야 하므로 桂枝湯과 그 去加方을 상용한 것이다.

그러나 그의 학설은 하나의 學으로서는 성숙하지 못하고 만다.

一氣留滯說

본 학설은 古方四大家의 한 사람인 後藤艮山1659-1733에 의해 제창된 것으로서 氣의 留滯가 만병의 근원이 된다고 하는 것이다. 이 주장은 큰 반향을 불러일으키지는 않았지만 일본 동양의학의 혁명가로 불리는 吉益東洞1702-1733의 萬病一毒說에 큰 영향을 주었다고 평가받고 있다. 이런 점에서 이 이론은 간과되지 않고 있다.

萬病一毒說

이 說은 氣血水說을 제창한 吉益南涯의 생부이면서 의학혁명의 의걸이라고 칭해지는 吉益東洞1702-73에 의하여 이루어졌다. 古方派의 으뜸으로서 자리잡고 있으며 지금까지 일본 동양의학사상 가장 큰 영향을 끼친 인물로 평가받고 있다. 또한 중국의학의 일본화는 曲直瀨道三에서 시작하여 吉益東洞에 이르러 완성되었다고 한다. 그러나 그가 후세에 끼친 폐해와 잘못이 너무나 많았다고 지적되고 있다. 그를 특징지우는 평가로서는 크게 두 가지로 요약되는데, 첫째로는 눈에 보이지 않는 것은 말하지 않는다라는 것이고, 둘째로는 萬病一毒說이다. 보다 자세한 것은 고방파 편에 나와 있다.

그러므로 처방 하나하나의 치료경험과 그 효과에 대해서 진지하게 관찰하고 실제 경험만을 결론지어 『藥徵』 『類聚方』 『方極』 등을 저술하였다. 물론 이와 같은 방법이 과학적인 사고라고 평가하는 데 무리가 있다는 지적도 있지만, 어떻든 그의 이와 같은 태도는 그 이전의 사람에게 영향을 받았다기보다는 독자적으로 생각하여 새로운 의학을 개척하였다고 평가받고 있으며, 오로지 『傷寒論』과 『金匱要略』에만 입각하여 그 동안 파묻혀 있었던 새로운 치료법과 처방을 발견하고 일본적인 치료법의 근본적 쇄신을 꾀하였다.

체내에 독이 있으면 체표에 반드시 나타나게 마련인데, 그 체표 중에 특히 복부가 중요하다고 하여 복진법을 발전시켰으며 그 대신에 맥진 · 음양오행 · 오운육기설을 배척하였다. 따라서 이 독을 체외로 구축하면 외사가 침범하더라도 질병으로 변화하지 않으므로 이 독을 제거하는 것이 만병을 치료하는 근본이다라고 하여 峻劑를 다용하였다. 즉, 독약을 써서 독을 몰아내는 외의 치법은 없다고 하였으며 峻劑로 인한 심한 반응을 瞑眩으로 인식하였다.

실제 임상에 있어서도 실증은 독약으로서 攻하고, 허증은 穀肉으로서 보하면 되는 것으로 補劑는 필요하지 않다고 하였으며, 人蔘에 대해서도 補氣 · 益津液 작용이 아니고, 瀉心湯類의 人蔘처럼 心下痞硬을 주치하며 胸脇苦滿 · 氣逆 · 腹痛 · 煩渴을 치료한다고 규정하였다. 지금까지 한의학에서 이와 같은 이론에 대하여 주목하지 않았지만, 2007년에 들어와서 원광대학교의 이 재원들이 「요시마시 토도의 『약징』 『유취방』을 통한 장중경의 『상한론』에서의 인삼활용에 관한 고찰」을 발표하여 일본 한방의학에 대하여 관심을 가지기 시작하였다.

임상경험집인 『建珠錄』에 의하면 巴豆 · 輕粉 · 芫花 · 大戟 · 甘遂 · 葶藶附子 등의 약제와 紫丹 · 七寶丸 · 梅肉散 · 十棗湯 · 備急丹 · 走馬湯 · 平水丸 · 大陷胸丸 등 峻劑의 처방기록을 많이 남기고 있다.

氣 · 血 · 水說 탄생 전후의 시대 상황

氣血水說이 등장하였던 시기는 의학사상 가장 다채로운 변혁기였다고 평가된다. 즉, 後世方 중심의 전통의학에 대한 古方派의 혁명적 반격이 갈수록 심해지고 있었으며, 서양외국의학이 직접 번역 소개되어 서양문화 섭취가 이루어짐에 따라 동양의학 그 자체의 기반이 의심받게 되는 과도기였다. 따라서 그 당시 의학계에 많은 영향을 끼친 인물과 사건을 중심으로 정리하여 이해를 돕고자 한다.

1750.	吉益南涯 탄생
1759.	『醫斷』 출판
1762.	일본 최초로 해부를 하여 『藏志』라는 해부서를 지었고, 吉益東洞의 인격과 학식을 알고 시골에서 京都로 올라온 시골 의사를 추천해 준 山脇東洋1705-62 沒
1763.	永富獨嘯庵의 『漫遊雜記』 출간
1765.	吉益東洞의 『유취방』 출판
1766.	• 儒學 · 禪에 박식하고, 인체병리해부의 필요성을 역설한 永富獨嘯庵1732-66 沒
	• 賀川玄悅: 『産論』 출간
1770.	津田玄仙 『療治茶談』 출간
1773.	氣血水를 창제한 吉益南涯의 생부인 吉益東洞 沒
1774.	일본 최초로 해부학 번역서인 『解體新書』 완성
1781.	• 畑黃山은 쿄토에 사숙 「의학교」를 오픈
	• 복진의 대가 瀨丘長珪1733-81 沒

1786. 片倉鶴陵『黴癘新書』출간

1787. 상한론학자로서 필독의 명저『傷寒論集成』을 남긴 山田正珍1749-87 沒

1790. 中西深齋『傷寒論辨正』출간

1791. 躋壽館을 에도 醫學館으로 바뀌면서 관립화함

1792년: 氣血水說을 처음 만듦

1793. 宇田川玄隨『内科選要』출판. 그 당시 파격적임

1796. 中神琴溪『生生堂醫譚』출간

1800. 稻葉文禮『腹證奇覽』출간

1805. 吉益東洞의 문인이었던 華岡青洲1760-1835가 전신마취법으로 유암수술 성공

1810. 고증파의 대가 多紀元簡1755-1810 沒

1811. 번역국을 설치하고 본격적으로 서양문화 도입

1813. 吉益南涯 沒

古方派의 형성 배경과 흥한 이유

제5장 화려한 일본 한방의학의「한방의학의 르네상스」편에서 자세하게 언급하였지만, 이 편의 이해를 위하여 요약하여 설명한다. 중복되는 점이 많다. 氣血水說이 고방파의 등장에 따라 탄생된 이론이기 때문에 이 당시를 지배한 고방파의 형성 배경과 흥한 이유를 살펴봄으로써 좀 더 심도있는 이해를 하고자 한다. 지금까지 일반적으로 인정되고 입증된 제설을 집약한다.

중국의학의 영향

동양의학의 종주국인 중국의 明·淸에서 금원의학을 비판하고 傷寒論으로 되돌아가자는 복고풍이 있었다. 喻嘉言의『傷寒尙論』『醫門法律』, 葉天士1667-1746의『溫證論治』, 吳瑭1758-1836의『溫病條弁』이 대표

적인데, 이 영향을 일본은 바로 전파받아 의학에 새로운 바람이 일기 시작한다. 즉, 古方派의 鼻祖로 일컬어지는 名古屋玄醫가 『金匱要略』을 注解하면서 직접 喩嘉言의 『傷寒尙論』을 읽고 감분하였다고 적고 있을 정도로 중국의 영향이 지대하였다.

사회적 환경

- 元和偃武1615년 大阪전투에서 豊臣가 멸망하고 평화로 된 것 이후 전국은 德川의 정치에 복종하게 되고 3代 쇼군將軍 家光, 5代 쇼군將軍 綱吉 등이 文事를 장려하여 학문 발전이 크게 이루어졌다. 이와 같은 태평한 세월이 古方派의 효시가 되는 名古屋玄醫가 등장할 때까지 약 50여년에 걸쳐 실현되었다. 따라서 전란을 전제로 한 그때까지의 사회질서가 붕괴되고 모든 기성의 가치기준이 흔들리기 시작하였는데, 의학에서도 예외가 아니었다.
- 江戶中期 元祿時代1680-1710의 사치한 생활에 접어든 민중에게 溫補 위주의 후세방의학은 적합하지 않게 되었다.

유학의 영향

유학의 일파인 주자학이 관학으로 자리잡고 있었으나 17세기 후반에 山鹿素行1622-85, 伊藤仁齋1627-1705, 荻生徂徠1666-1728 등이 주자학을 격렬히 비판하면서 孔孟의 原典으로 돌아가자는 古學을 제창하였다. 따라서 그때까지 천인합일사상으로 인체에도 자연계와 똑같이 음양오행·상생상극이 성립하는 것을 전제로 하였으나, 이때부터 天道와 人道는 다르다고 하는 주장이 일기 시작하였다. 이 관점은 당시 사람들에게 큰 영향을 미쳐 자연계에 대한 과학적 사고의 단서를 제공하게 되었으며, 음양오행과 상생상극에 기초한 後世方醫學이 비판에 직면한 것은 당연하다고 할 수 있다. 즉, 유학에서 주자학을 탈피하고 古學인 孔孟으로, 醫學에서는 金元四大家의 의학을 탈피하고 『傷寒 · 金匱要略』의 古方學으로 옮겨 가자는 復古風의 거센 분위기였다.

유럽 의학의 정보 유입

平戶에 설치되었다가 1641년 長崎의 出島로 옮긴 네덜란드 商館이 유일한 외국과의 창구역할을 하면서 서양의학이 유입되었다. 영국과 포르투갈 商館도 있었으나 철퇴되고 네덜란드 商館만이 남았기 때문에 蘭學네덜란드를 和蘭이라고 하였기 때문에 蘭學이라고 한다이 성행하게 된 동기가 되었으며, 이 商館에는 외과의가 상주하였다.

이곳을 통하여 1654년 라틴어 해부학서가 전달되었다고 하며, 이런 영향으로 1754년 山脇東洋은 사형당한 시체를 牛馬 도살업자에게 해부를 하게 하여 인체 내부를 관찰하였으며직접 해부를 하지 않고 해부한 것을 관찰만 하였기 때문에 이를 관찰이라고 하였다. 이를 바탕으로 『藏志』라는 해부서를 지었고, 1774년 杉田玄白 등은 독일 해부학서를 번역한 네덜란드어판을 기준으로 하여 『解體新書』라는 일본 최초의 해부번역서를 펴내게 되었다.

창시자의 목적

고방파의 최고이면서 의학혁명의 의걸이라고 불려지는 吉益東洞은 이론에서의 萬病一毒說과 임상에서의 親試實驗에 의하여 약효력을 정립하고 임상서를 완성하고자 노력하였다. 즉, 고래로부터 내려온 본초서는 사실과 거리가 멀고, 신선의와 음양의의 망설을 전하기 때문에 후학의 현혹을 막고자 새롭게 약효를 정하여야 된다고 하면서 『상한론』, 『금궤요략』 2권에 목숨을 건다. 그러나 일본적 치료법의 근본적 쇄신을 꾀했던 그의 연구는 일생에서 마무리되기에는 무리가 있었으며, 특히 實驗親式의 과학적 태도도 그의 영웅적, 무단적 수법으로 많은 문제점을 안고 있었다. 이와 같은 부의 업적을 계승한 吉益南涯는 좀 더 포괄적이며 대중적이고 이해하기 쉬운 의학설을 만들지 않으면 안 되었다. 따라서 그는 父의 萬病一毒說 대신에 病因의 독과 이 독으로 인하여 나타나는 證과의 매개적 존재로 기혈수를 인식하였으며 구체적으로 『氣血水藥徵』을 통하여 기혈수에 따라 처방을 설명하기 시작하였고 『觀證升疑』 『方庸』에서 확정지었다.

원전에 의한 기혈수설 내용

吉益南涯는 기혈수론에 의하여 『상한론』을 해석하고 약능을 설명하였으며 병증을 분류하였다. 즉, 기혈수 三物의 精이 잘 순환되면 신체를 養하지만, 정체되면 병이 된다. 또한 만병의 근원이 되는 이 독은 기혈수 삼물에 편승하여 '證'을 나타낸다고 인식한 것이다.

약 분류의 예를 들면 다음과 같다.

氣部	內位 : 황금 황련 석고 망초 저담 백두옹 아교 반석 귤피 치자 촉칠 황백 산조인 裏位 : 치자 대황 건강 오수유 부자 지황 맥문동 지모 천궁 조협 세신 생강 후박 출 저령 表位 : 갈근 대조 행인 계지
血部	內位 : 목단피 도인 모려 용골 서충 망충 수질 外位 : 과루근 갈근 적석지 대자석 당귀 작약 길경 과루실 의이인 활석 택사 인삼 황기 水部 : 감수 복령 과정 파두 해백 정력자 패모 반하 지실 방기 마황 시호 인진호 과자 완화 대극 오미자

그러나 이와 같은 분류가 획기적이었다고 하더라도 신용어에 대한 정확한 정의를 내리지 않았기 때문에 후세 학자들에게는 분류적 가치 이상으로 인정받지 못 하고 만다. 다시 말하여 기 · 혈 · 수제를 비롯하여 표 · 리 · 내 · 외에 대한 정의를 정확하게 내리지 않았기 때문에 후세 학자들에게는 이해하기 어려운 학설로 받아들여지게 된다.

평가 및 비평

이 설이 어떠한 위치를 차지하고 있는가를 이해하기 위하여 당시부터 지금까지의 제 비판과 평가를 살펴본다.

- 초창기에는 萬病一毒說의 父의 이론과 맞지 않는다는 이유로 인륜에 반하였다는 의학외전 비난을 받는다. 혁명적인 기질의 父와는 달리 창시자인 吉益南涯는 보통 사람과 다름없는 유연한 치료 방침과 온화한 성품의 소유자로서 父의 遺法 · 遺訓을 지키면서 家學을 진흥시켜 가명을 떨치고자 한다고 분명히 그의 저서에 쓰고 있지만 실제적으로는 父와는 전혀 다른 이론을 만들어 내었기 때문에 村井琴山1733-1815을 비롯한 父의 문하생들에게 심한 비난을 받게 된다.
- 생명의 全生觀에 의하여 생명은 하나이므로 萬病一毒說로도 충분한데, 기혈수의 삼분류로 인하여 분석 · 고정하게 되는 잘못에 빠지기 쉽다. 즉, 생명에서 기혈수가 각각 개별로 작용하는 것처럼 착각에 빠질 수 있는 이론이라고 비판받는다. 실제로 『상한론』을 존중한 吉益東洞도 "중경이라는 여우에게 홀리지 말라.", "내 말

에도 그대로 따르지 말라."고 말할 정도로 고정관념과 고집하는 것을 아주 경계하였다.

- 기혈수론에 의한 생리학적 설명이 부족하다.
- 독창적이라고 평가받지만 일본 선철들의 諸說과 당송 및 주단계의 중국 고대의학에 기초하고 있어 金元醫學의 아류이다.
- 父보다 훨씬 많은 약방을 사용하였고, 특히 만성질환의 치료에 공헌을 하였다. 그의 임상경험은 『續·建珠錄』에 남아 있다.
- 自說을 정해 놓고 약효를 설명하려고 했기 때문에 무리가 많다.
- 기혈수설로 약효를 설명한 『氣血水藥徵』의 내용을 이해하기 위하여 후세 학자가 '전투'에 비유하는 등 창작표현으로까지 설명하려고 시도하였지만 내·외·표·리 등의 용어 정의가 안 되어 있어 문제점으로 지적된다.
- 기혈수 삼원론에 의한 획기적 구상으로 藥能을 분류하였지만 동양의학 전통의 음양원리를 무시했기 때문에 書名的 가치만 남게 되었다.
- 明治시대 이후 漢方 부흥 원동력자인 和田啓十郎1872-1916·湯本求眞1876-1941 등이 업적 면에서 吉益東洞을 신봉하지만 이론에서는 吉益南涯의 기혈수를 추종하였는데, 이 흐름이 지금까지 그대로 이어져 내려오고 있다고 말할 수 있다.

이상의 비평내용을 종합하면 기혈수설은 삼원론적 분류 측면에서 큰 의의를 가지며, 원전의 내용 등은 후인들에게 수용되고 있지 않다고 할 수 있다.

기혈수설의 오늘날 일반적인 해석

1792년 처음 나온 기혈수설은 시대와 학자들의 입장에 따라 여러 가지로 달리 해석 발전되어 왔는데, 현재의 일반 해석을 일목요연하게 정리한 다음의 표를 살펴봄으로써 일본 한방의학의 생리 · 병리 체계를 정리하고자 한다.

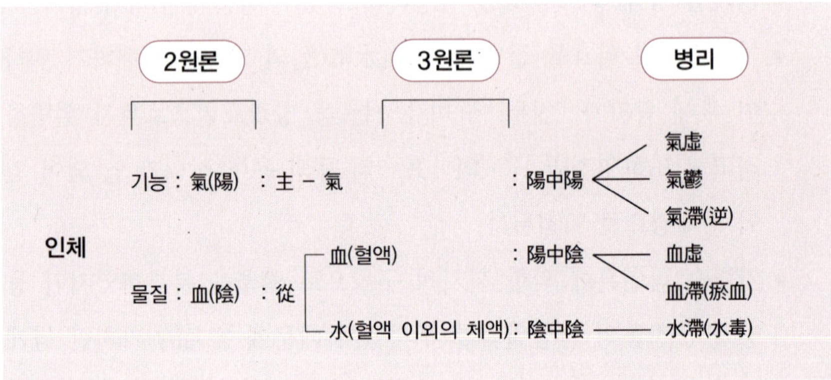

기혈수설에 대한 현대적 해석 방법

분류	三焦	三陰三陽	서양의학적 개념	病證	증상	질환명	주처방 및 약제
氣	上焦	太陽 太陰	광의 : 생명에너지 정신신경계 협의 : 혈 · 수를 원활히 움직이게 하는 시스템	氣逆 (上衝)	두통 · 동계 · 현훈 · 냉감 · 상기 · 안면홍조		계지감초탕 · 시호계지건강탕 · 영계감조탕 · 시호가용골모려탕(계지 · 오수유 · 황련 · 용골 · 모려)
				氣鬱(滯)	억울기분 · 불안 · 매핵기증상		반하후박탕 · 향소산(지실 · 목향 · 반하 · 후박 · 빈랑 · 향부자)
				氣虛	의식장애 · 식욕부진 · 소화흡수기능장애		사군자탕 · 소건중탕 · 보중익기탕 (인삼 · 황기 · 감초 · 대조)
血	下焦	少陽 厥陰	혈액순환기계 내분비계	血虛	· 피부건조 · 색소침착 · 빈혈 · 쉬피로	· 만성 소화기 질환(위산과다증 · 위궤양 · 위암 · 충수돌기염 · 만성변비 · 치질)	사물탕 · 대방풍탕 · 십전대보탕 (당귀 · 지황 · 작약 · 천궁 · 아교 · 하수오 · 애엽 · 단삼)
				血瘀 (血滯)	· 맥 : 침 · 세 · 특히 좌세맥 · 혈색이 좋지 않고 거무스름하다. · 피부영양이 좋지 않고 거칠다. · 출혈 경향, 염증을 잘 일으킨다. · 월경불순 · 불임 · 월경곤란 등 · 성호르몬 기능에 관한 호소가 많다. · 정신증상(불안과민)을 잘 일으킨다. · 두통 · 두중 · 어깨결림 · 건망 · 현훈 · 심계항진 · 구건 등이 있다. · 상기 · 냉증 · 수족번열 · 기분이 잘 변하는 증상이 있다. · 하복부 팽만감, 변비에 잘 걸린다.	· 고혈압 · 동맥경화 · 뇌출혈 · 각종 부인병(히스테리 · 월경에 수반된 제증상 · 대하 · 불임증 · 갱년기장애 · 자궁근종) · 담마진 · 습진 등의 피부병 · 요통 · 신경증 · 정신이상의 일부 · 기관지천식 같은 만성질환	도핵승기탕 · 대황목단피탕 · 계지복령환 · 당귀작약산 (당귀 · 천궁 · 도인 · 목단피 · 작약 · 대황 · 홍화)
水	中焦	陽明 少陰	혈액 이외의 체액(조직액 · 임파액) 면역계 수분대사 위주의 내분비계	水毒 (水滯)	· 동계 · 숨 참 · 천명 · 오심 · 구토 · 변비 · 설사 · 신체권태감 · 냉증 · 분비장애(타액, 객담, 루, 비액) · 다한 · 무한 · 배뇨이상 · 구갈 · 현훈 · 이명 · 불면 · 두통 · 두중 · 각종 동통(관절통 · 흉통 · 각종 신경통) · 근육의 축닉 · 타각적 증상: 위내정수 · 복중뇌명 · 부종 · 비만	· 위하수 · 위무력증 · 위장염 · 기관지염 · 기관지천식 · 폐렴 · 습성흉막염 · 심장질환 · 신경증 · 각종 신경통 · 관절류머티즘 · 신염 · 당뇨병 · 각기 · 방광염 · 갱년기 증상 · 히스테리 · 입덧 · 피부질환 · 안질환의 일부(결막염, 각막염, 망막염, 시신경염) · 이비질환(부비동염, 중이염)	오령산 · 저령탕 · 택사탕 · 소청룡탕 · 월비탕 · 월비가출탕 · 복령음 · 복령택사탕 · 목방기탕 · 목방기거석고가복령망초탕 · 마황부자세신탕 · 오수유탕 · 진무탕 · 인삼탕 (복령 · 출 · 택사 · 저령 · 반하 · 목통 · 마황 · 행인 · 황련 · 세신 · 방기 · 황기 · 생강 · 오수유 · 부자)

일본 한방의학에서의 체질의학: 一貫堂의학

전통의학세미나에서 일본한방의 제 유파에 대한 논의가 있을 정도로 일본한방의 특징 중의 하나는 유파 형성이다. 이 유파 형성의 시초는 에도江戶시대 바로 전 무로마치室町시대 田代三喜1465-1537가 1487년 중국 명에 유학갔다가 12년만인 1498년 일본에 귀국함으로써 시작된 후세방의학이다. 이 이전의 한방의학은 귀족중심이었으며 이때부터 일본 한방의 대중화가 시작되었다. 田代三喜에게 배운 曲直瀨道三1508-95은 1545년 京都에서 금원4대가의 李朱派이동원 · 주단계의학의 의방을 창도하면서 중국의학을 일본화한 시조가 된다. 이 의학의 흐름이 150여년간 계속되다가 에도江戶 중기 고방파의 시조라고 일컬어지는 後藤艮山1659-1733 등에 의하여 고방의학 중심으로 흘러간다. 그리고 메이지 시대 때 淺田宗伯1815-95 등은 후세방 고방할 것 없이 모든 문헌을 참고하였다고 하여 절충파고증학파의 일파라고도 할 수 있음라고 칭하여지는데, 이상과 같이 이 세 흐름 즉 후세방파, 고방파, 절충파 등이 지금까지 이어져 내려오고 있다.

一貫堂醫學은 이 중에서 후세방파 흐름에 속하는데, 이 후세방파 중에서도 이동원, 주단계, 화제국방을 중심으로 한 補劑중심파가 아니고, 유하간, 장종정의 攻下派를 이어받아 瀉劑를 주로 하는 학파 소위 후세별파라고 하는 것이 일반적인 견해이다. 어떤 학자들은 창시자의 독창성을 강조하여 고방파, 후세방파, 절충파, 중의학파 등 어느 학파에도 속하지 않고 초월한 의학이라고까지 하나 처방 내용의 흐름을 보면 劉張派유하간 · 장종정 학파의 攻下를 이어받은 것으로 이해하면 별 무리는 없을 것 같다.

형성 배경과 과정

一貫堂醫學의 창시자는 森 道伯모리 도하쿠 1867-1931이며, 一貫堂이라는 이름은 1906년 개업을 할 때 一貫堂療院이라고 한 데서 유래하고 있다. 그리고 一貫堂이라고 하게 된 동기는 독특한 시대적 상황을 반영하고 있다. 즉, 1883년 정부로부터 발한 새로운 의술개업시험제도가 의사시험에서 서양의학 7개과목으로 한정됨으로써 한방의학이 학문으로 인정받지 못하게 되어 1910년 전후는 일본 한방계의 사상 최암흑기를 맞이하게 된다. 그러나 이러한 상황을 맞이 한 창시자는 한방의도부흥을 위해서는 나 한 사람이 되더라도 단호히 이 길 하나로 일관하겠다는 한방에 대한 열정과 기개의 표현으로 『論語』에 있는 「吾道一貫 一以而貫之」를 본떠 一貫堂이라고 하였다. 그는 젊었을 때는 고방, 후세방 할 것 없이 깊이 있는 한방 이론을 공부하였으며, 불교에 귀의하여 구빈활동도 하였고, 특히 禪宗에 깊이 들어갔다.

의료인으로서는 1918년 전세계를 급습한 유행성감기 때 胃腸型에 香蘇散加 茯 · 白朮 · 半夏, 肺炎型에는 小靑龍湯加 杏仁 · 石膏, 腦症型에는 升麻葛根湯에 白芷 · 川芎 · 細辛을 가감하여 이름을 크게 떨쳤으며, 만년에 인간의 체질을 3대 분류하고, 이에 해당하는 5대 처방을 만들었다. 그러나 그는 의술을 전당하는 데는 이심전심이고, 문자에 의해서는 의술을 전당하기 힘들 뿐만 아니라, 때에 따라서는 오히려 오해되는 일조차 있다고 하여 저술을 남기지 않았는데, 아마 이것은 불교의 영향을 크게 입었던 것 같다. 사상의학의 창시자인 이제마는 유학자에 가깝고, 一貫堂의학의 창시자인 森 道伯은 禪僧에 가깝다고 표현하면 큰 오류는 없을 것 같다.

이와 같이 사라질 뻔한 이 일관당의학 체계는 문하생이었던 矢數 格야카즈 카쿠 1893-1966는 森 道伯 3주기인 1933년 『森 道伯선생 一貫堂醫學大綱』이라는 책을 출판함으로써 세상에 빛을 보게 되었다. 이 책은 또 다시 1964년 森 道伯선생 탄생 100주년과 그 자신의 고희를 기념하여 『漢方一貫堂醫學』이라고 제목을 바꾸어 출간되었는데, 이것이 현재 접하고 있는 一貫堂의학의 교전이다. 이 책의 저자인 矢數 格은 스승이 불문진단을 하였고 선종에 들어가 진언의 밀법에 통하여 의술을 폈기 때문에 스승의 뜻과 방법을 그대로 전하기가 무척 어렵다. 그러나 어떻게 하더라도 스승의 가르침을 헛되지 않고, 세상에 전하고 싶어 영적인 면은 떼어 버리고 의학적인 면만 기재한 것이라고 하였다. 따라서 동양의학 본래의 면만을 중시한다면 한 팔 떨어져 나간 의술을 소개했다는 비판이 있을 수 있지만, 차선책을 쓰더라도 스승의 뜻을 묵히지 않고 의학의 한 면을 갖추도록 한 것은 대단한 일이 아닐 수 없다. 만약 이렇게 하지 않고 문자나 말로써 의술을 전하기 어렵다는 한마디로 귀착해 버렸다면 이 의학은 그대로 끝나버렸고, 스승의 편린은 어디에도 찾을 수 없게 되었을 것이다.

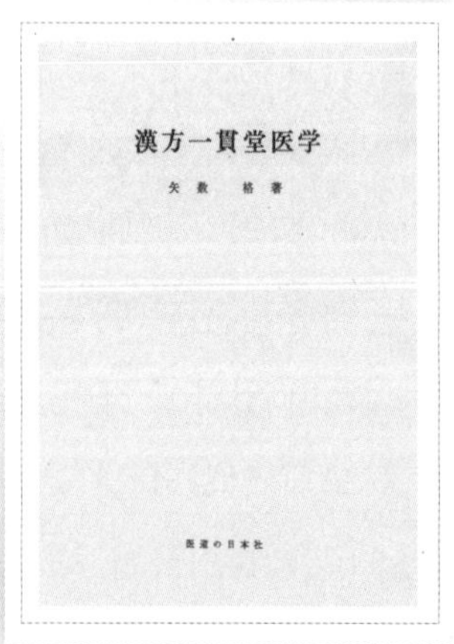

그는 森 道伯 사후 절멸할 뻔한 一貫堂의학을 세상에 빛을 보게 한 사람이다. 그가 森 道伯문하생이 된 것은 개인적인 인연이 있었는데, 즉 16세 때 불치병에 걸려 피골상접한 몸으로 森선생의 치료를 받고 나았다. 그 재생의 은혜에 보답하고자 치바千葉 의전에 들어가 1922년 졸업하자마자 곧 문하생이 되었다. 그가 졸업할 당시에는 한방을 한다고 하면 이상한 사람으로 오인될 정도의 사회 분위기였으나, 오로지 불치의 병을 낫게 해 준 스승의 은혜만을 생각하였다. 또한 한방 지망자가 없자 자기 동생 3사람에게 모두 의사가 되게 하여 한방 연구와 부흥에 노력하였다. 그는 스승의 구술과 『고금방집』이라는 처방집만을 참고로 하면서 연구 및 임상생활을 하였다. 우리는 여기서 스승에 대한 끝없는 존경과 학문에 대한 열정을 보게 된다. 그 세 동생 중 한 사람인 矢數道明은 96세인 2002년까지 살면서 일본 한방의학을 상한론과 후세방을 결합한 형태의 의학으로 격상시켜 놓는다.

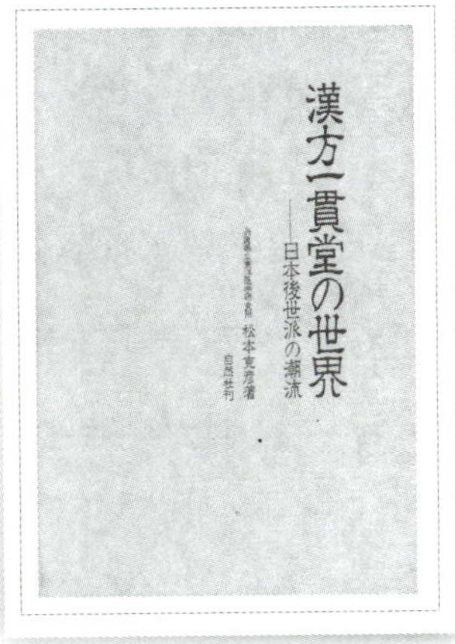

특징

- 이론이 적고 증상과 처방중심의 의학이기 때문에 임상에서 폭넓은 적용과 확실한 효과를 나타낸다.
- 경험의학이기 때문에 안전하면서도 쉽게 사용할 수 있다.
- 증의 중복에 있어서는 자유자재로 합방하는 것이 일반적이기 때문에 수증치료를 기본으로 하는 한방의 본질과 합당하다. 따라서 일미일미를 중히 여기는 중의학과 처방의 규칙을 엄격하게 지키는 고방파와는 사뭇 다르며, 기본처방은 단어이고, 이 단어들을 꿰맞추어 문장으로 만든다고 하는 이치이다.

- 실제 창시자인 森 道伯은 60%정도 체질처방을 활용하였듯이 체질자체에 구속되지 않았다.
- 기본처방들이 한냉의 사제이지만 보방도 합방하였기 때문에 장기복용에도 충분히 고려되어 있다.
- 기본처방들이 사제이기 때문에 경제사정이 윤택해진 현대생활에 응용하기 적합한 처방군들이다.
- 실험 치료한 결과 최후에 귀착한 치료수단의 결정체이다. 실제로 오랫동안 진료한 임상가들이 결국 응용하는 처방은 몇 처방으로 압축되고 있으며 문헌에 나와 있는 수많은 처방들을 응용한다는 것은 불가능하다. 따라서 본 의학은 한 위대한 임상가가 평생 진료한 경험관이 집약되어 있다고 할 수 있다.
- 체질과 질병과의 질서있는 인과상관관계를 발견할 수 있기 때문에 체질의 판별은 불문진단까지 가능하게 하는 유용한 자료 및 근거가 된다.
- 체질판별은 예방법도 강구되어 진다. 약물복용으로 체질을 개선할 수 있으며, 내적원인이 된다고 생각되는 식사위생, 생활양식의 개선지도를 할 수 있다.
- 단순 대증요법에 머무르지 않고 원인제거에 목적을 두기 때문에 정신증상치료가 된다. 즉 원인요법이 가능해진다.
- 3대증 분류에 5대 처방 운용이기 때문에 용방이 간편하다.
- 난병의 예방의학에서 가치가 높다.

3대증 체질분류

瘀血證 체질

어혈을 체내에 가지고 있는 체질자를 말한다. 따라서 부인들의 대부분 질병이 포함된다고 할 수 있다. 이 어혈은 질병 때문에 만들어진 결과의 산물이기도 하지만 한방의학에서는 질병을 일으키는 원인물질로서 더 큰 비중을 두기 때문에 내적원인으로도 인식하고 있다. 따라서 이 어혈의 존재 여부에 따라 외적인자가 있더라도 질병이환율이 달라진다. 이 체질에 대표적인 처방이 通導散이기 때문에 通導散證이라고도 한다.

臟毒證 체질

이 장독의 정의는 제 장기의 독이라는 뜻이며 병명이 아니고 신진대사 장물 등 기타 여러 독이 각 장기에 축적되어 있는 것을 말한다. 이 독에는 식독, 풍독, 수독, 매독의 4독이 포함되는데 이들 독들이 합성축적, 유체 하여 질병을 일으키기 때문에 이 독들을 구축한다는 것은 질병의 예방법이 됨과 동시에 치료법도 된다. 즉, 이들은 질병의 내적원인이 됨과 동시에 질병에 따른 2차적 산물로도 된다. 이 체질에 防風通聖散이 주 처방이기 때문에 防風通聖散證이라고도 한다. 또한 이 네 개의 독중 식독이 대표적인데, 이 식독으로 중풍이 잘 일어나므로 중풍체질이라고도 한다.

解毒證 체질

이 해독이란 단어는 黃連解毒湯에서의 해독을 전용한 것으로 약물작용을 뜻한다. 따라서 전자의 어혈과 장독이 원인 물질로서 사용한 것과는 다르므로 용어의 선택에서 혼동되어 있다. 이 체질은 결핵성 체질자라고 할 정도로 결핵에 대한 이환율이 높으며, 면역성이 결핍되어 있다.

체질감별표

區分	外證	脈證	腹證[*2]	注意事項	이환하기 쉬운 질환	不問診斷		
						過去歷	現在증상	장래예견질환
瘀血證體質 〈通導散證〉	불임증의 비만자 지방과다증의 비만자 난소기능장애비만자 야윈자(안색 참고) 안색이 붉은색 손톱이 암적색, 딸기 같은 색으로 선명하지 않다 전형적 타입: 비만+검붉은 얼굴+암적색 손톱색깔	細實	大承氣湯복증과 비슷하다. 심하의 복직근에서 강한 拘攣촉지. 좌우하복부뿐만 아니라 상부에도 筋肉拘攣이 나타남	허약한자[*1]	부인과 질환(자궁 · 난소 · 난관의 염증 및 종양) 뇌출혈 · 천식 · 위장병(특히 위산과다증 · 위궤양 · 위암) · 간장병 · 폐결핵 · 치질 · 임질 · 신경성질환(신경쇠약증 · 히스테리) · 동맥경화증 · 습관성변비 · 치통 · 眼病 · 요통 · 각기 · 비뇨생식기 질환 · 바세도우씨병 · 충수염 · 심장병	월경 불순 불임	두통 두중 현훈 上逆 어깨 결림 동계 월경 불순	위장병 (위산과다 · 위궤양 · 위암 등) · 치질 · 부인과제질환 · 중풍 · 간장병 · 습관성변비
臟毒證體質 〈防風通聖散證〉	황백색피부 (장년 이후 음주가들이 붉은 얼굴을 띠지만 다른 부위 피부색은 역시 희다) 지방질형 (유복한 자) 근육형(노동자) 남녀 모두 색이 밝고 인상이 쾌활하다 (형개연교탕증은 우울한 인상이다)	細細弦, 洪, 實 兼 浮,數,緊	전체腹筋의 硬滿(특히 臍를 중심으로 현저한 硬滿) 복부 전체가 부드러우면서 滿하다	· 치질출혈에 사용할 때는 출혈을 더욱 심하게 할 수 있으므로 薄荷葉(출혈촉진)을 제거함 · 만성신장염에서 비가 허약할 경우에 부종을 더욱 심하게 할 수 있다 · 피부질환에서 發表攻裏하기 때문에 瘡이 불그져 나올 수 있다 · 임신자, 허약자는 신중 · 결핵환자는 해독증체질이므로 본방을 쓰면 악화된다.	청년기:충수염 · 단독을 포함한 열성전염병 · 위장병 장년기:신경통 · 척수염 · 신장질환 · 당뇨병 · 신경쇠약 · 습관성변비 · 癤 · 癰 · 치질 · 천식 장년기 이후:동맥경화증 · 뇌출혈 · 위축신 * 결핵에 대한 면역이 강하다			열성전염병 동맥경화증 위축신

(다음 페이지에 계속)

解毒證體質	전체	약간 검은 피부색[*3] 약간 야윈형(근육형도 있다)[*4] 청년기 이후에도 비만하는 일은 거의 없다. 유년 및 사춘기 때 결핵을 앓은 대부분		복진시 복벽의 이상 과민을 띤다(특징적)		소아:감기 · 기관지염 · 후두염 · 편도선염 · 인두염 · 비염 사춘기:폐결핵 특징: 연령에 따라 變化消長한 자	편도선염, 중이염, 비염, 기관지염		결핵 · 비뇨생식기 질환
	柴胡淸肝散證 (유년기 해독증 체질)	청백색(또는 약간 검은 얼굴색) 체격은 약간 야위고 목이 가늘며 가슴이 좁다 顎下頸部임파선종대를 나타냄	細緊脈이 원칙이나 小兒脈은 중요시 하지 않음	肝經緊張 복직근긴장이 강함		감기 · 기관지염 · 편도선염 등에 잘 걸리는 小兒가 특징. 결핵성 질환 · 경부임파선염 · 흉막염 · 신장방광결핵 · 비염 · 아데노이드 · 중이염 · 유양돌기염 · 신경증			
	荊芥蓮翹湯證 (청년기 해독증 체질)	시호청간산증보다 색이 더욱 짙은 검은 빛 청년의 우울한 인상(이에 비하여 장독증 체질은 남녀 모두 명랑쾌활함) 장신 · 근육형 · 약간 마른형 약간 은색광택을 띨 때도 있다.	緊脈	복직근긴장 뚜렷. 肝經뿐만 아니라 胃經에 해당하는 心下의 腹直筋 拘攣		결핵성질환 · 흉막염 · 결핵성치루 · 축농증 · 신경쇠약증 · 중이염 · 유양돌기염			
	龍膽瀉肝湯證 (장년기 이후 해독증체질)	피부색이 약간 검다. 청년기 이후 남녀불문하고 약간 검은 빛을 띠는 자의 대부분	緊脈	肝經의 현저한 긴장(臍下 · 臍傍에서 兩脇下에 걸쳐 뚜렷한 저항)		결핵성질환, 신 · 방광 · 고환 · 결핵, 결핵성치루, 경증흉막염, 치질, 치루, 眼病, 胃病, 淋疾, 방광염,고환염,여성비뇨생식기 염증			

*1. 通導散속의 蘇木은 생리적 혈액까지 파괴작용이 있다.
*2. 腹證은 일본 한방의학의 독특한 부분으로써 복진법 항목 참고.
*3. 열증을 나타낸다.
*4. 과민성 반응을 잘 나타낸다. 따라서 소아기 때 疳病을 비롯하여 기관지염 · 鼻炎을 잘 앓으며, 자라면서 결핵 또는 신경쇠약 등을 잘 앓는 體質이라고 할 수 있다. 이와 같은 과민반응은 최근에 아토피성 피부염 · 만성비염 · 기관지천식 · 화분증 · 정신적 스트레스 등 외계로부터의 자극에 민감하게 반응하여 쉽게 염증반응을 일으키는 體質로 본다. 따라서 解毒證體質 3처방은 모두 알레르기질환에 응용된다.

체질별 처방내용

구분		약리작용	내 용	비 고
瘀血證體質 (通導散)		驅瘀血劑	當歸 · 大黃 · 芒硝 各 3.0g, 枳實 · 厚朴 · 枳殼 · 陳皮 · 木通 · 紅花 · 蘇木 · 甘草 各2.0g (1日量)	본 처방이 瀉劑로 이루어져 있기 때문에 補劑등의 血虛兼用도 필요하게 되는데, 이때 産後體虛에 응용되는 當歸調血飮을 응용하고 있다.
臟毒證體質 (防風通聖散)		驅臟毒劑 發表攻裏 淸熱去瘀	當歸 · 川芎 · 芍藥 · 防風 · 荊芥 · 薄荷葉 · 連翹 · 麻黃 · 山梔子 · 白朮 · 生薑 各 1.2g, 大黃 · 芒硝 各1.5g, 石膏 · 黃芩 · 桔梗 · 甘草 各2.0g, 滑石 3.0g (1日量)	· 防風 · 荊芥 · 麻黃 · 薄荷 · 生薑 · 桔梗:解表宣肺(汗法) 石膏 · 黃芩 · 梔子 · 連翹:淸熱解表(淸法) 大黃 · 芒硝 · 滑石:蕩熱 利泄(下法) — 瀉法(祛邪) 當歸 · 川芎 · 芍藥:理血 · 利血 白朮 · 甘草: 建碑燥濕 — 補法(扶正) · 실제 임상에서 防風通聖散증보다 좀 더 허증을 나타낼 때는 分心氣飮(桂朮甘湯+半夏厚朴湯) 응용
解毒證體質	四物黃連解毒湯 (기본방)	養血 兼 淸火	當歸 · 川芎 · 芍藥 · 地黃 · 黃連 · 黃芩 · 黃栢 · 山梔子 · 連翹 · 柴胡 · 甘草 各2.0g(1日量)	解毒證 3처방의 기본을 이루고 있다.
	柴胡淸肝散	中和(肝 · 膽 · 三焦經의 風熱을 治함)	當歸 · 川芎 · 芍藥 · 地黃 · 黃連 · 黃芩 · 黃栢 · 梔子 · 連翹 · 甘草 · 桔梗 · 牛蒡子 · 天花粉 · 薄荷葉 各 1.5g, 柴胡2.0g (大人 1日量)	· 소아기의 체질개선약으로 小柴胡湯과 일맥상통한다. 특히 결핵전성시대 때 頻用되었다. 荊芥蓮翹湯과 비교하여 解表藥은 반감되어 해표제의 성격은 희박하며, 天花粉, 牛蒡子를 넣어 祛痰作用을 강화하였기 때문에 알레르기성체질이나 염증반응이 강할 때 더욱 유용하다. · 肝 · 膽 · 三焦經은 喉部 · 頸部,耳前 · 後 · 中을 經絡하기 때문에 이 부위 질병에 응용
	荊芥蓮翹湯	淸熱解表 (陽明經熱을 治함)	當歸 · 川芎 · 芍藥 · 地黃 · 黃連 · 黃芩 · 黃栢 · 梔子 · 連翹 · 甘草 · 荊芥 · 防風 · 薄荷 · 枳殼 各1.5g, 柴胡 · 桔梗 · 白芷 各2.0g (1日量)	· 柴胡淸肝散이 肝 · 膽 · 三焦經을 다스리는 데 반하여, 본 방은 陽明經을 다스린다. 따라서 체질이 소아기 때의 편도선염(柴胡淸肝散證)이 청년기가 되면 축농증(형 개連翹湯證)으로 변한다. · 陽明經熱을 淸하기 때문에 鼻를 포함한 안면피부질 환, 각종 염증성 피부질환, 부비강염, 중이염, 경부임파선염에 쓰인다. · 四物黃連解毒劑+荊芥 · 防風 · 薄荷 · 枳殼(頭面風熱邪) +桔梗 · 白芷 (頭面祛風 · 排膿)
	龍膽瀉肝湯	淸熱利濕	當歸 · 川芎 · 芍藥 · 地黃 · 黃連 · 黃芩 · 黃栢 · 梔子 · 連翹 · 甘草 · 薄荷葉 · 龍膽草 · 澤瀉 · 木通 · 車前子 · 防風 各1.5g (1日量)	· 利濕熱뿐만 아니라 瀉肝火작용도 있으므로 下焦, 咽 頭部, 鼻部, 피부질환까지 응용 · 베체트병에도 防風通聖散과 合方하는데 上焦眼部 (眼)의 증상이 심하면 防風通聖散을 늘리고, 下焦 陰部潰瘍이 심하면 龍膽瀉肝湯을 늘린다. · 기본방에 川芎 · 芍藥을 넣어 實火뿐만 아니라 虛火에도 적응시켜 장기복용도 고려하였다. · 下焦의 熱만 淸하게 하면 전체 熱도 내려간다는 사고로 3해독 처방중 유독 본 처방의 응용이 높다. · 四物黃連解毒蕩 去柴胡 加瀉肝利水劑(薄荷葉 · 龍膽 · 澤瀉 · 木通 · 車前子 · 防風)

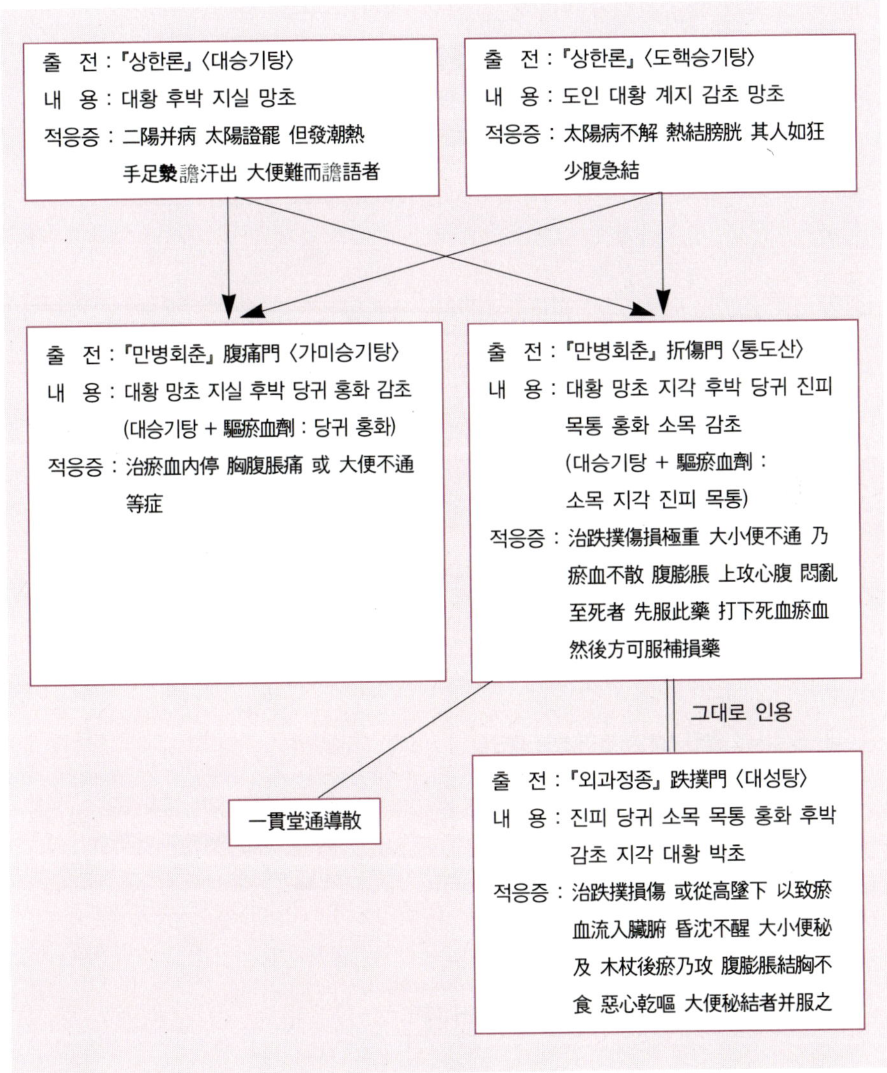
출 전 : 『상한론』 〈대승기탕〉
내 용 : 대황 후박 지실 망초
적응증 : 二陽并病 太陽證罷 但發潮熱 手足漐譫汗出 大便難而譫語者
출 전 : 『상한론』 〈도핵승기탕〉
내 용 : 도인 대황 계지 감초 망초
적응증 : 太陽病不解 熱結膀胱 其人如狂 少腹急結
출 전 : 『만병회춘』 腹痛門 〈가미승기탕〉
내 용 : 대황 망초 지실 후박 당귀 홍화 감초 (대승기탕 + 驅瘀血劑 : 당귀 홍화)
적응증 : 治瘀血內停 胸腹脹痛 或 大便不通 等症
출 전 : 『만병회춘』 折傷門 〈통도산〉
내 용 : 대황 망초 지각 후박 당귀 진피 목통 홍화 소목 감초 (대승기탕 + 驅瘀血劑 : 소목 지각 진피 목통)
적응증 : 治跌撲傷損極重 大小便不通 乃瘀血不散 腹膨脹 上攻心腹 悶亂至死者 先服此藥 打下死血瘀血 然後方可服補損藥
그대로 인용
一貫堂通導散
출 전 : 『외과정종』 跌撲門 〈대성탕〉
내 용 : 진피 당귀 소목 목통 홍화 후박 감초 지각 대황 박초
적응증 : 治跌撲損傷 或從高墜下 以致瘀血流入臟腑 昏沈不醒 大小便秘 及 木杖後瘀乃攻 腹膨脹結胸不食 惡心乾嘔 大便秘結者并服之

통도산 출전분석

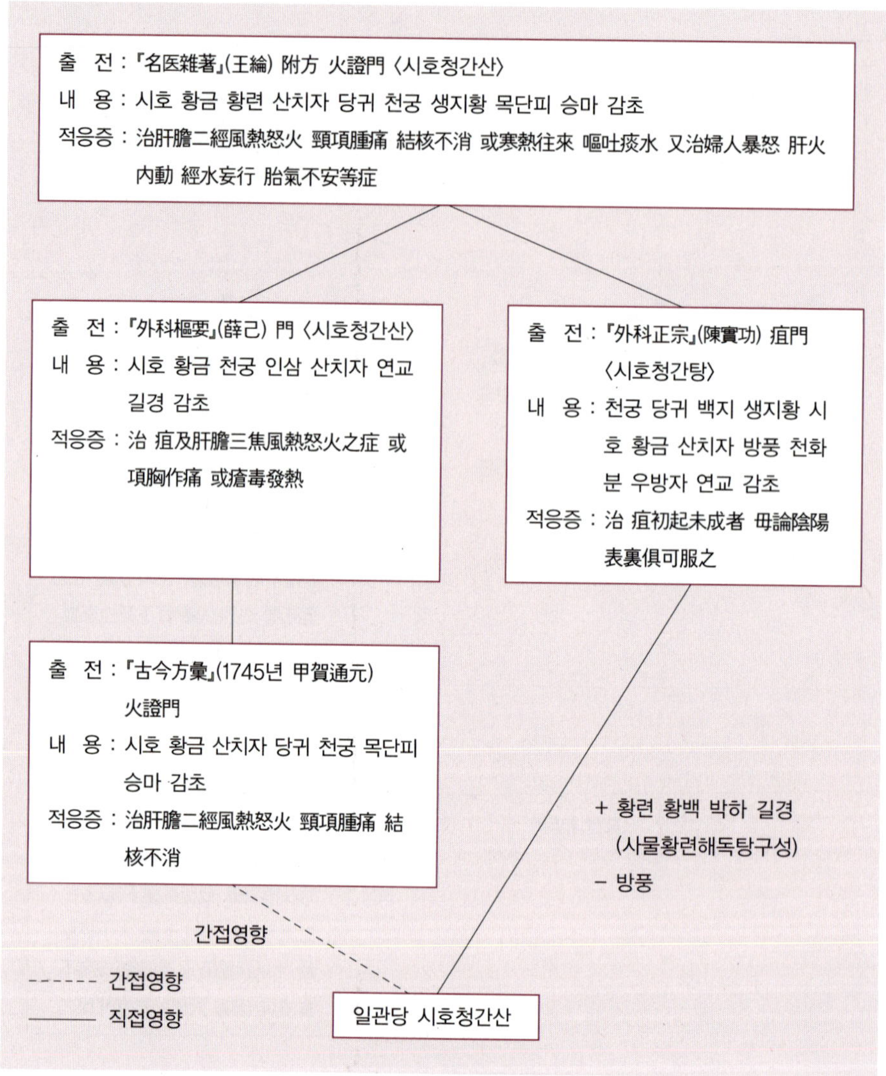
출 전 : 『名医雜著』(王綸) 附方 火證門 〈시호청간산〉
내 용 : 시호 황금 황련 산치자 당귀 천궁 생지황 목단피 승마 감초
적응증 : 治肝膽二經風熱怒火 頸項腫痛 結核不消 或寒熱往來 嘔吐痰水 又治婦人暴怒 肝火內動 經水妄行 胎氣不安等症
출 전 : 『外科樞要』(薛己) 門 〈시호청간산〉
내 용 : 시호 황금 천궁 인삼 산치자 연교 길경 감초
적응증 : 治 疽及肝膽三焦風熱怒火之症 或項胸作痛 或瘡毒發熱
출 전 : 『外科正宗』(陳實功) 疽門 〈시호청간탕〉
내 용 : 천궁 당귀 백지 생지황 시호 황금 산치자 방풍 천화분 우방자 연교 감초
적응증 : 治 疽初起未成者 毋論陰陽表裏俱可服之
출 전 : 『古今方彙』(1745년 甲賀通元) 火證門
내 용 : 시호 황금 산치자 당귀 천궁 목단피 승마 감초
적응증 : 治肝膽二經風熱怒火 頸項腫痛 結核不消
+ 황련 황백 박하 길경
(사물황련해독탕구성)
− 방풍
간접영향
------ 간접영향
——— 직접영향
일관당 시호청간산

시호청간산 출전분석

출 전 : 『상한론』 〈調胃承氣湯〉
내 용 : 대황 감초 망초
적응증 : 太陽病三日 發汗下解 蒸蒸發熱者 屬胃也 調胃承氣湯主之

출 전 : 『상한론』〈대청룡탕〉
내 용 : 마황 계지 감초 행인 생강 대조 석고
적응증 : 太陽中風 脈浮緊 發熱惡寒 身疼痛 不汗出而煩燥者

출 전 : 『금궤요략』 中風歷節病脈證并治第五 〈속명탕〉
내 용 : 마황 계지 당귀 인삼 석고 건강 감초 천궁 행인
적응증 : 治中風 身體不能自收 口不能言冒昧 不知痛處或拘急不得轉側

출 전 : 『회제국방』 〈양격산〉
내 용 : 조위승기탕+연교 치자 황금 박하엽
적응증 : 治大人小兒臟腑積熱 煩燥多渴 面熱頭昏 脣焦咽燥 舌腫喉閉目赤鼻 頰結硬 口舌生瘡 痰實不利 涕唾稠粘 睡臥不寧 語狂妄 腸胃燥澁 便溺秘結 一切風壅 并宜服之 (천대황 박초 감초 연교 치자인 황금 박하+죽엽 蜜)

출 전 : 유하간 『宣明論』 卷之三 風門 〈방풍통성산〉
내 용 : 방풍 천궁 당귀 작약 대황 박하엽 마황 연교 망초 석고 황금 길경 활석 감초 형개 백출 치자
적응증 : 治一切風熱 疥 等疾

일관당 방풍통성산

방풍통성산 출전분석

출 전 : 『만병회춘』 耳病 〈형개연교탕〉
내 용 : 형개 연교 방풍 당귀 천궁 백작약 시호 지각 황금 산치자 백지 길경 감초
적응증 : 兩耳腫痛者 腎經有風熱也

출 전 : 『만병회춘』 鼻病 〈형개연교탕〉
내 용 : 형개 시호 천궁 당귀 생지황 백작약 백지 방풍 박하 산치자 황금 길경 연교 감초
적응증 : 鼻淵者 痰移熱於腦也

+ 황련 황백 (사물황련해독탕 구성)

일관당 형개연교탕

형개연교탕 출전분석

출 전 : 이동원 『蘭實秘藏』 陰 · 陰汗門 〈용담사간탕〉
내 용 : 시호초 택사 차전자 목통 생지황 당귀초 초용담
적응증 : 治陰部時復熱痒及臊臭

출 전 : 『古今方彙』 下疳門 〈용담사간탕〉
내 용 : 시호 택사 차전자 목통 생지황 당귀 초용담
적응증 : 肝膽經 熱者

출 전 : 『만병회춘』 便毒門 〈용담사간탕〉
내 용 : 용담초 택사 차전자 목통 황금 감초 생지황 귀미 산치자
적응증 : 若肝經濕熱 或囊癰便毒 下疳懸癰 腫痛 作 小便澁滯 或婦人陰 痒痛 或男子痒 腫脹 或出膿水

출 전 : 『外科樞要』(薛己) 〈가미용담탕〉
내 용 : 용담초 택사 차전자 생지황 목통 당귀미 산치자 황금 구감초
적응증 : 治肝經濕熱 或囊癰便毒 下疳懸癰 腫 作痛 小便澁滯 或 婦人陰 瘡痒痛 或男子陰 腫脹或出膿水

+ 천궁 작약 황련 황백 (사물탕황련해독탕 구성)
+ 연교 박하엽 (형개연교탕 시호청간탕과 비슷함)
+ 방풍(發表)

일관당 용담사간탕

용담사간탕 출전분석

08

앞서 가는 일본 한방의학

Paving the Way in Oriental Medicine:
Japanese Traditional Medicine

일본 한방의학을 말하다

08

여기서 앞서 간다는 의미는 한국 한의학계가 일본 한방의학에서 벤치마킹할 만한 소재가 있다는 전제를 말함이다.

일본의 동양의학 관련 3대 학회

일본 동양의학 학술대회에 관해 말하기 전에 우선 일본의 동양의학에 관한 전반적인 학술대회를 소개하는 것이 좋을 것 같다. 1년 동안 일본 전체에서 열리는 동양의학에 관한 학회만해도 100군데를 넘지만, 크게 보면 다음의 3대 학회, 즉 일본동양의학회, 전일본침구학회, 화한의학회가 바로 그것이다. 이들이 이끌고 가는 학술대회가 1년의 성과를 점검받게 된다. 그러므로 일본은 이상의 3개 학술대회가 각각 임상, 침구, 기초분야로 나누어져 적절히 조화를 이루면서, 이들의 전국 규모 학술대회를 통하여 1년 농사를 점검하고 있다. 이와 같은 인프라가 구축되어 있기에 서양의학과의 치열한 전투에서도 살아남고 있다.

일본동양의학회 The Japan Society for Oriental Medicine (JSOM)

http://www.jsom.or.jp

우리들에 익숙한 일본동양의학회이다. 1950년 창립 당시 98명으로 시작된 본 학회는 현재 회원이 약 1만 명 내외이며, 이 중에서 의사의 수가 약 7천 명 되며, 이외 침구사 · 약사 등으로 구성되어 있다. 즉, 동양의학에 관한 관심이나 연구에 관여하는 사람이면 입회 신청이 가능하다. 학회의 역사상 가장 중요한 일은 1991년에 일본의학회의 분과학회로 인정받는 것이었다. 그것도 무려 4회만에 간신히 일본의학회의 한 분과학회로 인정되어, 이른바 의학을 하는 학회로 등록된다. 그동안 일본의학회의 분과학회로 발돋움하려는 고생은 필설로 다 못한다고 회고한다. 1953년 313명 가운데 116명의 의사였던 그 당시 일본의학회에 등록을 신청하자 26표 중 단지 3표를 얻었다고 한다. '만신창이' 라는 단어를 쓸 정도로 참담한 결과를 가져왔다고 술회하고 있다. 1961년 2회째의 시도를 보면 45표 중 14표였다. 거부된 이유는 의사 회원수가 적고, 대학에 동양의학 강좌가 없으며, 국립연구소가 없고, 국제교류실적 부족 등이었다. 1987년 3회째의 시도에서도 부결된다. 1991년 4회째의 시도에서 가결되자, 일본 한방의학의 살아 있는 역사인 야카즈 도메이 선생은 생애 최고의 뉴스이자 역사적 토픽이었다고 회고한다. 이 과정을 비교적 상세하게 소개하는 목적은 같은 의과대학을 나오고, 같은 의사면허를 가지고 있는 동료 의사들이면서도 단지 한편은 서양의학을 하고, 다른 한편은 동양의학을 한다는 이유로 서로간에 같은 집단에 있기를 거부한 실례를 보면서, 그만큼 동서양의학의 반목은 심하다는 것이다. 우리들도 양방의사들이 한방을 폄하하더라도 그렇구나 하고 생각하지 너무 상심하지 말 일이다. 특히 서양의들이 거부한 이유 중에는 도대체 동양의학자들이 말하는 용어는 무엇을 뜻하는지 모르겠다는 것이 가장 크다. 타산지석으로 생각해 볼 일이다. 그러므로 일본동양의학회가 1991년부터 비로서 동료 의학회의 일원으로 자리잡았다는 것이다. 긴 세월이다. 학회 창설 이후 40년 만의 일이다. 같은 동창들끼리 같이 자리하기를 거부한 역사가.

일본동양의학회에서 나오는 『동양의학잡지』의 명칭이 2002년까지는 영문으로 『The Journal of Oriental Medicine』이었지만, 「oriental」이 중근동을 지칭하는 말이므로, 2003년부터는 『Kampo Medicine』으로 변경된다. 그 당시 변경의 논리에서 일본 한방의학이 중국의 중의학과 혼동되기도 하지만, 일본에 건너와 일본인들 체질, 환경에 맞춘 의학대계라는 인식이 있었다. 그러나 학회명칭은 The Japan Society for Oriental Medicine(JSOM)으로서 Kampo를 사용하지 않고 있다. 흔히 약칭으로 JSOM이라고 한다. 2008년 2월 현재 회장으로 있는 이시노 쇼고石野尙吾는 한방과 침구를 같이 사용하는 산부인과 명의로 키타사토 연구소 동양의학 연구소에 근무하고 있다. 현 회장은 침구학의 대가로 알려져 있는데, 일본동양의학회 회장으로 되었다는 것은 동양의학분야에서 침구학의 위상이 올라갔다는 증거라고 생각한다.

3대 목표 사업

일본동양의학회에서는 근거의학 · 통일교과서 · 용어통일등 3대 목표 사업을 추진하고 있다.

첫 번째는 한방의학에 있어서 근거의학증거의학 EBM을 어떻게 정리할 것인가 하는 것이다. 이 문제는 일본동양의학회 소속 근거의학위원회가 2002년 발족하여 당해 5월 17일자로 1차 보고서를 제출하고 있다. 10여년 전부터 의학 특히 임상분야에서는 이 근거의학증거의학 Evidence-based Medicine이 가장 핵심적인 화두로 등장하고 있는데, 이에 대해 일본동양의학회에서는 벌써 2002년에 1차 보고서를 만들어 놓고 있다. 이 보고서를 근거로 하여 한국어 번역판인 『한방처방의 EBM』이 나오게 된다. 보다 자세한 것은 근거중심의학 편을 참고하여 주길 바란다.

두 번째는 통일된 교과서의 편찬작업이다. 2002년에 일본동양의학회 학술교육위원회에서 편집한 『Doctor' s 入門漢方醫學』이 그 결과이다. 그리고 이 통일된 교과서의 영어판도 필요하다는 인식에서 『Introduction to Kampo』가 2005년에 번역 출판된다. 그래서 적어도 일본의 동양의학회에서는 전통의학의 교육에서 통일안을 가지게 된다. 중국의 통일된 교과서, 한국의 전국한의과대학 각 교실의 교과서를 연상하게 한다. 참고로 어떤 내용인지 목차를 그대로 소개한다. 이 작업을 촉발시킨 계기는 작년도 후생성과 문부성의 권고안으로서, 올해부터 전국 의과대학에서는 한방과목을 가르치도록 교과과정을 개정한 것이다. 일본 한방의학의 최근 100년 역사 가운데 올해부터 모든 의과대학에서 한방과목을 가르치도록 한 것은 가장 획기적인 사건으로 받아들이고 있다. 그만큼 일본은 서양의학의 한계를 동양의학으로 해결하려는 의지,

특히 65세 이상의 인구가 17%에 이르는 고령화 사회를 맞이하면서 한방의학에 대한 기대가 그 어느 때보다 크다. 즉, 고령자들은 단일 질환이기보다는 여러 질병을 한꺼번에 가지고 있는 다장기 질환자라는 점, 생리기능의 약화로 인한 약물의 부작용이 잘 나타난다는 점, 그리고 많은 수의 양약보다 단일 한약물이 의료 경제면에서 절감을 가져온다는 등의 장점으로 국가에서는 고령자에게 한방의학으로 뭔가 해결하려는 정책인 것 같다. 그들은 벌써 10년 전부터 후생성에서 장수의학연구반을 조직하여 매년 수억원의 연구비를 한방의학에 쏟아 붓고 있다. 우리들의 인구분포도 일본처럼 고령화로 나아가고 있는 추세에서 참고해야 할 것이다.

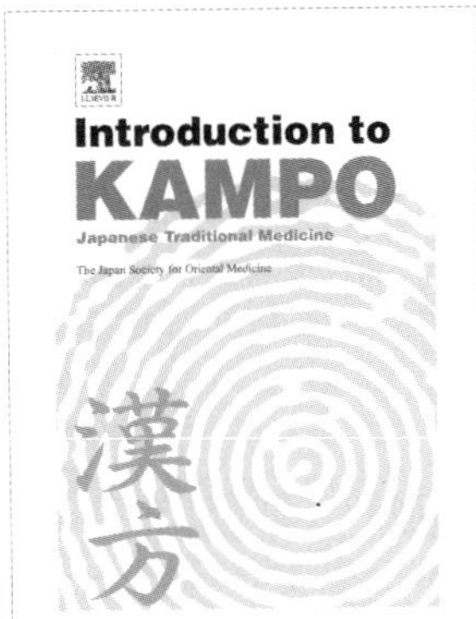

일본 한방의학 영어판

『Doctor's 入門漢方醫學』의 목차를 소개하여 무엇이 공통적인 핵심인지를 다 같이 생각할 수 있는 기회가 되었으면 한다. 아울러 영문판도 같이 소개한다. 이런 조그마한 작업이 국제화의 첫 걸음이 아닐까.

「Doctor's 入門漢方醫學」	「Introduction to Kampo」
	List of Contributors/Foreword
I. 漢方醫學總論	I. General introduction to Kampo
1. 현대의료 속의 漢方醫學 1) 漢方의 전래와 경과(日本) 2) 漢方醫學과 서양의학의 차이 3) 서양의학 위주의 의료에 대한 漢方醫學의 부흥 4) 최근 日本東洋醫學會의 움직임 5) 漢方醫學의 경제성	1. Kampo in the context of modern medicine Present status of Kampo in Japan/Differences between Kampo and western medicine Reasons for the revival of Kampo in Japan/Recent activities of the Japan Society for Oriental Medicine/Cost effectiveness
2. 漢方醫學의 역사 1) 중국 2) 日本	2. History of Kampo China / Japan
3. 漢方과 中醫學 1) 兩醫學의 변천 2) 교육 3) 사용약물과 藥劑 4) 기초이론 5) 진단과 치료	3. Kampo and traditional Chinese medicine today Divergence of Kampo and traditional Chinese medicine / Education / Herbs / Basic theoretical differences / Diagnosis and treatment
4. 漢方을 배우는 사람들을 위하여 A. 한방은 "證"의 의학 1) 경험의학 2) 병명진단과 '證'의 의학	4. How to learn Kampo Kampo as empirical medicine/ Disease-based diagnosis versus sho
B. 漢方을 받아들이는 마음가짐 C. 漢方치료 향상법 1) 지도자의 존재 2) 漢方치료의 정신 3) 진찰 4) 치료	5. How to improve Kampo skills Learning from a Kampo master/ Treatment/Ideal attitude for learning Kampo
II. 診斷 · 治療	II. Diagnosis and treatment
1. 證(總論) 1) 漢方醫學의 기본구조	1. Diagnosis Basic structure of Kampo/Cencept

2) 漢方方劑의 성격

3) 證이란 무엇인가

2. 病態와 治療

A. 陰陽

1) 『傷寒論』에 있어서 陰陽의 배경

2) 질병의 시기와 치료방침

3) 전체의 陰陽

4) 부분적인 陰陽

B. 虛實

C. 寒熱

1) 병태를 표현하는 개념

2) 한약의 藥性

3) 진단의 포인트

4) 『傷寒論』(古方)에서의 병태

5) 後世方, 中醫學에서의 병태

6) 食事

D. 表裏

1) 表裏에 의한 방제의 분류

2) 表裏와 內外

3) 『傷寒論』의 內外

E. 五臟六腑

1) 五行學說로 본 생명활동과 五臟의 작용

2) 五臟의 병태와 치료의 실제

F. 六病位

1) 六病位의 개념

2) 病의 진행

3) 만성병의 六病位

4) 체력과 病毒

5) 치료원칙

6) 合病, 併病

G. 氣·血·水

1) 氣血水의 失調

2) 氣의 變調

3) 血의 變調

4) 水의 變調

of ki/Theory of ki, ketsu, and sui
Mind and body relation/Yin-yang theory/Variable clinical conditions
Nature of Kampo formulations/Sho/Formulation corresponding to sho

2. Clinical conditions in Kampo
Yin and yang/Stages of acute disease and treatment course
Application to chronic disease/Yin and yang in different areas of the body
Hypofunction and hyperfunction

3. Clinical conditions and treatment
Concepts of clinical conditions/Points of diagnosis/Palpation

4. Disease states in Kampo medicine
Hot state of superficies/Alternating cold and heat/Hot state of interior/Cold state of interior/Sthenic heat/Asthenic heat syndrome/Acute febrile disease of infectious origin/Diet

5. Superficies and interior
Definition of superficies and interior/Selecting formulations based on superficies and interior/Superficies/interior versus external/internal

6. The five parenchymatous viscera and six hollow viscera

7. The five parenchymatous viscera and five phases theory
Five phases theory/Activities and functions of the five parenchymatous viscera
Clinical conditions and the five parenchymatous viscera

8. Treating disorders of the five parenchymatous viscera
Yang-ki and yin-fluid of the five

3. 漢方 진찰법 1) 望診 2) 聞診 3) 問診 4) 切診 5) 四診의 注意點	parenchymatous viscera Liver functional unit disorders/Heart functional unit disorders Spleen functional unit disorders/ Lung functional unit disorders Kidney functional unit disorders /Conclusion
	9. The six stages of disease Six stages of disease / Progression of disease / Chronic diseases / Physical strength and pathogenic factors / Principles of treatment 10. Disturbance of ki, ketsu, and sui Ki, ketsu, and sui/Imbalance of ki, ketsu, and sui/Ki disturbance/ Ketsu disturbance/Sui disturbance /Conclusion 11. Examination methods The four examination methods/ Visual examination/Examination by hearing and smell Question and answer/Palpation/Key points of diagnosis
Ⅲ. 藥物學 1. 方劑學	Ⅲ. Materia medica 1. Formulations
A. 총론 1) 四氣 · 五味 2) 방제의 君臣佐使 3) 한방약의 응용 B. 주요 方劑群 1) 桂枝湯類 ① 桂枝湯과 桂枝湯類聚方 ② 주요 방제	Concepts of herbal drugs / Shi-ki and go-mi / Kun-shin-sashi of herbal medicine / Effects of different combinations of herbs 2. Pharmacology Investigating herbal drugs' effects/Multicomponent formulations

2) 柴胡劑와 瀉心湯類 ① 柴胡劑 ② 瀉心湯類
3) 麻黃劑
4) 附子劑
5) 地黃劑
6) 人蔘湯類와 蔘芪劑 ① 人蔘湯類 ② 蔘芪劑
7) 白虎湯類와 滋陰劑 ① 白虎湯과 白虎加人蔘湯 ② 麥門冬湯과 酸棗仁湯 ③ 六味地黃丸과 淸心蓮子飮 ④ 滋陰降火湯과 滋陰至寶湯 ⑤ 辛夷淸肺湯과 消風散

C. 주의점
1) 부작용
① 漢方 운용에서의 부작용 ② 한약과 부작용 ③ 漢方 방제와 부작용 ④ 臨床檢査值에의 영향 ⑤ 림프구 유주 저지시험(DLST)과 漢方
2) 相互作用
① 약제 병용의 목적 ② 상호작용에서 주의가 필요한 처방과 한약 ③ 병용 금기 ④ 병용시 주의점
3) 복약지도
① 한방약의 복약지도 ② 漢方제제(한방추출물제제) 合方의 주의 ③ 한방약과 서양약의 상호작용 ④ 附子의 사용에 관한 주의사항 ⑤ 임신 중의 한방요법 ⑥ 혈압강하제와 한방약 병용의 몇가지 주의점
4) 瞑眩

2. 한약
1) 약물로서의 한약 · 한방방제의 특성
2) 한약
3) 한약 각론

3. 藥理
1) 조합(多成分系)의 효과
2) 효과의 實證性과 새로운 전개

3. Keishito group(桂枝湯類)
Clinical application of Keishito(桂枝湯)/Herbal components/Major formulations
4. Bupleurum Root drug(柴胡劑) and Shashinto(瀉心湯) groups
Bupleurum Root drug group(柴胡劑)/Shashinto group(瀉心湯類)
5. Ephedra Herb drug group(麻黃劑)
Medicinal effects of Ephedra Herb(麻黃劑)/Major formulations
6. Aconite Tuber drug group(附子劑)
Medicinal effects of Aconite Tuber (附子)/Major formulations
Clinical application of Aconite Tuber drug group(附子劑)
7. Rehmannia drug group(地黃劑)
Medicinal effects of Rehmannia Root(地黃劑)/Major formulations
8. Ninjinto group and Ginseng Root and Astragalus Root drug group(人蔘湯類, 參耆劑)
Ninjinto group(人蔘湯類)/Major formulations/Ginseng Root and Astragalus Root drug group(參耆劑)
9. Gypsum drug group(石膏劑) and Jiin drug group(滋陰劑)
10. Precautionary instructions
Side effects/Influence on clinical test results/Drug-drug interactions
11. Dosage and administration
Dosage forms/Timing of dosage/Dosing method/Pediatric and elderly patients
Combination with antihypertensives /Mengen
12. Herbs
Characteristics of herbs and

4. 劑形 1) 湯液 2) 丸劑 3) 散劑 4) 한방 추출물 제제 5) 外用劑	herbal formulations/Resources 13. Pharmacological studies of Kampo medicines Antitussive effect of Bakumondoto (麥門冬湯)/Studies of Shosaikoto(小柴胡湯) Alleviation of anticancer drug side effects/Anti-influenza actions Anti-dementia actions/Summary 14. Dosage forms Decoction/Pills/Powered formulations /Meaning of "ryo"/Kampo extract/ Topical medicine
Ⅳ. 疾患과 漢方	Ⅳ. Diseases and Kampo
1. 소화기 1) 漢方치료의 특징 2) 방제의 선택	1. Gastrointestinal system Introduction/Stomatitis and glossitis/ Reflex esophagitis/Acute gastritis/ Chronic gastritis Gastroduodenal ulcer/Irritable bowel syndrome/Liver disease/ Biliary tract disease Pancreatic disease/Hemorrhoids
2. 순환기 1) 본태성고혈압증 2) 본태성저혈압증 3) 기립성저혈압증 4) 허혈성심질환 · 심부전 5) 말초순환장애 6) 動悸(심장신경증)	2. Cardiovascular system Essential hypertension/Essential hypotension/Orthostatic hypotension Ischemic heart disease and congestive heart failure/Peripheral circulatory disorders Palpitation and cardiac neurosis
3. 호흡기 1) 한방치료의 특징 2) 漢方醫學에서의 병태 3) 방제의 선택	3. Respiratory system Common cold syndrome/Atypical mycobacteriosis and refractory chronic infectious diseases/ Bronchial asthma/Interstitial Pneumonia
4. 대사 · 내분비 1) 당뇨병 2) 비만	4. Metabolic and endocrine systems Diabetes mellitus/Obesity

3) 방제의 선택

4) 사용상의 주의(서양약과의 병용을 포함)

based on Kampo medicine

12. 피부과

1) 漢方치료의 특징

2) 漢方醫學에서의 병태(六病位에 의한 病期別 증상)

3) 방제의 선택

4) 사용상의 주의

12. Dermatologic disorders

Characteristics of Kampo treatment /Selection of formulations/Symptoms and formulations by pathogenesis/ Atopic dermatitis/Concomitant use with western medicines

13. 이비인후과

1) 중이염 2) 비염 · 부비동염

3) 알러지성비염 4) 인두염, 편도염

5) 양성발작성체위성현훈 · 메니에르 증후군 · 어지러움증

6) 비출혈 7) 구내염

8) 이하선염

13. Otorhinolaryngology

Introduction/Otitis media/Rhinitis and sinusitis/Allergic rhinitis/Pharyngitis and tonsillitis

Benign paroxysmal positional vertigo, Meniere disease, and dizziness

Epistaxis(nosebleed)/Globus sensation

14. 안과

1) 급성감염증 2) 알러지에 의한 화분증

3) 공막염 · 플릭텐 4) 누낭염

5) 淚液減少症(안구건조증)

6) 백내장 7) 포도막염

8) 녹내장 9) 중심성망막맥락막증

10) 시신경염 11) 눈피로

12) 未病

14. Ophthalmolgy

Introduction/Acute infectious disease /Pollinosis(hay fever) and vernal conjunctivitis

Scleritis and phlyctena/Dacryocystitis /Lacrimal decrement disorder/ Cartaract/Uveitis

Glaucoma/Central serous retino-choroidopathy/Optic neuritis/ Asthenopia/"Mibyou"

15. 정신과

1) 漢方치료의 특징 2) 漢方의학에서의 병태

3) 방제의 선택 4) 사용상의 주의

15. Psychiatric disorders

Neurotic disorders/Mood disorders

16. 소아

1) 漢方치료의 특징 – 소아의 四診에 대하여(진찰상의 문제점)

2) 漢方의학에서의 병태 – 陰陽, 虛實의 이해

3) 방제의 선택 – 證을 고려하지 않아도 소아에게 효과가 좋은 처방

16. Pediatrics

Characteristics of Kampo treatment/ The four examinations conducted in children

Pathological conditions based on Kampo medicine/Dosage/Conclusion

17. 고령자

1) 漢方치료의 특징

2) 중추신경계의 장애(각종 치매성질환)

17. Geriatrics

Characteristics of Kampo treatment/ Central nervous system disorders

3) 소화기계의 장애 4) 골관절의 장애 5) 호흡기 감염증	Digestive system dysfunction/Bone and joints/Respiratory infections
18. 냉증 · 허약체질 · 미병 1) 냉증 2) 허약체질 3) 未病	18. Sensitivity to cold, weak constitution, and "mibyou" Excessive sensitivity to cold/Weak constitution/Mibyou
V. 鍼灸	V. Acupuncture and moxibustion
1. 총론 1) 기본적인 고찰 2) 침에 대하여 3) 灸에 대하여 4) 경락과 경혈 5) 鍼灸의 병태파악 6) 치료법의 개요 7) 鍼灸의 적용과 금기 8) 鍼灸의 부작용과 안전대책	1. Introduction Basic concepts/Acupuncture/Moxibustion/Pathological conditions for acupuncture and moxibustion/Effects of meridians and functions of acupoints/Indications and contraindications /Side effects and safety precautions
2. 각론 1) 치료법 2) 鍼灸치료의 효과 3) 진찰 방법 4) 치료원칙 5) 임상치료상의 유효성 6) 치료대상 및 목표 7) 질환별 사용 경혈	2. Treatment applications Symptomatic treatment and essential treatment/Effects of acupuncture/Examination methods/Principles of treatment/ Clinical efficacy/Object and objective of treatment Acupoints for specific disorders
VI. 기타	VI. Other therapies
1. 일본의 상보 · 대체 의학(민간요법) 1) 상보 · 대체의학 2) 민간 요법 3) 건강 보조 식품 4) 手技요법	1. Other therapies in Japan Complementary and alternative medicine/Folk remedies/"Health foods" and dietary supplements/Manipulation therapies
5) 환자가 CAM이나 민간요법에 접근하는 방법	2. When patients access alternative therapies and folk remedies
2. 세계의 전통의학 1) 각 지역의 전통의학 2) 중국계 의학	3. Traditional medicines of Asia

셋째는 용어의 통일화이다. 이 또한 통일된 교과서 작업과 맞물려 있는 일로서 쉽지 않으나, 교육 · 연구를 위하여 필요한 일임에는 틀림이 없다. 우리들도 이미 11개 한의대에서 각 과목별로 통일된 교과서를 거의 사용하나, 과목간 용어가 통일이 안 되어, 학생들이 수업 중의 혼란은 물론이고 국가고사에서조차 항의하는 일이 있게 되는데, 이런 사정을 고려하면 이 작업의 중대성을 알 것이다.

특히 일본 한방의학에서는 용어 문제로 인한 쓰라린 경험이 있다. 무엇이냐 하면 일본의학회에 동양의학회의 가입이 그것이다. 똑같이 의과대학을 나왔고, 동일한 수준의 학회를 하고 학회지를 내고 있지만, 동양의학회의 의학회 가입은 처음 신청한 지 30년간의 기다림과 그동안 수차례의 퇴짜를 당하면서 의학회 산하 학회에 거의 100번째 가까운 순번으로 90년 초에 가까스로 이루어지게 된다. 이때 거절당한 이유 중에 하나가 동양의학을 하는 사람들하고는 말이 안 통한다는 것이었고, 더 나아가 학자들마다 용어의 정의가 다르기 때문에 안 된다는 것이었다. 같은 대학을 나온 동창생들끼리, 그리고 같은 의사면허증을 가지고 있으면서도, 동양의학을 한다는 이 하나의 이유로 거절하는 것이 일본의 학회 실제 상황이었다. 1992년도 연말에 일본동양의학회가 일본 의학회 산하의 한 학회로 가입이 이루어지자 동양의학계에서는 큰 축제 분위기가 형성되었으며, 드디어 동양의학회도 의학의 한 파트로 자리잡게 되었다고 관계 잡지에서는 대서특필하게 된다. 이 이후에는 동양의학에 대한 대접도 달라져, 일반 의학학회에서도 한 파트의 한방세션을 넣기 시작하였으며, 현재는 내과학회에서조차 한방분야의 연구를 발표하게끔 분위기가 무르익고 있다. 그러나 일본의학회를 구성하는 분과학회의

가입수가 101개로 되어 있는데, 이 가운데 전통의학과 관련해서는 일본동양의학회가 유일하다. 이런 현실 속에서 동양의학이 연착륙soft landing 한다는 것은 나무에서 물고기를 찾는 것과 같을지도 모른다.

어떻든 우리들도 늘 서양의학과 나란히 하려면 국가시책에서, 연구에서, 교육에서 용어의 정의에 대한 확립이 시급하다고 하겠다. 일본에서 이 사업이 완성되면 중국의 중의학처럼 일본도 통일된 교재를 가지게 되는데, 우리들은 어떻게 해야 될지 모르겠다. 한의학을 대표한다는 사상의학만 하더라도 각 개인마다 다른 개념을 가지고 있고, 심지어 의견이 다르면 비방까지 하는데 이렇게 해서야 어디 학문이라고 할 수 있겠는가. 중국의 학자들도 실제 임상에서는 제각각 다르더라도 초청 강의를 들어보면 생리, 병리, 병태의 설명은 거의 한가지임을 알 수 있다. 이에 비하여 우리들은 각 개인의 이해방법과 고전적인 문헌에 대하여 너무 집착하지 않는가 하는 생각을 하게 된다.

전통의학 용어 표준에 대한 WHO차원에서의 움직임도 구체적으로 나타나고 있는데, 2004년 10월 20~21일 양일간 北京에서 제1회 동양의학용어 국제기준작성에 관한 국제회의 The 1st Informal Consultation on The Development of Standard Terminologies in Traditional Medicine가 열린 이후 활발한 작업이 진행되어, 2007년에 드디어 그 성과가 『WHO-IST(International Standard Terminology: 전통의학 국제표준용어』로 출판되었다. 이 프로젝트의 책임자인 서태평양세계보건기구의 전통의학 자문관인 최승훈 선생의 노고의 댓가이다.

마지막으로 국제화를 지향하면서 어떤 목표를 가지고 있는지를 살표보고 마무리 하고자 한다.

- 국제적으로 지명도를 높일 것
- 일본 국내의 지원체제를 정비할 것
- 일본 국내의 한방에 대한 정당한 인식을 보급할 것
- 의료문화로서 한방의학을 교육할 수 있는 인재 육성
- 국제사회에서 전통의학 보급을 위한 공헌

학술총회의 모습

본 학회는 매년 12월 15일쯤 논문을 마감하고, 이듬 해 5월 중순에서 6월 중순 사이 금, 토, 일요일의 3일간 연례 학술대회를 연다. 평균 3천5백 명의 회원이 참가한다. 매년 학회 장소와 일시는 1년 전인 전년도 학회에서 정해진다. 내년 2008년 일본 동양의학 학술대회는 일본 본토 북쪽 센다이仙臺에서 6월 6일에서 8일까지 열리도록 되어 있다.

2007년에는 원폭투하 도시로 알려져 있는 히로시마에서 6월 15일부터 17일까지 열렸다. 그러나 동양의학하는 입장에서는 히로시마하면 吉益東洞의 탄생지로 떠오르게 되는데, 포스터에도 吉益東洞의 초상화가 붙어져 있다. 일본의 이 학술대회는 10여년 전에 열렸던 전국 한의학 학술대회의 성격과 같으며(단지, 우리는 하루 개최), 분과학회가 총집합하여 하나의 학회로 열리는 형식이다. 이미 우리들은 오야母격인 대한한의학회 중심이기보다는 子학회인 분과학회 중심으로 정착되어 가는 추세이기 때문에 양자의 모습을 정확하게 비교할 수는 없지만, 참고가 되도록 실황 중계를 해 드릴까 하고 생각한다. 100명에서 500명 정도를 수용할 수 있는 8개의 회의실에서 진행됐으며, 일반연제 발표는 토, 일

2일간에 이루어졌다. 매년 거의 일정하게 3천500명 정도가 참석하는 규모이며, 새삼스럽게 청중들의 반응이나 태도 등에 관해서는 이야기할 필요가 없을 것 같다. 2007년도의 프로그램을 통하여 그 방식과 규모를 소개한다.

특별연제

- 회두강연
- 특별강연 1, 2
- 초대강연 1, 2
- 교육강연
- 특별기획: 초대강연 1, 2, 3. 심포지엄
- 국제전통의학 라이브
- 심포지엄 1, 2, 3, 4
- 라운드테이블 디스커션 1, 2, 3
- 한방기초강좌 1, 2, 3
- 제20회 전통의학 임상세미나
- 시민공개강좌
- 제14회 동양의학 심포지엄
- 제23회 임상동양의학연구회
- 점심시간 세미나 1, 2, 3

일반연제

- 악성종양 8편
- 악성종양 8편
- 악성종양 8편
- 한방처방, 탕액 38편
- 생약 4편
- 호흡기질환 6편
- 내분비, 대사질환 4편
- 전통의학적 진단 13편
- 소아과 9편
- 정신, 심신의학, 전인의료 21편
- 의학사 8편
- 감염증 3편
- EBM 5편
- 약리 8편
- 노년의학 6편
- 지역의료 5편
- 소화기, 간담췌질환 11편
- 정형외과 질환 9편
- 피부과 질환 8편
- 알레르기, 면역, 교원병, 관련질환 6편
- 침구 29편
- 전통의학적 치료 5편
- 전통의학적 병태 6편
- 산과, 부인과 질환 11편
- 이비인후과 질환 10편
- 신경, 근 질환 7편
- 腎, 혈액질환 4편
- 안과, 치과, 구강외과 질환 3편
- 기타 4편
- 비뇨기과 질환 8편

전일본침구학회 The Japan Society of Acupuncture and Moxibustion
http://www.jsam.jp/

전일본침구학회에서 「전」의 의미는 일본 전국이다. 지방분회의 전국조직이라는 의미로 사용되고 있다. 그만큼 일본은 지방분회가 독립적으로 잘 운영되고 있다고 하겠다. 동양의학의 2대 콘텐츠라면 한약물과 침구분야이다. 한약물 중심 학회는 일본동양의학회이고, 침구분야 중심은 전일본침구학회이다. 전일본침구학회는 약 8만 명의 일본 침구사들이 주도하고 있는 것으로, 이것도 일본동양의학회와 비슷하게 매년 12월 5일 논문을 마감하고, 그 이듬해 5월 중순에서 6월 중순 사이에 금~일요일 3일간 열린다. 물론 이 학회에도 침구학에 관해 관심이나 연구를 하는 사람이면 누구든지 입회 가능하도록 되어 있다. 2007년에는 오카야마岡山에서 6월 8일부터 10일까지 3일간 열렸다. 진행방식에서는 일본동양의학회와 거의 같으나, 침구분야가 주를 이룬다는 점이 다르다. 일본동양의학회에서도 침구분야를 비중있게 다루나, 한 세션으로 하고 있을 뿐이다. 내년 2008년 제57회 전일본침구학회는 교토에서 5월 30일부터 6월 1일까지 열리도록 되어 있다.

오늘날에 와서 침구학이 학문의 한 파트로서 인정되고 있지, 지난날 학술단체의 사단법인화에 걸린 시간이나, 겪은 수모를 생각하면 피눈물나는 세월이 있었다. 그러던 와중에 3년제 전문대학 수준으로 있었던 침구학이 교토의 한적한 곳에 1983년에 4년제 침구대학으로 설립된 메이지明治 침구대학과 국립대학으로서 쯔쿠바단기대학에서 침구학과가 설립된 이 두 가지가 나름대로 획기적인 전기가 되었다. 메이지 침구대학은 2008년부터 메이지 국제 의료 대학으로 명칭이 변경되며, 교정에 학교 심벌로 침으로 형상한 것은 무척 인상적이다. 침구학 박사과정이 설치되어 있다. 2002년에 한의학회 국제이사로 있으면서 정식으로 일본 침구학회와의 교류를 추진하면서 알게 모르게 침구학 전문 교수들로부터 수준 낮은 집단과의 교류에 대하여 저항이 있었던 적이 있었다. 사실 틀린 지적은 아니다. 그런데 좀 더 깊이 들어가 보면 침구대학에 몸담고 있는 교수 집단들의 면면을 보면 우리가 오히려 감당하기 힘든 실력자들이다. 대부분 대학 교원들은 의대 교실의 기초교실에서 탄탄한 기반을 다지고, 포스트 닥터 post-doctor코스는 외국에서 경험하고 있다. 한 · 일 침구학 교류에서 다행한 것은 우리들이 생각한 우려보다는 훨씬 더 많은 인적 모임이 이루어지고, 왕래도 활발한 모습이고, 서로의 가치를 존중해 주려는 분위기이다. 구체적으로 매년 돌아가면서 한 · 일 침구학 심포지엄이 열리고, 한국에서 전일본침구학회의 펀드를 가지고 국제적인 침구연구가 진행중인 것도 있다.

다음의 글은 전일본침구학회가 학술단체로서 사단법인의 허가를 얻기까지 설움을 겪었던 과정을 고스란히 토로한 것을 소개하고자 한다. 왜냐하면 침구사의 지위를 질병의 진단을 내릴 줄 아는 의사 레벨이 아닌, 치료사의 수준으로 인식하는 것이다. 다시 말하면 침구사는 중국, 일본을 위시하여 세계 어디를 보아도 의사 레벨로 인정해 주는 곳은 없다. 한국에서 의사와 같은 레벨의 한의사가 침구사를 겸하는 이런 제도에서 장단점을 잘 파악할 필요가 있다. 한의사의 교육과정이 6년제 학부과정만으로도 충분하다고 생각하면 이것은 한의사를 치료사 수준으로밖에 인식하지 못 하는 차원이다. 면허증 받자마자 환자를 보겠다는 발상은 질병에 대한 정확한 인식없이 덤벼드는 치료사의 역할밖에 할 수 없다. 왜냐하면 세계 선진국 어디를 보더라도 6년제 졸업으로 독립적으로 바로 환자를 보게 하는 시스템은 없다. 물론 법적으로는 가능하다고 하더라도 사회적 상식선에서의 인식, 그리고 국가적 보험 시스템에서 허락하지 않는다. 일본의 예를 들면 면허증 취득 3년이 지나지 않고 개원하면 보험청구를 할 수 없도록 하고 있다. 왜냐하면 햇병아리 의사의 단독 진료에 국가가 보장할 수 있는 신뢰성이 없다는 것이다.

어떻게 일본침구사 이야기를 하다가 개원이야기로 흘러갔는데, 결론은 한의사의 수준을 진단을 내릴 줄 아는 의사의 차원이냐, 아니면 치료만 하면 된다는 치료사의 수준이냐 하는 갈림길에서 고민하여야 된다. 이 양자를 결합한 제도가 수련의 교육 4년제 도입이다. 국가에서 인정한 한의학부 과정 6년, 수련의 과정 4년제 정착은 전통의학 수준을 세계 최고로 만든 교육제도임에는 틀림없다. 콘텐츠를 레벨업level-up시키는 몫은 한의 쪽에 달려 있다.

전일본침구학회에서 발행되는 〈전일본침구학회지〉는 1년에 4회 발간되고 있다. 이 잡지에 나는 한 · 일 침구교류를 위한 전제 조건으로서 한국 침구현황에 대한 일본 국내의 인식이 부족하다는 지적에 『전일본침구학회잡지의 해외 소개, 세계의 침구커뮤니케이션 19』에 「한국한의학의 현상과 침구분야에서 근대 한일교류사 - 침구학을 중심으로 -」을 게재하였다.

전일본침구학회 학술대회의 모습을 2007년 오카야마대회를 본보기로 하여 스케치하여 보겠다.

특별연제 프로그램

- 대회회장강연
- 교육강연 1, 2, 3, 4, 5
- 세미나 1, 2, 3
- 스포츠디스커션
- 워크숍 1, 2, 3, 4, 5
- 시민공개강좌
- 특별강연 1, 2, 3
- 심포지엄 1, 2
- 실기섹션 1, 2
- 침구임상 세미나
- 학생공개 강좌

포스터 발표

- 교육; 임상실습: 7편
- 환자동태 · 환자정보: 6편
- 기초; 면역, 생화학: 5편
- 기초; 동통: 5편
- 기초; 자율신경: 6편
- 치료기기: 3편
- 안전성; 리스크 관리: 5편
- 스포츠; 근: 5편
- 기타; 3편
- 교육; 교육방법, 교육기법: 9편
- 기초; 중추신경, 말초신경: 5편
- 기초; 근육 · 운동신경: 6편
- 기초; 혈류: 6편
- 교육; OSCE · 수업평가 기타: 6편
- 안전성; 해부: 5편
- 스포츠 1, 2; 12편
- 조사; 실태조사 · 의식조사 · 대체의료: 12편

일반구연발표

- 비뇨생식기 · 유지투석; 6편
- 운동기; 슬관절: 5편
- 운동기; 근근막동통증후군: 4편
- 소화기 · 호흡기; 5편
- 이침; 다이어트: 6편
- 평가방법; 5편
- 산과 · 불임증; 5편
- 통증평가; 3편
- 중추성질환; 5편
- 조사; 건강관리: 3편
- 만성피로증후군 · 섬유근통증; 4편
- 디스토니아 · 서경; 5편
- 운동기; 경견부: 6편
- 운동기; 요부: 9편
- 대사내분비 · 기타; 5편
- 전통의학; 고전: 6편
- 여성의학; 5편
- 암 · 완화케어; 4편
- 안과 · 이비과; 5편
- 알레르기 · 피부질환; 4편
- 통증클리닉; 2편

일본약학회가 발족한 해가 1880년이다. 이때 下山順一郎 선생이 처음으로 부자의 연구를 발표하였다고 한다. 일본약학회 중심으로 한약의 성분연구와 성분분리 및 구조결정이 이루짐에 따라 약리작용에 흥미를 가지게 되는 것은 정해진 순서이다. 따라서 약리학과 생화학의 영역에서 어프로치하는 움직임이 일어나게 되고, 드디어 1967년에는 화한약 심포지엄이 발족한다. 이 심포지엄 조직이 1984년 확대 개편되어 화한의약학회로 된다. 여기서 주목하여야 할 점은 한약을 가지고 「醫」와 「藥」이 결합한 형태이다. 자연스럽게 기초와 임상이 한데 어울려 가는 모습이 된다. 기초와 임상이 결합되지 않아 일본 약학사에서 뼈아픈 실수가 지금도 입에 오르내리고 있다. 마황의 이야기이다. 1885년 나가이 나가요시長井長義가 마황에서 에페드린을 분리하는데, 이 성과는 일본 약학계의 최초라고 칭찬된다. 그런데 이들은 이미 마황이 한방에서 호흡기질환에 대표적인 한약임을 모르는 무지한 탓으로, 마황의 천식에 대한 효과는 1924년 중국계 미국인 Chen과 Schmidt에 의하여 발표되어 마황의 천식치료약으로의 발전에는 미국에 넘겨주고 말았다는 것이다. 일본 학자간에서도 이 이야기를 자주 거론하는 것은 더 이상 이런 전철을 밟아서는 안 된다는 반성이다. 따라서 한약물에 대한 정보는 기초와 임상이 함께 만나지 않으면 반푼어치밖에 되지 않는다.

이런 의미에서 기초와 임상이 함께 하는 화한의약학회는 의미가 있으며, 이사장도 의사가 되기도 하고, 약학자가 되기도 한다. 주도를 하고 있는 곳은 토야마대학 화한약연구소와 동 대학의 화한진료학 교실이다. 이런 면에서 90년대에 있었던 한국의 한의 · 약학계의 대립투쟁은 학문적인 면에서, 임상적인 면에서 얼마나 후퇴시켰는지 계산이 나오지 않는다. 한쪽에서는 둘이 힘을 합쳐 나아가는데, 한쪽에서는 둘이 서로 헐뜯고 싸웠으니, 그 결과에 대한 대가는 치루어야 할 것이다.

니시오카 이쯔오西岡五夫 교수는 한약물에 관하여 공통으로 다루고 있는 세 학회, 즉, 생약학회, 화한의약학회, 일본동양의학회의 일반연제를 분류하여 서로간에 다음과 같은 특징이 있다고 하였다(자료는 1999년도 학회).

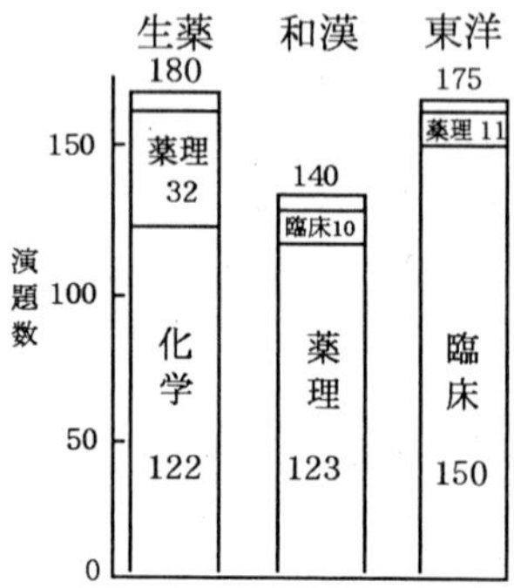

세 학회 일반연제 분류

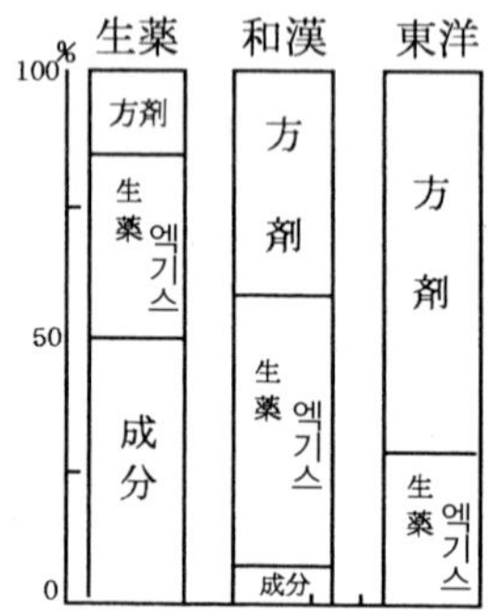

세 학회 약리연제 분류

당연한 말이지만 이 학회에 대해서 우리들에게 잘 알려져 있지 않으나, 한방 연구에서는 일본동양의학회, 전일본침구학회 이상으로 중요한 학회이다. 한약물을 이용한 기초 · 실험연구에, 임상증례보고가 더해지는 방법론은 앞으로 우리들이 나아갈 방향임에 틀림없다. 한국에서 벤치마킹할 첫 번째 학회라고 평가하고 싶다. 주로 연례 학술대회는 거의 8월 말경, 혹은 9월초에 열리는데, 날짜로 보면 휴가철 내지 여름의 열기가 채 가시기도 전인데, 전국에서 수천 명이 모인다. 집단의 힘에 소름이 끼치기도 한다. 우리들의 거국적인 시각(?)으로 보면 너무나 사소하고 조그마한 것들이지만, 이들이 모여 새로운 역사를 만든다. 학회명칭에서 「화한약」을 일본어 발음대로 WAKAN-YAKU라고 표현하듯이 약간의 일본적 이데올로기가 들어가 있다. 그러나 잡지명은 Journal of Traditional Medicines으로 하고 있다. 일본동양의학회와 그 잡지가 각각 Oriental Medicine과 Kampo를 혼용하듯이 화한의약학회도 오락가락하는 모습을 알 수 있다. 역사의 출발점에서 동양과 Orient에 대한 잘못된 이해가 지금까지 내려오면서 갈팡질팡하고 있는 모습이 한국의 우리 실정과도 똑같다.

2007년 9월 8-9일에 토야마에서 있었던 제24회 화한의약학회대회의 프로그램을 통하여 그 규모와 시스템에 대하여 소개하고자 한다. 규모면에서 앞의 두 학회와 비교하면 약간 작은 편이다.

특별강연 1, 2

- 대회장 강연
- 학회장려상 강연
- 심포지엄 1, 2, 3, 4, 5
- 학회상 강연
- 특별심포지엄
- 시민공개강좌

일반연제

- 생활습관병: 5편
- 약물대사 · 천연물화학: 5편
- 종양: 5편
- 소화기 · 채널: 5편
- 뇌신경 · 정신: 7편
- 면역 · 알레르기: 5편
- 순환기: 4편
- 임상계: 5편
- 여성의학 · 간: 4편

포스터발표

- 뇌신경 · 정신: 7편
- 면역 · 알레르기: 12편
- 소화기: 8편
- 생약자원 · 천연물화학: 6편
- 순환기: 3편
- 피부: 7편
- 생활습관병: 4편
- 종양: 4편
- 약물대사 · 약물상호작용 · 독성: 5편
- 여성의학 · 간: 5편
- 진단 · 실습 · 적정사용: 5편

일본학회 참석 10년 동안 느낀 소회

http://www.wakan-iyaku.gr.jp

나의 이야기를 교정하던 차에 마침 서지문 고려대학교 영문학 교수가 2008년 3월, 대학 신입생들에게 〈새내기여, 知的 탐험을 즐겨라〉에서 일본의 학회에 대하여 다음과 같은 글이 있어 바로 내가 하고자 하는 것과 같아서 부분 인용하면서 시작하고자 한다.

'일본에서는 학술회의나 석학 강연회를 입장료를 받고 일반에 공개하는 일이 적지 않다. 2000엔(약 1만 8000원) 정도의 입장료를 내고 와서 경청하며 메모를 하고 진지한 질문을 하는 화이트칼라 청중이 꽤 많다. 우리나라에서는 많은 돈과 노력을 들여서 학술회의를 조직하면 청중 동원에 오히려 더 애를 먹는 경우가 많다. 회원들에게 와 달라고 사정을 하고 학생을 강제로 동원하고, 때로는 '차비'를 주면서 청중을 사기도 한다. 이런 상황에서는 우리나라와 일본 국민의 지적인 격차가 점점 커지지 않을 수 없다'

항상 사물을 보는 데는 긍정적인 면과 아울러 부정적인 면이 공존하게 된다. 특히 그 대상이 일본이라면 더더구나 미묘한 입장이 되기 쉽다. 여기서 필자가 분명히 말하고자 하는 것은 일본의 동양의학을 배워야 된다는 것이 아니고, 그들이 하는 학회의 진행 방식이나 핫이슈에 대한 토론 방법에 대해 본받아야 한다는 점이다. 우리들이 일본의 학회에서 참고할 만한 것은 개원가들이 들을 만한 임상 중심학회, 기초연구하는 사람들이 모여 토론하는 학회 등 다양하게 운영하는 방식이라고 생각한다. 우리들도 이를 본받아 분과학회별 학술대회를 크게 임상과 기초분야별로 나누어서 진행하면 어떨까 하는 생각이 든다. 이렇게 하면 개원의들도 딱딱한 기초연구에서 벗어나 실제 임상분야에 참가할 수 있고, 임상분야라 하더라도 기초 · 실험연구가 한몫을 차지하고 있기 때문에 기초분야에 같이 할 수 있다. 원전교실 같은 데서도 임상분야에 와서 발표할 것이 많다. 補中益氣湯의 경우를 예로 들면 임상의 한 파트에서는 증례보고를 하고, 원전교실에서는 문헌적 고찰 내지 사적 고찰을 발표하면 나름대로 원전교실의 임상분야 참여가 가능하게 될 것이다. 일본의 예를 보면 원전교실에서 처방에 대한 재미있는 문헌고찰을 하여 유익함을 더해주고 있다. 이렇게 되면 앞으로 우리들도 원전에 대한 이해의 폭이 넓어질 것이다. 기초에서는 임상의 참모습을, 임상에서는 기초연구의 제모습을 봄으로써 서로의 안목을 키워갈 수 있다.

이런 차원에서 일본동양의학회에 대한 필자의 느낌 또는 특징을 지면 관계상 크게 몇 분야로 나누어 말하고자 한다.

첫째는 적절한 주제의 심포지엄이 많다. 심포지엄의 진행은 어떤 주제에 대해 심포지스터들이 10-15분간 주제를 발표하고, 그런 다음 한자리에 모여 토론하는 방식이다. 그러므로 여기에 나오는 주제들은 연구만이 아니고, 임상상 여러 가지 문제점이 등장함으로 일반 개업의들도 재미있게 들을 수 있다. 여기서는 진행을 맡고 있는 좌장의 역할이 무엇보다 중요하다. 이들 좌장과 심포지스터들은 사전에 모여 충분히 토론을 하여 조율을 거치며, 좌장은 이 모든 내용에 대하여 미리 완전히 숙지하여야 한다. 청중들이 알고 싶어하는 바를, 그리고 알려야 하는 바를 적절히 조화를 이루어 가면서 대부분 약 1시간 반을 이끌고 가야 한다.

우리들도 학회를 하다 보면 좌장 인프라의 부족을 심하게 느낀다. 즉, 좌장이라면 단순히 발표자를 소개하는 수준이 아니고, 내용에 대하여 의문점이나 의의에 대하여 알고서 코멘트를 하여야 되는데, 이렇게 부지런을 떠는 좌장을 찾아 보기 어렵다. 지금까지 우리들 한의계의 역사가 짧다 보니, 학회에 가더라도 대부분 대학의 선후배, 아니면 스승과 제자 사이로 만나기 때문에 이와 같은 토론이 힘들었다고 생각한다.

그러나 이제는 우리들도 충분히 어떤 주제를 가지고 같이 토론을 할 수 있을 정도로 인적 인프라의 양적인 성숙이 이루어졌다고 생각하기 때문에 이와 같은 발표 방식 내지 토론 문화를 기대해 봄직하다.

둘째는 이론만이 아니고 항상 증례보고가 같이 이루어지고 있다. 이 증례보고는 일본 동양의학의 한 특징이라고 생각된다. 근본적으로 우리들은 한 소식, 한 사고를 터득하면 모든 것이 이루진다고 하는 것이 지배적인 데 반해, 일본에서는 실제의 살아 있는 증례를 말하는 역사적인 전통이 있다. 물론 기록을 중시하는 국민성이라든지, 여러 가지 이유가 있겠지만, 어떻든 200년이나 지난 차트가 지금도 내려오고 있는 것을 보면 나름대로의 전통이 있다고 하겠다. 지금으로부터 250년 전 에도시대 중기, 후세방파를 공격하면서 고방파가 등장하는데, 이때도 이론적인 무장뿐만 아니라 임상증례보고를 가지고 의학의 큰 흐름을 형성하게 된다.

이에 반해 우리들은 늘 이론을 가지고 말하기 때문에 유명한 교수의 발표도 대학 때나, 대학원 때나, 졸업을 한 지 수십 년이 지난 뒤에나 똑같은 내용만 되풀이 되기 때문에 자연스럽게 우리들의 학술대회는 동창회나 계모임으로 바뀌게 된다.

이론 중심으로만 말하면 세월이 지나도 무엇이 그렇게 달라지겠는가? 일본에서는 어떤 주제에서도 증례보고가 없는 것은 거의 없다고 말해도 과언이 아니다. 기초연구에서 사용하는 처방도 문헌에 근거하기보다는 실제 증례보고를 더 중요시 한다.

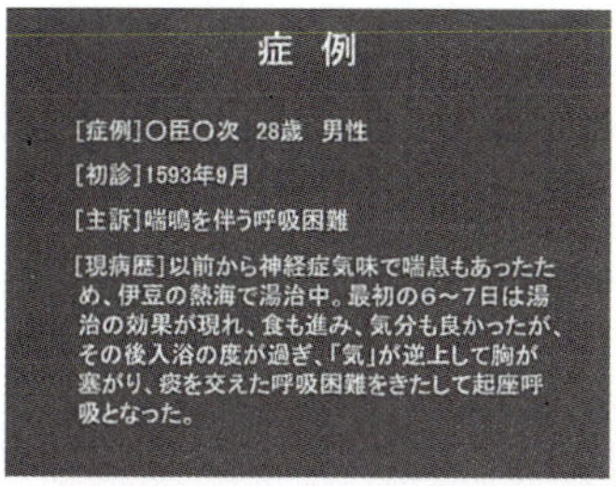

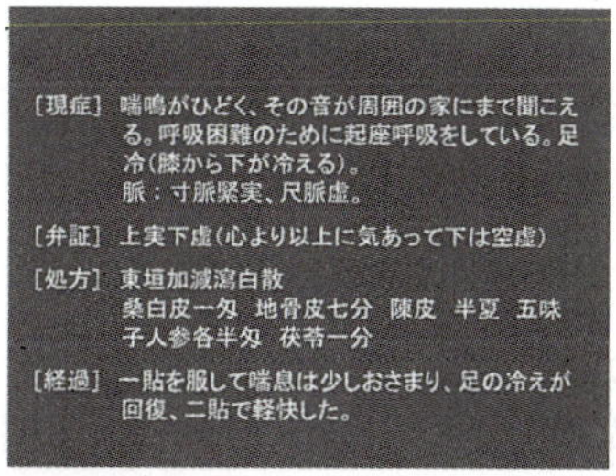

실제 증례보고 슬라이드

셋째는 전통의학으로서의 맥, 즉 정체성이 있다. 요즈음 우리들의 학회나 증례발표를 보면 전통의학으로서의 정체성이 실종되고, 너무 서양의학적인 진단과 진찰소견에 傾倒된다는 느낌을 가진다. 중심은 우리가 가져야 되는데, 동서양이 주객이 전도되어 있는 경우가 너무 많다는 것이다. 일본에서는 어떻게 하면 전통을 살려 오늘날에 응용을 할까 하는 것이 큰 흐름이다. 『內經』에 나오는 〈未病〉이라는 구절을 가지고 대주제로 다루는 것을 보면 부럽기 한이 없다.

| 저자의 노트 |

미병학이란?

미병은 다름이 아니고 우리가 잘 알듯이 『황제내경』과 『금궤요략』에 기재되어 있는 질환 개념으로 예방의학 차원에서 반드시 검토되어야 할 중요한 요소이다. 그런데 일본은 벌써 10년 전인 1997년에 『후생백서』의 〈미병개념에 대하여〉에서 흔히 성인병이라고 부르는 생활습관병의 대책에서 그 중요성을 인식하여 국가적인 보건의료사업 차원에서 채택하고 있다.

그 내용을 보면 다음과 같다.

未病 개념에 대해서 未病이라는 것은 글자 그대로 단순하게 '아직 병이 아니다'라는 것이지만, 그 배경에는 서양의학의 2차적 건강관과는 다른 동양의학의 1차적 건강관이 있다. 즉 건강과 질병 상대를 이율배반(질병 아니면 건강, 건강 아니면 질병)이 아니고, 건강 정도에는 높은 상태에서 낮은 상태까지 있으며, 이것이 낮아지면 질병 상태로 빠진다라는 연속선상에서 바라보는 견해이다. 未病이라는 단어 자체는 가장 오래된 한방의학의 고전인 「黃帝內經 素問」이나 침구학의 고전인 「난경」 등에서 나타난다. 특히 유명한 예로서는 「난경」 77난에 있는 '훌륭한 의사는 未病을 치료하고, 보통의 의사는 이미 병이 온 것만을 치료한다'가 있다. 이 未病의 개념에 의하면 질병의 발병을 전조 증상으로 알고, 예방함과 동시에 일단 발병하더라도 중병으로 되지 않도록 조기에, 적절하게 다루는 것이 중요하다. 이렇게 함으로써 다른 장기로 확산, 전이, 그리고 질병의 악순환 방지가 기대된다. 한국에서는 미병에 대한 소개가 포천중문의과대학의 전세일 교수가 『내 몸이 의사다』, 2007년에는 경희대 의과대학의 김영설 교수가 일본의 武市昌士의 저서인 『미병 · 반건강의 현대 양생의학』을 『미병의 동서의학』이라고 번역하여 출판하였다.

넷째는 국제화의 흐름에 편승하고 있다. 국가간 장벽이 허물어지고 있는 상황에서 우리 식대로, 우리끼리가 아니라 국제 흐름에 맞춘 테마 설정이 적절하다. 예를 들면 1997년 미국 NIH에서 침의 효과를 인정한다는 발표가 있자, 이것은 전통의학사에서 대단히 역사적인 사건으로 인식했으며, 일본은 이때부터 이 주제를 수백 번은 더 써먹는 모습을 보였다. 관련 자료를 번역 전재한다거나 미국의 학자를 초청하는 일은 물론이고, 앞으로 우리들은 무엇을, 그리고 어떻게 하여야 되는가를 두고 몇 년씩 토론하는 것이었다.

이때 우리들은 드디어 우리들의 치료방법이 미국에서도 인정하였다는 정도였으며, 이 하나의 권고안 발표가 의료계에 미치는 영향에 대하여 그렇게 심각하게 생각하지 않았던 터이다. 최근의 핫이슈는 증거의학이다. 위에서 언급하였듯이 동양의학회 내에 증거의학 위원회를 두어 돈을 쏟아 붓고 있다. 회비는 이런 곳에 써야 되는 것이다.

다섯째는 학회의 활성화이다. 우리들도 정책을 주관하는 협회와 교육 · 학회를 주관하는 학회의 활동이 균형을 이루고자 학회가 독립을 하는 등 많은 변화가 있으나, 좀 더 일본의 학회 활동을 한번 보자. 작년 ICOM에 참가한 일본 학자들의 좌담을 통하여 들어보면 왜 한국에는 학회가 없는지 하는 소리를 듣게 된다. 물론 그들의 評 하나에 一喜一悲할 필요는 없다. 그러나 우리들이 2000년부터 학회의 활성화를 도모하고자 학회를 독립시켜 나름대로 대비를 하고는 있지만, 거기에 걸맞게 재정적인 뒷받침과 일정한 역할을 학회에 돌려 주어야 하는데, 그것이 전혀 그렇지 못하다는 것이 문제이다. 즉, 지금도 협회가 과감한 구조조정을 하지 못하고 학회를 종속적으로 두고자 하기 때문에 전혀 학회의 활성화에 부응하고 있지 못하다.

여기에 반해 일본의 학회는 일본동양의학회가 주관하는데, 회비는 매년 연회비 만엔(약 10만원)과 참가비 만엔을 낸다. 약 만명 회원의 연회비 10억과 매년 평균 참가회원 3천500명의 참가비 3억 5천만, 이 둘을 합하여 13억 5천만원 정도를 가지고서 개최 도시에서 가장 멋있는 국제회의장에서 때깔나게 하고 있는데, 우리들은 이보다 더 많은 회비를 걷어들이면서도 잘 되지, 아니 전혀 안 되고 있다. 이 이유는 무엇인가? 나는 학회의 발목을 잡고 있는 협회의 잘못된 관행이라고 단정한다. 왜 우리는 일본보다 더 많은 회비를 투자하면서 1년에 학회 한 번조차 멋있게 못하는가. 항상 무소불위의 힘을 휘두르는 협회의 시도지부장들의 의견으로 회원들의 분과학회의 의무 참석을 교묘하게 보수교육으로 대체하도록 되었다. 연구하는 한의학이니, 학회의 활성화를 외치면서도 뒤로는 회원의 권익옹호 차원이라는 미명하에 교육없는 한의사를 만들고 있다.

교육이라는 것이 무엇인가? 요즈음의 시대를 변화라는 말도 성에 차지 않아 변혁이라는 단어를 더 많이 쓰고 있는데, 그만큼 이 격심한 변화의 시대에는 하루하루가 다르게 변모되어 가고 있다. 의학도 마찬가지고, 한의학도 예외는 아니다. 즉, 이 시대에 적응하여 가려면 골치아픈 것도 배워야 하는 것이다.

그런데 학술대회장에서 일반적인 생물, 화학이야기인데도 본인이 생각하기에 좀 생소하면 '한의학을 하는 사람들이 이 모양이다' 고 혀를 차면서 나가버리는 회원을 만나게 된다. 신문에 나오는 일반적인 상식조차도 『동의보감』이나 『동의수세보원』에서 벗어나면 대학에 있는 사람들 자기들끼리 잘난체 한다고 비난한다. 그러니까 학회를 가지 않더라도 보수교육 시 적당하게 넘어 가도록 하는 안을 만드는 것이 연초 협회 대의원회의의 분위기다.

1년 중 공휴일 제외하고 일하는 날 약 250일 중에 하루 시간을 내어 소위 골치아픈 것을 듣는다는 것이 그렇게 못할 짓인가. 그 하루에 일하지 않으면 안 되는, 그렇게 각박하게 살아가야만 하는 처지인가. 하루벌어 먹고 사는 일용 근로자가 아니라면 평생 죽도록 하는 이 일을 좀 더 여유있게, 품위있게 좀 할 수 있도록 해 보자. 이 차제에 협회의 중앙회비를 회원의 선택으로 분과학회에 납부해도 좋다고 해야 할 것이다. 이렇게 말하면 어떤 이는 분과학회 회원은 한의사가 아니냐고 비난할는지 모르지만, 분과학회도 한의학을 하는 것이지, 다른 짓거리를 하는 것이 아니다. 협회의 정책, 학회의 학문이 조화를 이루어야만 우리들이 산다.

일본 학회의 특장점

- 좌장의 역할이 중요하다.
- 증례보고가 따른다.
- 전통의학의 맥을 잇는다.
- 국제화 주제에 발빠르게 대응한다.
- 학회활성화를 우선시 한다.
- 개방적 마인드를 가진다.
- 중진 · 원로가 발표에 더 적극적이다.
- 조직위가 철저히 준비한다.

일본 학회에서는 우리의 상상을 넘어 개방적인 마인드를 가지고 있다. 지금까지 우리들은 한의사 권익옹호 내지 민족의학 수호라는 이름으로 얼마나 폐쇄적인 방법으로 학문을 이끌고 가는지 모른다. 공개적으로 너도 알고, 나도 들으면서 서로 토론하는 분위기가 전혀 없다는 점이 안타깝다. 개인당 수 십만원씩 받고 강의하는 '유명인사'들이 논문집이나 학술대회에 발표 하나 하지 않고, 한 소식 터득하였다고 광고하는 풍토가 우리들 학문에 어떤 도움을 주고 있는지를 한번 생각을 하고 넘어 가자.

약 10년 전에 난치병, 특히 암치료 전문한방병원이 개원했을 때 한의계의 어떤 신문에서는 일대 쾌거라고 크게 보도한 바 있다. 그러나 우리들은 그 전문가들이 어떤 방법으로, 어떤 결과를 만들어 내었는지, 한 편의 증례보고나 발표를 본 적도, 들은 적도 없다. 다만, 환자 한번 보내 봐 하는 식이었다. 열려 있는 학회에 들어와서 다 같이 고민하는 풍토가 아쉽다. 구체적으로 말할 수 없이, 자기 혼자만이 터득하였다는 것은 모른다는 것과 같은 것이다.

중진 내지 원로들의 적극적인 참여가 돋보인다. 일본에서는 주임교수들이나 병원의 과장급들은 당연히 학회에 발표하는 것을 하나의 통과의례 내지 의무로 생각한다. 그래야만 그 밑에 있는 선생들도 공부하고, 따라 온다는 인식이다. 우리들 한의계가 많이 젊어졌지만, 젊다고 하여 무老현상에 빠져서는 안 된다. 한 곳에서는 젊은 수련의들이 洋診韓治 방법조차 발표하고, 다른 한 곳에서는 원로들의 임상경험을 발표하는 그런 조화된 모습이 필요하다.

몇 년 전 일본의 학회에서 아주 인상깊은 일이 있었다. 금, 토, 일 3일간 하는 학회에서 일요일 오후에 발표 일정이 잡히면 곤혹스럽기 그지 없다. 청중들도 많이 빠져나가고, 발표자 본인도 발표가 끝날 때까지는 긴장해야 되기 때문에 누구든지 싫어하게 마련이다. 그런데 일요일 오후 그것도 가장 마지막 4시 30분 세션에서 정년 퇴임을 앞둔 약학계의 어느 거두가 몇 안 되는 청중들을 두고서도 열심히 발표하고, 토론하는 광경이 있었다. 일본 친구들이 시간상 먼저 돌아가면서 이 분이 대단한 분이라고 소개하였기 때문에, 일부러 남아서 들어 보았다. 청중들은 불과 20여 명, 그러나 오히려 질문 시간을 초과하면서까지 진행된 그 진지한 토론 모습에서 뭉클한 감동이 있었다. 아마 우리 같았으면 프로그램 짠 사람이 죄 중에서 가장 무섭다는 괘씸죄에 걸렸을 거다.

그리고 대학에 몸담고 있으면 적어도 어느 학회이든지 간에 한 두개의 학회에는 참가하고 발표하는 것이 기본적인 예의이다. 일반병원 소속의 의사라 하더라도 과장 등의 직책을 가지고 있는 책임자라면 발표하는 것이 의무인양 당연하다. 일본에서는 일반병원과 대학의 교류가 많아 일반병원에 있더라도 실적을 쌓으면 대학에 바로 스카웃되는 일이 흔하다. 우리처럼 줄서기를 잘해 대학에 남는 경우는 거의 없다. 철저하게 실력 위주로 좌우되는 것이 일본 교수사회이다. 우리들이 일본이라면 수직사회, 경직사회를 연상하나, 예상외로 일본 교수사회는 실력 위주로 이루어져 있다는 사실이 잘 알려져 있지 않은 것 같다.

준비된, 예정된 학회를 위하여 주최 사무국의 역할이 일정하다. 구체적으로 예를 들면 1년 전에 이미 학회의 장소와 테마 선정, 날짜 등이 정해지는 것은 당연한 것이고, 더 나아가 논문 모집에서부터 논문 심사, 발표일 통보 등까지 항상 일정하게 움직이고 있다. 우리처럼 학회에 대하여 아무것도 모르는 협회의 사무국이 관장하는 것이 아니라 개최하는 중심 도시의 어느 대학에서 사무국이 별도로 조직되어 전체를 담당한다. 당연히 예산과 조직위원회는 별도로 구성이 되며, 이 조직위원회의 長일본에서는 會頭라는 말을 쓴다은 평생의 영광으로 생각한다. 그러므로 협회 혹은 학회의 회장 이름은 온데간데 없고, 오로지 주최하는 조직위원회에 전권을 위임하여 고생과 영광을 같이 하게 한다.

그러므로 어느 대학 혹은 어느 지부에서 주최하고자하면 미리 몇 년 전에 신청을 하여 허가를 얻어야 된다. 벌써 2009년까지 개최도시가 정해졌다고 들었다. 매년 12월 망년회하는 달에 이미 내년 학회의 일정을 표시하면서 그 다음해 농사를 기획하는 것이 이들의 모습이다. 2007년

올해 전일본침구학회에 갔을 때, 1년 뒤인 2008년의 학회 포스터를 나누어 주는 것을 보고는 기가 질려버린 적이 있었다.

나름대로 식견을 가지고 일본동양의학회의 모습을 보려고 노력하였지만, 내가 놓친 것도 많이 있을 것으로 본다. 그러나 설사 내가 알지 못하는 그 이면의 어떤 것이 있다 하더라도 그것은 그렇게 중요하지 않다고 과감하게 말할 수 있다. 왜냐하면 나 정도의 견문을 가지고서도 모른다면 모른다고 하여도 체면이 손상되는 일은 아니다. 그러면서 요즈음 생각하는 화두 중에 하나는 품격이라는 것이다. 2006년 일본에서 오차노미즈여자대학의 수학전공 교수인 후지와라 마사히코가 쓴 『국가의 품격』이 발간되어 250만부라는 공전의 히트를 친 뒤, 품격이라는 단어는 상사의 품격, 기업의 품격, 변호사의 품격, 남성의 품격, 여성의 품격 같은 책이 연이어 나와 생각 이상으로 독자들의 호응을 얻고 있다. 『여성의 품격』만 하더라도 160만부가 팔려 나갈 정도로 일본은 그야말로 품격이 핫이슈되는 사회를 맞이하고 있다. 일본이 지금 전 사회가 업그레이드하자는 품격 논의가 한창 진행되는 것을 보고, 바로 우리들 한의 학회들도 이제는 품격이 올라가야 되지 않느냐고 생각한다. 가벼운 일례로 적어도 1년에 며칠 정도는 일요일 하루 종일 학회에 나와서 토론도 하고, 견문을 넓히는 그런 모습을 말이다. 아직도 학회에 참석하기보다는 골프 약속에 더 치중하고, 가족 나들이에 열심인 모습을 보면 멀어도 한참 멀었다고 판단한다. 물론 차려 놓은 밥상에 먹을 것이 없다고 걸음을 안 옮길 수 있으나, 후배와 동료를 위해서도 와서 쓴소리도 하고, 칭찬도 하고 그런 풍토가 이루어지지 않으면 우리들은 언제나 마이노리티의 품격잃은 행위, 천하다는 평을 벗어날 수 없을 것이다. 지난 2002년 상상하기 힘들었던 축구의 4강 신화가 이루어졌는데, 일본과 비교하여 우리들의 장점 중 하나는 일단 목표가 정해지면 다이나믹하게 추진한다는 점이다. 학문을 하는 입장에서 중국과 일본을 선의의 경쟁 대상으로, 그리고 함께 할 동반자로서 그들이 이루어 놓은 업적을 눈여겨 보고, 이를 스크린하면서 우리 나름대로 매진하는 것이 미래를 향한 우리들의 자세일 것이다.

| 저자의 노트 |

일본에서 교수라는 직책

이야기가 조금 빗나가는 느낌이 있지만, 예를 하나 들어 보겠다. 어느 교실의 주임교수가 정년퇴임을 하게 되면 당연히 그 밑의 2인자가 그 주임교수 자리를 이어받는다고 생각하기 쉽지만, 그렇지 않다. 해당 대학 당국은 전국 대학에 유능한 자를 수소문하고, 공개모집을 하며, 그리고 공개강의를 마친 다음 뽑게 된다. 어떤 경우는 연구소의 연구원이, 또는 일반 병원의 과장이 대학의 주임교수로 발령받게 된다. 대학이라는 것은 철저하게 연구실적이 말해주는 것이지, 그 이외의 어떤 것도 보장 못 해 준다. 우리나라에서는 주임교수급들은 거의 학회 발표를 하지 않는 데 반하여, 일본의 경우는 이와 반대이다. 이와 같은 분위기가 지배적이기 때문에 연구라는 것은 직급의 고하, 대학 · 개업의 구분없이 이루어지고 있음을 알게 된다. 1년에 학회에 한 번도 참가하지 않는 우리들의 입장과는 판이하게 다르다.

조선일보 2008년 1월 14일에 동아시아출판사의 한성봉 사장이 「일본대학교수와 500원」이라는 제목으로 나와 똑같은 경험을 털어놓으면서 '학문 앞에서 지위와 권위는 의미가 없었다. (중간생략) 교수와 학생의 교류에는 오직 학문만이 본질이고, 비본질적인 요소는 영향을 주지 않는다. (중간생략) 개인의 능력에 앞서는 배경과 온갖 패거리 그리고 인간관계 등 기본과 원칙 이외에 다양한 변수와 변칙이 작용하는 우리사회 (이하 생략)' 라고 지적하였다. 실제로 경험하지 않으면 교수와 학생간의 일상적인 토론이 아슬아슬하게 느껴진다. 나의 의국에 이 기고문을 스크랩하여 붙여 놓았는데, 효과는 글쎄….

이기수 총장은 다음과 같이 증언하고 있다 '일본 와세다대학 연구교수로 재직할 당시 일본이 왜 강한지 실감할 기회가 많았다. 바로 공과 사를 명확히 구분하는 의식과 활발한 토론 문화이다. 와세다대학 로스쿨은 매주 화요일 오후 2시부터 교수회의를 여는데, 사안이 있으면 밤 9시까지 식사도 거른 채 토론한다. 대신 공식자리에서 한번 결정되면 이론이 없다.'

한방약의 제제화: 한방약 보험제제

한국 한의학계에서 가장 문제점 내지 낙후성을 띠는 것이 한방약 엑기스라고 진단한다. 현재 복합 한방처방 엑기스제제는 약사들의 손에 맡겨져 있는 상황이며, 한의학계에서의 엑기스제제 취급은 단일 엑기스의 복합에 머무르고 있다. 즉, 단일 엑기스제제를 하나 하나 가감하여 복합처방을 만드는 형태로 되어 있어, 재현성을 포함한 품질관리면에서 많은 문제점을 안고 있다. 실제 57한방제제가 보험에 적용되어 있다 하더라도 이는 현실적으로 단일 엑기스제제의 가감에 의하여 이루어지기 때문에 실제 임상에서 데이터를 구하기도 쉽지 않다. 근거중심의학에서 요구하는 질 높은 조건에서 이루어진 좋은 데이터를 확보하기 위해서도 복합 한방처방의 제제화는 그 어느 것보다 시급하다고 하겠다.

오늘 일본 한방의학이 의사들에게 인정되게 된 것은 오직 수준 높은 제약회사의 한방약 엑기스제제화, 엄격한 정부의 감시, 좋은 데이터 생산의 3박자가 어울려졌기 때문에 가능해진 것이다. 일본 한방계 전체는 2006년 9월 1일을 큰 축제일로 받아들이고, 54년 역사를 가지고 있는 대표적인 한방계 잡지인 『한방임상』은 〈의료용 한방제제 健保收載 30주년 기념특집호〉를 꾸미면서 학계의 의견을 묻고 있다. 즉, 1976년 9월 1일에 한방제제 엑기스제가 보험제도로 들어간 지 30주년이 되는 날로, 그 무엇보다 기념하여야 된다는 의미이다. 역사적으로 보면 「의료용 한방제제의 건강보험적용」이 이루어지는 것은 1967년의 일이나, 이때는 약효의 분류에서 서양약의 한 종류로서 취급되었다. 그러던 것이 1976년 약효별 분류에서 처음으로 「한방약, 한방제제」 항목이 신설되면서 한방의학이 새로운 지위를 얻게 된다. 그러므로 1976년 9월 1일의 의미는 국가가 실제로 한방의학을 인정하였다는 뜻 깊은 날이 되는 것이다. 만약 이때 엑기스제제가 없었다면 한방약의 고유한 효능을 객관적으로 얻는 것은 불가능하였을 것이다. 그러므로 1967년 한방제제가 서양약 분류의 하나로 보험에 적용되었다는 일과 1976년에 한방약의 하나로 대폭 보험에 적용되었다는 차이를 엄밀하게 되새길 필요가 있다.

아마 엑기스제제가 없었다는 가정을 한다면, 오늘 일본 한방의학의 존재를 상상조차 할 수 없을 것이다. 1987년 한국에서 처음으로 한방약의 보험 적용이 되었을 때도 엑기스제제로 국한되었다. 그러나 이 때는 하나하나 가감하는 첩약처럼 개별 한약 엑기스제제로 복합처방을 구성하는 방식을 취하는 바람에 한의사들에게 버림받은 보험제제가 되어 버렸다. 한의학의 방제구성은 가감의 묘미에 있다는 인식에서 벗어나지 못하였고, 복합처방 엑기스제제의 효능 스텍트럼에 대한 이해 또한 부족하였기 때문에 오늘 2008년에 와서도 한방 엑기스제제의 발달은 20년 전과 꼭같은 형편에 머물고 있다. 새로운 변화에 대한 공동의 장을 마련하면서 공통분모를 만드는 데 실패한 조직의 대가라고 할까. 이제 와서 복합 처방 위주로 하려니까, 기존 한방 복합처방을 취급하고 있던 약사들의 반대가 심하다고 한다. 약간만이라도 일본 한방엑기스제제의 보험적용 역사, 그 내용을 참고하였더라면 하는 아쉬움이 남는다. 더 분통이 터지는 것은 1990년 초반부터 이야기되고 있는 근거중심의학EBM으로 한의학이 진입하기 위해서는 규격화 · 표준화된 제약시설GMP에서 생산된 엑기스제제가 아니면 엄두를 내지 못하고 있다. EBM으로 나아가지 못하면 개별의학으로 끝난다. 국가관리하의 의료체계에서 제외되는 것은 당연한 일이다. 이런 비극적인 일이 예상되는데도 아직 허준 선생 뒷다리 하나 잡고 물고 늘어지는 형국이다. 자세하게 역사적인 사건까지 곁들여 소개하고자 한다.

지난 20세기 후반에 들어와서 일본이 한방의학의 보급이 이루어진 이유를 들면 다음 5가지로 요약되고 있다.

20세기 일본의 의료에서 한방 발전의 기반

- 제2차대전 후 질환의 변화
- 양약으로 인한 심각한 부작용
- 한방의학의 전인적 치료체계
- 한방약 엑기스제제 개발
- 한방약 보험진료 적용 등이다.

이 가운데 한방 자체 요인 중에서는 3, 4, 5가 해당되는데, 이 가운데서도 5가 결정적이었다는 것은 두말할 필요가 없다. 그런데 5의 요인이 작용하기 위해서는 4의 엑기스제제의 개발이 없었다면 그것 또한 불가능하였다. 즉, 개별 한약(생약)의 보험화는 표준화에서부터 유통에 이르기까지 모든 문제를 종합해 보면 이론적으로는 가능할는지 모르지만, 실제는 불가능한 시스템이다. 이와 같은 일본의 경험을 토대로 한국의 한방계 의료환경에서 한방 보험제제 내지 엑기스제제의 보급이 가장 중요한 변화인자로 작용할 것임에는 틀림없기 때문이다. 한편으로는 의료1원화의 일본에서 서양의학의 역할에 대해서는 다음과 같이 정리되고 있다.

일본에서 의료행정의 기반 (서양의학)

- 서양의학적 의료체계
- 서양의학교육

- 의사면허
- 보험진료
- 의료평가
- 의약품의 평가

우리들도 개별 단미제를 섞어 만든 57종의 한방 보험 엑기스제제가 있지만, 이에 대한 약효 혹은 효능, 사용상의 주의, 안전성문제, 약효발현에서의 투여분량 등의 정보가 매우 거칠게 다루어지고 있다는 것, 더 나아가 앞으로 이런 시스템, 특히 복합방으로 이루어져 있지 않다는 점에 대해서는 새로운 인식을 할 필요가 있다. 지금까지 일반적 인식은 엑기스제제의 약효는 단지 전탕제의 약효와 같으리라는 전제에서 사용되도록 되어 있다. 그러나 엄밀한 정도가 아니라, 대충 생각만 하더라도 약물을 그대로 달인 것과 엑기스제제와는 공정 과정 혹은 부형제 혼합에서 보듯이 완전히 다른 개념의 약물로 생각해야 한다. 여기에 대해 설명을 하자면 한없이 길어지므로, 실례를 하나 들고 본론으로 들어가고자 한다.

일본 한방 엑기스는 주로 1포가 2~3g인데, 여기에 들어가 있는 부형제의 양이 얼마인지는 정확히 모르지만, 대략 열량에서 100cal가 되므로 당뇨병 환자는 이를 고려해야 되며, 또한 부형제는 유당이 대부분이므로 우유 등에 약한 소화기 허약자들에게는 충분히 소화불량 혹은 설사우려가 있으므로 기본적으로 주의해야 됨을 인지시키고 있다.

이와 같이 「주의」 문건에 대하여 더 세심하게 주의를 하여야 한다. 왜 우리들은 국가에서 시행하는 보험정책에서 환자들에게 가장 중요한 이와 같은 기본적인 일에 등한히 할까? 물론 이를 주관하는 식약청 당국의 책임이 일차적이지만, 이를 무시하고 지나가는 일선의 우리들도 책임이 없다고만 할 수 없다. 일선 한의원에서의 한방 보험제제의 경제적 이익이 얼마 되지 않기 때문에 아직 이에 관해서는 신경을 안 쓴다고 하는 얘기는 안 들은 것으로 하자. 귀족의학으로서의 존재가치보다 서민의학으로서 거듭나는 것이 좋지 않을까? 그리고 우리들은 전탕 방법에 대해서는 많은 기기들이 개발되고 있는 데 반해, 엑기스 품질개발에 대해서는 등한시하는 경향이 있는데, 앞으로는 편리성이나 보관성의 문제 등을 살펴볼 때 엑기스 품질에 좀 더 많은 투자와 관심을 기울여야 할 것으로 믿는다.

우리나라에서 한방보험 엑기스 제제가 국가적 시책의 일환으로 사용된 지 20여 년 이상의 세월이 흐른 시점에서,

- 앞으로 이대로 57종류에만 머물러 있을 것인가
- 제약회사에서의 품질관리에 대한 피드백은 믿을 만한가
- 실제 임상에서의 문제점은 없는가

등등의 문제에 관해 한번 돌이켜 보는 계기도 되었으면 한다.

| 저자의 노트 |

엑기스라는 단어

차제에 용어문제 중의 하나로 '엑기스'라는 말에 대해 한번 짚고 넘어갔으면 한다. 원래는 영어의 'extract'를 일본어화하면서 일본 특유의 간소화 때문에 'ex'만을 발음한 것이 '엑기스'이다. 이것은 분명히 잘못된 일본어의 남용이나, 벌써 우리들에게 무의식중에 굳어진 용어라는 느낌을 가진다. 표준말로서는 '추출물 제제'라고 하여, 본인도 이 용어를 몇 년

전에는 사용하였으나, 오히려 일반 국민들에게 익숙해진 용어를 어렵게 만드는 것이 아닌가 하여 여기서는 그냥 엑기스제제라고 하겠다. 이런 사소한 용어에 있어서도 학계의 합의점이 요구된다고 하겠다.

한방약 엑기스제제의 역사적 검증

1943. 동아치료연구소 소장 板倉武 박사에 의하여 엑기스제제가 최초로 개발. 산업화되지 못하고 끝남.

1947. 타케타武田 약품공업㈜의 渡邊武와 後藤實에 의하여「한방방제의 煎出法에 관한 연구」를 발표하면서 본격적으로 엑기스제조를 시작. 제법의 연구에 대해서는 小太郎한방제약㈜의 桑野重昭가 개발한 엑기스제의 감압농축장치개발로 비약적 발전.

1848. 후생성 약무국설치, 약사법공포

1950. 약가기준 제정: 20종 엑기스제제에 대하여 한방 임상가들에게 최초로 시험하게 함.

1957. 고타로小太郎 한방제약의 35종 엑기스의 약국용 엑기스 판매 시작.

1959. 상용한방약은 127종이『제2개정 국민의약품집』의 해설에 수록.

1960. 일본 약국방에 생약약가 처음 수재. 개별 한약의 보험약가수재가 시작. 역사상 처음으로 한방방제를 구성하는 생약, 즉 '한약'의 약가수재가 이루어진다.

1961. 국민개보험제도 실시

1962. 의약품제조 및 수입승인지침 초판

1963. 의약품제조 및 수입승인지침 제2판. 즉, 약가기준수재의약품의 추가개정. 후생성의 약무국에서 '조제가 쉬운 배합제는 약가기준에는 기재하지 않지만, 의료기관에서 이런 종류의 배합제를 사용한 경우에는 기존의 기재된 단일 제제의 합산에 의해 청구할 수 있게 한다'라는 고시가 나온다. 즉, 이를 풀어 설명하면 '계지탕'이라는 배합제는 개별적으로 약가수재를 하지 않지만, 약가가 기재되어 있는 '한약'의 계지 · 작약 · 생강 · 감초 · 대추로 '계지탕'을 처방했을 경우에는 각 생약의 가격을 합산해서 청구할 수 있다는 의미이다.

1965. 개정. 약의 가격이 기재된 한약은 당시, 효능에 따라서 게재되었지만, 1965년의 개정에 의해서「생약: 한방방제의 조제에 사용한다」라고 해서

그 당시 43종이 수재되었다. 그 뒤 점점 늘어나 현재 약 200종류의 '생약'이 약가기준에 기재되어 있다. 즉 '한약'의 조합으로 한방방제를 만들고, 이것을 보험 청구하는 것은 법적으로 충분히 근거가 있게 된 것이다. 단미제의 복합방을 보험 청구할 수 있다는 것이 인정되고 있다.

1967. 「의약품제조승인 등에 관한 기본방침에 대하여」발표. 일반용과 의료용으로 분리됨. 이 때 처음으로 의료용 한방엑기스제제의 건강보험 적용(보험약가에 처음으로 기재)이 이루어진다. 이때 선두 기업은 小太郎고타로 한방제약이었고, 갈근탕, 오령산, 십미패독탕, 당귀작약산, 의이인 등의 5처방에 6품목이 약가기준에 기재되게 된다. 이때 약가를 수재할 때 신약의 승인·심사를 할 때에 요구되는 임상시험은 이루어지지 않았다. 그러므로 일반용이 의료용으로 바로 인정받게 되는 과도기였다. 보험약가에 기재된 '생약'을 사용하여 한방방제로서의 '엑기스제제'를 의료기관에서 독자적으로 만들고, 이것에 관해서 그 구성한약의 약가를 바탕으로 보험을 청구하는 것도 합법적으로 되었다. 그런데 여기에 중요한 문제가 하나 있다. 역사적으로 이 때의 일을 아주 중요하게 거론하나, 이들 한방제제는 약효 분류에서 「한방의학」의 한 범주에서 대접받은 것이 아니고, 단지 약의 한 가지로 취급받았다는 사실이다. 즉, 갈근탕은 해열진통소염제, 오령산은 이뇨제, 십미패독산은 간장질환제, 당귀작약산은 순환기제로 각각 수재된 것이지, 한방의학의 개념으로 인정받은 것은 아니다.

1968~1971. 「생약제제의 임상적 검토 및 약물적 검토」에 대하여 후생과학연구반 발족. 여기서 생약제제는 한방제제를 의미한다. 이 당시 보건행정은 한방제제는 못 쓴다고 판단하였으며, 대신에 생약제제를 사용하도록 한다.

1971. 중앙약사심의회에서 「한방생약제제조사회」가 발족. 보건행정에서 「한방」 명칭이 처음으로 공식적으로 사용됨. 이날은 이와 같이 깊은 의미가 있는 날이므로 12월 4일을 한방의 날, 혹은 한방기념일로 하자는 주장도 있다.

1972. 한방엑기스제제 2품목 약가수재

1974. GMP통지. 일반용 한방처방 검토를 종료하면서 210처방 제정.

1975. 210가지의 한방처방에 대해서 후생성약무국 감수로 『일반용 한방처방의 매뉴얼』이 출판된다. 1970년대에 들어와서 한방에 대한 국민들의 요구가 높아지고, 한방엑기스제제가 일반용 의약품으로서 시장에 나오는 분위기가 조성되었다. 즉, OTC 의약품으로서의 한방엑기스제제에 대한

신청이 후생성(보건복지부)에 쇄도하게 된다. 그래서 후생성은 이런 종류의 의약품을 허용하는 가이드라인을 만들 필요가 생겨났다. 이런 요구로 일반용 한방 처방 즉 OTC 한방제제에 대하여 가이드라인이 출판된 것이다. 이 저서의 출판이 의미하는 것은 후생성 약무국이 감수한 만큼 이 가이드라인으로 정부 차원에서 한방엑기스제제를 정식으로 인정한다는 것이다. 즉, 이런 종류의 한방엑기스제제를 의료보험의 약가에 수재한다는 것은 한약을 사용해서 만든 탕약과의 동등성이 확보되는 한, 그 자체는 본질적으로 합법적인 의약품이라고 할 수 있다는 것이다. 지금까지 210종류 그대로 일반용 한방엑기스제제가 시중 약국에서 판매되고 있다. 이 처방들을 정하는 데 참고한 문헌을 보면『상한론』『금궤요략』『화제국방』『만병회춘』이 반을 차지하고,『외대비요방』『천금방』『方輿輗』가 있으며, 현대의 문헌인『경험한방처방분량집』『한방진료실제』『한방진료의전』『임상응용한방처방해설』『한방의학』『明解한방처방』들을 이용하였다.

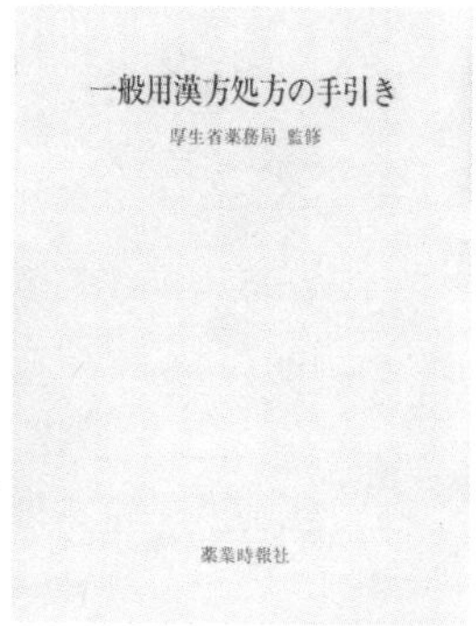

『일반용 한방처방 매뉴얼』

1976. 한방제제 38처방이 추가되어 42처방, 60품목이 보험약가에 들어감.

1978. 한방제제 45처방을 추가하여 총 87처방, 157품목이 건강보험에 적용됨.

1980. 의료용 한방제제의 취급에 대하여 엑기스제 혹은 엑기스화한 제제만을 인정한다.

1981. 한방제제 58처방이 추가되어 145처방, 627품목이 건강보험제제로 됨.

1982. 한방엑기스제제의 품질 확보에 관한 연구가 후생과학연구에서 시작되었다. 동일 처방에 의한 제약회사간 품질 차이가 문제화 됨

1986. 신기준품의 약가기준 수재, 146처방에 634품목이 약가기준으로 수재됨.

1987. 약가기준 수재 처방이 148처방으로 됨.

1988. 의료용 한방 엑기스제제의 GMP 실시

1991. • 약효분류 개정

510:생약, 520: 한방제제, 590: 기타

• 의료용한방 엑기스제제의 재평가 지정(8품목): 소시호탕 계지가작약탕 황련해독탕 소청룡탕 대황감초탕 백호가인삼탕 육군자탕 작약감초탕

1995. 재평가결과 공표: 대황감초탕(변비증) 소시호탕(만성간염)

1996. 재평가결과 공표: 소청룡탕(비염 기관지천식 알레르기성 비염)

1997. 약가수재 한방제제는 모두 「한방의학적 병태(증)에 기초하여 적정하게 사용할 것」을 명기함

2007. 후생성에서 인가된 한방처방은 210종이며, 이 가운데 의료보험 약가수재는 148종이다. 개별 생약(한약)은 약 200종이다.

*참고: 문헌에 따라 처방수에서 숫자가 한 두개 차이가 난다. 그것은 단일 약물을 복합처방에 포함시키느냐, 그렇지 않고 개별 약물로 분류하느냐 하는 차이이다. 예를 들면 의이인의 경우 하나의 완제품이 나오므로 복합처방의 하나로 분류되어 있는 경우도 있고, 그렇지 않고 하나의 약물이므로 개별 약물로 분류되어 있는 경우가 있다.

70년대의 이와 같은 분위기에 편승해 1976년에는 쯔무라 쥰텐도津村順天堂의 무려 82처방이 건강보험 적용이 되므로 의료계의 한방약 붐을 이루게 되었다. 이때 일부 메스컴은 근거의 빈약성을 들면서 한방엑기스제제의 보험약가수재가 '초법적'이었다고 지적하기도 하였다. 이를 계기로 하여 한방의학의 비약적인 발전을 가져오게 되었다. 이때 초법적이었다는 의미는 정치적으로 해결하였다는 것이 아니고, 합성신약이 약가수재에 오르면 약효 검정을 하여야 되는데, 이때 한방엑기스제제는 약효 검정을 생략하였다는 것이다. 그동안 사용되어 온 한방처방에 대하여 경험적인 약효를 인정하고 넘어간 역사를 말하고 있다. 그러나 이것이 시판되고 나서는 의약품에 부과되는 재평가는 이루어져야 된다고 하고, 실제 1990년대에 들어와서 한방제제에 대한 재평가 작업이 이루어졌다. 그 뒤 몇 종류가 추가되어 현재 147(148)종류의 의료용 한방엑기스제가 사용되고 있다.

| 저자의 노트 |

한방제제 보험화에 있어서 잊어서는 안 되는 인물 한 사람

따라서 여기서는 일본 한방 역사상 1976년에 대량으로 한방엑기스제제의 보험가입이 가장 기념될 만한 일로 기록되기 때문에, 어떻게 해서 이런 거룩한(?) 일이 이루어졌는지 백그라운드 내지 에피소드를 말하고자 한다. 당시 일본 의사회장이었던 타케미 타로武見太郎의 역할이 컸다고 한다. 그가 어떤 이념과 의도를 가지고 행정당국에 대해서 이와 같은 행동을 했는가를 살펴볼 필요가 있다.

1971년의 일본의사회 잡지에 타케미 일본의사회장이 '의학의 理想'이라는 논문을 싣는다. 이 논문에 '의학의 理想은 어디에 있는 것일까'라는 명제를 설정하고 있는데, 맨 처음에 '인도의학의 사고방식'을 설명하고 인도의학에 배울만한 것은 없을까를 논한다. 이어서 '중국의학의 사고방식'을 논하고, 마지막에 '서양의학의 사고방식'을 거론하고 있다. 결론 부분에서 '이상 논한 것처럼 인도 · 중국 · 유럽의 의학은 그 理想을 달성하는 방법으로서는 서로 다른 별개의 방법을 추구해 왔지만, 의학의 理想은 방법 그 자체의 위에서 위치하는 것이 아니면 안 된다. 나는 이와 같이 생각한다'고 결론을 맺고 있다.

즉, 이 세계에는 의료체계로서 여러 인간의 지혜가 있지만, 의학의 이상은 그러한 차이를 뛰어넘은 좀 더 높은 곳에 있다라고 한 것이다. 따라서, 이들이 가지고 있는 지혜를 좀 더 활용해서 정말로 국민 한사람 한사람이 행복해질 수 있는 세상을 만들지 않을까라는 주장을 하고 있다. 그리고 1972년 우리가 잘 아는 키타사토北里연구소 동양의학 종합연구소의 개설기념식에서 타케미는 다음과 같은 인사말을 한다. 이 말에서 타케미가 왜 동양의학에 흥미를 가지고 있는가를 알 수 있다.

"일본 메이지 시대 대문호인 코다 로한幸田露伴1867-1947 소설가선생이 나의 환자였는데, 나는 로한선생과 같은 석학으로부터 일본의 의사는 동양의학을 좀 더 공부해야만 한다는 이야기를 몇 번이고 들었습니다. 나는 상당히 오랫동안 주치의를 하고 있었기 때문에 로한 선생님에게 철저하게 가르침을 받았습니다"라고 동양의학과의 만남을 얘기하였다. 이어서 그는 "그래서 동양의학에 상당히 흥미를 가지게 되었고, 동양의학회에는 언제나 출석했습니다. 나의 의사회 회장 재임 중에 동양의학을 바깥으로 끌어내는 것이 저의 하나의 역할이라고 생각했습니다"라고 하였다.

타케미는 동양의학, 서양의학을 뛰어넘은 의료의 이상을 추구했고, 그리고 120년 전에 저지른 메이지정부가 범한 한 가지의 과오, 즉 동양의학을 제도적으로 말살해 버린 죄를 자신의 의사회회장 재임 중에 어떻게든지 청산하고 싶다라는 것을 1971~1972년에 걸쳐 그의 언행에서 알 수 있다. 타케미의 이와 같은 숭고한 이념을 근거로 1976년에 의료용의 한방 제제가 약가에 대폭적으로 추가로 기재되게 된다. 그는 또한 1978년 11월 1일 제31회 일본 의사회 기념대회에서부터 시작하여 연 3년간 한방의가인 大塚敬節, 矢數道明, 間中喜雄에게 차례로 최고우공상을 수여하여 일본 의료에서 동양의학에 헌신한 공로를 기리도록 한다. 이와 같은 업적을 쌓은 타케미 타로 회장을 대상으로 하여 三輪和雄은 『猛醫 武見太郎』이라는 제목으로 그의 일대기를 德間문고에서 펴낸다.

내가 이렇게 타케미 타로 일본의사협회장의 이야기를 늘어 놓는 것은 우리들에게 하나의 본보기로 삼을 수 있다는 생각이다. 현재 당면한 한국 한의학의 발전을 위해서는 1차적으로 대한의사협회장의 사고와 능력에 좌우된다는 판단이다. 한의학이면 대한한의사협회장의 능력이지, 왜 대한의사협회장이냐고 의아하게 생각할는지 모르지만, 양방의학이든 한의학이든 환자에게 가장 큰 영향을 미치는 인물이 대한의사협회장이기 때문이다. 그리고 대한의사협회장이면 환자는 동일한 하나라는 전제하에 의학이라는 큰 틀을 변화하는 오늘날 미래에 맞추어 설계할 줄 알아야 한다. 지금처럼 양 · 한의학의 2분법적인 사고에 바탕하여 도면을 그리면 한 줄 이상 더 그리지 못하는 처지가 된다. 그렇다고 하여 이미 논란 중인 양 · 한의사의 면허증을 하나로 묶는 의료1원화를 지지하는 것은 아니다. 현재처럼 면허증은 2원화 그대로 두고, 실제 진료 내용에서는 1원화가 되어야 한다는 콘텐츠를 제시한다. 절충안 혹은 혼합형이랄 수 있지만, 환자를 치료하는 내용에서는 큰 차이를 두지 않는 형태를 말한다. 이것이 이루어지기 위해서는 대한 의사협회장의 앞날에 대한 혜안을 가지고 대승적인 결단을 내릴 줄 알아야 한다. 이 책을 쓰면서 현대 일본한방의학에서 벤치마킹할 것은 바로 환자를 위하여 한방의학이든, 양방의학이든, 존재하여야 된다는 점이다. 면허증의 2원화 조정은 그렇게 쉽지 않다. 그러나 환자를 위한 진료 내용에서는 조금만 서로 양보하면 엄청난 상호 이익이 온다. 새삼 타케미 타로 같은 인물, 땅에 기어 다니는 벌레의 눈worm eye이 아닌, 공중에 날아다니는 새의 눈bird eye으로 그리는 조감도가 필요하다.

한방제제의 의약품으로서의 위치를 둘러싼 문제

지금 일본도 우리와 마찬가지로 의료보험 적자가 보통이 아니다. 따라서 찬스만 생기면 한방의료보험제제를 보험급여에서 제외하려고 하는 바람이 거세고 일고 있다. 이 실마리는 1996년에 본격적으로 논의되기 시작하였는데, 즉 동년 11월 27일 의료제도심의회에서 '일반용 의약품 유사의약품에 관해서는 일반용 의약품을 보험에 적용하지 않고 구입하는 경우와의 공평성을 확보하기 위해서, 보험급부제외를 포함해서 보험급부의 방법에 관해서 재검토한다' 라는 건의서에서 발단이 되고 있다. 여기에서 말하는 '일반용 의약품 유사의약품' 은 비타민제, 파스제, 한방제제를 의미한다. 이때부터 일본도 우리와 같이 한방보험제제의 사수를 둘러싸고 일본동양의학회를 중심으로 비상대책위가 구성되기도 한다.

이 일환으로 우리들도 흔히 접하여 알고 있는 '소시호탕이 간질성 폐렴을 일으켰다' 는 사회적 파문을 알고 있다. 이 이면에는 안전성이 확보되지 않은 한방제제는 나라에서 책임을 질 수 없음으로 보험수가에서 제외해야 된다는 제2의 한방의학 말살정책이 획책되고 있다는 것이다.

지금 일본에서는 일반의약품으로서 한방제제도 선전되고 있음을 볼 수 있는데, 그럼 과연 의료용 한방제제와는 어떻게 다른가 하는 문제이다. 이에 대해 일본 한방의학계를 이끌고 가는 사람들 중의 한 사람인 토야마 의약과대학 테라사와 카츠토시寺澤捷年 교수는 다음과 같이 말하고 있다.

본 국민들은 경미한 未病의 시기에는 약국에서 한방제제를 구입하고, 실제로 질병에 걸렸을 때에는 의료기관에서 진료를 받아 의사의 필요에 따라서 한방제제를 처방받는다. 이와 같은 구조로 이루어지고 있는 것이 현재 상황이고, 이것이 일본의 문화이기도 하다. 한방제제가 가지고 있는 이와 같은 특질을 이해하지 못하고, 서양의학적인 의약품의 범주에서 일반용 의약품과 유사하다고 해서 의료상의 긴급성이 없다고 결론짓는다는 것은 명백한 잘못이다. 단지 앞으로 의료상의 긴급성에 관해서는 구체적인 사례를 모아서 이것을 발표해 가는 노력이 필요하다. 이와 같은 면에서 일본 동양의학학회가 해야할 역할이 많다고 생각한다.

그리고 일단 의약품으로서 시장에 들어온 이상, 모든 의약품에 부과되고 있는 재평가를 받을 의무가 있기 때문에 일본 한방엑기스제품도 여기서 예외가 되지 않는다. 이 재평가 작업의 중간 결과에 대해서는 「한방처방의 약효에 대한 재평가 계획 및 임상시험 결과 편」 혹은 나의 졸역인 『한방처방의 EBM』고려의학 2004에 자세히 소개되어 있으므로 참고하길 바란다.

한방 제제의 품질을 둘러싼 문제

한방제제의 보험약가수재의 경위에 있어서 전제 조건으로 한방엑기스제제가 한약을 사용한 탕약과 동등성이 확보되어야 한다. 현재 시판되고 있는 의료용 한방제제는 후생성약무국의 지침1985년 5월 31일 약심2 제120호에 근거하여 각 제약회사는 표준탕제를 만들어 이것과 동등한 것을 제품화하게 되어 있다. 그러나 이 지침은 약간의 문제를 내포하고 있다.

표준탕제를 구성하는 한약의 분량은『일반용 한방처방에 대한 입문서』를 기준으로 하고 있지만, 한약은 자연산물이기 때문에 원료 한약에 포함된 지표물질을 폭넓게 적용할 필요가 있고, 실제로 그렇게 되어 있다. 또한, 표준탕제에서 회수된 엑기스 성분량에도 공정에 따라 다소의 차이가 생긴다.

이와 같은 오차를 미리 참작하여 가이드라인에는 표준탕제를 3루트로 만들고, 지표성분의 하한치를 먼저 설정하도록 되어 있다. 원문을 인용하면「엑기스 및 최종제품의 1일 분량의 지표성분에 관해서는 규격 및 시험법에 함량규격을 설정할 것. 이때, 이 함량규격은 원칙적으로 표준탕제 1일 분량 중의 지표성분의 하한치의 70%이상으로 설정하면 문제가 없지만, 표준탕제의 지표성분 하한치이상으로 하는 것이 바람직하다. 또한 함량 규격 폭의 인정범위는 원칙적으로 그 규격폭의 중심치에서 ±50% 이내로 하지만, 가능한 ±30% 이내로 하는 것이 바람직하다」라고 규정되어 있다. 그러나 이 허용범위를 악용하면 엑기스 농도가 낮은 열악한 제품을 만들 수 있다. 즉, 그 공정을 먼저 표준탕제의 지표성분 함유량을 의도적으로 될 수 있는 한 가장 낮은 수준으로 설정한다.

그리고 이것을 표준탕제로서 엑기스 내의 지표성분을 허용범위의 최저 수준(-30%, -50%)으로 설정한다. 이와 같이 해서 제조된 한방제제도 규칙상± 가이드라인의 요건을 충족시키게 된다. 가이드라인의 요건의 최고수준과 최저수준으로 제제된 약품의 엑기스 농도의 차이는 대략 2배정도 발생한다는 계산이 나온다. 실제로는 이와 같은 열악한 품질은 나오지 않지만, 각 제약회사의 같은 이름의 제품에 관해서 그 지표성분 함유량에 차이가 많다는 사실을 내부 자료로서 알려지고 있다. 한방제제의 장래를 생각할 때 각 제약회사들이 좀 더 양심적으로 제제를 제공하는 노력이 요구된다고 하지만, 기업의 윤리문제와 이익의 문제와는 늘 상치되므로 우리들도 이와 같이 감시의 눈을 가져야 한다.

우리들도 각 제약회사별로 경쟁을 유도하여 좀 더 나은 품질개발을 촉구하여야 할 것이다. 실제 일본 한방에서의 제품은 각 회사별로 고유번호가 부여되어 있고, 연구논문에서도 이를 그대로 적용하고 있다. 예를 들면, TJ-9라 하면 츠무라 제약회사의 소시호탕이 되며, EK-108이라면 카네보 제약회사의 인삼양영탕이고, N-79라면 고타로 제약회사의 평위산이 된다. 물론 동일한 처방이라 하더라도 환제, 산제, 과립제 제마다 고유번호가 다르다. 우리들이 국제 논문을 읽을 때 이 번호가 제목으로 그대로 나오는데, 이것은 적어도 일본 후생성에서 인정한 약의 개념을 국제 학회지에서 그대로 인정한다는 것이다.

각 제품마다 약물의 조성, 효능 · 효과, 용법 · 용량, 사용상의 주의, 고령자에 대한 투여, 임산부에 대한 투여, 비임상시험, 임상시험, 성상, 취급상의 주의, 포장, 주요문헌 등의 내용이 기본적으로 적혀 있다. 이 가운데 사용상의 주의에 대하여 좀 더 자세히 살펴보자.

사용상의 주의

한약의 안전성 문제에 대해서는 약이라는 차원에서 심도있게 거론되어야 하나, 아직 한국 한방계에서는 한약이란 '안전한 물질GRAS: Generally recognized as safe'로 인식하고자 하며, '바람직하지 않은 증상adverse effect'의 출현은 한방의 적응증을 잘못 맞추었다고 생각하는 경향이 지배적dominent이다. 그러므로 학술대회에서 부작용 문제는 발표를 하지 않거나, 도외시하는 것이 상례이었다. 더 나아가 한약은 일반인들의 인식에서 부작용이 없는 장점으로 널리 애용되었는데, 만약 부작용 문제가 발표된다면 한방계 전체의 타격이 심하게 온다는 점을 들어, 서로 적당한 선에서 넘어가고자 하는 것이 불문율로 되어 있다. 그리고 항상 나오는 이야기이지만, 처방과 증을 잘 맞추어 쓰면 부작용은 없으며, 허준과 같은 명의의 책을 더욱 공부하여야 된다는 명분만을 강조한다. 한약herbal medicine이 약이란 차원에서 생각한다면 있을 수 없는 개념설정이다. 최근에는 양약과 한약을 동시에 복용하는 병용요법 환자들이 늘어가고 있는 추세에서 한약과 양약의 복합투여에 대한 부작용 모니터링이 핫이슈로 떠오르고 있다.

일본에서는 한약물의 사용상 주의는 철저하게 약의 개념을 가지고 후생성에서 통제를 하고 있다. 우리들 시각에서 보면 너무나 당연한 얘기를 가지고 번거롭게 한다고 할는지 모르지만, 국가 의료정책면에서 보면 기본원칙을 우리들이 무시하고 있다는 인상을 가지지 않을 수 없다. 예를 들면 대황의 과용은 설사를 유발한다는 것이 우리들에게는 너무나 당연한 상식이지만, 이것이 환자들에게 그리고 일반인들에게 국가의 관리하에 놓여져 있는 문제라면 기본에 대한 수칙을 알려주어야 하는 것이 의무이다. 다시 말해 국가에서는 약물에 대해 늘 피드백을 하려고 한다는 것이고, 또한 한방 전문의들만의 배타성으로 운용되어서는 안 된다는 것이다. 지금까지 수차례에 걸쳐 '의료용 한방제제의 사용상 주의에 대한 기재요령' 에 대한 지침이 있어 왔다. 그리고 중대한 문제에 처해 있는 경우에는 붉은 색으로 경고까지 하고 있다. 이에 대한 예는 소시호탕과 인터페론과의 병용요법에 대한 경고이다.

우리들이 사회적으로 물의를 빚는 일본 한방의 부작용 문제를 볼 때마다 증을 고려하지 않고, 양약과 같이 무작위로 사용하는 남용의 문제에만 초점을 맞추는 듯하다. 물론 당연한 얘기다. 그러나 한편으로는 한방약은 변증만 잘 하면 부작용이 없다는, 즉 한약의 부작용은 변증의 잘못이지 약 자체에는 부작용이 없다는 논리도 문제라는 것이다. 독성학이 날로 발전하고 있는 요즈음 본초학의 소박한 자연관이 이를 커버한다는 사고는 너무 순진하다. 이제 학회를 통해 우리들 자신의 부작용 문제를 적극적으로 다루어야 하지 않을까 한다.

다음에 정리하는 것은 지금까지의 부작용 문제를 종합한 것이다. 유치한 면이 있을지 모르지만, 한 단계 높은 약의 개념으로 상승시키려면 이와 같은 기본이 충실하여야 된다는 것을 말하고자 한다. 일본 한방제제를 거의 독점하다시피 하는 ㈜쯔무라에서 나온 『쯔무라 의료용 의약품 첨부문서집』에 의거하며, 이 문서집은 2007년 7월 6일 시점에서 나온 것이다. 일본어로 직접 검색할 수 있으면 http://www.info.pmda.go.jp/ 혹은 http://www.tsumura.co.jp/로 들어가면 된다. 단지 후자는 의사 전용이므로 별도로 ID가 필요하다.

일반적 사용상의 주의

※ 경고

小柴胡湯: 만성간염에 있어서 간기능 장애 개선목적으로 투여된 환자에게 간질성 폐렴이 일어나서 위독하게 되는 경우가 있다(1996년 3월 1일)

※ 일반적 주의

(1) 해당 제약명 및 기재 내용

① 小柴胡湯1994년 1월 10일: 간질성 폐렴이 나타나는 경우가 있기

때문에 발열 · 건조성 기침 · 호흡곤란 등의 호흡기 증상이 나타날 경우에는 신속하게 흉부 X-ray 등의 검사를 실시하고 본 처방의 투여를 중지함과 동시에 적절한 조치를 취할 것

- 또한 환자나 보호자에게 복용중 기침 · 호흡곤란 등의 증상이 나타나면 곧장 연락을 하도록 주의를 줄 것
- 또한 간질성 폐렴은 인터페론α와의 병용에에서 많이 보고되고 있기 때문에 병용을 피할 것
- 한방제제의 대부분이 BRM생체반응조정약이기 때문에 드물지만 이러한 부작용이 나타날 가능성이 있음

② 甘草 함유 제제: 처방에 甘草가 포함되어 있는 경우에는 혈청 K치나 혈압치 등에 충분히 유의를 하고 이상이 나타날 경우에는 투여를 중지할 것補: 甘草는 많은 제제에 배합되어 있기 때문에 2처방 이상의 합방 등에 의한 과량으로 부작용이 나타나기 쉽다.

③ 공통사항: 2처방 이상으로 병용할 경우에는 공통으로 함유하는 한약의 중복에 주의할 것補: 추출물제제의 병용에는 중복약제의 양적 가감이 곤란하기 때문에 더욱 유의해야 한다.

④ 甘草 · 麻黃 · 大黃을 함유한 제제에는 병용에 특히 주의

⑤ 大黃 함유제제: 대황의 사하작용에는 개인차가 인정되기 때문에 용법 · 용량에 주의할 것

(2) 乳糖不耐症: 한방추출물 제제는 생약의 물추출물을 건조시킨 다음 여기에 부형제로서 유당 또는 옥수수전분을 넣어 제제화한 것이다. 따라서 유당불내증 체질을 가진 자는 이 때문에 복부 팽만감 · 설사 등을 일으킬 수 있다. 그러므로 유제품에서 이러한 증상을 경험하였는지 문진할 필요가 있다.

(3) 일반적 부작용으로 發疹 · 發斑 등의 피부증상, 위부불쾌감 · 식욕저하의 위장장애가 나타난다. 이런 부작용은 地黃 · 麻黃 배합제에 종종 나타난다.

⊠ 금기

(1) 小柴胡湯: 인터페론α를 투여 중인 환자(간질성 폐렴의 우려)

(2) 감초를 1일량 2.5g 이상 함유한 제제에서는 다음 환자에게 원칙적으로 금기할 것

① aldosteron증

② myopathy

③ 저K혈증

④ 관련처방: 半夏瀉心湯 小青龍湯 人蔘湯 五淋散 炙甘草湯 芍藥甘草湯 甘麥大棗湯 芎歸膠艾湯 桂枝人蔘湯 黃連湯 排膿散及湯 桔梗湯

(3) 紫雲膏

① 과민증의 기왕력이 있는 자

② 심한 열상, 외상이 있는 자

③ 화농성 창상으로 고열인 자

④ 환부에 습윤이나 진물이 심한 자

⊠ 신중 투여

(1) 酸棗仁 地黃 石膏 川芎 大黃 當歸 附子 芒硝 麻黃이 배합된 처방

(2) 十味敗毒湯 桂枝茯苓丸加薏苡仁 小柴胡湯 黃連解毒湯 桂枝茯苓丸 四逆散 柴陷湯 柴朴湯 柴陷湯

(3) 다음 처방들은 신중 투여 대상의 약물이 포함되어 있기 때문에

사용 목표 등을 참고하여 적절히 가감할 것

① 補中益氣湯 清暑益氣湯: 당귀의 위장허약이 심한 자, 식욕부진 및 오심 · 구토가 있는 자

② 歸脾湯 加味歸脾湯: 酸棗仁 當歸의 위장허약자

③ 麻黃附子細辛湯: 麻黃의 병후 체력이 심하게 떨어진 자

④ 麻子仁丸 桂枝加芍藥大黃湯: 大黃의 체력이 심하게 떨어진 자

⑤ 木防己湯: 石膏의 체력이 심하게 떨어진 자

⑥ 釣藤散: 石膏의 위장이 허약한 자, 체력이 심하게 떨어진 자

※ 한약과 양약의 상호 작용

(1) 소시호탕

① 병용하지 않을 것: 인터페론 α

② 부작용: 간질성 폐렴 우려

(2) 麻黃함유 약제: 葛根湯 葛根湯加川芎辛夷 小青龍湯 麻黃湯 越婢加朮湯 薏苡仁湯 麻杏甘石湯 防風通聖散 五積散 麻杏薏甘湯 神秘湯 五虎湯 麻黃附子細辛湯

① 양약과의 병용에 주의할 것: ephedrine 함유약제, monoamine 산화MAO 저해제, 갑상선제제thyroxine, liothyronine, catecholamine 제제epinephrine, isoprenaline 등, xanthine계 제제theophylline, diprophylline 등

② 부작용: 불면 발한과다 빈맥 동계 전신탈력감 정신흥분 등

(3) 甘草를 1일 용량으로서 2.5g 이상 함유하는 제제: 小柴胡湯 半夏瀉心湯 小青龍湯 人蔘湯 當歸四逆加吳茱萸生薑湯 五淋散 炙甘草湯 芍藥甘草湯 甘麥大棗湯 芎歸膠艾湯 桂枝人蔘湯 黃連湯

排膿散及湯 桔梗湯

① frusemide, etacrynic acid, thiazide 계 이뇨제와 병용: 혈청 K치 저하가 나타나기 쉽다. 또한 저K혈증 결과로서 myopathy가 나타나기 쉽다.

② glycyrrhizic acid감초산 및 염류를 함유하는 제제와의 병용: 僞 aldosteronism이 나타나기 쉽다.

(4) 甘草를 1일 용량으로 2.5g 미만 함유하는 제제: 四君子湯 龍膽瀉肝湯 麻杏薏甘湯 平胃散 柴胡淸肝湯 二陳湯 抑肝散加陳皮半夏 大黃甘草湯 神秘湯 當歸飮子 二朮湯 治打撲一方 淸肺湯 竹茹溫膽湯 滋陰至寶湯 滋陰降火湯 五虎湯 柴朴湯 大防風湯 黃耆建中湯 小建中湯 升麻葛根湯 當歸湯 酸棗仁湯 通導散 溫經湯 人蔘養榮湯 小柴胡湯加桔梗石膏 立效散 淸心蓮子飮 柴苓湯 胃苓湯 葛根湯 葛根湯加川芎辛夷 乙字湯 安中散 十味敗毒湯 柴胡桂枝湯 柴胡桂枝乾薑湯 桂枝加朮附湯 防己黃芪湯 消風散 加味逍遙散 桂枝加龍骨牡蠣湯 麻黃湯 越婢加朮湯 麥門冬湯 白虎加人蔘湯 四逆散 苓桂朮甘湯 補中益氣湯 六君子湯 桂枝湯 釣藤散 十全大補湯 荊芥蓮翹湯 潤腸湯 薏苡仁湯 疏經活血湯 抑肝散 麻杏甘石湯 淸上防風湯 治頭瘡一方 桂梗加芍藥湯

① glycyrrhizic acid 및 그 염류를 함유한 제제와의 병용: 僞 aldosteronism이 나타나기 쉽다. 또한 저K혈증의 결과로 myopathy가 일어나기 쉽다.

부작용

(1) 小柴胡湯類: 小柴胡湯 柴朴湯 柴苓湯

① 중대한 부작용: 드물게 간질성 폐렴이 나타날 수 있기 때문에 발열 · 기침 · 호흡곤란 등의 호흡기 증상이 나타나면 투여를 중지할 것

(2) 甘草를 함유한 제제

① 중대한 부작용

- 僞 aldosteronism: 저K혈증, 혈압상승, Na체액의 저류, 부종, 체중 증가 등의 僞 aldosteronism이 나타날 수 있으므로 혈청 K치의 측정을 충분히 행하고 이상이 발견되면 투여 중지할 것
- myopathy: 저K혈증 때문에 myopathy가 일어나는 것이 있기 때문에 관찰을 충분히 하고 탈력감, 사지경련, 마비 등의 이상이 나타나는 경우에는 투여를 중지할 것

※ 고령자에 대한 투여

일반적으로 고령자에서는 생리기능이 저하되어 있기 때문에 감량하는 등의 주의를 요한다.

※ 임부, 수유부에 대한 투여

(1) 大黃 함유 제제

① 자궁수축작용 및 골반내장기의 충혈작용에 의하여 유 · 조산 위험이 있기 때문에 투여하지 않는 것이 바람직함

② 大黃 중의 anthraquinone 유도체가 모유 중에 이행하여 유아에게 설사를 일으킬 수 있다.

(2) 芒硝 함유 제제: 無水芒硝의 자궁수축작용에 의하여 유 · 조산 위험이 있다.

(3) 紅花 牛膝 桃仁 牡丹皮가 들어 있는 제제: 문헌보고에 의하면 유 · 조산의 위험이 있다.

(4) 부자 함유 제제: 수치부자말의 부작용이 나타나기 쉽기 때문에 투여하지 않는 것이 바람직하다.

⊠ 소아에 대한 투여

(1) 부자 함유제제: 修治부자말이 포함되어 있기 때문에 신중히 투여

(2) 용량: 15세 미만-7세 이상: 성인용량의 2/3

7세 미만-4세 이상: 성인용량의 1/2

4세 미만-2세 이상: 성인용량의 1/3

2세 미만: 성인 용량의 1/4이하

⊠ 기타

(1) 大柴胡湯 柴胡桂枝乾薑湯: 간질성 폐렴을 일으켰다는 보고 있음

(2) 柴陷湯 小柴胡湯加桔梗石膏: 小柴胡湯을 기본처방으로 하므로 小柴胡湯의 부작용을 참고할 것. 아직 부작용 보고는 없음

(3) 柴胡桂枝湯: 小柴胡湯을 기본처방으로 하므로 小柴胡湯의 부작용을 참고할 것. 아직 부작용 보고는 없음

(4) 柴朴湯 柴苓湯: 小柴胡湯을 기본처방으로 하므로 小柴胡湯의 부작용을 참고할 것. 아직 부작용 보고는 없음

(5) 半夏白朮天麻湯 補中益氣湯 十全大補湯 歸脾湯 大防風湯 當歸湯 人參養榮湯 淸心蓮子湯 淸暑益氣湯 加味歸脾湯: 습진 · 피부염 등 악화특히 蔘耆劑는 피부질환을 악화시킬 가능성이 있다.

(6) 葛根湯 葛根湯加川芎辛夷 桂枝湯 黃耆健中湯: 습진 · 피부염 등

악화발표작용이 있는 계피가 함유되어 있어 피부질환을 악화시킬 가능성이 있다.

(7) 消風散: 환부가 건조해 있는 피부질환에서는 증상이 악화되는 경우가 있다.

(8) 升麻葛根湯 : 습진 · 피부염 등이 악화되는 경우가 있다.

(9) 芒硝 함유제제: 無水芒硝가 들어가 있으므로 치료상 식염 제한이 필요한 환자에게 장기투여할 경우 주의초산 Na의 재평가: 신장 · 심기능 장애에 대한 주의를 환기시킴.

개별 약제에 대한 사용상의 주의할 점

甘草

(1) 일반적 주의

① 혈청 K치나 혈압치 등에 충분히 유의 → 이상이 발견되면 투여 중지

② 다른 한방제제와 병용할 경우: 중복에 주의특히 감초 중복에 주의.

③ 임상경험에서 복약 개시 후 2~3주간에서 僞aldosteronis m이 가장 잘 나타난다. 그러므로 처음부터 체중 · 혈압 · 혈청 전해질을 측정하고 부종 유무를 체크하여 2주 후, 4주 후에 경과를 관찰해야 한다.

(2) 금기

aldosteronism myopathy증 低K혈증

(3) 상호작용

① furosemide, etacrynic acid, thiazide계 이뇨제: 혈청 K치 저하 → myopathy

② glycyrrhzic acid 및 그 염류를 함유하는 제제: 僞aldosteronism

(4) 중대한 부작용

① 僞aldosteronism: 低K혈증 혈압상승 Na체액저류 부종 체중 증가 등의 僞aldosteronism

② myopathy: 低K혈증 → myopathy우려탈력감 사지경련 마비 등의 이상

※ **桂皮**: 부작용; 과민증발진 발적 가려움 → 투여 중지

※ **紅花**: 임부에 투여; 流早産의 우려

※ **牛膝**: 임부에 투여; 流早産의 우려

※ **胡麻油**: 부작용; 과민증피부 또는 국소에 발진 가려움 → 투여 중지

※ **山梔子**: 부작용; 소화기식욕부진 위부불쾌감 설사 증상

※ **酸棗仁**

(1) 신중투여: 위장이 허약한 자식욕부진 복통 설사우려귀비탕류는 제외

(2) 부작용: 소화기식욕부진 복통 설사

※ **地黃**

(1) 신중투여: 위장이 심하게 허약한 자식욕부진 위부불쾌감 오심 구토 설사

(2) 부작용: 소화기식욕부진 위부불쾌감 오심 구토 설사

※ **石膏**

(1) 신중투여

① 위장 허약자식욕부진 위부불쾌감 연변 설사

② 체력이 심하게 떨어져 있는 자

(2) 부작용: 소화기식욕부진 위부불쾌감 연변 설사

⊠ 川芎

(1) 신중투여

① 위장이 심하게 허약한 자식욕부진 위부불쾌감 오심 설사

② 식욕부진 오심 구토

(2) 부작용: 소화기식욕부진 위부불쾌감 오심 설사

⊠ 大黃

(1) 일반적 주의

① 병용할 경우에는 대황의 용량에 주의

② 대황의 사하작용은 개인차가 있다.

(2) 신중투여

① 설사 연변인 자

② 위장이 심하게 허약한 자식욕부진 복통 설사

③ 체력이 심하게 떨어져 있는 자

(3) 부작용: 소화기식욕부진 복통 설사 등

(4) 임부, 수유부에 투여

① 大黃의 자궁수착작용 및 골반내장기의 충혈작용 → 流早産

② 大黃속의 anthraquinone 유도체 → 모유 중으로 이행 → 유아 설사

⊠ 當歸

(1) 신중투여

① 위장이 심하게 허약한 자식욕부진 위부불쾌감 오심 설사의 염려

② 식욕부진 오심 구토가 있는 환자증상 악화우려

(2) 부작용: 소화기의 식욕부진 위부불쾌감 오심 설사 염려

※ 桃仁 : 임부 투여; 流早産의 염려

※ 人參 : 부작용; 과민증발진 담마진이 나타나는 경우에는 투여 중지

※ 附子

(1) 일반적 주의

다른 처방과 합방할 때에는 부자의 양에 주의

(2) 신중 투여

① 체력이 충실한 자: 부작용이 나타나기 쉽고 증상이 악화할 우려

② 더위를 잘 타고 상기가 심하며 붉은 얼굴의 환자: 심계항진 상기 혀 마비 오심 등의 우려

(3) 일반적 부작용: 기타로서 심계항진 상기 혀의 마비 오심 등

(4) 임신부투여: 투여하지 않는 것이 바람직

(5) 소아투여: 신중 투여

※ 芒硝

(1) 신중 투여: 심하게 위장이 허약한 자 복통 설사 염려

(2) 부작용: 소화기의 복통 설사 우려

(3) 임신부투여: 무수망초의 자궁수축작용에 의한 流早産의 우려

(4) 소아투여: 식염 제한이 필요한 경우에 장기 투여 주의

※ 牡丹皮 : 임부투여; 流早産 우려

※ 麻黃

마황의 주성분은 ephedrine이므로 교감신경 β수용체 자극작용이

있다. 따라서 특히 고혈압증 환자에게 주의해야 한다.

(1) 일반적 주의: 다른 처방과 작용할 때는 마황량의 중복에 유의

(2) 신중 투여

① 병후 쇠약기, 심하게 체력이 떨어져 있는 경우: 부작용이 나타나기 쉽고 증상의 악화 우려

② 위장이 심하게 허약한 자: 식욕부진 위부불쾌감 오심 구토 등의 염려

③ 발한 경향이 심한 자: 발한과다 전신탈력감 우려

④ 협심증 심근경색 등 순환기장애의 환자 또는 이와 같은 질환의 기왕력이 있는 경우: 질환 및 증상악화 우려

⑤ 중증 고혈압증의 환자: 질환 및 증상 악화 우려

⑥ 배뇨장애 환자: 질환 및 증상악화 우려

⑦ 갑상선기능항진증의 환자: 질환 및 증상악화 우려

(3) 상호작용: 양약과의 병용에 주의할 것

ephedrine류를 함유하는 제제 monoamine 산화효소MAO 저해제 갑상선제제thyroxine, liothyronine 등 catecholamine 제제epinephrine, isoprenaline 등 xanthine계 제제theophylline, diprophylline 등 → 불면 발한과다 빈맥 동계 전신탈력감 정신흥분 등의 염려

(4) 부작용

① 자율신경계: 불면 발한과다 빈맥 동계 전신탈력감 정신흥분

② 소화기: 식욕부진 위부불쾌감 오심 구토

③ 비뇨기: 배뇨장애

일본 한방제제 일람표(제약회사별 일람표)

약 명	쯔무라 과립 : TJ		카네보 세립 : EK 정제 : EKT		고타로 세립 : N 캅셀 : NC		기타 회사명
	번호	제형	번호	제형	번호	제형	
• 加味逍遙散	24	과립	24	세립	24	세립	신제본동판대태
• 葛根湯	1	과립	1	세립/정	1	세립	삼신제본동판대태호인
• 葛根湯加川芎辛夷	2	과립	2	세립/정	2	세립	신제본동판대인
• 甘麥大棗湯	72	과립					대
• 甘草湯			401	세립			
• 啓脾湯	128	과립					동
• 桂枝加苓朮附湯			18	세립/정		세립	대
• 桂枝加龍骨牡蠣湯	26	과립	26	세립	26	세립	신제대호
• 桂枝加芍藥大黃湯	134	과립					
• 桂枝加芍藥湯	60	과립					제동대
• 桂枝加朮附湯	18	과립			18	세립	삼제본판호
• 桂枝茯苓丸	25	과립	25	세립/정	25	세립	삼신제본동판대태호
• 桂枝茯苓丸加薏苡仁	125	과립					신
• 桂枝人參湯	82	과립	82	세립			신
• 桂枝湯	45	과립			45	세립	신제본대
• 九味檳榔湯					311	세립	
• 芎歸膠艾湯	77	과립			77	세립	
• 歸脾湯	65	과립					신
• 桔梗石膏					324	세립	
• 桔梗湯	138	과립					
• 當歸建中湯	123	과립					신
• 當歸四逆可吳茱萸生薑湯	38	과립	38	세립	38	세립	판대
• 當歸飮子	86	과립					
• 當歸芍藥散	23	과립	23	세립	23	세립	삼신제본동판대태호인
• 當歸湯	102	과립					
• 大建中湯	100	과립			100	세립	
• 大防風湯	97	과립					삼
• 大承氣湯	133	과립			133	세립	
• 大柴胡湯	8	과립	8	세립/정	8	세립	삼신제본동판대태호인
• 大柴胡湯去大黃					319	세립	삼
• 大黃甘草湯	84	과립					대

• 大黃牧丹皮湯	33	과립			33	세립	제
• 桃核承氣湯	61	과립					신제본대
• 麻子仁丸	126	과립			126	세립	대
• 麻杏甘石湯	55	과립			55	세립	제본대호인
• 麻杏薏甘湯	78	과립	78	세립	78	세립	삼신대호인
• 麻黃附子細辛湯	127	과립			127	캡슐	삼
• 麻黃湯	27	과립	27	세립	27	세립	신제본
• 麥門冬湯	29	과립			29	세립	제대인
• 木防己湯	36	과립			36	세립	
• 半夏白朮天麻湯	37	과립	37	세립	37	세립	삼
• 半夏瀉心湯	14	과립	14	세립/정	14	세립	삼신제본동판대태호인
• 半夏厚朴湯	16	과립	16	세립/정	16	세립	삼제본동판대태호인
• 防己黃耆湯	20	과립	20	세립/정	20	세립	본판대태제본인
• 防風通聖散	62	과립					삼싱제본동대태
• 排膿散及湯	122	과립			122	세립	
• 白虎加人蔘湯	34	과립	34	세립/정	34	세립	신제
• 補中益氣湯	41	과립	41	세립	41	세립	삼신제본동판대태호
• 茯苓飮合半夏厚朴湯	116	과립					
• 茯苓飮	69	과립					
• 四君子湯	75	과립					동대
• 四物湯	71	과립					제본태호
• 四逆散	35	과립					
• 酸棗仁湯	103	과립					대
• 三物黃芩湯	121	과립					
• 蔘蘇飮	66	과립					대
• 三黃瀉心湯	113	과립	113	세립	113	세립	신제본판대태
• 小建中湯	99	과립			99	세립	본판대
• 疎經活血湯	53	과립					대태
• 小半夏加茯苓湯	21	과립	21	세립	21	세립	제본판
• 小柴胡湯	9	과립	9	세립/정	9	세립	삼신제본동판대태호인
• 小柴胡湯加桔梗石膏	109	과립					
• 小靑龍湯	19	과립	19	세립/정	19	세립	삼신제본판대태호인
• 消風散	22	과립	22		22	세립	대호
• 升麻葛根湯	101	과립					
• 柴苓湯	114	과립	114	세립			
• 柴朴湯	96	과립	96	세립			신

• 柴陷湯	73	과립					태
• 柴胡加龍骨牡蠣湯	12	과립	12	세립/정	12	세립	신제본판대태인
• 柴胡桂枝乾薑湯	11	과립			11	세립	신제본태호
• 柴胡桂枝湯	10	과립	10	세립/정	10	세립	삼신제판대태호인
• 柴胡淸肝湯	80	과립			80	세립	제호
• 神秘湯	85	과립	85	세립	85	세립	신본동대
• 辛夷淸肺湯	104	과립	104	세립	104	세립	대
• 十味敗毒散	6	과립	6	세립/정	6	세립	삼신제본동판대태호인
• 十全大補湯	48	과립	48	세립	48	세립	삼신제본동대호
• 安中散	5	과립	5	세립	5	세립/캡슐	신제본동대인
• 抑肝散加陳皮半夏	83	과립	83	세립	83	세립	
• 抑肝散	54	과립					대
• 女神散	67	과립					
• 苓甘薑味辛夏仁湯	119	과립			119	세립	
• 苓薑朮甘湯	118	과립			118	세립	삼호본
• 苓桂朮甘湯	39	과립	39	세립	39	세립	삼동대태
• 五苓散	17	과립	17	세립/정	17	세립	삼신제본동대태호인
• 五淋散	56	과립					동
• 吳茱萸湯	31	과립			31	세립	태
• 五積散	63	과립					신제
• 五虎湯	95	과립	95	세립			신대
• 溫經湯	106	과립			106	세립	신
• 溫淸飮	57	과립	57	세립	57	세립	제본동대인
• 龍膽瀉肝湯	76	과립			76	세립	신동태
• 牛車腎氣丸	107	과립					
• 越婢加朮湯	28	과립			28	세립	신대
• 胃苓湯	115	과립					신
• 六君子湯	43	과립	43	세립	43	세립	삼신제본동대호
• 六味丸	87	과립	87	세립			동
• 潤腸湯	51	과립					태
• 乙字湯	3	과립	3	세립	3	세립	삼신제대태인
• 薏苡仁湯	52	과립	52	세립/정			신본동판
• 二陳湯	81	과립					동
• 二朮湯	88	과립					
• 人蔘養榮湯	108	과립	108	세립	108	세립	대태

• 人蔘湯	32	과립	32	세립	32	세립	신제본동판대호
• 茵蔯五苓散	117	과립					신
• 茵蔯蒿湯	135	과립	402	세립	135	세립 캡슐	제대인
• 立效散	110	과립					
• 炙甘草湯	64	과립					신
• 滋陰降火湯	93	과립					신
• 滋陰至寶湯	92	과립					
• 芍藥甘草湯	68	과립					동
• 腸癰湯					320	세립	
• 猪苓湯合四物湯	112	과립					
• 猪苓湯	40	과립	40	세립	40	세립	삼신제 본동판대태호인
• 釣藤散	47	과립					신
• 調胃承氣湯	74	과립					
• 竹茹溫膽湯	91	과립					
• 眞武湯	30	과립			30	세립	삼대
• 川芎茶調散	124	과립					대
• 淸上防風湯	58	과립					대
• 淸暑益氣湯	136	과립					
• 淸心蓮子飮	111	과립					신동
• 淸肺湯	90	과립					
• 治頭瘡一方	59	과립					
• 梔子柏皮湯					314	세립	
• 治打撲一方	89	과립					
• 七物降下湯	46	과립					신동대태
• 通導散	105	과립			105	세립	대
• 八味地黃丸	7	과립	7	세립/정	7	세립	제본대호인
• 平胃散	79	과립			79	세립	신제본대인
• 香蘇散	70	과립					제본태호
• 荊芥連翹湯	50	과립					신제대태
• 黃耆建中湯	98	과립					동
• 黃連湯	120	과립			120	세립	동태
• 黃連解毒湯	15	과립	15	세립/정	15	세립	삼신호제본동판대태인

약품명	회사명(제형)
• 桂芍知母湯	삼화생약(세립)
• 桂枝加厚朴杏仁湯	동양양행(세립)
• 附子理中湯	삼화생약(세립)
• 薏苡仁엑기스	小太郎(말)
• 紅蔘末	쯔무라(말)
	제국한방제약(말)
	본초제약(말)
• 葛根加朮附湯	삼화생약(세립)
• 桂枝加葛根湯	동양양행(세립)
• 芎歸調血飮	태호정당(과립)
• 修治(가공)附子末	쯔무라(말), 제국한방제약(말)
	본초제약(말)
• 紫雲膏	쯔무라(연고)
	대삼제약(연고)
• 黃芩湯	삼화생약(세립)
• 桂麻各半湯	동양양행(세립)
• 桂枝加黃耆湯	동양양행(세립)
• 當歸芍藥散加附子	삼화생약(세립)
• 엔비*	호노미한방제약(정)
• 炮附子末	小太郎(말)

* 본 처방은 비염에 해당하는 비연鼻淵 특효방으로서, 비연의 일본어 발음인 '히엔'을 부드럽게 하기 위하여 낱말을 거꾸로 '엔히'로 하였으며 '히'가 '비'로 발음이 변화하여 결국 '엔비'로 제품명을 하게 되었다.

** 기타 회사명 약칭

삼 : 三和生藥　동 : 東洋藥行　호 : 호노미漢方製劑(劑盛堂藥品)
신 : 伸和製藥　판 : 阪本漢方製藥　제 : 帝國漢方製藥
대 : 大杉製藥　인 : 仁丹도루후　본 : 本草製藥　태 : 太虎精堂

(조기호 김영설 : 『증례로 보는 동서의학』군자출판사에서 부분 수정)

한방 처방의 약효에 대한 재평가 계획 및 임상시험 결과

들어가면서

요즈음 의학계가 가지고 있는 주된 테마 중에 하나가 소위 「증거의학」 혹은 「근거의학」EBM: Evidence Based Medicine 이다. 이것은 특히 전통의학 같은 보완대체의학면에서 중시하고 있다. 이에 대해서 언급하자면 한없이 복잡하지만, 요컨대 의학의 범주 내에서 어떤 근거하에서 환자를 대상으로 하는 행위가 이루어지고 있는가 하는 것이다. 모든 학회에서 증례보고를 중시하는 것도 바로 이 증거의 방법론 때문이다. 단순히 이론적인 설명으로 어떤 한 파트의 의학을 설명한다는 것은 이제 어렵게 되고 있는 실정이다. 전통의학이라 하더라도 항상 이 시대에 발 맞추는 의학이 되어야 한다고 생각하기 때문에 이웃 동네에서는 무엇을 고민하고, 무엇을 하고 있는지도 아는 것이 필요하다고 생각한다.

예를 들면 大羌活湯이 관절염에 효능이 있다면 보편타당한 임상시험방법으로 검토한 것이다. 흔히 이런 경우에 우리들의 발목을 잡는 辨證施治에 관한 것은 별도로 하여야 한다. 왜냐하면 지금까지 생존하여온 처방들은 각 개인에 맞춘 의학이라 하더라도 의약품으로서 자격을 갖추려면 무작위 추출 임상방법을 통하여 검증되어야 한다는 것이다. 이런 작업이 국가적인 차원에서 검토된다는 것은 행복한 것이다.

우리나라 보건복지부 산하의 보건기술 치료 연구사업을 비롯하여 기타 연구 지원사업에서도 한방 분야에서는 뭔가 특이한 것을 발견 또는 생산하라는 주문이 대부분이다.

그러다 보니 현재 임상에서 잘 사용되고 있는 기존 처방들은 무시되고, 임상과 乖離된 어떤 한약물이 어디에 좋다는 식의 발표를 하여 임상가를 당황하게 만든다. 물론 이와 같은 연구를 통하여 새롭게 알아낸 결과도 중요하지만, 이보다는 지금까지 보편타당하게 사용되고 있는 처방들에 관하여 임상 또는 기초연구를 통하여 검증을 거친 다음 새로운 약물의 효능으로 접근하여야 된다는 것이 필자의 의견이다.

지금도 양방에서는 정말 한약이 효과가 있는가, 있다면 어디에 근거하는가, 임상보고가 있는가, 최근의 독성학적인 면에서 안전한가 등등의 요구가 있는 상황에서 『동의보감』 몇 쪽에 있다는 설명만으로 과연 이 2008년 한국이라는 나라에서 통용되겠는가 하는 것이다.

이 각박해지는 의료 경쟁사회에서 미래가 보장되겠는가? 이런 맥락에서 우리 한의계가 연구라면 기초 실험 연구만을 뜻하는 것이 아니고, 임상연구를 보다 더 중요하게 생각하는 계기가 되었으면 하는 바람으로, 이미 일본에서 이루어진 임상연구의 구체적인 방법론과 그 결과를 소개하고자 한다.

의학에서 잘 된 EBM 구축은 의료 경제 측면에서 우위를 점할 수 있으므로 중요한 방법론이 된다.

평가 결과 요약

우선 방법론은 뒤로하고 결과만을 요약하겠다. 일본 후생성이 1991년 2월에 발표한 「의료용 한방 엑기스제제 8처방의 임상 재평가」가 바로 이것이다. 여기에 포함된 처방은,

- 만성간염에 있어서 간기능장애에 대한 小柴胡湯의 효능
- 통년성 알레르기에 대한 小青龍湯의 효능
- 변비증에 대한 大黃甘草湯의 효능

- 상부소화관 기능이상에 대한 六君子湯의 효능
- 간경화증에 동반한 근육경련에 대한 芍藥甘草湯의 효능
- 과민성 장증후군에 대한 桂枝加芍藥湯의 효능
- 고혈압증의 수반증상 · 출혈에 대한 黃連解毒湯의 효능
- 아토피성 피부염 · 구갈증에 대한 白虎加人蔘湯의 효능 등 8처방이다.

현재 결과가 공표된 것은 小柴胡湯의 간기능 개선 작용, 小靑龍湯의 알레르기에 대한 유효성, 大黃甘草湯의 변비에 대한 유효성, 六君子湯의 상복부증상에 대한 유효성, 芍藥甘草湯의 근육경련에 대한 유효성, 桂枝加芍藥湯의 설사형 복통에 대한 효능 등 6가지 처방에 대한 결과는 이미 발표되어 한방 처방의 유효성이 입증되었다. 고혈압증의 수반증상 · 출혈에 대한 黃連解毒湯의 효능, 아토피성 피부염 · 구갈증에 대한 白虎加人蔘湯의 효능의 2처방에 대해서는 아직 임상 데이터를 확보 중에 있다. 이들은 대부분이 1년여에 걸쳐 만든 플라세보약을 대조약으로 하고, 이중맹검 비교임상시험 등을 이용하여 양약과 같은 방법으로 유효성을 새롭게 확인한 것이다. 이런 결과를 통하여 한약 처방이 양약과 같은 대접을 받을 수 있게 된 것이다.

흔히 접하는 만성 간염, 소화기 질환, 변비, 알레르기질환 등에 대하여 한약이 양약과 같은 수준으로 대접받는다면 우리 한의학도 위상이 더 한층 상승될 것이 아닌가. 즉, 한약의 효능을 양약과 같은 수준으로 임상시험을 하였을 때, 유의한 결과가 나왔다는 것은 문헌에 근거한 의학이 아닌 최신 임상연구 방법론에 근거한 증거의학으로서 가치가 있게 되는 것이다. 덧붙이면 일본 한방을 얘기할 때 小柴胡湯이 늘 화제로 등

장하는데, 이에 대한 배경에는 유명한 연구가 뒷받침되어 있다.

즉 오사카 시립대학 내과학교실의 오카 히로꼬岡 博子 교수들은 1985년부터 5년간에 걸쳐 만성간염 환자에게 小柴胡湯을 투여한 그룹과 그렇지 않은 그룹간을 비교한 결과, 小柴胡湯을 투여한 그룹에서 간암 발생율을 저하시켰다는 보고를 하였다. 그 뒤 이 연구 결과는 1995년에 암연구에 있어서 가장 권위 있는 잡지 중의 하나인 『*Cancer*』지에 실리게 된다.

이 잡지가 보통 잡지인가. 대학교수들이 이 잡지에 한 편 실리면 평생 그냥 놀고 먹어도 괜찮다는 잡지 아닌가. 그리고 나서 小柴胡湯은 불티나게 처방이 되었으며, 논문 제목에 TJ-9이라는 쯔무라 제약회사의 小柴胡湯 고유번호가 붙자 이 엑기스제품을 생산한 쯔무라라는 제약회사는 돈방석에 앉게 됐다.

임상시험의 초창기 쯔무라 제약회사의 담당자인 油田正樹, 小山幸惠 들은 보고서를 내면서 다음과 같은 결론을 내어 우리들에게 그 어려움과 앞으로의 과제를 이야기하고 있다. 즉, 앞으로의 한방엑기스제제에 대한 재평가에 대한 이들의 견해이다. 그대로 번역하여 전재한다.

이와 같은 경로로 시작된 한방엑기스제제의 임시재평가는 이제 갓 출발한 것과 같고 현재 유효평가에 성공은 했지만, 남은 문제도 많고, 앞으로 난항이 예상된다. 예를 들면, 머리말에서도 설명했듯이 證과 프로토콜의 문제가 있다. 한방약의 경우, 승인할 때의 효능효과로서 한방 처방이 처음 입방될 당시에는 존재하지 않았던 현대의 병명이 편의상 함께 기록되어 있다. 이들은 한방전문의가 실제로 고전원문의 기록에 따라 환자에게 투여하고 효과를 확인했을 때의 환자에 대한 서양의학적 진단병명이다. 한방과 서양의학에서는 그 진단 방법은 다

르고, 서양의학적 진단명 하나에 대응하는 한방약은 다양하다. 같은 병명일지라도 환자 개개인의 미세한 증상과 체질에 따라 투여하는 한방약이 다르다는 사실은 이미 우리들이 자주 경험하는 일이다. 따라서 證을 환자선택기준으로 해도 실수없이 잘 선별할 수 있을지 어떨지. 또한 본래 투여 예로서 기재된 대표적 병명을 목적으로 하는 평가가 적당한가 아닌가 등의 문제가 있고, 후생성으로부터 승인은 받은 효능효과의 모든 병명에 대한 평가가 성공할지도 미지수이다.

또한 한방약이 작용하는 특징 중의 하나가 체질개선이지만, 이들의 평가와 프로토콜의 문제도 남아 있다. 한방약이 환자의 면역과 대사기능 등을 개선하고, 질병에 대항할 수 있는 방향으로 생리기능 등을 변화시키는 것으로(즉, 扶正), 그 결과 질환도 치유시킨다는 사고체제를 갖추고 있다. 補中益氣湯을 비롯한 보약 등이 이것에 해당한다. 또한 이들의 약은 일반적으로 복용 기간이 길고, 각 증상을 서서히 개선시키는 경우가 많다.

따라서 그 효과는 천천히 나타나기 때문에 증상의 변화를 파악하기 어렵다. 효과 판정 기간을 어느 정도로 하면 적당한가, 판정의 평가항목에는 무엇을 선택하면 좋은가, 항목별로 기간 설정이 필요한가, 등등. 이와 같이 체질개선 위주의 한방약의 효과 판정 기준을 어떻게 할 것인가는 상당히 어려운 문제가 될 것이라고 예상된다.

이상으로 현재 많은 문제를 안고 있는 한방엑기스제제의 임시재평가이지만, 가장 먼저 선택된 제1그룹의 8처방에 대한 평가를 경험하면서 노하우를 쌓아서 한방엑기스제제의 객관적 평가방법을 확립하는 데 최선을 다하고자 한다고 한다. 또한, 이와 같은 방법론은 몇 년 또는 그 이상 걸릴 것이라고 생각되지만, 서양약과는 다른, 한방약의 특징을 살린 한방약다운 평가법을 반드시 찾아낼 것을 바란다.

문제점

이와 같은 숭고한 이념에 기초한 수많은 한방 엑기스제제가 약가에 추가로 기재되었지만, 오늘날을 살아가는 우리들은 그 이념을 이어받아 계승시키고 있는지에 대해서는 충분히 반성해야 한다고 생각한다. 우리들이 오늘날 직면하고 있는 여러 문제에 관해서 생각해 보고자 한다. 이에 대한 글로써 가장 포괄적으로 문제점을 잘 지적한 테라사와 카츠토시 교수의 1997년 『일본동양의학잡지』에 발표한 논문을 일부 발췌하여 전재한다. 지금부터 마지막까지는 테라사와 카츠토시 교수의 글이다.

한방의학의 정체성을 둘러싸고

한방약 엑기스제제 보험수가 채택으로 한방약 사용이 현저하게 증가하여 부활한 한방의학이라고 흥분하지만, 한편으로는 「한방약」과 「한방의학」은 다른 개념이며, 최근의 역사를 통하여 한방의학 그 자체를 발전시켜야 된다고 하는 비판적 의견도 있다. 즉 한방약 사용 근거 · 적응 · 금기 등은 동양의학의 원리를 이해한 다음 이루어져야 한다는 기본명제를 강조하고 있다.

증을 둘러싼 문제

먼저, 첫 번째로 「증이라는 것은 무엇인가」하는 문제에 대한 자세이다. 이것은 일부 전문가 지식 집단이 비전이라고 하는 것처럼 만고불역이 확립된 것은 아니다. 필자는 「증」은 완전한 작업가설이라고 생각한다. 극단적으로 논하면, 한방방제를 자신의 독립된 방법론에 근거해서 임상응용하고, 확실한 효과를 얻으면 그것으로 충분하다고 할 수 있다.

단, 필자는 옛부터의 전통을 부정할 생각은 조금도 없다. 옛부터 전해져 오는 것이 가장 완전하고, 효과가 있는 방법이라고는 생각한다. 단 여기서 필자가 주장하고 싶은 것은 과거의 방법론을 그대로 답습하고, 그것에 구애만 하고 있으면 앞으로의 한방의학은 완전히 폐쇄적인 자가당착에 빠져서 장래의 학문으로서의 발전성을 확보하지 못한 의료체계밖에 될 수 없다고 생각한다.

한방방제와 부작용을 둘러싼 문제

증에 따라서 한방방제를 처방하면 부작용은 일어나지 않을까 하는 의문이 있다. 소시호탕에 의한 간질성폐렴의 10가지 증례가 크게 보도되었다.

필자가 오늘날까지 30년 이상 한방에 대해서 공부해서 도달한 결론은 수많은 한방약은 면역조정제로서의 설질을 본질적으로 갖추고 있다는 것이다. 생체의 방어기구의 수복작용이 있다고 할 수 있다. 이와 같이 한방방제라는 것을 인식하면, 예를 들면 C형간염 바이러스와 같이 표적장기는 단순히 간장만이 아니고 심근이나 폐의 간질조직에도 영향을 미치는 병태에서는 소시호탕만이 아니고 면역조정작용이 뜻밖에도 간질성폐렴을 일으키는 것은 충분히 생각할 수 있다. 특히 만성간염환자가 감창에 걸린 경우는 새로운 생체의 방어반응이 일어나기 때문에 만성적으로 투여해 온 약제의 작용이 수식될 위험성이 높아지는 것이다.

이와 같은 이론을 좀 더 설명하면 소시호탕만이 아니고 반하사심탕, 小半夏加茯苓湯, 황련해독탕이든 간질성폐렴과 같은 것이 아주 드물게 일어날 수 있다는 사실을 우리들은 염두에 두어야 할 것이다. 이런 종류의 부작용 문제가 일어나면 한방 전문가는 「그것은 증이 맞지 않았기 때문이다」라고 주장한다. 만성질환 환자가 감창에 걸렸을 경우, 한방의학의 상식으로는 「증」이 변하기 때문에 새로운 급성질환에 대해서 그때까지 만성적으로 투여했던 한방방제와는 다른 새로운 처방을 내리게 된다. 그런 의미에서 「증」이 틀렸다는 주장에는 일리가 있지만, 그렇다면 그 이전에 만성적으로 투여해 왔던 한방방제가 전혀 「증」과 맞지 않았기 때문에 부작용이 나타났는지 어떤지는 또 다시 논의해야만 할 문제이다.

앞서서 만성적으로 투여되어온 한방방제가 「증」과 맞지 않은 경우가 부작용의 발생률은 높아질지 모른다. 그러나 한방엑기스제제도 분명한 약제이고, 또한 면역조절을 하는 작용을 기본적으로 가지고 있기 때문에 가령 「증」이 잘 맞은 경우에도 부작용은 일어날 수 있다는 것이 필자의 견해이다. 이와 같은 기본적 인식을 가지고, 부작용이 발생한 경우에는 빠른 시일 안에 적절하게 대처하는 태세를 갖추고 있으면, 그 발생빈도를 보고 한방방제는 지극히 안전한 약제라고 필자는 인식하고 있다.

한방방제의 임상효과의 평가방법을 둘러싼 문제

한방약은 정말로 효과가 있는가 하는 문제이다. 高橋脁正의 「효과가 없다?! 한방약 Q&A」라는 저서가 있다. 이 책의 최대의 문제점은 객관적인 약효 평가법에는 이중맹검 비교 임상시험 이외는 없고, 이런 의미에서 한방약의 효과는 전혀 설명되어 있지 않다. 따라서 「한방약은 효과가 없다」라는 결론을 내리고 있다는 점이다. 거기에는 한방의학의 「증」의 개념에 의한 순차적인 수정에 의한 치료법을 전혀 평가하지 않는 환자부재의 교조주의가 완고하게 존재하고 있다. 바로 메이지 초기에 독일인 교관이 생각한 것과 같은 수준의 발상에 지나지 않는다. 바로 이점이 武見太郎가 의료의 이상을 추구하고, 다른 의학체계를 공평하게 평가하고자 한 태도와 기본적으로 다른 점이다.

그렇다고 해서 한방의학을 실천하는 우리들은 「한방약은 정말로 효과가 있다」라는 것을 입증하지 않으면 안 된다. 현재, 후생성약무국에 의해서 한방제제의 재평가 작업이 진행중이지만, 이 재평가 작업에는 원칙적으로 이중맹검 비교 임상시험이 채용되었다. 소시호탕의 만성간염, 소청룡탕의 알레르기성비염 · 결막염 · 기관지천식, 그리고 대황감초탕의 변비증에 대한 재평가가 끝나고, 그 효과가 확인되었다.

그러나 inactive한 위약을 사용한 이중맹검 비교 임상시험은 실시시설의 논리위원회, 혹은 전문학회의 논리위원회에서 거부당한 상태이고, 앞으로 이것을 실시하는 것은 점점 곤란해질 것이라고 생각된다. 이것을 대체할 방법론으로서 더블 · 다미법이 있지만, 신약 메이커는 한방제제와의 비교시험을 위한 위약을 제공하는 것에 비협력적이고, 이런 종류의 임상비교시험도 실제로는 실시하는 것이 곤란한 상황이다.

이와 같은 상황을 고려해서 한방의학의 체계적인 이념을 살린 새로운 임상평가법도 개발할 필요가 있다. 현재로서는 중앙관리에 의한 무작위화시험, 시설관리에 의한 무작위화시험, 혹은 투여 전과 투여 후의 비교검토 등을 생각할 수 있다. 어느 방법에 있어서도 「證」이 적확한 진단을 할 수 있는 시설을 늘리는 일이, 이런 종류의 임상시험을 실시하는 경우의 전제 조건이 되어야 한다.

한방제제의 의약품으로서의 위치를 둘러싼 문제

1996년 11월 27일, 의료제도심의회에 건의자가 있었다. 즉, 「일반용 의약품유사의약품에 관해서는 일반용 의약품을 보험을 적용하지 않고 구입한 경우와의 공평성을 확보하기 위해서, 급부제외를 포함해서

급부의 방법에 관해서 재검토한다」라고 되어 있다.

여기에서 말하는 「일반용 의약품유사의약품」이 비타민제, 파프제, 한방제제를 의미한다는 것은 이 심의회의 의료보험검토부회의 좌장인, 幸田正孝후생성사무차관(전)이 다른 강연회에서 명확하게 이야기했다. 일반용과 의료용에서 거의 같은 구성인 한방제제가 시판되고 있는 상황이지만, 이것이 의료제도심의회의 답변에서 「국민부담이 불공평하다」「의료상의 긴급성이 없다」라는 논쟁을 일으켰다.

이 문제에 대해서는 이미 요미우리讀賣신문의 「논점」1994년 6월 24일에서 반론한 적이 있다. 한방의학에는 「미병」이라는 개념이 있다. 즉, 생체가 진정한 의미에서의 질병 상태에 빠지기 전에 전조로서 신체적 · 정신적인 부조화를 자각하는 상태가 있다. 어깨결림, 두통, 요통, 권태감, 식욕부진, 위의 불쾌감, 가벼운 설사 증상 등이 나타난다. 한방약은 이 미병의 시기부터 진짜 질병 상태까지를 수복하는 폭넓은 스펙트럼을 형성하고 있다.

그래서 국민들은 경미한 미병의 시기에는 약국에서 한방제제를 구입하고, 실제로 질병에 걸렸을 때에는 의료기관에서 진료를 받고, 의사가 필요에 따라서 한방제제를 처방한다. 이와 같은 구조로 이루어지고 있는 것이 현재 상황이고, 이것은 일본의 문화이기도 하다.

한방제제가 가지고 있는 이와 같은 특질을 이해하지 못하고, 서양의학적인 의약품의 범주에서 일반용 의약품과 유사하다고 해서 의료상의 긴급성이 없다고 결론짓는 것은 명백한 잘못이다. 단, 의료상의 긴급성에 관해서는 구체적인 사례를 모아서, 이것을 공표해 가는 노력이 필요하고, 이 점에서 일본동양의학학회가 해야할 역할이 있다고 생각한다.

한방제제의 품질을 둘러싼 문제

한방제제의 보험약가수재의 경위에 있어서 전제 조건으로 한방제제가 생약을 사용한 탕약과 동등성이 확보되어야 한다고 기술했다. 현재 시판되고 있는 의료용 한방제제는 후생성약무국의 通達이른바 丸漢通達 1985년 5월 31일 약심2제120호에 근거하여, 각 메이커가 표준탕제를 만들어 이것과 동등한 것을 제품화하게 되어있다.

그러나, 이 통달은 약간의 문제를 내포하고 있다. 표준탕제를 구성하는 생약의 분량은 『일반용 한방처방에 대한 입문서』를 기준으로 하고 있지만, 생약은 자연산물이기 때문에 원료 생약에 포함된 지표물질을 폭넓게 적용할 필요가 있고, 실제로 그렇게 되어 있다. 또한, 표준탕제에서 회수된 엑기스 성분량에도 공정에 따라 다소의 차이가 생긴다. 이와 같은 오차를 미리 참작해서 가이드라인에는 표준탕제를 3로트로 만들고, 지표성분의 하한치를 먼저 설정하도록 되어 있다. 원문을 인용하면, 「엑기스 및 최종 제품의 1일 분량의 지표성분에 관해서는 규격 및 시험법에 함량규격을 설정할 것. 이 때, 이 함량규격은 원칙적으로 표준탕제 1일 분량 중의 지표성분의 하한치의 70%이상으로 설정하면 문제가 없지만, 표준탕제의 지표성분 하한치 이상으로 하는 것이 바람직하다.」라고 규정되어 있다.

그러나 이 허용범위를 악용하면 엑기스 농도가 낮은 열악한 제품을 만들 수 있다. 그 수순으로서는 먼저 표준탕제의 지표성분 함유량을 의도적으로 될 수 있는 한 가장 낮은 수준으로 설정한다. 그리고 이것을 표준탕제로서 엑기스 안의 지표성분을 허용범위의 최저 수준(−30% ~ −50%)으로 설정한다. 이와 같이 해서 제조된 한방제제도 규칙상은 가이드라인의 요건을 충족시키게 된다. 가이드라인의 요건의 최고수준과 최저수준으로 제제된 약품의 엑기스농도에는 차이가 2배정도 발생한다고 대략적으로 계산된다.

실제로는 이와 같은 열악한 품질은 나오지 않았지만, 각 메이커의 같은 이름의 제품에 관해서 그 지표성분 함유량에 차이가 많다는 사실을 우리들은 내부자료로서 가지고 있다. 한방제제의 장래를 생각할 때, 각 메이커들이 좀 더 양심적으로 제제를 제공하는 노력이 요구된다. 이것은 기업 논리의 문제이다.

의료경제와 한방치료

의료용 한방제제를 보험약가에서 삭제하려고 하는 정치적인 움직임의 배경에는 이것이 약가수재에 의해서 의약품비를 올리고 있다는 인식이 행정 당국에 뿌리깊게 자리잡고 있는 것도 그 요인의 하나이다. 후생성 보험국 심사과에는 의료용 한방약제의 부적절한 용례라고 보여지는 여러 사례가 조사되었다.

대다수의 의사는 적절하게 한방제제를 운용하고 있지만, 행정 당국에는 의의 해석을 요구하는 부적절한 사례가 고발되고 있다. 이와 같은 극단적인 사례와는 달리 한방의학의 입장에서 보면 한방제제가 적절하게 운용되고 있지 않는 사례도 적지 않다.

예를 하나 들면, 「약간 살이 찐 55세의 여성이 고혈압과 어깨결림, 상기, 변비로 내과에서 진료」를 받았을 때, 서양의학적으로는 칼슘길항제, 근이완제, 항불안제, 설사제가 처방된다. 이것에 조등산엑기스제(162.25엔)를 더하면 하루 약값은 426.85엔이다. 한편, 한방의학의 이념(증)에 근거해서 처방을 하면, 도핵승기탕엑기스와 칼슘길항제의 2제로 문제가 해결된다. 이 경우의 하루 약값은 216.40엔이고 거의 절반수준이다. 이와 같이 한방제제를 「증」에 근거를 두고 적절하게 사용하는 것은 의료경제상의 관점에서도 장려되어 마땅하고, 이를 위해서 한방제제를 발매하고 있는 기업은 의사의 생애교육 등, 올바른 한방의학의 개념을 전달하는 노력을 시급히 서둘러야 할 것이다.

한방제제를 사용한 경우의 경제 효과를 다른 면에서 검증한 사례가 있다. 간경변에 있어서 소시호탕의 분석 결과를 오사카 시립종합의료센터의 岡 博子오카 히로코 등이 보고했다. 간경변환자에게 소시호탕을 장기간 투여하면 간암 발생률이 5년간에 투여하지 않는 대조군에 비해서 약 20% 억제된다는 사실이 밝혀졌다. 이 경제 효과를 1,000명의 간경변환자의 5년간 의료비로 추산하면 대조군에 비해서 소시호탕 투여에 의해서 70억 3,000만엔의 비용이 삭감된다고 한다. 이것을 일본 전국의 간경변환자 15만 6,280명을 기준으로 계산하면 5년간에 약 2조엔의 비용을 삭감할 수 있다. 앞으로 이와 같은 연구 성과를 착실하게 보여 주는 것도 한방제제의 의료상의 의의를 논하는 경우에 중요한 일이라고 생각한다.

근거중심의학 구축 EBM Establishment

한의학 분야에서 2002년, EBM도입을 구체적으로 내가 가장 먼저 도입하였다는 자부심이 있지만, 요즈음 한의학계에서 목소리 높은 사람들이 EBM를 잘못 적용하는 예가 없지 않아서 약간 걱정이 앞선다. 어떤 의미이냐 하면 한의학에 대한 기본적인 문제점과 역할에 대하여 분명하게 인식한 다음, 연구 디자인을 논의하여야 되는데, 리뷰어reviewer들이 이 모든 기준을 양방과 같은 수준으로 요구하는 것이다. 그리고 학회에서 EBM이라고 소개하는 수준도 말 그대로 세계적인 주목을 이끈 논문을 위주로 하면서, 한의학에서는 그 어떤 것도 이 수준으로 검증된 바가 없다라고 결론을 내리는 모습이다. 앞으로 힘을 합쳐서 더 잘 해보자는 이야기가 아니라 아예 처음부터 우리들은 못하지 않느냐 하는 식의 전형적인 자기비하요, 정체성없는 토론의 모습을 보게 된다. 내가 EBM을 외치는 것은 현재 우리들의 경험을 연구 디자인에서 한 단계, 한 단계 업그레이드 시키면서 개인 차원에서 한의계 전체의 파워로 상승시키자는 것이다. 이러면서 우리들이 가능한 범위와 불가능한 범주는 무엇인지 다 같이 찾아 보는 것이다. 가장 기본적인 것이 증례 하나 하나의 보고이다. 이런 기초가 다져지면 다수가 되고, 이것이 더 모아지면 비교 대상 설정의 필요성이 자연적으로 생기게 된다. 그리고 이런 논의가 몇 개의 병원으로 확산되면 이것이 다기관연구로 확대 재생산된다. 이런 과정은 자연스럽게 이루어지는 연속선상에 있게 된다. 이런 기본적인 과정을 무시하고, 대뜸 처음부터 다국적 제약회사가 주도한 그런 디자인을 계획할 수가 없다. 어떻게 지금까지 우리들의 경험을 통하여 비교적 안전하다고 알려진 한방약에 대한 근거를 이 세상에 처음 선보이는 화학제품과 똑같이 취급하려고 하는가. 알고도 모를 일이 한의계의 목소리 큰사람들이 하는 행위이다. 다른 방법이 없다. 늘 강조하지만, 오늘 우리들이 경험한 증례를 모아 학회에 발표하면 된다. 이 조그마한 성실성이 앞으로 우리 한의계를 바꿀 것이다. 그럼 EBM 본론으로 들어가 보자.

현재 의료기술의 급속한 진보에 따라 고도선진의료가 급속한 기세로 일상 진료에까지 들어오기 시작하였다. 고도선진의료가 가져오는 혜택은 크지만, 의료비와 치료에 의한 육체적인 부담도 무시할 수 없다. 이들 치료의 목적은 발병한 환자에 대한 대응이고, 발병을 피하게 하는 것을 목적으로 하지 않는다. 이 때문에 고도선진의료가 진행됨에 따라 사회 전체의 부담은 커지게 되고, 새로운 방향성이 요구된다.

이와 같은 새로운 방향성을 추구하고, 발병을 예방하는 대책과 육체적 · 정신적부담이 적은 의료에 대한 관심이 모아지고 있다. 이 방향성의 하나가 상호보완 대체의료이다. 구체적으로는 아토피성 질환과 화분증 등의 만성질환에서부터 암환자의 QOL일상 삶의 질을 고려한 의료까지 광범위하다. 상호보완 대체의료에서는 인체의 자연치유력을 중시하고, 환자에게 부담을 주는 치료를 될 수 있는 한 적극적으로 줄이는 것을 기대하고 있다. 이 상호보완 대체의료 중에서 「동양의학」이 가지고 있는 치료 효과는 일본 고유의 지식과 경험이 집적되어 있고, 이 성과를 현재의 「근거에 입각한 의료EBM」에 대비시켜 정리하는 것은 중요한 일이라고 생각된다.

EBMEvidence-based medicine 속에는 진료가이드라인clinical practice guideline: CPG 작성도 포함된다. 이 방법론은 서양의학에서 출발하였지만 전통의학에서도 2004년 WHO의 서태평양지역사무국 WHO/WPRO에서 「EBM에 근거한 전통의학 진료가이드라인」 프로젝트가 시작되었다. 2007년 11월 현재까지 기대한만큼 진척은 없지만, EBM에서 한국 한의학이 가장 뒤쳐져 있다는 사실을 인식하면서 집중적인 노력을 기울어야 할 분야이다.

일본에서 EBM이 공식적으로 거론된 것은 1999년 후생성의 의료기술평가추진검토회에서 EBM을 의료 현장에서 행하기 위해서는 치료가이드라인의 작성이 요망된다고 하는 최종보고서부터이다. 「과학적인 근거에 기초한 의료」라는 처음의 번역어는 과학적인 근거와 동시에 환자의 가치관이나 의향을 고려하여 의사가 임상판단을 내려야 할 필요가 있다고 하여 「근거에 기초한 의료」로 바꾸게 된다. 「근거」라는 용어로 인하여 이중맹검과 무작위추출 비교임상시험을 거친 치료법만이 유효하다는 인상을 지울 수 있으나, 치료법 그 이상의 넓은 범위를 포함하고 있다.

이와 같은 최근의 세계적인 의료기술평가동향을 받아들여 2001년 6월 일본동양의학회에 EBM위원회가 설치되었다. 위원회의 설치취지는 동양의학에 있어서 EBMevidence-based medicine의 추진과 EBM이라는 개념을 통해서 현대 서양의학 各 科에 따른 질병치료인식을 공유하고, 한편으로는 이와 같이 함으로써 동양의학에 대한 이해가 한층 높아지는 것을 기대하는 데에 있다. 2002년 5월 17일자로 발간된 보고서 내용이 아직 일본 내에서도 정식 학회지에 발표되지 않았을 때 입수하여, 이 위원회의 위원장인 치바 현 아키바병원 원장인 아키바 테쯔오秋葉哲生에게 한국어 번역과 함께 한국에 대한 소개를 허가받은 뒤 민족의학신문에 번역하여 소개하였다. 아울러 73편 논문들을 완전 번역하여 『EBM과 한방처방』서울 고려의학이라는 단행본으로 출판하기도 하였다. 그러면서 11명의 해당 각 과 교수들에게 번역감수라는 이름으로 같이 참여하게 하여 다 같이 힘을 합쳐 EBM지향 한의학을 꿈꾸어 보기도 하였지만, 출판시장에서는 싸늘하였다. 다소 어렵더라도 반드시 읽어보기를 권하며, 연구방법론으로 이루어진 후편은 이 책으로 대신하고자 생략한다. 실로 방대한 양을 겁도 없이 시도하여 몇 개월간 시름한 생각이 지금도 생생하다. 지금 같으면 알고는 못할 일이다. 40대 초반 한 때 이 조그마한 일이 우리 사회가 변할 수 있다면 얼마나 좋을까 하고 밤새워 작업한 일이 엊그제 같다. 다행히 그 뒤로 한방계에서도 근거중심의학에 관하여 관심을 가지게 되었고, 나도 많지는 않지만 몇 군데 불려가서 강연을 하기도 하였다. 경희대학교 한의학연구소에서 매년 국제학술대회를 여는데, 기본적인 슬로건은 근거중심의학이라는 타이틀로 지금도 계속되고 있다. 나의 공치사 같지만, 내가 한 일 가운데 가장 파장이 긴 것 중에 하나이다. 지금부터 일본동양의학회가 마련한 한방약 EBM 결과를 추적하여 보자.

일차적으로 동양의학의 여러 분야에서 다루어지는 약물요법을 대상으로 했다. 한방약은 현재 일본의 70%이상의 임상의가 나름대로 치료에 사용하고 있는 약물이다. 구체적으로는 1986년의 신제제 기준 실시 이후의 한방제제를 사용한 일정 규모 이상의 연구 보고를 검색해서, EBM의 관점에서 서양의학 各 科에 맞추어 똑같은 평가를 시도하였다. 이와 같은 1986년 이후의 평가대상논문 중에, 근거수준이 높은 833보고를 각 임상영역별로 소개한 것이 임상증거편이다. 이 편의 구성은 현 시점에서 한방임상연구의 전체 내용을 파악할 수 있도록 최대한 배려하였다. 또한 이들은 한방의학에 종사하는 연구자가 좀 더 높은 수준의 임상연구를 기획하고자 할 때에 그 출발점으로 삼을 수 있도록 하였다. 임상증거편에 사용한 논문자료의 선택과 평가는 일본동양의학회의 책임하에 실시하였다.

또한 이들의 임상데이터가 전부 일본 국내에서 실시된 임상연구에 기초를 둔 것으로, 그 대상 환자는 대부분이 일본 국민이라는 사실을 덧붙이고 싶다. 오늘날 신약에 대해 승인을 얻는 데 있어서 수많은 외국의 임상데이터가 들어오고, 일본 국내의 데이터는 그 일부를 차지하는 데 지나지 않는 현 상황에서 이들 데이터들은 적지 않은 의의를 가질 것이라는 사실을 특히 강조하고 싶다.

이와 같은 목적으로 2001년 6월에 일본동양의학회 내에 근거중심의학 특별위원회가 설치되어 1986년부터 나온 임상논문 833편 논문을 리뷰하여 임상 증거편과 연구방법론으로 구성하여 그 결과보고서를 2002년에 발표하였다. 동양의학 방면에서 사상 처음으로 EBM관점에서 서양의학 各 科에 맞추어 평가를 시도한 것이다.

보고서의 후반은 동양의학에 적합한 연구방법을 논하는 연구방법론편이다. EBM은 1991년에 제창되어 서양의학에 있어서도 계속해서 발전하고 있는 개념이다. 하물며 한방의학에 대한 적용은 미개척 영역을 밟는 것과 같다. 따라서 현 시점에서 앞으로 논의하여야 할 여지는 수없이 많으며, 뛰어넘어야 할 수많은 과제가 도사리고 있다. 여러 가지 곤란한 점이 예상되는 연구방법론에 대한 작업은 吉田위원이 중심이 되어 정리했다.

【EBM위원회 위원】

〈위원장〉 秋葉哲生 전통의학연구회 아키바병원

〈위원〉 飯倉洋治(쇼와대학 의학부 소아과학 교수)외 4인

(방법 검토위원) 新井 信(토쿄여자대학 부속동양의학연구소 교수)외 4인

(보고서 집필위원) 山本龍隆(聖마리안대학 예방의학교실 교수) 외 1인

(어드바이서) 矢船明史(키타사토연구소 동양의학 종합연구소)
(논문평가 참가자) 赤瀨朋秀(니혼대학 대학원 글로벌 · 비지니스연구과 교수) 외 49인

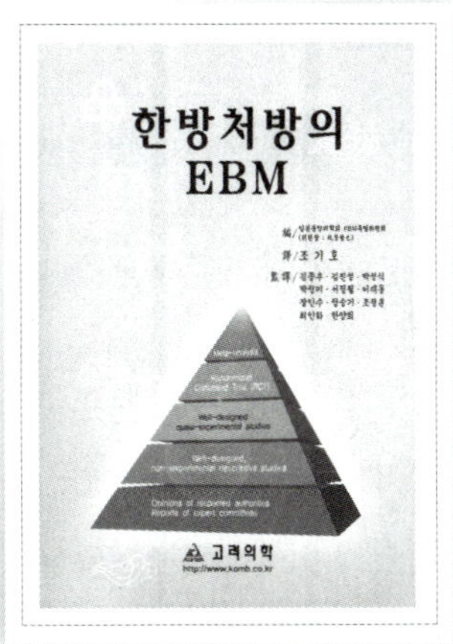

【문헌검색의 기본적 사항】

1) 대상이 되는 임상논문

1-1 한방약에 의한 임상연구 전체를 파악하는 것을 목적으로 하였기 때문에 대상논문으로는 학술지뿐만 아니라 학회와 연구회 기록집의 일부도 포함했다. 1986년 이후의 新製劑 기준하의 한방엑기스제제를 사용한 것을 대상으로 하였고, 切片한약의 탕약, 생약의 散劑, OTC제네릭제제에 의한 것은 제외했다.

1-2 원칙적으로 동일 처방이 관찰기간 중에 시작부터 종료까지 사용되었고, 10증례 이상을 다룬 보고만을 대상으로 하였다.

1-3 기본적인 논문 수집 작업은 일본한방생약제조협회가 하였고, 최종적인 선택은 EBM위원회가 하였다.

1-4 대상논문을 50명의 동양의학회회원의 협력을 얻어서 평가하였다.

1-5 대상논문의 진료과별 일람표

2) 논문평가의 관점

한방임상연구에서는 이미 오랫동안 임상에 제공되어 온 한방제제가 사용되고 있기 때문에, 특별한 경우를 제외하고는 추천의 강도strength of recommendation에서 「실시하지 않는 것을 권장한다」는 정도로 결론이 나는 경우는 생각하기 힘들다. 또한 이번에는 직접적으로 임상 가이드라인작성을 목적으로 하지 않고, 전반적인 임상연구의 실체 파악을 목적으로 하였기 때문에 논문평가의 추천강도는 다음과 같이 분류했다.

* 여기에서 말하는 수준 A, B, C, D는 다음과 같은 내용이다.

A: 실시할 것을 강력하게 추천

B: 실시할 것을 추천

C: 추천할 만한 근거가 분명하지 않다

D: 실시하지 않도록 권고한다.

임상 증거편

1) 소화기계 질환
2) 호흡기계 질환
3) 순환기계 질환
4) 尿路 · 性器系 질환(신장내과)
5) 대사 · 내분비내과
6) 노년과
7) 정신 및 행동장애, 신경계질환
8) 일반외과
9) 尿路 · 性器系 질환(산부인과)
10) 이비인후과
11) 피부질환
12) 정형외과
13) 비뇨기과
14) 소아과
15) 뇌신경외과
16) 치과 · 구강외과
17) 안과
18) 방사선과
19) 항문과
20) 마취과(통증 크리닉)
21) 기타 진료영역

소화기계 질환

소화기 내과는 산부인과와 같이 한방 임상보고가 가장 많은 영역 중의 하나이다. 논문 수는 104보고이며, 이 중에서 이중맹검 랜덤화 비교시험이 6보고, 일반 비교시험이 91보고였다.

식도, 위 및 십이지장의 질환: 소화불량(증)

소위 만성위염의 치료약으로서는 수많은 한방약이 존재한다. 최근 消化器病學에서의 핫이슈는 소화관운동에 대해서 상당히 자세하게 밝혀진 것과, 그리고 H. 피로리균감염과 소화관질환과의 관련이 판명된 사실이다. 대부분 한방약에 상부 및 하부소화관운동에 있어서 합목적의 조정 작용이 있다는 사실이 밝혀지고 있으며, H.피로리균 감염에 대한 한방약의 임상효과 연구가 계속해서 모아지고 있는 상황이다.

근거 六君子湯의 이중맹검 랜덤화 비교시험에서 운동부전형의 상복부 증상 dysmotility-like dyspepsia에 기력 · 체력이 저하된 증례에 유효성이 높은 경향이 나타났다. 이것은 전통적인 六君子湯의 적용상태六君子湯證와 거의 일치한다.

腸의 기타 질환: 과민성 장증후군

과민성 장증후군은 일본에서 현재 계속 증가 추세에 있는 질환이다. 본 질환은 心身症的요소도 강하여 치료에 어려움을 겪는 경우가 적지 않다.

근거 76의료기관의 이중맹검 랜덤화 비교시험에서 286례의 과민성 장증후군에 대하여 桂枝加芍藥湯은 복통, 설사에 대해서 특히 효과가 높았다.

기타 腸의 기능장애: 기능성 변비

생활 시간이 야간에까지 확대되고, 몹시 바쁜 현대인에게는 변비가 증가하고 있다. 또한 나이를 듦에 따라 운동량이 감소함으로써 변비가 되는 경우도 있다. 기질적인 질환이 아닌 기능성 변비에 대해서 한방약에는 다양한 선택 방법이 준비되어 있다.

근거 302례의 이중맹검 랜덤화 비교시험에서 大黃甘草湯은 처음에는 상용하는 양만으로도 僞藥과의 사이에 유의한 차이가 나타났다. 데이터를 추가하여 해석한 결과, 大黃甘草湯은 소량으로도 효과적인 緩下劑이고, 표준량 이하에서도 충분히 효과를 나타낸다는 사실이 판명되었다. 이 302례에서 생약인 감초에 기인하는 僞알도스테론증을 의심할 만한 임상 검사치의 이상 현상이 나타나지 않았다는 점에서 안전성이 높은 한방약이라는 것도 새롭게 밝혀졌다.

肝 질환: 만성간염, 기타 분류되지 않는 것

만성간염 중에서도 C형 만성간염은 오늘날 국민적인 관심사가 되었다. 인터페론과 항바이러스약인 ribavirin의 투여법이 연구된 결과, 치료의 유효성이 향상되고 있지만, 아직 절반의 증례에서 치료방법을 찾고 있지 못하는 것이 현재의 상황이다. 또한 이 치료법에 따른 경제적인 부담도 높아지고 있어, 이런 의미에서도 한방에서의 선택의 폭이 확대되기를 바란다. 치료의 요지는 바이러스의 배제나 혹은 만성간염에서 간경화로 이행하는 것을 가능한 늦추는 것이다. 한방약은 이 영역에서 유용성을 확대시킬 여지가 남아 있고, 앞으로의 연구 진전에 많은 기대를 하고 있다.

근거 非랜덤화 비교시험에서 인터페론요법 종료 후의 C형 간염에 대한 3의료기관에서 50개월간 小柴胡湯을 투여하고, 경과를 관찰한 결과 ALT(GPT)등의 혈청효소의 유의한 저하가 나타났다.

간경화에 따른 유통성 근육경련(장딴지 근육 경련)

간경화에 따른 장딴지 근육 경련은 QOLquality of life를 크게 저하시킨다. 간경화에서는 약물대사기능이 저하되기 때문에, 이와 같은 경우에서 투여 약물의 선택에는 세심한 주의가 필요하게 된다. 芍藥甘草湯은 肝臟毒으로 되지 않고 肝不全을 조장할 염려는 없지만, 예외적으로 생약인 甘草를 하루 양으로서 6g을 함유하기 때문에 계속 복용에 의한 칼륨저하 등에 충분한 주의를 기울여야 할 필요가 있다. 또한 芍藥甘草湯은 취침 전의 투여만으로도 충분한 효과를 발휘하는 경우가 많기 때문에, 항상 주의하면서 소량 투여하는 것이 중요하다.

근거 이중맹검 랜덤화 비교시험에서 芍藥甘草湯은 적용 조건을 선택할 필요가 없이 간경화에 따른 유통성 근육경련(장딴지에 나는 쥐)에 효과가 있었다. 다른 여러 시설의 랜덤화 비교시험에서 간경화에 따른 근육경련에 대해서 芍藥甘草湯에 비해서 牛車腎氣丸이 더 우수하다는 보고도 있다.

담낭, 담관 및 췌장 질환 : 담도의 기타 장애

최근에 이르러 생약인 茵蔯蒿와 山梔子 등의 利膽작용이 주목을 받고 있다. 이 때문에 肝膽道系질환에 대해 새롭게 한방약이 응용될 가능성이 있다. 茵蔯蒿湯을 이용한 利膽작용을 시사하는 임상보고가 있다.

근거 랜덤화 비교시험에서 악성 종양의 폐색성 황달에 대해서 담도 배액술 등의 처치를 실시한 후 茵蔯蒿湯을 투여하여 황달감소작용에 대한 효과를 해석한 결과, 茵蔯蒿湯은 減黃기간을 단축하고, 수술 후 간장애 등의 위험을 경감시킬 가능성이 시사되었다.

호흡기계 질환

호흡기내과에서는 35보고가 수집되었으며, 이 중에서 이중맹검 랜덤화 비교시험이 1보고, 비교시험이 27보고가 있었다. 여기에서는 급성·만성 감염증, 알레르기 기전을 가지고 있는 질환 등에 대하여 한방약의 유용성이 다루어졌다.

▩ 급성 상기도 감염증

이른바 감기라든가 感冒에서는 그 대부분이 바이러스性이라는 사실이 알려져 있다. 인플루엔자 바이러스에 의한 인플루엔자도 여기에 포함되며, 이것은 특히 겨울에 자주 유행하여 고령자의 사망 원인으로서 두려움에 떨게 한다. 최근에 화제가 되고 있는 것은 소아의 인플루엔자 腦症이다. 이와 같은 질환의 악화에 mefenamic acid와 diclofenac 등 범용되는 해열진통제가 어떤 역할을 하고 있다는 사실이 확실하게 밝혀짐에 따라, 임상의들의 감기치료에 커다란 동요가 일어나고 있는데, 이 현상은 지금도 계속되고 있다. 이와 관련하여 한방에서는 무모하게 해열을 시도하는 것은 옛부터 금지되어 왔으며, 완만하게 서서히 發汗을 유도함으로써 결과적으로 해열시키는 것을 철칙으로 여겨 왔다. 한방치료에는 이 원칙이 지금도 남아 있다. 항바이러스제가 계속해서 등장하더라도 예전의 페니실린과 같이 바이러스에 대한 내성이 미해결로 남아 있으면 언젠가는 효과가 없게 될 가능성도 높고, 또한 신약이 언제나 비싸기 때문에 이 영역에 있어서 한방약의 비용대비효과, 안전성 등에서 우위성은 흔들릴 것 같지 않다.

근거 171례의 봉투법에 의한 비교시험에서 세균감염의 가능성이 있고, 또는 39℃ 이상의 발열을 동반하는 경우를 제외하고는 麻黃附子細辛湯이라는 한방약을 사용하면 의료용 종합감기약을 사용하는 경우에 비해서, 감기의 여러 증상이 빠르게 개선되었다. 여기에서는 이른바 證을 고려하지 않고 사용하였으며, 麻黃附子細辛湯이 감기에 대해서는 투여대상을 고려하지 않고 적용하더라도 충분히 효과가 있는 약제라는 사실을 시사하였다.

※ 기관지염

기관지염은 상기도염에서 보면 더욱 진행된 병태이고, 감염을 동반하는 경우가 보통이기 때문에 일반적으로는 한방약만으로는 치료하기 힘들다고 생각하는 경향이 많다. 그러나 현실적으로는 한방약만으로도 단시일에 치료되는 경우가 많다. 한방약은 생체의 감염방어기구에 관여하여 세균감염 등에 대해서도 효과를 발휘한다고 추측된다.

근거 프라세보 대조 이중맹검 군간 비교시험에서 물 같은 담과 기침 혹은 喘鳴을 동반한 224례의 기관지염에 小青龍湯을 3일간 투여한 결과, 유용성 · 안전성이 우수하였다. 이 연구에서 항생제 병용은 없었다는 것이 특히 주목된다.

※ 천식(기관지천식)

기관지 천식은 기저에 깔려 있는 염증성병변에 주목하여 peak flow치에 맞는 충분한 양의 흡입성 스테로이드제를 사용하게 되고, 그 예후는 현저하게 개선되었다. 그러나 여전히 β자극제 흡입의 과량 사용 등의 문제가 있고, 이것이 喘息死의 원인이 되고 있다. 한편으로는 어쩔 수 없이 스테로이드제를 전신 투여하는 증례도 적지 않아, 장기적으로 보면 골다공증과 당뇨병의 유발, 면역력저하 등의 문제를 안고 있다.

근거 랜덤화 비교시험에서 柴朴湯은 일반적인 천식에 사용해도 높은 유효성을 보이는 한방약이다. 스테로이드 의존성 천식 90례를 무작위로 2군으로 나누어 柴朴湯을 12주간 투여한 결과, 스테로이드 양을 50%이상 감량할 수 있었던 증례는 투여군에서 11례 있었는 데 반해, 비투여군에서는 3례였다. 柴朴湯은 환자의 증상을 개선하고, 동시에 스테로이드 양을 감량할 수 있는 유용성이 있는 한방방제라고 평가되었다.

※ 기타 질환

만성폐색성폐질환COPD : chronic obstructive pulmonary disease에 대해서 補中益氣湯을 사용한 군과 비투여의 대조군과의 임상경과를 비교해석한 보고이다. 체중이 증가함과 더불어 겨울철의 감기이환빈도도 감소한다는 사실이 관찰되었다. 이것은 가령 호흡기질환일지라도 한방치료에 있어서는 전신 상태의 개선이 가장 핵심이라는 사실을 시사하고 있다.

순환기계 질환

순환기내과에서 논문 수는 32 보고이며, 이중에서 이중맹검 랜덤화 비교시험는 1보고, 비교시험은 27보고였다. 실제 순환기 분야에서는 한방 임상에서 큰 비율을 차지하고 있지만, 임상연구에서는 예상과는 달리 보고가 적은 것이 현실이다.

저혈압

당뇨병이 오랜 세월 경과하면 당뇨병성 신경증에 기인하는 기립성 저혈증이 일어나는 경우가 있다. 이에 대해서는 좀처럼 좋은 치료법이 없다.

근거 랜덤화 비교시험에서 당뇨병 기립성 저혈압에 대하여 유효한 결과가 나왔다. 五苓散은 甘草를 포함하지 않는 한방약 중의 하나로서 心질환과 腎질환에서도 비교적 안전하게 사용할 수 있다. 또한 臥位 고혈압을 악화시키지 않는다는 것도 본 연구에서는 언급되어 있다.

동맥경화(증)

오늘날의 내과치료는 즉 동맥경화의 치료라고 해도 과언이 아니다. 한방약에는 柴胡加龍骨牡蠣湯과 같이 동맥경화에 대한 효능을 가지고 있는 것이 있음에도 불구하고, 임상의들로부터는 등한시되어 왔다는 인상이 강하다. 이보다도 질환의 증후에 대한 유효성만을 논하고, 병태와 병리에는 그다지 관심을 기울이지 않았다는 것이 일본 한방의가들의 모습이 아닌가 하는 반성을 하게 된다. 현재는 뛰어난 항고지혈증약이 다수 사용되고 있듯이 동맥경화의 문제는 해결되었다고 생각하기 쉽지만, 고령화 사회에 있어서 의료의 안전성과 경제성에서 보면 한방약이 할 수 있는 영역은 아직 많이 남아 있다는 사실을 명심하여야 할 것이다.

근거 한방약이 고지혈증을 개선할 수 있는가가 논의의 요점이지만, 이 논의에 대한 하나의 회답으로서 **大柴胡湯**은 현실적으로 당뇨병과 비만, 고혈압증에 따르는 경증의 고지혈증 등에서 관리가 가능한 경우도 있다.

부정맥 및 전도장애

부정맥치료를 위해서 현실적으로 수많은 한방약이 사용되고 있겠지만, 이에 비하여 임상연구는 적은 것이 현실이다. 이 이유는 심장이 생명에 직결되는 장기의 증상이라는 사실, 서양의학에서는 항부정맥제의 사용이 반드시 생명예후의 개선과 관련이 있는 것은 아니라는 임상연구의 결과가 널리 알려진 사실 등으로 임상가가 소극적인 태도를 보인 데 대한 반영일지도 모르겠다.

근거 切迫流早産時에 사용하는 β자극제인 염산ritodrine주사를 사용하면 부작용인 빈맥이 나타나기 때문에 충분한 양을 사용할 수 없는 경우가 있다. 이 때 **柴胡加龍骨牡蠣湯**을 병용하면 약 사용량을 증가할 수 있어 流早産을 방지하기 위한 충분한 양의 염산ritodrine을 사용하는 것이 가능했다라는 보고이다. 이것은 다른 부정맥에 **柴胡加龍骨牡蠣湯**을 응용할 수 있다는 가능성을 보여주고 있다.

尿路性器系 질환(신장내과)

신장내과는 논문 수가 28보고이며, 이 중에서 22보고가 비교시험이었다. 이번 보고에서는 소아의 腎疾患, 당뇨병성 腎症은 각각 소아과, 대사내분비의 항목에 분류하였다.

신염 · 신증후군

최근에는 만성 사구체 신염에서 腎不全으로 진행하는 예보다 당뇨병성 腎症에서 腎不全으로 이행하는 증례가 숫자상 많아졌다. 한방약에 腎기능의 개선효과가 있는 것이 아닌가 하는 기대가 모아지고 있다.

근거 24시설의 공동연구 결과 24주간 柴苓湯투여는 미소변화군, 증식성 사구체 신염, 膜性 신증에 있어서 요단백 배설량을 유의하게 ($p<0.05$) 감소시키고, 膜性 신증의 클레아치닌 클리어런스를 유의하게 ($p<0.05$) 증가시켰다.

대사 · 내분비내과

대사 · 내분비에는 당뇨병과 고지혈증 등의 질환도 포함되어 있고, 합계 25보고의 임상연구가 있다. 이 중에서 20편의 보고가 비교연구이다.

당뇨병: 인슐린 비의존성 당뇨병NIDDM

40대 이상의 국민 10명에 1명이 당뇨병 혹은 그 예비군이라고 알려진 것도 꽤 오래 전의 일이 되었다. 당뇨병은 현재 일본의 국민병으로 자리잡았다. 한방약에는 이 영역에서도 새로운 역할이 있을 가능성이 있다. 다음 보고는 한방약의 새로운 분야에 대한 응용의 파일럿 스터디이다.

근거 淸心蓮子飮이 인슐린 비의존성 당뇨병에 효과가 있었던 경험에서 힌트를 얻어, 여러 의료기관의 랜덤화 비교시험을 실시한 결과 내당능 이상을 개선시킬 가능성이 나타났다.

당뇨병성 신증

당뇨병의 증가에 따른 합병증으로서 腎症의 증가도 심하다. 신장투석을 도입한 증례에서 그 원인질환에서 가장 많은 것이 당뇨병성 腎症에 의한 신부전이다.

근거 최근 ACE(안지오텐션 변환효소)阻害劑 등이 당뇨병성 腎症의 초기 상태를 개선한다는 보고가 있지만, 다시설 의료기관 비교시험에서 柴苓湯은 초기의 당뇨병성 신증을 개선시킬 수 있는 가능성이 있다.

당뇨병성 말초신경장애

당뇨병성 말초신경장애에 대한 한방치료도 커다란 과제이다. 결론과 함께 윤리적인 문제를 배려하면서 수준 높은 근거중심을 지향한 연구 디자인이 빛을 발하는, 우수한 보고로서 평가할 수 있다. 牛車腎氣丸은 저리는 증상과 冷感을 유의하게 개선하고 振動覺値를 유의하게 저하시켰다.

당뇨병에 따른 혈청지질의 異常, 응고계의 異常

뇌경색과 심근경색 등 혈행장애에 기인하는 질환에 당뇨병이 병존하는 일이 점점 증가 추세에 있다. 당뇨병에 동반하는 지질과 응고계의 이상에 대한 한방약의 효과는 아직 불분명한 점이 많다. 생활습관병을 치료하는 데 적용하기 위해서는 그 나름대로의 근거가 필요하게 된다. 大柴胡湯은 당뇨병에 따른 고지혈증과 응고항진상태를 개선시킬 수 있다는 가능성이 보고되고 있다. 이 영역에서도 좀 더 수준 높은 증례연구가 기대된다.

근거 증례수집연구에서 大柴胡湯이라는 하나의 약제에 당뇨병에 동반한 고지혈증과 응고항진상태를 개선시키는 효능 가능성을 보여 주었다. 당뇨병환자의 검토에서 大柴胡湯은 총콜레스테롤이 높은 수치 군에서 총콜레스테롤의 유의한 감소를 나타내었다.

고지혈증

생활습관병으로서 고지혈증을 한방약으로 치료하고자 하는 시도는 예전부터 이루어지고 있었다. 이 영역도 아직 명확한 증례 연구는 얻지 못하고 있지만, 大柴胡湯이 일부의 혈청지질을 저하시킬 가능성이 있다는 사실이 시사되었다.

근거 랜덤 비교시험에서 大柴胡湯의 16주간의 투여에 의해 중성지방, ApoA-1, ApoE, 과산화지질의 유의한 저하를 인정하였다.

노년과

노년과에는 3보고가 있으며, 이 중에서 비교시험은 2보고이다. 편수가 적은 것처럼 보이지만 이것은 단지 분류한 결과가 이렇게 된 것이고, 관련있는 분야의 질환으로서 호흡기내과, 정형외과, 신경정신과, 이비인후과, 뇌신경외과질환 등에 분산되어 많이 있다.

뇌혈관장애에 따른 연하장애

1986년도 국민생활기초조사에 의하면 65세 이상의 고령자로 누워 지낸 기간이 6개월 이상되는 사람이 22만 명에 이르렀다. 누워서 지내게 된 원인 중 가장 많은 질환이 뇌혈관장애이었다. 이들의 사망원인은 대부분이 폐렴인데, 폐렴의 단서가 되는 원인이 음식물과 타액의 기도흡입이라고 한다. 서양의학에서는 ACE저해제가 연하장애에 대한 개선작용이 있다는 사실이 알려져 임상에 응용되고 있지만, 한방약에도 이와 같은 작용이 있다는 것이 밝혀지게 되었다.

근거 非랜덤화 비교시험에서 뇌혈관장애 환자에게 병적으로 지연된 嚥下반사 시간을 半夏厚朴湯은 개선시킬 수 있다는 사실을 밝혀 내었다. 소규모이지만 임상적으로 시사하는 바가 많은 연구라고 평가된다.

※ 요통 및 좌골신경통

고령자의 일반적인 특징으로서 증상호소가 여러 가지이고, 또한 치유가 기대하기 힘든 병태가 대부분이라는 것이다. 이 경우 한방치료에서는 복수의 증상을 증후군으로 유형화이른바 證의 개념하여 하나의 치료약으로 대처하는 방침이 선택된다. 腎虛의 치료약인 八味地黃丸은 이와 같은 경우에 사용되는 대표적인 약제이다.

근거 증례 수집 연구에서 4주간의 八味地黃丸투여로 머리카락이 빠지기 쉽고, 눈이 흐리고 피로하며, 대변이 단단하고, 손이 아프고, 발이 저리고, 손발이 차다는 등의 항목에서 유의한 개선 증상이 나타났다. 60세 미만보다도 60세 이상에게 유효성이 높았다는 사실도 흥미로운 결과이다.

정신 및 행동장애, 신경계질환

정신신경과 영역에서는 29보고가 있고, 이 중에서 25보고가 비교시험이었다.

※ 혈관성 및 상세불명의 치매, 알츠하이머병

치매성 고령자는 2000년에 150만 명에 이르렀다고 추정된다. 의학계에서는 이에 대한 대책을 서둘고 있지만, 치매의 기전도 일정하지 않고 대책도 오로지 간호 등의 복지적 자립지원에 의존하고 있는 실정이다. 시판되고 있는 항치매약도 어느 정도 현실적으로 효과가 있는지, 아직 미확인의 불안한 상태이다. 지금까지 치매를 대상으로 한방약을 사용한 소규모 임상경험에 대한 보고가 활발하게 이루어져 왔다. 그러나 추가적으로 시험을 다시 해 보면 동일한 결과의 재현성이 나타나지 않는 등, 의견이 일치되지 않는 점도 부인할 수 없다. 이 중에서도 當歸芍

藥散과 釣藤散에 관해서는 제대로 된 임상연구가 발표되었는데, 이 평가는 확실한 근거를 가지고 있다.

근거 다기관 증례 수집 연구에서 12주간 투여한 오픈시험의 당귀작약산은 옷을 입고 벗기, 자발활동의 결여, 개인적 위생관리의 장애, 장소와 시간에 관한 인식장애, 주의력 산만, 정서 불안정, 초조, 침착하지 못함, 두중, 특히 수면 등에 개선이 나타났다.

정신분열증

정신질환에 대한 한방약의 역할은 부작용을 피할 목적 등 보조적인 것에 머무른다는 견해가 일반적이다. 이와 같이 본격적인 치료를 담당하는 약물로서 한방약을 사용한 임상연구가 있다는 것은 대단히 환영할 만한 일이다.

근거 증례 수집 연구에서 黃連解毒湯을 사용한 결과, 첫째는 BPRSBrief Psychiatric Rating Scale의 총득점이 감소하였으며, 증상에서는「우울한 기분」「죄악감」「피해망상」「흥분」에 특히 효과적이었다. 두 번째의 효과는 병용한 대표적인 항정신병약인 haloperidol에 의한 것이 아니라는 사실을 알 수 있었다는 것. 세 번째는 부작용이 나타나지 않았다는 점 등이다.

인후두 異常感症

인후두에 무언가가 걸린 것처럼 느껴지고, 신경이 늘 쓰여지는 상태는 이것만 단독으로 나타나는 경우도 있지만, 천식과 같이 부분 증상으로서 나타나는 경우도 있다. 한방약은 어느 경우에도 유효성을 나타내었다.

근거 非랜덤화 비교시험에서 22례의 인후두 異常感症의 환자에 대해서 香蘇散을 투여한 결과, 香蘇散이 높은 유효율(90.9%)을 나타냈다. 또한 한방적 지표의「氣鬱」상태를 유의하게 개선한다는 사실이 판명되었다.

※ 기타 질환: 구갈

한방약의 역할에 대해서 이른바 서양약의 보조제로서의 기능이 있다. 즉 부작용 방지 등이 이에 해당한다. 정신과에서 많이 사용되는 향정신약은 항콜린작용 등에 의해 타액분비가 감소하여 환자는 구갈로 고통스러워하는 경우가 많다. 麥門冬湯과 白虎加人蔘湯은 구갈을 완화시키는 목적으로 자주 병용된다.

근거 6개 의료기관에서 합동으로 실시한 증례 수집 임상연구에서 白虎加人蔘湯은 투여 전후의 자각증상 비교와 함께 gum test에 의한 타액분비량 측정에서 유의차를 보이고 있다.

일반외과

본래 한방의학은 내과학이고, 외과질환에 대해서는 보조적인 역할을 담당하게 되어 있는 것 같다. 그러나 한방의학은 그 나름대로의 독특한 작용에 의해 현대 의료 현장에서 빼놓을 수 없는 치료수단으로 자리를 잡아가고 있다. 외과영역에서는 60보고의 임상보고가 있고, 이중에서 45보고가 비교시험이었다.

※ 각종 악성 신생물의 치료

악성종양의 보조적 치료약으로서의 한방약은 이미 오랜 역사를 가지고 있고, 수많은 연구보고가 집적되어 있다. 암치료에서 화학요법을 시행하는 시술자는 항상 머리에서 떠나지 않는 것이 경과 중의 백혈구수이고, 그 중에서도 과립구의 수치이다. 과립구증다인자 등이 제제화되어 있다고 하더라도 이들은 가격이 비싸다. 따라서 의료경제면에서도 백혈구 감소를 경감시키는 十全大補湯의 역할이 기대된다. 아울러 암치료에 있어서 최종적인 목표는 누적 생존일 연장 달성에 있다.

근거-1 랜덤화 비교시험에서 위암수술 후 보조화학요법과 십전대보탕 병용은 골수 억제를 비롯해서 생체방어에 관련된 인자의 기능저하 회복, 자각증상의 개선을 통한 QOL의 향상에 도움이 된다는 사실이 판명되었다.

근거-2 랜덤화 비교시험에서 십전대보탕은 암화학요법 환자에게 백혈구 감소를 예방할 가능성이 시사되었다.

근거-3 랜덤화 비교시험에서 유방암의 十全大補湯을 사용해서 연명효과를 확인하였다.

장폐색

본 질환은 한방약이 가장 많이 사용되는 질환 중의 하나로서, 수술 후의 장관유착에 의한 장폐색이 있다. 자주 적용되는 한방약 가운데 가장 대표적인 것이 大建中湯이다. 1980년 중반부터 이 약이 사용되기 시작했지만, 20세기를 마치는 오늘날에 와서 새로운 소화관운동약으로 외국에서 보다 높은 평가를 받고 나서 더욱 널리 사용되게 되었다. 덧붙여 말하면 大建中湯의 출전은 지금으로부터 1800년 전에 나온 고전의서 『금궤요략』이다.

근거 랜덤화 비교시험에서 絞扼性 일레우스가 아니고, 증상이 아주 심하지 않는 유착성 일레우스 53례에 대해서 大建中湯 투여군과 미온탕투여군으로 나누어서 3일간 관찰한 결과, 유의한 효과가 시사되었다.

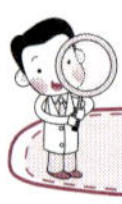

尿路 · 性器系 질환(산부인과)

산부인과에 있어서 한방치료의 역사는 오래되고, 임상연구도 各 科 영역 중에서 가장 많은 131보고를 차지한다. 비교시험이 85보고나 있으며, 이외에는 임상보고이다. 갱년기장애를 대상으로 하는 한방치료의 보고가 대부분이며, 이번에 수집된 범위 내에서는 보이지 않지만, 여성 특유의 증상에 대한 여성 전문 외래가 개설되는 오늘날, 보다 높은 수준의 비교시험 등이 당연히 기획되어야 한다고 생각된다.

자궁근종

자궁근종에 대한 한방약의 기대가 크며, 실제로 수많은 예에서 임상 응용되고 있다. 그러나 과다월경과 월경곤란에 대해서는 그 효과를 인정하지만, 근종의 축소 효과에 관해서는 부정적인 견해가 통용되고 있었다. 그러나 새로운 객관적인 계측을 사용해서 이 통설을 뒤엎는 보고도 있다.

근거 非랜덤화 비교시험에서 桂枝茯苓丸은 자궁근종을 축소시켰다는 결론을 얻어 폐경 전 자궁근종의 자연축소는 거의 없다는 사실, 桂枝茯苓丸의 효과는 자궁내막증 치료제인 danazol과 같은 정도라는 사실 등에서 임상가들에게 각성시킬 만한 내용이 많다.

과다월경

본 질환은 평소에 많이 접하면서 한방치료를 할 수 있는 기회가 많지만, 일반 지혈제 투여와 비교했을 때의 지혈 효과는 분명하지 않다. 효과가 있을 것으로 기대하면서 투여한 것이 사실이었다.

근거 183례의 랜덤화 비교시험에서 芎歸膠艾湯투여군과 서양약의 대표적인 지혈제인 tranexamic acid, carbazochrome, 비타민 C, 비타민 K 병용군과 비교한 결과 전자가 유의하게 빨리 지혈한다는 사실을 밝혀 내었다.

기타: 부인과에 있어서 철결핍성 빈혈

여성의 철결핍성 빈혈 증례는 상당히 많이 있지만, 철 흡수 문제와 철의 이용 장애 등으로 혈색소가 생각한 대로 상승하지 않는 예도 적지 않다. 이 경우에 한방약이 일정한 효과를 발휘할 것이라고 기대되고 있다.

근거 헤모글로빈 9g 이하의 여성 빈혈환자에게 非랜덤화 비교시험에서 철분제와 人蔘養榮湯을 병용하면 유의하게 헤모글로빈을 상승시킨다는 사실이 판명되었다.

부인질환 수술 전의 본인 혈액 저장

수혈에 의한 부작용을 미연에 방지하기 위해서 수술 전의 본인 혈액 저장이 보급되고 있다. Erythropoietin제제EPO가 사용되지만, 한방약을 병용함으로써 그 효율을 높일 가능성이 있다는 논문이 나왔다.

근거 非랜덤화 비교시험에서 수술 전의 본인 혈액 저장에 있어서 EPO, 철분제에 더하여 十全大補湯을 병용한 군에서 그 효율이 좋고 저혈이 가능하다는 사실을 밝혀내어 의료 경제적으로도 유리하다는 결론을 낼 수 있다.

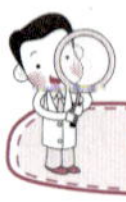

이비인후과

이비인후과에서는 93보고를 검색했다. 이 중에서 1보고가 이중맹검 비교시험이었고, 66보고는 이른바 비교시험이었다. 이 영역도 한방치료가 활발하게 이루어지고 있지만, 임상보고는 생각보다 그렇게 많은 것은 아니었다.

알레르기성 비염

코알레르기는 이제는 국민병이 되었다. 코알레르기에는 삼나무 꽃가루에 의한 것과 같이 계절이 한정되어 있는 것과 1년을 통해서 증상이 나타나는 통년성의 두 유형이 있다.

근거 61시설이 공동으로 220례의 통년성 코알레르기를 대상으로 한 이중맹검 랜덤화 비교시험을 실시한 결과, 중간 정도의 개선에서부터 현저한 개선의 비율은 小青龍湯군이 유의하게 뛰어나다는 결과를 얻을 수 있었다.

피부질환

피부과에서는 46개의 임상보고가 있고, 그 중 41개가 비교시험이었다. 아토피성피부염은 병에 걸린 환자 수도 많고, 서양의학에서도 치료에 난항을 겪고 있어 한방치료에 기대가 모아지고 있다.

⊠ 아토피성 피부염

아토피성 피부염은 서양의학만이 아니고, 한방에 있어서도 치료가 어려운 질환 중의 하나이다. 피부질환은 또한 미용상에 있어서 어려운 문제를 안고 있기 때문에 비교시험 등을 실시하기에 매우 어려운 경우도 있다.

근거-1 만성습진, 아토피 피부염에 대하여 10시설의 피부과에서 실시한 十味敗毒湯과 clemastine fumarate(레카솔 , 抗히스타민제)과의 랜덤화 비교시험에서 동등한 유효성을 보였다는 보고이다. 해석 과정에서 한방적인 사고방식에 근거를 두고 사용한다면 十味敗毒湯이 보다 뛰어난 효과를 나타낸다는 사실이 시사되었다.

근거-2 피부과 전문의가 진료하는 9시설에서 아토피성 피부염, 지루성 습진, 화폐상 습진, 만성습진 등 111례의 증례 수집 연구에서 消風散을 사용한 결과 유용성이 높다는 보고이다.

⊠ 尋常性 좌창

수많은 환자들을 괴롭히는 피부질환에 尋常性 좌창이 있다. 젊은 사람에게 다발하는 질환이기 때문에 좋은 치료관계를 구축하는 것이 진료실에서 가장 먼저 해야 될 일이다. 이 영역에도 높은 신뢰성을 보여 주는 다수의 보고가 있다.

근거-1 268례의 尋常性 좌창 非랜덤화 비교시험에서 十味敗毒湯과 黃連解毒湯을 병용해서 양호한 결과를 보인 임상보고이다. 尋常性 좌창에 사용되는 한방약에는 그

밖에 荊芥連翹湯이 있다.

근거-2 10시설의 非랜덤화 비교시험에서 139명의 좌창 환자를 나누어서 테트라사이클린계 약물단독군, 荊芥連翹湯단독군, 이 두 약제의 병용군으로서 3群間 비교를 실시한 결과, 荊芥連翹湯은 테트라사이클린과 동등한 유효성을 발휘한다는 사실이 판명되었다. 유효율이 가장 높았던 것은 병용군이었다.

정형외과

정형외과에서는 21보고가 집계되었으며, 그 중에서 18보고가 비교시험이었다.

만성관절 류마티스

만성관절 류마티스는 교원병의 일종으로서, 최근에 증가추세에 있는 질환이다. 서양의학적으로는 종래의 치료에 면역억제제가 치료약제로 추가되고 있다. 한방에 대한 기대도 높은 질환으로서 수준 높은 임상연구가 기다려지는 것이 현 상황이다. 한방약의 柴苓湯은 면역조절작용과 항염증작용에 의해서 류마티스에 대한 효과가 기대되는데, 이 柴苓湯에 관해서는 이미 국내에서 수많은 보고가 있으며, 또한 여러 류마티스치료에 적용되고 있다.

근거 해외 잡지에 게재된 柴苓湯의 30례 류마티스에 대한 非랜덤화 비교시험의 예비임상시험 결과에서 유효성이 시사되었으며, 본격적인 임상연구를 실시하는 것이 타당하다고 결론짓고 있다.

변형성 무릎관절증

고령화의 진전으로 무릎관절로 고생하는 사람이 증가하고 있다. 변형성 무릎관절증에 사용되는 한방약이 많이 있다는 사실은 널리 알려져 있다. 그 중 하나가 越婢加朮湯이다.

근거 한방적으로 越婢加朮湯의 적용이라고 생각되는 남녀 33례의 非랜덤화 비교시험에서 동일 처방을 사용한 결과 疼痛步行能, 腫脹의 항목에서 유의한 개선을 보였다는 보고이다. 이 보고에서 특별히 강조되는 것은 치료 전후에서 관절액의 catalase활성을 측정하여 유익한 저하를 나타내었다는 점에서 越婢加朮湯의 효과를 다른 관점에서 밝혀 내었다.

척추관 협착증

跛行을 특징으로 알려진 척추관 협착증도 최근에 증가하고 있는 질환이다. 여기에는 전통적으로 補腎劑라고 불리는 일군의 약제가 사용되고 있는데, 신뢰할 만한 임상연구에 의해 그 효과가 확인되었다.

근거 본 연구는 요부척추관 협착증이라고 진단된 27례의 랜덤화 비교시험에서 八味地黃丸群과 항염증제인 프로피온酸群의 2군을 랜덤으로 나누어 8주간의 경과를 비교한 것이다. 이 결과 요통, 요부 운동근, 하지가 땡기는 느낌, 저리는 느낌, 陰部灼熱感, 냉감, 요배근긴장, 하지지각장애 등 모든 부분에서 유의(냉감만 $p<0.05$, 다른 항목은 $p<0.01$)하게 개선되었다. 소규모에서도 연구디자인을 생각해 내어 자세히 경과관찰만 하더라도 충분히 신뢰할 수 있는 증례연구를 얻을 수 있다는 사실을 보여준 좋은 예이다.

골다공증

골다공증은 21세기 일본에서 커다란 비중을 차지하는 질환으로 자리를 잡고 있다. 비교적 새로운 분야이지만, 한방약에는 몇 가지의 유망한 약물이 존재한다. 그 중의 하나인 桂枝加朮附湯에 관해서 흥미로운 임상보고가 있다.

근거 51례의 골다공증을 가진 남녀를 3군으로 나누어 진행된 非랜덤화 비교시험에서 각각 桂枝加朮附湯, 骨量감소개선약인 Ipriflavone(Osten®), 非스테로이드성 소염진통약인 Oxaprozine(Actirin®)을 투여하고, 9개월간 骨量측정과 고통점수pain score에 의한 동통의 추이를 관찰했다. 그 결과 桂枝加朮附湯群은 Ipriflavone과 동등하게

骨量이 유지되고, Oxaprozine과 동등한 진통 효과를 나타냈다. 이 보고에 앞서서 같은 저자들은 桂枝加朮附湯의 골다공증에 대한 효과를 보고하면서 桂枝加朮附湯은 일부의 증례에서 유의한 骨量증가를 인정하여, 한방약의 작용이 단순히 진통 효과에 그치지 않을 것이라는 가능성을 제시하였다.

비뇨기과

이 영역에서는 64보고가 수집되었고, 이 중에서 46보고가 비교시험으로 이루어졌다.

腎출혈(미소혈뇨)

성인에서 미소혈뇨의 예는 요로계 종양이 부정된 다음, 특발성 현미경 적혈뇨를 어떻게 다루어야 하는가에 대해서 고심하는 경우가 적지 않다. 혈뇨가 지속되면 환자의 불안은 갈수록 높아지며, 따라서 임상의로서는 가능하면 치료하고 싶은 마음이다.

근거 특발성 현미경적 혈뇨의 여성 증례 68례 랜덤화 비교시험에서 無투여의 대조군, 芎歸膠艾湯群, 柴苓湯群의 3군으로 나누어서 초진 때와 4주 후에 요도를 통해 소변을 채취해서 검사한 결과 芎歸膠艾湯, 柴苓湯 모두 대조군에 비해서 유의하게 개선이 있었다.

요도결석

요도결석에 대한 치료는 예전에 자연배석을 기다리든가 아니면 외과적 수술밖에 없었던 시대에 비하여, 요즈음은 체외충격파를 사용한 결석 파괴가 이루어지게 되어 완전히 상황이 바뀌게 되었다. 그러나 파괴 처치 후에 파편을 재빠르게 배출하는 것이 곤란한 경우도 있다.

근거 체외충격파로 결석 파괴 수술을 받은 74례에 猪苓湯을 투여하고, 이 군과 거의 같은 연령, 성별, 결석의 크기, 결석의 위치를 가지고 있는 75례를 대조군으로하여 비교검토하였다. 그 결과 20㎜이하의 결석에서 유의하게 배석까지의 시간이 짧다는 사실이 판명되었다.

남성불임증

남성불임의 치료도 한방의 역할이 기대되는 분야이다. 본증에 관해서 補中益氣湯은 수많은 임상연구가 이루어지고 있는 한방약이다.

근거 정자 농도가 낮든가 정자의 운동률이 저하된 남자불임 20례의 非랜덤화 비교시험에서 補中益氣湯을 투여한 그룹과 정액 검사를 3개월 이상 간격을 두고서 실시 가능하였던 29례 비투여 그룹을 비교하였다. 그 결과 정자결핍증 · 정자무력증군에서는 정자 농도, 정자 운동률 모두 補中益氣湯투여 후에 유의하게 개선되었다.

기타: 배뇨장애

한방약의 부작용으로 알려진 보고에는 생약 麻黃을 포함한 방제에 의한 배뇨장애가 있다. 이 麻黃은 고령자에게는 일률적으로 금기로 하여야 된다는 주장도 있지만, 한편에서는 특별히 문제 삼을 것까지는 없다고 주장하는 학자도 있다. 이것이 어느 정도로 나타나는가는 임상연구의 결과를 기다리는 수밖에 없지만, 여기에 흥미있는 임상연구보고가 있어서 이 문제를 생각하는 데 있어서 조금이라도 도움이 되고자 한다.

근거 증례 수집 연구에서 전립선 비대환자가 안심하고 복용할 수 있는 한방의 감기 치료약을 찾을 목적으로 전립선 비대환자 10례에 麻黃附子細辛湯의 하루 복용량의 3분의 1 즉, 1회 복용량을 투여했지만, 尿流측정치에는 변화가 없었다. 본 연구의 저자들은 전립선 비대환자의 감기에 麻黃附子細辛湯을 보통량 7일간 투여하였지만, 지금까지 배뇨곤란과 요폐는 나타나지 않았다고 한다. 이들 환자들은 종래에 시판되고 있는 감기약에서는 배뇨곤란이 일어났다는 것이었다.

소아과

소아 감염증

선천적 질환이 문제가 되는 시기를 지나면, 소아건강을 위협하는 가장 무서운 것은 감염증이다.

바이러스성 감염증

21세기에 이르러서 다시 부흥하는 감염증으로서 소아에서 홍역이 증가하고 있다. 홍역은 비교적 심한 증상을 띠는 바이러스 감염증으로, 不全型 등의 경과를 나타내는 경우는 거의 없기 때문에 일단 병에 걸리면 환자의 보호자측도 치료측도 모두 신경을 써야 한다. 유행성 이하선염은 소아병동의 바이러스성 수막염의 원인 질환의 절반을 차지한다. 小柴胡湯이 멈프스mumps 수막염의 발증을 억제한다는 흥미로운 보고가 있다.

근거 증례 수집 연구에서 소아과의로서 3년 동안 경험한 멈프스 가운데 小柴胡湯 투여군 122명과 비투여군 130명의 임상경과를 비교하였을 때 38℃ 이상의 발열자에게는 차이는 없었지만, 합병증인 수막염의 발증에는 차이가 나타났다. 또한 1993년에 경험한 홍역에서 升麻葛根湯 투여군과 비투여군을 비교하였을 때 투여군에서 有熱기간이 유의하게 단축된 결과를 얻을 수 있었다.

반복적인 기도감염

소아가 감기에 걸리는 빈도는 개인차가 있다. 이른바 허약아동은 병에 걸리는 빈도도 높고, 중증화되기 쉬운 특징이 있다. 이와 같이 쉬감염상태의 개선에 사용되는 것이 柴胡桂枝湯이다.

근거 증례 수집 연구에서 연간 7회 이상의 감기 증상을 보이는 소아를 쉬감염소아로 정의하고, 柴胡桂枝湯을 1년간만 투여하여 투여 종료할 때의 상태와 그 후 2년간의 경과 관찰로 유효성을 판정하였다. 이 보고의 결과 저효와 유효를 합계해서 80.8%의 소아에게 개선 효과를 보았다고 하였다.

소아기 腎질환 만성신염, 신증후군

소아기의 만성 신질환 치료는 이 후 환자의 건강한 성장 과정까지 염두에 둔 치료법을 선택하는 것이 가장 바람직하다. 임상의나 가족들의 기대는 면역억제나 스테로이드제가 소량으로 해결되는 한방치료가 가능한지 않은지에 달려 있다. 柴苓湯은 이와 같은 기대에 부응할 수 있는 한방약 중의 하나이다.

근거-1 소아 신증후군은 스테로이드 반응성이 높은 반면, 재발률도 높고, 스테로이드 장기투여에 의한 부작용이 문제되어 왔다. 스테로이드의 투여량이 많고, 기간이 길수록 재발률을 억제할 수 있다는 보고가 있지만, 35개 의료기관의 221례 랜덤화 비교시험에서 柴苓湯을 병용함으로써 스테로이드 장기투여와 단기투여에 따른 차이가 거의 없다는 결과에서 스테로이드 감소효과를 기대하게 만든다.

근거-2 모든 예에 腎生檢을 실시하고, 조직진단을 한 IgA 腎症 101례를 柴苓湯군과 대조군으로 랜덤화 비교시험한 결과, 柴苓湯群에서는 유의하게 1일 뇨 중 단백배설량, 이른 아침 뇨에서의 尿潛血이 감소하였고, 尿 소견의 정상화율이 높다는 사실이 판명되었다. 전향적인 비교연구는 신장 분야의 연구에서 매우 어려운데, 이런 점에서도 본 연구는 높이 평가될 만하다.

뇌신경외과

이 보고서에는 본래 뇌신경외과에서 맨 처음으로 다루어지는 경우가 많은 뇌혈관장애, 그 후유증 등도 포함되어 있다. 이들 질환은 순환기영역으로 분류되는 경우도 있다. 이 영역의 전체 논문 수는 31보고이고, 이 가운데 이중맹검 랜덤화 비교시험 2보고, 비교시험 14보고였다.

※ 뇌혈관성 치매

고령의 치매환자는 고령화가 진행됨에 따라서 더욱 증가될 전망이다. 항치매작용이 있다고 추정되는 當歸芍藥散과 釣藤散이 이미 치료제로 사용되고 있다.

근거-1 15시설의 139례의 뇌혈관성 치매에 대해서 이중맹검 랜덤화 비교시험을 실시했다. 조등산은 8주 및 12주에서의 전반개선도에서 우수한 개선증상을 나타냈다. 또한 자각증상에서는 전반개선도에 있어서 8주, 12주에서 유의차가 있었다. 정신의학적 징후에서는 전반개선도에서 4주, 8주, 12주의 모든 과정에서 개선되었다. 自發會話, 표정, 계산능력, 야간섬망, 불면, 환각증상 등이 개선되었다. 12주가 되는 시점에서 일상생활 동작의 개선도 유의차가 있었다. 8주에는 옷을 입고 벗는 동작에도 유의차가 인정되었다. 釣藤散은 뇌경색 이외에도 뇌 순환부전에 기인하는 고령자의 여러 증상 개선에 효과가 있다.

근거-2 5시설의 22례를 랜덤화 비교시험에서 조등산 투여군과 dilazep dihydrochloride 투여군으로 배당하여 12주간 투여하였다. 그 결과 두통, 두중, 어깨결림, 불안초조, 현기증에서 유의하게 조등산이 우수한 효과를 나타냈다.

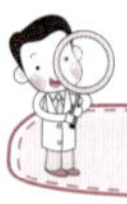

치과·구강외과

치과 · 구강외과에서의 논문 수는 25보고이고, 이 중에서 비교시험은 15보고이다.

※ 쇼그렌 증후군에 의한 타액분비장애

쇼그렌 증후군의 타액분비장애에는 2001년에 서양약으로서 무스카린 수용체 작동약이 적용되게 되었다. 한방약에서는 맥문동탕과 白虎加人蔘湯 등이 적용되는 경우가 많다.

근거 72례의 쇼그렌 증후군을 非랜덤화 비교시험에서 麥門冬湯群과 補中益氣湯群

의 2군으로 나누어서 4주간 투여하고, 이어서 처방을 서로 변경해서 4주간 투여하였다. 이 사이에 gum test로 타액분비량을 측정했다. 이 결과 麥門冬湯은 補中益氣湯보다 타액분비량을 유의하게 증가시킨다는 사실이 판명되었다.

발치 후 동통

치아를 뽑은 후의 동통 관리에는 非스테로이드성 진통소염제가 적용된다. 그러나 위궤양과 아스피린 천식 예에서는 立效散이 적용되는 경우가 있다.

근거 50증례의 증례 수집 연구에서 치아를 뽑은 후에 立效散을 사용했을 때 보통 치아를 뽑은 후의 동통이 경도라고 예상되는 경우에는 충분한 진통 효과를 기대할 수 있었다. 그러나 어렵게 치아를 뽑은 후에는 동통이 중등도 이상이라고 예상되는 경우에는 충분한 진통 효과를 기대할 수 없었다는 결과를 얻었다.

舌痛症

舌痛症은 심신증적인 요소가 있으면서 치료가 어려운 질환이나 한방치료에 대한 기대가 모아지고 있다. 柴朴湯은 이와 같은 경우에 적용되는 경우가 있다.

근거 104례의 舌痛症을 랜덤화 비교시험에서 柴朴湯 투여군과 diazepam + 비타민 B 투여군으로 나누어서 3개월간 투여한 다음, 그 경과를 검토분석하였다. 柴朴湯 투여군이 임상효과($p<0.05$), 부작용발현($p<0.001$), 자각증상($p<0.01$) 등에서 모두 뛰어난 효과를 나타내었다.

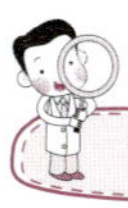

안과

눈물분비 감소증 안구건조증

눈물분비 감소증은 오늘날의 안과질환이다. 눈물분비는 쇼그렌 증후군 이외에는 그 원인이 분명하지 않다. 무스카린 수용체 작동약이 임상응용 될 가능성이 있는 한편, 기존의 약제로서는 麥門冬湯 등의 한방약도 사용되고 있다.

근거-1 60명의 원인 불명의 안구건조증에 대한 非랜덤화 비교시험에서 人蔘養榮湯과 점안약군, 점안약단독의 2군으로 나누어서 12주간 이상 연속 투여한 결과, 인삼양영탕의 타각소견에 대하여 유의한 개선 증상을 인정했다.

근거-2 11례의 눈물분비 감소증에 대한 증례 수집 연구에서 맥문동탕을 1-6개월 복용했을 때, 맥문동탕은 자타각 소견상 유의한 개선을 인정했다.

포도막염

포도막염은 여러 난치병 가운데 안과 영역에서의 합병증이고, 스테로이드와 면역억제제가 적용되는데, 이들 약물 감량을 목적으로 柴苓湯이 병용되는 경우가 있다.

근거 베체트병, 原田病, sarcoidosis, 病型분류불능의 포도막염의 25례 증례 수집 연구에서 시령탕을 투여하였을 때 베체트병에서는 발작 횟수가 감소하였으며, 原田病에서는 재발이 없이 스테로이드의 이탈이 가능하였다. 또한 경증의 포도막염에도 효과가 있었다.

황반부종

시령탕은 또한 황반부종에도 적용된다.

근거 황반부종으로 진단된 68례 91眼에 대한 증례 수집 연구에서 시령탕을 투여한 다음, 檢안경과 細隙燈현미경을 사용하여 경과를 관찰한 결과, 시령탕은 前增殖性 당뇨병 망막증과 망막정맥 폐색증에서 유의하게 개선되었고, 또한 망막부종은 前增殖性 당뇨병 망막증에서도 개선되었다.

기타

기타 안과질환 중에서도 한방치료의 적용이 되는 것은 적지 않다.

근거 오늘날 노동 환경인 VDT작업자는 시력 저하를 초래하는 경우가 많은데, 이와 같은 38례에 대한 非랜덤화 비교시험에서 조절마비 점안제단독군과 점안제에 苓桂朮甘湯내복을 병용한 두 군으로 나누어 경과를 관찰하였을 때 영계출감탕 병용군은 조절마비제 점안제단독보다도 치료 전 裸眼시력이 0.3에서 0.6 정도로의 裸眼시력과 완전교정 굴절도의 개선에 효과가 있었다고 밝혀졌다.

방사선과

서양의학 분야 중 방사선과 영역에서는 비교적 오래 전부터 한방진료의 역사가 있었다. 전체 논문 수는 6편이며, 이 중에서 비교시험은 5 보고가 모여졌다.

악성종양의 방사선 치료시 부작용과 한방

요즈음 방사선치료의 부작용 중 하나인 백혈구 감소에 대해서 한방약이 효과가 있지 않을까 하는 기대가 모아지고 있다. 임상 현장에서는 실제로 다수의 예에서 한방약이 적용되고 있지만, 질환이 악성 종양인 만큼 신뢰할 만한 임상연구를 기다리고 있는 것이 현 상황이다. 人蔘養榮湯은 방사선치료를 할 때 백혈구 감소를 경감시킬 가능성이 있다.

근거 전국의 22시설이 참가해서 126례를 대상으로 실시한 랜덤화 비교시험에서 인삼양영탕의 투여 · 비투여의 두 군에 있어서 환자 배경에는 차이가 없었으며, 자각증상 개선도, 임상검사소견 개선도백혈구수, 주치의 판단에 의한 전반개선도의 모든 항목에서 유의한 차이를 보였다. 證別 전반개선도에서는 투여군에서 인삼양영탕의 證으로서 식욕부진, 피로권태감 등의 자각증상이 있는 사람을 〈人蔘養榮湯의 證〉이라고 생각하여 검토한 바, 투여군에서는 人蔘養榮湯證이라고 판단된 군에서는 유효 이상이 50%, 인삼양영탕의 證이 아니라고 판단된 군에서는 39%이었다.

항문과

항문과는 한방치료와 인연이 깊다. 오늘날에 있어서 친숙한 紫雲膏

도 乙字湯도 에도시대에 고안해 낸 치질용의 일본 경험방이다. 이 영역에서는 6편의 임상보고가 있으며, 4개가 비교시험이다.

裂肛 · 치질

裂肛은 항문괄약근이 심하게 긴장되어 있을 때, 딱딱한 변의 배설에 의해 항문상피가 찢어져 출혈과 함께 심한 통증을 동반하는 질환이다. 이와 같은 통증은 배변에 대한 공포감을 자아내어 배변을 거부하게 만든 결과, 대변은 더 딱딱하게 되는 악순환에 빠지게 된다. 芍藥甘草湯이 이와 같은 상태에 효과가 있다는 보고가 있다. 치질에 자주 적용되어 효과가 뛰어난 것이 乙字湯이다. 乙字湯은 에도시대의 의학자 原南陽이 고안해 낸 한방약이다.

근거-1 100명의 裂肛환자를 치료법에 의해 2군으로 나눈 非랜덤화 비교시험 즉 연고만의 단독군과 연고 + 芍藥甘草湯군의 두 군으로 나누어 시험되었다. 그 결과 환자 만족도, 전반개선도, 유용도는 芍藥甘草湯군에서 높은 결과를 얻을 수 있었다.

근거-2 11시설이 참가하여 98례를 대상으로 실시된 증례 수집 연구이다. 일부러 inactive placebo의 좌약제주 : 증상이 심할 때에 환자가 임의로 다른 치료약을 사용하지 않기 위해서 치료약이 들어가 있지 않은 좌약을 환자에게 주어 사용하게 하였다를 사용해서 될 수 있는 한 乙字湯만의 효과를 판정하고자 고안해 내는 등 매우 고심한 연구디자인을 구축한 점은 대조군을 두지 않는 시험이지만, 그 결과를 높이 평가할 수 있다. 경과 관찰도 자세하게 이루어져 신뢰성은 높다.

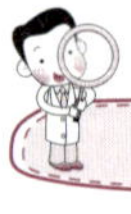

마취과(통증 크리닉)

고령화 사회라는 것은 동통성 질환을 많이 가지고 있는 사회이기도 하다. 이 영역에서도 한방치료의 필요성이 높아지고 있다. 전부 37편의 논문이 있고, 1보고는 이중맹검 비교시험이고, 29보고가 통상적인 비교시험으로 이루어졌다.

※ 안면신경마비

안면신경마비는 그 원인에 따라 다르겠지만, 증례에 따라서는 완전한 회복을 기대할 수 없는 경우도 있어 치료하는 데 의외로 고생하는 경우가 있다. 서양 의학적으로는 스테로이드제가 일반적으로 사용되지만, 시령탕이 더욱더 효과가 있다는 연구보고이다.

근거 여기에서는 원인이 분명하지 않은 안면신경마비인 벨마비 99례를 非랜덤화 비교시험에서 스테로이드 투여군, 시령탕 투여군, 非투여군의 3군으로 나누어서 검토한 결과, 스테로이드의 효과는 非투여군과 다름없이 효과가 없었고, 시령탕群만이 마비 수치상 유의한 변화를 보였다. 이것은 스테로이드를 제1선택으로 하는 지금까지의 통설을 뒤엎는 결과이다. 주목할 만한 가치가 있는 연구로서 추후 추가 시험결과가 기다려진다.

※ 안면경련

안면경련은 안면신경 지배근에 보이는 주기적 불수의운동을 일으키는 질환이다. 보톡스botulinus toxin의 국소주사나 쟈넷Janet의 수술 등도 실시되지만, 일상적인 치료수단이 아니기 때문에 권하는 쪽도, 받아들이는 쪽도 소극적인 자세가 보통이다. 이 질환에 芍藥甘草湯이 효과가 있다는 보고가 있다.

근거 랜덤화 비교시험으로서 배경인자에 유의차가 없는 20례의 안면경련을 芍藥甘草湯 투여군 10례를 非투여군 10례로 무작위로 나누어서 치료 경과를 관찰한 결과, 半定量的 4단계 중증도 수치의 비교에서 투여 12주 후, 16주 후에 있어서 모두 유의차($p<0.05$)를 가지고 작약감초탕이 개선시켰다.

기타 진료영역

어느 특정 진료과로 분류하기 어려운 증례보고를 여기에 정리한다. 말하자면 틈새 영역에서의 한방약의 활용이다.

※ 상부 또는 하부소화관검사의 前處置

통상적인 검사에서 사용되는 항콜린제와 글루카곤glucagon의 주사 대신에 芍藥甘草湯을 복용시킨다는 다수의 연구가 있다.

근거-1 非랜덤화 비교시험으로서 58례의 상부소화관 내시경검사환자를 항콜린제 주사군과 작약감초탕 내복군과의 2군으로 나누어서 VASvisual analogue scale에 의해서 「통증」「고통」을 수치화해 비교했다. 그 결과 작약감초탕은 항콜린제와 동등한 고통완화효과를 나타내었다. 70세 이상의 피험자는 모든 예에서 작약감초탕을 투여한 바, 통증과 고통의 정도가 70세 미만과 동등하였다. 芍藥甘草湯을 前처치에 사용하는 임상연구는 注腸의 前처치에 있어서도 실시되고 있다.

근거-2 3시설에서 60례를 대상으로 이루어진 랜덤화 비교시험에서는 Brown變法群과 芍藥甘草湯 투여군 각 30례로서 실시되었는데, 작약감초탕群은 유의하게 숙면을 취할 수 있었고, 야간의 복통과 배변을 유의하게 개선시켰다.

근거-3 2시설 60례의 랜덤화 비교시험에서 대장내시경검사에서 Brown변법군, 大黃甘草湯群으로 무작위로 나누어서 실시한 결과를 비교분석했다. 대장내시경검사의 前처치법으로서 대황감초탕을 사용한 방법은 腸管의 세정능력이 뛰어나고, 거의 모든 예에서 정확한 검사가 가능하였다. 따라서 대황감초탕을 사용하는 前처치법은 매우 유용한 방법이다.

※ 기타: 有痛性의 근육경련

芍藥甘草湯은 有痛性의 근육경련 병태에 응용된다. 이 임상보고는 원인이 알코올 의존성인 경우이다.

근거 16례의 알코올 의존증에 동반한 장딴지 근육 경련 환자의 증례 수집 연구에서 芍藥甘草湯을 이용하여 양호한 결과를 얻을 수 있었다.

의료경제

최근 고령화 사회에 따른 의료 수요의 증대와 더불어 의료경제는 증가의 도를 더해가고 있다. 한방치료는 간결한 처방구성으로 치료가 이루어진다는 특징을 가지고 있고, 또한 저렴한 의료비용으로 해결이 가능한 의료기술체계이다. 이 때문에 특히 의료경제 항목을 두어 이와 같은 연구보고를 다루기로 하였다. 서양의학의 철분제는 단독 복용에서 胃를 상하게 하기 쉬워 위장약 등의 보조약이 필요하게 되고, 결과적으로는 약제비용이 높아지게 되는 경우가 많다. 한방약이 적절하게 운용된다면 이와 같은 보조약은 필요없기 때문에 저렴한 가격으로 해결될 수 있다.

근거 철결핍성 빈혈에 대하여 Ferromia®정 투여 217례와 당귀작약산 투여 147례를 비교한 결과 유효성, 안전성, 경제성의 모든 면에서 당귀작약산이 높은 유용성을 나타내었다.

한방의학 관련 잡지 소개

일본에 대하여 좋지 않은 감정을 가지고 있는 사람들이라고 하여도 일본에 자주 다니다 보면 일본인들의 책 좋아하는 분위기에는 누구든지 감탄하게 된다. 나 역시 일본에 다니면서 좋은 책과의 만남이 없었더라면 그렇게 자주는 가지 않았을 것이라고 생각한다.

2005년에 나온 리영희 선생과 임헌영 문학평론가와의 주고 받는 이야기로 만든 『대화』라는 책이 나왔는데, 여기에 일본의 출판에 대한 재미있는 경험이 있다. 그 전에도 리영희 선생의 책은 다 섭렵했다고 하더라도 과언은 아닌데, 이 책에서 특히 40여년 전의 기억을 이야기하는데, 너무 공감이 가는 것이어서 그대로 대화체로 인용한다.

미국 대학에서 귀국하는 길에 잠깐 동경에 머물렀습니다. 이때 동경은 처음 보는 곳이었지만 관광 같은 것을 할 생각은 전혀 없었고, 유명한 서점을 두루 살펴보았어요. 물론 마루젠(丸善)이니 이와나미니하는 유명 서점들을 찾아갔지. 여기서 나는 또 한번 엄청난 문화충격을 받게 돼요. 서울에는 그 당시 변변한 2층 건물의 서점도 없을 때인데, 일본 서점들은 5~6층이 넘는 큰 빌딩에 수십만 권의 책이 그득그득 쌓여 있는 거요. 이미 그때에 지금의 서울 광화문 교보문고나 영풍문고 같은 규모였을까? 일본이 전쟁에서 졌다고는 하지만, 역시 메이지유신 이전부터 서양문물을 도입해서 현대학문의 꽃을 피워온 업적이 여실히 드러나더군. 한국과 그 수준을 비교하면 틀림없이 백년의 차이는 있다는 생각이 들었어. 전쟁에 패망하고 15년이 지났을 때인데, 세계 인류의 지적 활동과 정신적 탐구의 모든 분야에서 없는 서적이 없을 정도로 일본인들의 연구업적이 그득 차 있었어. 나는 그 엄청난 책의 더미 앞에서 그냥 넋을 잃었다고.

그 책들을 보면서, 일본인들이 벌써 이렇게 방대한 분량의 지적 연구와 축적을 하고 있는데 내가 새삼 공부하고 연구할 건덕지가 뭐 남아 있겠는가 하는 열등의식이 들더라고. 나는 완전히 압도 당했어요 이렇게 철저하고 완벽하게 남김없이 연구를 다 해 버린 세상에서 뒤늦게 공부한다는 것이 무모하고 허무하다는 생각마저 들더군. 흔히 한국에서는 지식인들이 지난 역사적 반감 또는 편견 때문에 일본인과 일본사회를 폄하하고 일본 사회와 문화를 과소평가 하는 경향이 농후해요. 그런 태도는 일본을 현지에서 목격하지 못한 탓이거나, 일본의 진실을 알지 못하거나, 아니면 일부러 무시하는 것으로 헛된 우월감에 도취하려는 불성실한 정신자세라고 생각해요. 말하자면 한국지식인들은 말도 되지 않은 자화자찬과 자기 정당화로 우물 안의 개구리가 되고 있다는 뼈저린 반성을 했어요. 정말 한국지식인들이 정신을 바짝 차려서 분발해야 한다는 생각과 교훈을 얻고 돌아왔지.

다른 부분에서 리영희 선생은 해방 후에서 70년대까지 남한의 진보적 지식인들은 주로 그 지적, 사상적 원천을 이와나미 출판사의 서적에서 찾았다고 증언한다. 많은 진보 계열의 정치사상, 사회사상 분야의 서적은 주로 일본의 진보적 출판사 이와나미에서 나온 일본학자의 저서나 외국 저서의 일본어 번역판이었다고 한다. 이런 면에서 일본에 가면 알고 싶은 책을 구할 수 있어 그 또한 조그마한 행복이라고 할 수 있다.

2008년 1월에 중앙일보에서 불교학자인 토쿄대학의 스에키 후미히코 교수와의 대담을 실으면서 발제로 '불교에 대한 지식의 양만 보더라도 일본에서 생산되는 불교학 · 인도학 관련 서적이나 논문의 양은 일본을 제외한 다른 모든 나라에서 생산되는 양보다 많다는 평가를 받는다.

19세기 말 일본의 제국주의 시기부터 번성하기 시작한 근대 '日流불교'가 20세기 세계 불교학계를 제패했다고 해도 과언이 아니다' 라고 시작한다. 불교하면 중국이나 한국을 연상하게 되지만, 이를 세계화한 작업은 일본에 의하여 이루어졌다는 설명을 전제로 이야기를 전개하고 있는 것이다. 현실이 그렇다.

일본을 위시하여 국제통으로 알려진 故 배원식 선생님이 평생 홀로 가꾼 월간지 『의림』이 15,000명의 한의사가 있는데도 불구하고 사후에 이리저리 떠도는 모습을 보면 아직 멀었다는 생각을 하게 된다. 오늘의 경희대학 한의학과의 터를 닦으신 故 김정제 선생님도 생전에 『동양의학』이라는 계간지를 창간하시고, 지금도 활발하지는 않지만 동양의학연구원에서 면면히 이어져 내려오고 있다. 한편으로 이렇게 잡지시장이 커지지 않는 이유는 1주일에 1회, 혹은 2회 발간되는 「한의신문」과 「민족의학」 두 신문이 아닌가 생각한다. 이 두 신문이 한국 한의학의 잡지시장을 키우지 못하는 주범으로 생각하면서 꼭 이렇게 신문으로 하여야 하고, 잡지는 못 키우는가 하고 안타깝게 생각할 때가 있다. 신문은 한 번 보고 버리지만, 잡지는 두고 두고 참고할 책이 되곤 하기 때문에 차원이 다르다. 학술적 깊이에서도 완전히 다르다. 신문은 최신 뉴스 중심이고, 잡지는 학문을 선도할 수도 있고, 많은 사람들이 참가하는 토론의 장이 되는 것이다.

일본에서 가장 대표적인 『한방임상漢方の臨床』이 1954년 그 당시 동양의학회 회원 수가 불과 200여 명 있을 때부터 지금까지 꾸준히 빠짐없이 이어져 내려오고 있는 모습을 보면 일본에 과연 한방의학이 없다고 한 마디로 단정할 수 있을까. 한의과 대학이 11개 있고, 한의사 수가 15,000명

을 넘는 이때 대표적인 잡지 하나 없다는 것이 말이 되는가. 침구학 전문의가 있는 한국에서 70년 역사를 가진 침구 전문 월간지를 보지 않고 일본침구 수준을 말할 수 있을까. 이런 저런 불만을 토로하면서 일본에서 나오는 잡지들을 일괄적으로 조금의 평을 곁들여 소개하고자 한다.

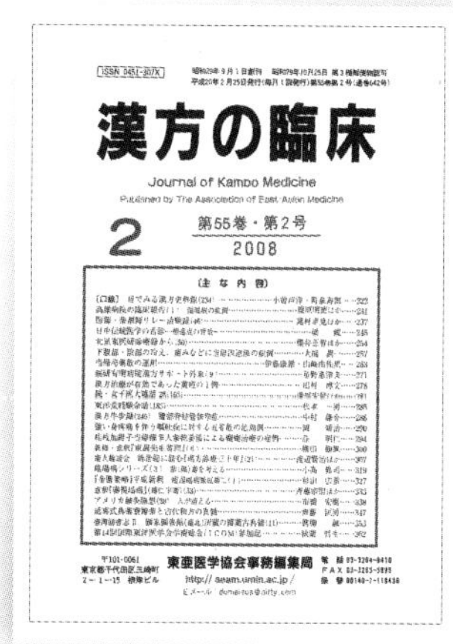
漢方の臨床
Journal of Kampo Medicine
Published by The Association of East Asian Medicine
2
第55巻・第2号
2008
東亜医学協会事務編集局

『한방임상漢方の臨床』 Journal of Kampo Medicine : 동아의학협회 사무편집국에서 발간하는 월간지이며, 1954년 창간되어 2008년 1월호가 통권 641호가 된다. 일본 한방계를 이끄는 주류 인사들이 여기에 모두 관여하고 있다고 보면 된다. 출판사가 아닌 학회에서 일본 한방의학의 부흥에 대한 사명감을 가지고 펴내고 있다. 내용은 한방의학 전체를 다룬다. 이 책을 쓰는 데 10년 정기구독하면서 원하던 모든 정보를 가질 수 있어서 없어서는 안되는 참고 책이 되었다. 『한방임상』이라는 잡지가 없었더라면 지금 이 책을 쓰는 것은 불가능하였을 것이다. 1996년부터 지금까지 한 권도 빼지 않고 가지고 있는 이 잡지를 몇 번이나 반복하여 들추고 들추면서 확인하고 새로운 내용을 찾아내는 작업을 하였다. 大塚敬節, 矢數道明을 위시한 당대의 명사들이 회장과 이사장을 모두 역임하였으며, 2008년 1월 현재 寺澤捷年 교수가 이사장으로, 矢數道明의 집안인 矢數圭堂 선생이 회장으로 있다. http://aeam.umin. ac.jp/로 들어가면 동아의학협회가 나오고, 일본 한방의학의 두 거장인 大塚結節, 矢數道明의 사진으로 초기화면을 구성한다. 이 두 양반이 사후에도 이렇게 존경받는다. 홈페이지의 구성 글자인 aeam은 동아의학의 영어인 Association of East-Asian Medicine의 약자이다. 한국에서는 해외회원으로 가입하여 1년에 12,000엔을 내면 정기구독이 된다.

『의도일본医道の日本』The Japanese Journal of Acupuncture & Manual Therapies : 1938년에 설립되어 2008년에는 70년 가까운 역사를 자랑하는 침구분야에서 탁월한 회사로서 월간지인 『의도일본医道の日本』이 2008년 1월호가 통권 772호, Vol. 67, No. 1이 된다. 침구학 한 분야에서 이렇게 크게 성장한 회사가 있다는 것이 부럽다. 침구분야에서 많은 책을 내는 출판업과 침구의학 관련 상품을 판매하는 업무를 하고 있다(http://www.idononippon.com)

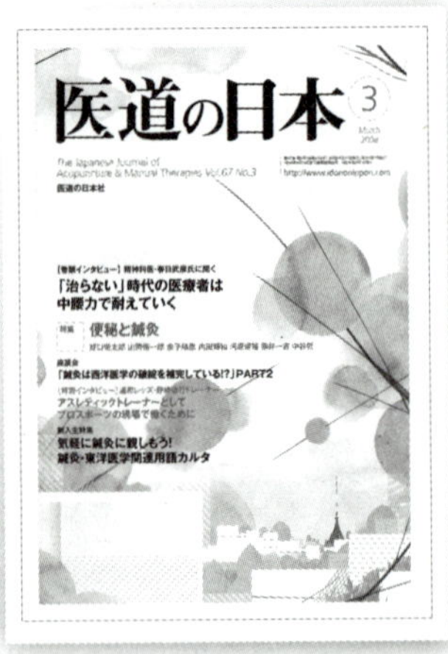

『월간 漢方療法』: 한방임상을 위하여 1997년에 창간된 월간지이다. 한방관련 서점으로 유명한 타니구치谷口 서점에서 발행하고 있다. 민간요법과 개별 한약에 대한 이야기도 많이 실린다(http://www.t-shoten.com/)

『東洋醫學』: 월간, 綠書房에서 발간한다.

『中醫臨床』: 치바에 소재하고 있는 동양학술출판사에서 발간되는 계간지로서, 1980년에 창간되어 역사에서도 오래되었다. 2008년 현재 28권 4호의 통권 111호에 이른다. 일본에 1980년부터 본격적으로 중의학을 소개하는 데 큰 역할을 한 잡지이기도 하다. 이 출판사는 중의학에 관련하여 전문으로 취급하고 있다. 2008년 현재 28권 4호의 통권 111호에 이른다. 홈페이지의 주소도 「중의」의 일본발음인 「츄이」로 하였다(http://www.chuui.co.jp/)

『한방과 최신치료』: ㈜ 世論時報社에서 나오는 계간지이다. 대학병원, 병원에서 하고 있는 한방의학 최신 치료의 실제를 담고 있다. 2008년 1월 현재 60권까지 나와 있으며, 매호마다 특집으로 꾸며져 임상에 매우 도움이 된다. 특집의 예를 들면 치과와 한방, 여성의료와 한방 이와 같은 형식으로 매호마다 기대되는 잡지이다. 아울러 이 회사는 격월간지로 『최신 정신의학』과 계간지로 『International Medical Journal』, 그리고 일반잡지로서 월간지인 『世論時報』를 발간하고 있다(http://www.seronjohou.co.jp/)

『침구OSAKA』: 오사카 소재의 모리노미야森ノ宮 의료학원의 출판부에서 1985년 창간한 침구전문 계간지이다. 2007년 가을호가 통권 87권에 해당한다(http://www.morinomiya.ac.jp/book.php)

㈜쯔무라에서 발간 하는 잡지: 한방약 하나만 가지고 연간 1조원의 매출을 올리는 ㈜쯔무라에서는 의사용, 약사용 잡지를 발간하여 정보 제공을 게을리하지 않는다. 가장 대표적인 잡지는 2개월에 한 번 발행되는 『한방의학』으로서 통권 300호를 넘기면서 32년의 역사를 자랑하고 있다. 재미있는 토픽 한방연구와 좋은 논문을 실은 학자들 인터뷰, 한방처방 매뉴얼 같은 고정란은 내용이 알차다. 다음으로는 약사를 위한 『한방조제연구』로서 격월간지이며 16년째를 맞이하고 있다. 다음은 『전통의학』으로서 춘, 하, 추, 동 4회 발간되는 계간지이며 12년의 역사를 가지고 있다. 이 모두 ㈜임상정보센터에서 발간된다고 하는데, ㈜쯔무라는 정보제공 하는 데 별도의 주식회사를 가지고 있다. 최근에는 인터넷 세상을 맞이하면서 인터넷상에서 정보도 제공하는 시스템을 운영하고 있다. 『쯔무라 한방스퀘어 TSUMURA KAMPO SQUARE』라는 이름으로 회원에게 배달되는 TSUMURA MAIL MAGAZINE이다. 2008년 4월 23일자로 70호가 되며, 인터넷주소는 kampo-square@mail.tsumura.co.jp이다. 단지 회원으로 가입하여야 한다. 특히 미국 등의 해외학회에서 발표된 한방연구를 생생하게 중계하여 주므로 회원으로 가입하여 정보를 제공 받는 즐거움을 만끽하길 바란다.

후기: 한 · 중 · 일 전통의학의 비교경쟁을 초월하여 통합의 길로

이 책을 쓰게 된 동기와 목적은 1990년대에 들어서면서 한국에서 한의사의 사회적 위치는 급등한데 비하여, 2000년대에 들어와서는 오히려 역으로 사회적 한의학 대접은 왜곡되어 침체일로를 걷게 되는 표리가 겉도는, 아니 화려한 외양에 속 빈 강정 같은 모습이기에 일본 한방의학에서 뭔가 길을 찾고 싶었고, 또한 강호제현들에게 방법론을 제시하고 싶었다. 그러면서 1996년 한의학, 중의학, 일본한방의학의 다름과 유사점을 찾고자 한 바람의 결정체를 이제는 만들고 싶었기 때문이다. 이 과정에서 늘 아쉽게 생각된 것은 서양의학은 미국이든, 유럽이든, 아시아이든 한 틀 안에서 움직이면서 발전하는 데 비하여, 전통의학은 전통이라는 박스에서 헤어나오지 못하고 국가, 민족이라는 이데올로기에 휩싸여 제각각이라는 점이다. 그러나 나는 한국의 한의학, 중국의 중의학, 일본의 캄포의학이 고대 중국의학이라는 동일한 뿌리를 가지고 있고, 지금도 이들 사이에 공통분모가 3분의 2가 넘는다는 생각을 하기 때문에 우리들 전통의학자들이 생각만 잘 하면 동아시아 전통의학의 가치는 엄청난 시너지 효과를 발휘하면서 업그레이드 될 수 있다는 여지가 많다는 점이다.

이런 면에서 최근 5년 동안 WHO 주관으로 이루어진 〈침구학에서 경혈부위 국제 표준 제정WHO standard acupuncture point locations in the Western Pacific Region 2008〉 〈전통의학 용어의 정의 정리WHO International Standard Terminologies on Traditional Medicine in the Western Pacific Region 2007〉 등

은 좋은 본보기가 되고 있다. 이제까지 이와 같은 작업은 불가능했던 것이다, 혹은 각국의 의견을 존중하자는 분위기이었으나 이제는 그럴 수 가 없게 된 환경이다. 학문, 기업 등 모든 분야가 세계화라는 기치 아래 진행되고 있는 작금, 다국적 제약회사를 등에 업고 근거중심의학이라는 이름으로 진행되고 있는 서양의학의 모습을 보고서는 전통의학의 위상이 심하게 흔들리고 있는 것은 말할 것도 없다. 개별의학, 맞춤의학을 강조하는 전통의학자들도 이제는 한의학을 다수를 위한 장으로 격상시키지 않으면 공공의학이 아닌, 소수집단의학으로 전락하게 되는 것을 지켜볼 수 밖에 없을 것이다.

3국 전통의학이 한데 어울려 화학적 결합을 하기 위하여 중국 중의학은 대학 교과서에도 반영될 정도로 깊이 있게 알려져 있으나, 일본 한방의학은 피상적으로밖에 받아들이지 못하는 부분이 있어, 500여 쪽에 걸쳐 나의 지난 10년 경험을 토로하는 작업을 진행하게 되었다. 지금까지 일본 한방의학에서 처방해설, 임상증례집 등이 한국에도 번역되어 한의학에 영향을 미쳤으나, 총체적인 인식부족이 있다고 판단하였다. 그러면서 어떤 특정시대의 철학사상변화는 의학에도 많은 영향을 미친다는 사실, 그리고 철학은 시대배경에 따라 변화한다는 사실, 특히 전통의학에 대한 바른 이해는 그 나라의 문화, 관습, 역사, 전통, 사상흐름 등을 바탕으로 하여야 된다고 생각하여 의학 이외의 많은 문헌을 섭렵하려고 하였다.

서양의학의 발전단계에서도 1600년대에 들어와서 오늘날 현대의학의 기본 틀이 갖추어지게 되는데, 이 틀을 구성하는 근본 철학이 데카르트René Descartes에서 시작된다. 즉 근대학문의 기본명제가 되는 '왜 why' 라는 질문을 파고든 데카르트의 철학이 탄생하면서 모든 학문의 기존 틀을 다시 짜게 된다. 16세기까지 황제로 군림하였던 갈레노스Galenos의학을 비판한 1543년의 안드레아스 베살리우스Andreas Vesalius 해부학, 17세기에 들어와서 1628년 하비William Harvey의 심장혈액순환 규명, 그리고 1664년 아리스토텔레스의 심장을 벗어나 뇌 중심으로 바꾸게 한 윌리스Thomas Willis의 뇌신경 해부가 꽃피우게 된 것은 시대배경에 따른 철학사상의 변화와 맞물려 돌아간 것이다. 의학사에서 혁명적인 사건은 의학 그 자체의 독자적으로 일어나는 것은 기대할 수 없다. 데카르트는 1637년 「나는 생각한다, 그러므로 존재한다Cogito, ergo sum」이 세 단어가 들어가는 『방법서설』이라는 짤막한 책을 펴내면서 신학지배에서 인간사고 중심으로 탈바꿈을 하게 한다. 아울러 그는 그때까지 전통적으로 철학서는 라틴어로 집필되는 것이 상례이었지만, 남녀노소 누구나 그의 주장을 이해할 수 있도록 프랑스어로 썼다. 한편으로는 1543년에 베살리우스가 『인체의 구조에 관한 7권』의 근대해부학을 만들었을 때에, 같은 해에 니콜라우스 코페르니쿠스1473-1543는 아리스토텔레스의 우주관에 불만을 품고 지구는 더 이상 우주의 중심이 아니고, 태양을 공전하는 하나의 행성에 불과하다고 주장한다. 중세학문을 탈피하는 1543년이라는 운명의 해에 근대의학도 동승하게 되는 역사의 흐름을 다시 생각할 때 의학사에 있어서 사상조류를 간과해서는 안 되는 일로 여기게 된다. 그때까지 치료의학으로서 서양의학은 중국의학에 훨씬 못 미친다. 이러하기 때문에 이 책의 상당 부분은 일본 문화론, 사상사가 포함되는데, 이 과정에서 문외한이 전문가의 노고를 염치없이 많이 가져오게 되었다. 교수라는 직책이 남의 업적을 교묘하게 자기 것으로 만드는 데 천부적인 소질을 가졌다면, 나도 예외는 아닐 것이다. 알게 모르게 많은 사람들에게 큰 빚을 지게 되었다.

뿌리가 동일하다고 하더라도 그 가지의 뻗음이 다른 동아시아 전통의학을 화학적으로 결합하기 위하여 초국가주의라는 패러다임에 주목하게 되었으며, 실천철학으로서 받아들여도 좋다고 생각한다. 즉, 전통의학이 '민족'의 동굴에서 벗어나 '글로벌 패러다임' 속으로 진입하기 위해서는 트랜스내셔널리즘transnationalism초국가주의의 시각을 가질 필요가 있다. 어느 특정 국민국가의 관점이 아니라 좀 더 객관적인 시각에서 다양한 현상을 바라보자는 연구 경향이다. 국민국가의 존재를 완전히 부정하는 탈민족주의와는 달리 국민국가의 존재를 인정하되 고정불변한 체제가 아니라는 관점에서 전통의학자들이 원용할 수 있는 여지가 있게 된다. 중의학, 한의학, 캄포Kampo의학이라는 실체를 그대로 두면서 이들 차이점을 한 단계 위에서 바라보면 새로운 모습으로 보일 것이다. 다양성은 통합의 열매로 빛이 나고,

통합성은 다양한 컬러에서 아름다움이 창조된다. 다양성과 통합성은 평행선이 아니고, 서로 맞닿아야 할 지평선이다. 통합성은 다양성이라는 지평 위에서 서로 다른 것을 인정하고 받아들이는 가운데 이루어진다. 이들 사이의 '차이'와 '타자'에 대한 존중과 경의를 바탕으로 하여 서로 부단히 대화하고 배워 나가면 무지와 오해를 극복할 수 있게 된다. 땅바닥을 기어 다니는 worm eye가 아닌 공중을 날아 다니는 bird eye를 가진다면 해결책을 제시할 것이다. 한 국가의 역사와 문화를 세계적인 문명 교류의 다양한 맥락에서 살펴야 한다는 당위성이 요구되기 때문이다. 원래 트랜스내셔널리즘은 철학, 역사, 문학, 사회, 정치, 문화 등을 특정 나라의 경계 안에서만 바라보는 국민국가 패러다임을 극복하려는 움직임에서 출발한다. 그러므로 이를 제대로 실용화한다면 서양의학처럼 공통의 분모를 뽑은 교과서가 탄생할 수 있을 것이다. 2년 전 일본동양의학회 총회에서 '한방약의 국제화'라는 심포지엄에서 우리들도 이제는 서양의학의 Harrison과 같은 텍스트북이 필요하다고 역설한 적이 있었다. 이것이 가능하게 된다면 이 교과서는 미국을 비롯한 전 세계에서 그대로 통용될 것이고, 그렇게 된다면 미국에서의 전통의학 표준화는 3국의 협력으로 나아갈 수 있을 것이다. 서로의 차이를 인정하는 가운데 공통의 가치를 찾는 和而不同 정신이 동아시아 전통의학 교류의 바탕이 되어야 한다고 WHO서태평양지역 전통의학 담당관인 최승훈 박사는 주장한다. 이런 맥락은 동아시아 공동체East Asian Community에서 동북아를 넘어 동아시아로Beyond Northeast Asia 나아가자는 움직임과 궤를 같이 한다고 할 수 있다.

이와 같은 논의는 2008년에 들어와서 밑으로부터의 세계화라는 기치로 트랜스내셔널리즘이 더 많이 화제로 등장하고 있다. 이제는 한 국가적 패러다임으로 세계적으로 뻗어나가기에는 한계가 있으며, 초국가적 가치를 생산하는 데 힘을 모아야 하기 때문이다. 고대 중국의학에서 싹튼 동아시아 전통의학을 위한 동아시아 트랜스내셔널 공동체가 필요하다는 제안이다. 즉 과거의 한 뿌리가 각국에 따라 달리 발전하였지만, 이제는 각국이라는 국경을 초월하여 초국가적인 개념의 동아시아 트랜스내셔널 전통의학A New

East Asian Medicine을 발전시킬 의무가 있다. 다시 주목 받고 있는 전통의학을 과거 찬란하였던 문명수준으로 끌어올리기 위해서는 각 나라의 문화가 타 지역에도 통하는 汎用性을 갖추도록 하여야 한다. 우선은 적어도 동아시아만이라도 통하는 공통의 의학을 만들지 않으면 안 된다. 요즈음 우리의 삶이 탈영토화deterritorialization하고 재영토화reterritorialization하는 과정에 놓여있어 탈영토화 하면서 일상 생활이 세계화와 접속되어 있고, 다시 재영토화하는 과정에서 민족주의가 뒤엎고 있다. 이를 극복하기 위해서 초기의 지역주의regionalism를 완성하고, 이를 극복한 다음 세계화globalization로 나아가는 것이 순서이다. 다시 말하면 전통의학의 맥이 없는 미국이나 유럽 중심의 '타자연구' 가 아니라 동아시아권 우리 스스로들의 '자기연구' 가 먼저 이루어져야만 세계로 퍼져나갈 수 있다. 이처럼 세계화는 멀고도 먼 미래의 일이다. 이와 같은 맥락에서 현재 논의되고 있는 동아시아 공동체 연구회의 '동아시아 아이덴티티identity' 담론은 주목할 만하며, 우리들이 원용하여야 할 부문이 있게 된다. 즉 동아시아의 역내 국가 · 민족, 또는 모든 구성 단위들이 공통된 문화적 특성을 공유한다는 것, 이러한 동아시아만의 문화는 서구와는 다른 독자적이라는 것, 이러한 동아시아만의 문화적 특성이 동아시아의 정체성을 형성한다는 '동아시아에는 동아시아만의 아이덴티티' 가 있다는 전제를 깔고 있는 담론이다. 이것이 동아시아 전통의학을 결집 · 집중시키는 데 하나의 적합한 예라고 생각한다.

아울러 또 다른 동아시아 공동체형성에 관한 구체적인 안을 하나 소개하면 동아시아출판인회의에서 동아시아인들이 공유할 수 있는 '동아시아 100권의 책' 을 선정하는 작업이다. 2008년에 들어와서 구체적으로 진행되고 있는데, 이 또한 과정을 눈여겨볼 일이다. 동아시아 각 지역의 역사 · 문화 · 예술 · 사상분야에서 지속적으로 영향을 끼치는 현대고전을 선정하는 작업이다. 이것을 벤치마킹한다면 전통의학에서도 중국, 일본, 한국에서 각각 가장 큰 영향을 미친 책을 선정하여 이들을 서로 번역한 다음 비교하여 장단점을 살펴보는 작업도 필요할 것이다.

올 6월에 〈WHO 침구 경혈 부위 국제 표준안〉을 둘러싸고 한국과 중국간에 '경쟁에서 승리' 라는 단어를 사용하여 찬물을 끼얹은 분위기를 연출하였는데, 전통의학자들은 크게 반성하고 넘어가야 할 일이다. 다양성의 가치를 존중하면서 통합의 열매를 맺기 위해서는 균형과 절제가 필요하다. 국가별 경쟁의식만 있는 현실을 꼬집는 원로 학자, 장회익은 「학문은 경쟁이 아니다」라는 글에서 다음과 같이 국가간 연구에 있어서 공존의 철학을 외치고 있다.

'당연히 우리에게 필요한 학문은 우리가 해야겠지만, 이것을 다른 나라보다 앞서기 위해서 해야 한다든가, 국가의 위신을 올리기 위해서 해야 한다고 생각하면 이는 잘못이다. 학문의 목표가 결코 국가적 목표의 수단이 되어서는 안 된다. 학문이야말로 인류 공유의 자산이지, 어느 국가의 것이 아니다. 그리고 지금 가장 시급한 것은 국가의 생존이 아니라 인류 그리고 생명전체의 생존이다. 이는 결코 국가와 민족의 문제를 경시해서 하는 말이 아니다. 국가와 민족이 살아가야 할 길을 제대로 찾기 위해서는 이것을 넘어서는 안목이 필요하며, 이것이 바로 이러한 학문을 통해서 가능하다고 말하는 것이다.'

이 글을 정리하면서 당연히 만나게 되는 역사 · 사상철학 · 문화 등을 총체적으로 이해하기 위하여 인문학 관계 서적도 많이 접하게 되는 복을 누리기도 하였다. 2007년, 작년처럼 더운 여름날에 용평에서 書香에 묻혀 한때를 보내기도 하였다. 眼光이 紙背를 徹할 정도는 아니지만, 실용학문만 하던 나에게 주변 학문에 대한 안목을 넓혀준 좋은 기회이기도 하였다. 한편 한국 · 일본 · 중국 · 유럽의 의학사를 한눈에 볼 수 있도록 정리한 연대표는 우리나라에서 처음 있는 일이 아닌가 하는 자부심을 가진다.

理보다는 氣가 앞서는 둔재가 글을 쓰다보니 이랬다 저랬다 하면서 앞뒤가 다소 안 맞는 부분도 눈에 띄고, 없으면 더 좋을 감정표출도 더러 나온다. 이 모두 솔직하게 이야기하고 싶은 저자의 충정임을 이해하여 주길 진심으로 바란다. 그리고 매일 새로 나오는 일본 측 자료를 보면 벌써 예전의 일을 쓰고 있구나 하면서 원고 수정을 한없이 하여야 하였다. 가깝고도 먼 일본 한방의학에 대한 총론적인 소개가 한국에서 처음이라는 면에서 많은 욕심을 내었던 탓에 마무리 작업이 한없이 늦어지기도 하였다. 그러나 이 작업을 스폰서해준 형상의학재단측에서 몇 번의 독촉도 있고 하여 2008년 1월로 과감하게 끝내기로 하였다. 다행한 것은 지난 2007년 12월 한달간 1996년 9월 1일부터 1년간 일본한방의학을 배웠던 토야마富山대학 의학부에 머무르면서 마지막 원고정리가 가능하였다는 점이다. 단지 11년 전에는 화한진료학교실이었고, 이번에는 신경내과에 있었던 점이 다르다. 화한진료학교실의 고토 히로조後藤博三 교수가 처음부터 끝까지 자료를 확인하여 주는 수고가 있었기에 마지막 작업이 가능하게 되었다. 어떻든 이 한 권에 천학비재의 내가 지난 10년 동안 보고, 들어 왔던 것을 가감없이 담으려고 하였다. 이 모든 목적은 독자들이 이를 바탕으로 하여 한의학의 앞날을 꿰뚫어 볼 수 있는 안목을 키웠으면 하는 바람이다.

서문을 쓰지 6개월이나 지나고 보니, 다소 환경도 바뀌게 되었다. 나는 7월 말경 WHO전통의학 협력센터인 동서의학연구소 책임자 자리를 맡으면서 새삼스럽게 의학에서 전통의학의 위치를 생각하게 되었으며, 원고 작성에 도움을 준 홍진우 전임의는 9월부터 부산대학교 한의전문대학원 전임강사로 일하게 되었다. 나의 딸도 나고야의 난잔南山대학 심리학과 1학기를 마치는 모습을 지켜 보게 되었으며, 국경일에도 대학에서 주어진 강의시간을 채우기 위하여 동반하지 않고 정상적으로 수업이 진행되는 모습을 보고, 대학에서 녹을 먹고 있는 나를 우울하게 만들기도 하였다. 왜 그들은 '열심히 한다'는 단어에 '목숨을 걸고一生懸命' 라고 표현하는 것일까.

참고한 책

01 오늘날 일본 한방의학 교육과 한방약 사용현황

강정인. (2004). 《서구중심주의를 넘어서(대우학술총서 564)》. 서울: 아카넷.

강정인 · 이나정 · 김현아 외. (2004). 《난 몇 퍼센트 한국인일까》. 서울: 책세상.

우실하. (1997). 《오리엔탈리즘의 해체와 우리 문화 바로 읽기》. 서울: 소나무.

의학교육프로그램연구 · 개발사업위원회. (2001). 〈의학교육 모델 · 코어 · 커리큐럼〉. 《의학교육내용 가이드라인》.

《조선일보》. (2008). 서양사학계도 "서구 중심주의 벗어나야". 1.22.

今西二郎 · 渡邊聰子 · 栗山洋子 · 細野八郎 · 田中邦雄 · 矢野忠 · 細川豊史. (2002). 〈의학생에 대한 강의 전후 동양의학에 관한 의식조사〉. 《일본동양의학잡지》. 53:6(669-674).

닛케이 메디칼개발편집부. (2007). 5. 《Nikkei Medical》.
(2007). 10. 《Nikkei Medical》.
(2006). 5. 《Nikkei Medical》.
(2005). 5. 《Nikkei Medical》.
(2004). 5. 《Nikkei Medical》.
(2003). 5. 《Nikkei Medical》.
(2002). 5. 《Nikkei Medical》.

(2001). 5. 《Nikkei Medical》.

笠原多嘉子 · 越石直巳 · 木暮守宏 · 相馬利光 · 池本英志 · 久光直子 · 石野德子 · 久光正. (2002). 〈의학부 학생, 기초 · 임상의학교원들의 동양의학 교육 · 연구 · 진료에 대한 동향〉. 《일본동양의학잡지》. 53:4(357-366).

蛇子慶三 · 吉川信 · 藤井亞砂美 · 木村容子 · 新井信 · 佐藤弘. (2005). 〈의학생의 침구에 대한 의식조사〉. 《일본동양의학잡지》. 56:4(591-597).

寺澤捷年. (2002). 〈동서의학의 융화에 의한 신세기 의료구축〉. 《일본동양의학잡지》. 53:12(11-35).

西田清一郎 · 佐藤廣康. (2007). 〈나라奈郎현립 의과대학에서 동양의학에 대한 의식조사 - 3년간의 추적조사〉. 《일본동양의학잡지》. 58:2(291-297).

石野尚吾. (2007). 〈21세기의 일본동양의학의 진로〉. 《일본동양의학잡지》. 58:4(604-611).

新井信 · 清水美衣 · 高士將典. (2006). 〈토카이東海 대학 의학부에서 선택과목 「동양의학」의 교육상 문제점〉. 《일본동양의학잡지》. 57:2(225-231).

小暮敏明 · 伊藤克彦 · 萬谷直樹 · 田村遵一. (2003). 〈종합진료와 한방의학에 관한 의학생의 인식 - 군마群馬대학 의학부 의학과 5학년 학생을 대상으로〉. 《일본동양의학잡지》. 54:6(1103-1108).

原敬二郎. (2003). 〈동양의학교육의 실천〉. 《일본동양의학잡지》. 54:5(899-905).

五木寬之 · 帶津良一. (2007). 《건강문답》. 토쿄: 평범사.

일본동양의학회 (2005). 〈제55회 일본동양의학회 학술총회학회 심포지엄. 한방교육방법〉. 《일본동양의학잡지》. 56:1(23-46).

井形 昭弘. (2002). 〈의학교육에서 한방〉. 《일본동양의학잡지》. 52:4 · 5(397-408)

02 일본 한방의학을 이끄는 대학과 연구소

《조선일보》. (2007). 한 · 중 · 일 '같은 글자 다른 뜻' 단어사전 내달 출간. 11. 06.

《중앙일보》. (2007). '제2마쓰시타 정경숙' 세운다. 11. 16

記念文集刊行委員會. (1982). 《大塚敬節先生 一周忌追慕記念文集》. 東京: 北里研究所附屬東洋醫學綜合研究所.

김성준. (1996). 〈한국의 전통의학〉, 한방임상, 43:5(1045).

金成俊 · 中村惠子 · 緖方千秋 · 坂田幸治 · 山田陽城 · 花輪壽彦. (2005). 〈키타사토 北里연구소 동양의학종합연구소에서 초진환자의 해석과 의료의 활용〉. 《일본동양의학잡지》. 56:2(287-293).

難波恒雄. (1999). 〈토야마 의과약과대학 부속병원 화한진료부 개설 20주년을 회고하면서〉. 《한방의 임상》. 46:5(1007).

藤井 美樹. (1996). 〈환자와 의사 - 大塚敬節선생에게 배운다〉. 《일본동양의학잡지》. 47:2 (185-194).

마루야마 마사오(김석근 옮김). (2007). 《문명론의 개략을 읽는다》. 문학동네.

北里硏究所附屬東洋醫學綜合硏究所 편. (1986). 《矢數道明 선생 퇴임기념 동양의학 논집》. 토쿄: 北里硏究所附屬東洋醫學綜合硏究所.

北里硏究所附屬東洋醫學總合硏究所 20년지편집위원회. (1992). 《北里硏究所附屬東洋醫學總合硏究所20年誌》.

町泉壽郞 · 小曾戶洋 · 花輪壽彦. (2003). 〈藏書로부터 보는 大塚敬節의 학문과 인간〉. 《일본동양의학회지》. 54:4(749-762).

富山의과약과대학 화한진료학강좌 (1999). 《화한진료부20주년기념지》.

北里硏究所東洋醫學總合硏究所: 大塚恭男 논문집 〈동양의학의 세계〉, 1998

北里硏究所東洋醫學總合硏究所30年誌, (사) 北里硏究所 東洋醫學總合硏究所, 토쿄, 2002

03 왜 일본한방에 주목하는가: 내가 배운 교훈

강정인 · 이나정 · 김현아 외. (2004). 《난 몇 퍼센트 한국인일까》. 서울: 책세상.

김교빈 · 이현구. (2006). 《동양철학에세이(2판)》. 서울: 동녘.

신복룡. (2006). 《서재 채워 드릴까요》. 서울: 철학과 현실사. 90-91.

矢數道明. (2001). 〈漢方略史年表〉 《한방의 임상》. 48:12.

이기상. (2007). 〈지구화 속 한국 철학의 중심잡기〉. 561돌 한글날 국경일 기념 학술발표회.

정운찬. (2007). 《가슴으로 생각하라》. 서울: 따뜻한 손.

최희경. (2007). 《한국의 의료갈등과 의료정책 - 진단과 해석》. 서울: 지식산업사.

한성구. (2007). 《그림속의 의학》. 서울: 일조각. P.229

《동아일보》. (2007a). 반품손님에 더 친절 - 일본의 상도. 10.11.

(2007b). 일본 '100년 기업'을 가다. 10.11.

(2007c). A31 투데이. 11.2.

《서울경제신문》. (2007). 지자체들 '의료관광 육성'. 12.25.

《조선일보》. (2007a). B2 뉴스와 사람. 11.2.

(2007b). D4. 11.7.

(2007c). '미슐랭'을 감동시킨 도쿄의 맛. 11.24.

(2007d). 나는 왜 번역을 하는가. 12. 07

(2008a). 30년 역작, 세계최대 한한대사전 나온다. 1.9.

(2008b). 매혹적이고 유쾌했던 한국생활 10여년. 01. 26

고사카시로 · 야규마코토(최재욱 · 이광래 옮김). (2007). 《근대라는 아포리아》. 서울: 이학사.

다니엘 핑크(김명철 옮김). (2007). 《새로운 미래가 온다》. 서울: 한국경제신문 한경BP.

藤本幸夫. (2006). 《일본현존조선본연구 집부》. 쿄토: 쿄토대학학술출판회.

루스베네딕트(김윤식 · 오인석 옮김). (2007). 《국화와 칼》. 서울: 을유문화사.

三木 榮 · 補訂. (1991). 《조선의학사 및 조선질병사》. 쿄토: 思文閣출판.

諸橋轍次(심우성 옮김). (2003). 《공자 노자 석가》. 서울: 동아시아.

三木榮. 《일본의사신보》. (1986). 朝鮮醫史의 연구 60년. 1.4.

小曾戸 洋 · 小笠原萬里枝.(2007).〈小曾戸丈夫의 서거를 알리며〉.《한방의 임상》. 54:5(875).

戴昭宇 · 甄雪燕 · 梁永宣. (2007). 〈중국에서의 중의학 현황 Ⅰ - 대학에서 중의학 교육의 개황〉. 《한방의 임상》. 54:6(908-920).

大野 修嗣. (2007). 〈중의학 개론 - 중의학의 이론체계 · 치료의 실제〉. 《일본동양의학잡지》. 58:3(427-432).

三浦於菟. (1995). 《大地 - 中國醫學의 現狀과 대지- 중국의학의 현상과 문제점》. 토쿄: 綠書房.

(1996). 《동양의학을 알고 있습니까》. 토쿄: 新潮社.

번역문화의 중요성을 일깨워 주었다

김욱동. (2007). 《번역인가 반역인가》. 서울: 문학수첩.

박균철. (2003). 〈번역의 달인 일본인〉《높임말이 욕이 되었다, 일본문화 총서 005》.서울: 글로세움.

최정화. (2004). 《통역 · 번역사에 도전하라》. 서울: 넥서스.

Roger T. Bell(박경자, 장영준 옮김). (2000). 《번역과 번역하기》. 서울: 고려대학교 출판부.

마루야마 마사오, 가토 슈이치(임성모 옮김). (2000). 《번역과 일본의 근대》. 서울: 이산.

Marianne Lederer(전성기 옮김). (2001). 《번역의 오늘》. 서울: 고려대학교 출판부.

Maurice Pergnier(김현권, 노윤채 옮김). (2001). 《번역의 사회언어학적 기반》. 서울: 고려대학교 출판부.

쓰지유미(이희재 옮김). (2001).《번역사 산책》. 서울: 궁리출판.

쓰지유미(송태욱 옮김). (2005). 《번역과 번역가들》. 서울: 열린책들.

柳父 章. (2005). · 飜譯語成立事情, 토쿄: 岩波서점

川本浩嗣 · 井上 健(이현기 옮김). (2001). 《번역의 방법》. 서울: 고려대학교 출판부.

04 일본 한방의학 이해를 위한 에피타이저

김문학. (2002). 《한 · 중 · 일 3국 여기가 다르다》. 서울: 한일문화교류센터.

김용옥. (1987). 《절차탁마대기만성》. 서울: 통나무.

김정운. (2007). 《일본열광》. 서울: 프로네시아.

김지용. (1999). 《한 · 중 · 일 500년사》. 서울: 새로운 세상.

남궁원. 강석규. (2003). 《연표와 사진으로 보는 세계사》. 서울: 일빛.

리영희. 임헌영. (2005). 《대화》. 한길사.

박순애. (2002). 《일본입문; 일본의 문화와 사회》, 서울: 시사일본어사.

박찬수. (2003). 《한국에서 쓴 일본역사이야기》. 서울: 솔.

서현섭. (1994). 《일본은 있다》. 서울: 고려원.

신병주. (2004). 《하룻밤에 읽는 조선사》. 서울: 랜덤하우스.

안혜정. (2003). 《내가 만난 일본미술 이야기》. 서울: 아트북스.

오대영. (2007). 《닛폰리포트》. 서울: 중앙BOOKS.

이경덕. (2001). 《역사와 문화로 보는 일본기행》. 서울: 예담.

이남교. (2002). 《재미있는 일본말의 뿌리》. 서울: 넥서스BOOKS.

임용한. (2006) 《배낭메고 돌아본 일본역사》, 서울, 혜안.

장회익. (2008) 《공부도둑》. 서울: 생각의 나무.

전여옥. (1994). 《일본은 없다》. 서울: 지식공작사.

(1995). 《일본은 없다 2》. 서울: 지식공작사.

정형. (2006). 《일본, 일본인, 일본문화》. 서울: 다락원.

정형 · 이이범. (2003). 《일본 사회문화의 이해》. 서울: 보고사.

조양욱. (2000). 《욕하면서 배우는 일본》. 서울: 베틀 · 북.

지명관. (1995). 《저고리와 요로이》. 서울: 다섯수레.

최용범. (2004). 《하룻밤에 읽는 한국사》. 서울: 랜덤하우스.

(2007). 《하룻밤에 읽는 한국사》. 서울: 페이퍼로드.

한국18세기학회. (2007). 《위대한 백년 18세기》. 서울: 태학사.

한국일어일문학회. (2003). 《높임말이 욕이 되었다》. 서울: 글로세움.

(2003). 《나쓰메소세키에서 무라카미하루키까지》. 서울: 글로세움.

(2003). 《게다도 짝이있다》. 서울: 글로세움.

(2003). 《스모남편과 벤토부인》. 서울: 글로세움.

(2003). 《 모노가타리에서 하이쿠까지》. 서울: 글로세움.

한수산. (2006). 《사람을 찾아 먼길을 떠났다》. 서울: 해냄.

(2006). 《단순하게 조금 느리게》. 서울: 해냄.

한일문화교류기금 편. (2005). 《되돌아 본 한일관계사》. 서울: 경인문화사.

《조선일보》 (2008a). 《사상 첫 서양인 게이샤 등장》 1.9.

(2008b). 동아시아– 현대고전 100권을 뽑는다. 3. 29.

(2008c). 문명의 새물결 4. 7.

(2008d). Weekly BIZ 〈매력을 파는 쿨한 일본〉 4. 12–13.

가와사키 쓰네유키 · 나리모토 다쓰야(김현숙 · 박경희 번역). (1994). 《일본문화사》. 서울: 혜안.

가와사키 이치로(이동진 번역). (1994). 《일본을 벗긴다》. 서울: 문학수첩.

가일스 밀턴(조성숙 옮김). (2003). 《사무라이 윌리엄》. 서울: 생각의 나무.

堺屋太一(동아일보출판부 번역). (1992). 《일본이란 무엇인가》. 서울: 동아일보사.

고바야시 다다시小林忠(이세경 옮김). (2004). 《우키요에의 미》. 서울: 이다미디어.

宮崎正勝. (2000). 《세계사의 재빠른 이해》. 도쿄: 일본실업출판사.

(오근영 번역). (2001). 《하룻밤에 읽는 중국사》. 서울: 중앙M&B.

(이영주 번역). (2001). 《하룻밤에 읽는 세계사》. 서울: 중앙M&B.

(오근영 번역). (2002). 《하룻밤에 읽는 세계사 2》. 서울: 중앙M&B.

니토베 이나조. (양경미 · 권만규 옮김). (2004). 《사무라이》. 서울: 생각의 나무.

Rande Brown · 이와사키 미네코(윤철희 옮김). (2003). 《게이샤 A LIFE》. 서울: 미다스북스.

司馬遼太郎(서석연 번역). (1994). 《일본 · 일본인 탐구》. 서울: 고려원.

새뮤얼 헌팅턴(이재희 번역). (1997). 《문명의 충돌》. 서울: 김영사.

이에나가 사부로(이 영 옮김). (1999). 《일본문화사》. 서울: 까치글방.

井澤元彦(유재성 번역). (1995). 《역설의 일본사》. 서울: 고려원.

河合 敦. (2001). 《일본사의 재빠른 이해》. 토쿄: 일본실업출판사.

(1999). 《에도시대의 재빠른 이해》. 토쿄: 일본실업출판사.

(원지연 번역). (2000). 《하룻밤에 읽는 일본사》. 서울: 중앙M&B.

호사카 유지. (2007). 《조선선비와 일본 사무라이》. 서울: 김영사.

조기호.(1998). 〈한국과 일본 및 중국의 동양의학에 대한 비교연구〉. 《대한한의학회지》. 19:1(271-298).

메이지 일본의 알몸을 훔쳐보다 1, 2, 시미즈 이사오 지음, 박미경 · 홍선영 옮김, 어문학사

박승우. (2008). 《동아시아 담론의 현황과 문제; 동아시아 공동체와 한국의 미래》. 서울: 이매진

WHO전통의학 표준임상진료지침 워크샵Workshop on the WHO Standard Clinical Practice Guidelines of Evidence-based Traditional Medicine, 2005, WHO 서태평양지구

05 화려한 일본 한방의학

강명관. (2007). 《책벌레들 조선을 만들다》. 서울: 푸른역사.

강신익 · 신동원 · 여인석 · 황상익. (2007). 《의학 오디세이》 서울: 역사비평사.

근세한방의학서편찬위원회. (1994). 《일본한방을 구축한 사람들》. 토쿄: 의성사.

김백현. (2006). 《중국철학사상사》. 서울: 차이나하우스.

김후련. (2008). 《그로테스크의 정수, 일본의 성문화, 그로테스크로 읽는 일본 문화》, 서울: 책세상.

송영빈. (2003). 《네덜란드어를 몰라도 번역은 한다(높임말이 욕이 되었다 · 일본문화총서 005)》. 서울: 글로세움.

한형조. (2007. 12.) 〈다초점의 시대 – 한국에서의 유교와 유교연구〉. 《다산학》. 11:11–35.

《월간 한방요법》. (2000). 한방서지학의 제1인자, 코소토히로시에게 듣는다. 4:6(416).

《조선일보》. (2007). 조너선 스펜스 예일대 석좌교수 인터뷰,. 11.17–18.

가타오카류. (2007. 12.) 〈유교에 대한 사명감과 체념〉. 《다산학》. 11:36–54.

近藤宏二. (1980). 《동양의학과 서양의학의 역사》. 토쿄: 健友館.

難波恒雄. (1998). 〈向井元升의 사적과 그 가족〉. 《한방의 임상》. 45:11(73–96).

町泉壽郎. (2003). 〈의학관의 역사와 의의〉. 《한방의 임상》. 50:5(743–747).

戸出一郎. (2003). 〈의학관의사들의 임상〉. 《한방의 임상》. 50:5(748–758).

小曾戸洋. (2003). 〈多紀元簡 · 元堅의 공적〉. 《한방의 임상》. 50:5(759–765).

다지리 유이치로(엄석인 번역). 《야마자키 안사이, 일본적 주자학의 원형》. 서울: 성균관 대학교 출판부.

木下勤.(1999). 〈龜井南冥과 村井琴山〉. 한방의 임상. 46:6(1195–1204).

大塚恭男. (1996). 〈동양의학의 역사와 현대〉. 《일본동양의학잡지》. 47:1(5–11).

(2002). 《동양의학》. 토쿄: 岩波서점.

Roy Porter(이충호 역). (2007). 《의학콘서트(원제목: Blood & Guts)》. 서울: 예지.

寺師 睦宗. (2003). 〈龜井 南冥 – 인품과 업적〉. 《일본동양의학잡지》. 54:6(1023–1033).

寺澤捷年. (2004). 《새로운 한방》. 新瀉: 考古堂서점.

山田光胤 · 大塚恭男 · 難波恒雄 · 小曾戸 洋. 〈香川修庵에 대해서 이야기 하다〉. 《한방의 임상》. 44:5(569–581).

小曾戸 洋. (1992). 일본에서 『내경』 수용의 경위. 소문 · 영추 일본경락학회창립20주년

(1996). 〈중국의학고전과 일본〉. 《일본동양의학잡지》. 47:2(227-244).
(1996). 《중국의학고전과 일본》. 토쿄: ±高書房.
(1999). 《한방의 역사 - 중국 · 일본의 전통의학》. 토쿄: 大修館서점.
矢數道明. (1982). 《近世漢方醫學史》. 東京: 名著出版.
(1996). 《方證學後世要方釋義 · 素問活用論文集》. 토쿄: 綠書房.
安井廣迪. (1999). 〈永富獨嘯庵의 의술과 임상〉. 《한방의 임상》. 46:3(577-610).
(2001). 〈京都의 한방의들〉. 《일본동양의학잡지》. 51:5(845-897).
(2007). 〈일본한방 제학파의 흐름〉. 《일본동양의학잡지》. 58:2(177-202).
遠藤次郎 · 中村輝子. (2005). 〈「衆方規拒」의 연구〉. 《일본동양의학잡지》. 56:3(435-444).
(2005). 〈田代三喜의 허상과 실상〉. 《한방의 임상》. 52:12(75-82).
(1999). 〈田代三喜의 「和極集」연구〉. 《한방의 임상》. 46:1(147-159).
原田康治. (2005). 〈병기 19조에 대하여〉. 《일본동양의학잡지》. 56:1(7-12).
(1996). 《임상응용 소문 · 영추》. 토쿄: 녹서방.
일본동양의학회. (2004). 〈제54회 일본동양의학회 학술총회 · 학회심포지엄. 再考 · 吉益東洞〉. 《일본동양의학잡지》. 55:1(87-124).
長濱善夫. (1975). 《동양의학개설》. 오사카: 創元社.
片桐一男. (2004). 〈江戸時代, 東西醫學의 대화 - 吉雄幸左衛門耕牛를 중심으로〉. 《일본동양의학잡지》. 55:5(627-638).
町泉壽郎 · 足立秀樹 · 小曾戸洋. (2001). 〈岡田昌春文書의 연구 - 岡田家 역대전기와 중자료 해제〉. 《일본동양의학잡지》. 52:2(179-189).
町泉壽郎 · 戸出一郎 · 小曾戸洋 · 岩井祐泉. (2003). 〈심포지엄 - 江戸의학관의 업적〉. 《한방의 임상》. 50:5(743-772).
青山廉平. (2003). 〈「醫斷」 · 「斥醫斷」-天命說을 중심으로 하여〉. 《일본동양의학잡지》. 54:2(287-303).
秋葉哲生. (2002). 《東西醫學의 交差点》. 토쿄: 丸善플레넷.
(2003). 〈洋漢의학을 체현한 사람들 - 後藤艮山과 갈레누스의 돼지〉. 《한방의 임상》. 50:3(358-363).
칼 지머(조성숙 옮김). (2007). 《영혼의 내부》. 서울: 해나무.
Timon Screech(박경희 옮김).(2008). 《에도의 몸을 열다》. 서울: 그린비

杉山 廣重. (1997). 〈小曾戸 洋의『중국의학고전과 일본』과 일본의 醫籍고증학에 대하여〉. 《한방의 임상》. 44:11(1459-1484).
丸山敏秋. (1992). 《黃帝內經과 中國古代醫學》. 토교: 동경미술.

06 침몰과 부활하는 일본한방의학

강신익. (2007). 《몸의 역사, 몸의 문화》. 서울: 휴머니스트.
강정인 · 이나정 · 김현아 외. (2004). 《난 몇 퍼센트 한국인일까》. 서울: 책세상.
최희경. (2007). 《한국의 의료갈등과 의료정책 - 진단과 해석》. 서울: 지식산업사.
《동아일보》. (2007). 새로운 사회세력 결집을 꿈꾸며. 8.30.
《중앙일보》. 이수영. (2008). 《문화 차이가 뇌를 바꾼다》.
새뮤얼헌팅턴(이재희 번역). (1997). 《문명의 충돌》. 서울: 김영사.
새뮤얼 P. 헌팅턴 · 로렌스 E. 해리슨 (이종인 옮김). (2001). 《새뮤얼 헌팅턴의 문화가 중요하다》. 서울: 김영사.
吉良枝郎. (2006). 〈메이지明治유신 때 일본의 의료체제에 무슨 일이 일어났는가?
大塚恭男. (1996). 〈동양의학의 역사와 현대〉. 《일본동양의학잡지》. 47:1(5).
(1998). 〈동아의학협회창립 60주년기념호에 붙여〉. 《한방과 임상》. 45:11(1395).
寺師睦宗. (1995). 《일본 한방을 구축한 先哲》. 토교: 泰晉堂.
寺澤捷年. (1997). 〈한방의학 - 과거 · 현재 · 미래〉. 《일본동양의학잡지》. 48:2(163-176).
(2006). 〈치바대학동양의학자유강좌 60년 회고〉. 《한방의 임상》. 53:11(1943-1951).
(1997). 〈漢方醫學 - 과거 · 현재 · 미래〉. 《일본동양의학잡지》. 48:2(163-176).
細野八郎. (2001). 〈和田東郭의학과 21세기〉. 《일본동양의학잡지》. 51:5(817-843).
(2001). 〈서양의학 선택의 길로 들어서면서〉. 《일본동양의학잡지》. 57:6(757-767).
佐賀純一. (2004). 〈한방의 쇠퇴는 일본에 무엇을 가져다 주었는가〉. 《한방의 임상》. 51:8(1125-1131).
秋葉哲生. (2000). 《奧田謙藏 研究》. 토교: 東京文藝館.
黑川 淸. (2003). 〈東洋醫學 - 21세기의 전망〉. 《일본동양의학잡지》. 54:3(429-442).

《조선일보》. (2008). 아난트 총장과 서남폴 총장 대담. 2. 29.

복진법

曺基湖 · 喜多敏明 · 寺澤捷年 · 文祥官 · 高昌男 · 金永錫 · 裵亨燮 · 李京燮. (1997). 〈한방의 복진법에 관하여〉. 《대한한방내과학회지》. 18:1(86–96).
山田光胤. (2004). 〈일본한방부흥 현대의 계보〉. 《한방의 임상》. 51:3(326–332).
　　　　. (2001). 〈일본 한방의 복진 – 大塚敬節 선생으로부터 계승〉. 《한방의 임상》. 48:9(1194–1204).

일본한방의학의 유파

김남일. (2004) 〈한국한의학의 학술유파에 관한 시론〉, 《한국의사학회지》. 17:2(3–25).
江部洋一郎 · 和泉正一郎. (이석구 옮김). (2003). 《경방의학》. 서울: 중문출판사.
山田光胤. (2004). 〈일본한방부흥 현대의 계보〉. 《한방의 임상》. 51:3(326–332).
　　　　. (2004). 〈大塚敬節 선생의 여러 口訣〉. 《한방의 임상》. 51:9(1177–1184).
松田邦夫. (2002). 〈일본 한방의 전통과 발전 – 임상의의 입장에서〉. 《일본 동양의학잡지》. 53:6(595–604).
安井廣迪. (2007). 〈일본한방제학파의 흐름〉. 《일본동양의학잡지》. 58:2(177–202).
黃煌(柴崎瑛子 옮김), (2000). 《중국전통유파의 흐름》. 토쿄: 동양학술출판사.

일본한방의학의 기초이론(생리 · 병리체계): 기 · 혈 · 수 이론

이재원 · 신진봉 · 이승희 · 원진희. (2007). 〈『약징』과 『유취방』을 통한 장중경 『상한론』에서의 인삼활용에 관한 고찰〉. 《동의생리병리학회》. 21:5(1057–1064).
조기호 · 강병종 · 寺澤捷年 · 後藤博三 · 김영석 · 배형섭 · 이경섭. (1997). 《일본동양의학의 기혈수설에 관한 고찰》. 《대한한방내과학회지》. 18:1(207–217).

일본한방의학에서의 체질의학: 一貫堂의학

조기호 · 박성식 · 寺澤捷年 · 嶋田豊 · 이원철.(1997). 《일본 한방의학의 체질의학인 《일관당의학》에 관한 고찰》. 《사상의학회지》. 9:1(339-352).

松本克彦. (2003). 〈一貫堂의학에 대하여〉. 《한방의 임상》. 50:11(1525-1538).

08 앞서가는 일본 한방의학

일본의 동양의학 관련 3대 학회

전세일. (2006). 《내 몸이 의사다》. 서울: 넥서스

조기호 · 서정철 · 이원철 · 김갑성. (2002). 〈한국한의학의 현상과 침구분야에서 근대 한일교류사 - 침구학을 중심으로 - 〉. 《전일본침구학회잡지》. 52:5(601-609).

최승훈. (2007). 《WHO 전통의학 국제 표준용어(WHO-IST)집》

한성봉. (2008). 《조선일보》. 일본대학교수와 500원. 1. 4.

〈제58회 일본동양의학회 학술총회 강연요지집〉. 《일본동양의학잡지》 제58권 별책호 (2007).

〈제56회 전일본침구학회 학술대회 오카야아 대회〉. 《전일본침구학회잡지》 57:3. (2007).

《일본동양의학회 50년사》. (2000). 토쿄: 일본동양의학회.

崎山武志 · 秋葉哲生. (2005). 〈제1회 동양의학용어의 국제기준작성에 관한 WHO회의 참가기〉. 《일본동양의학잡지》. 56:4(599-608).

大澤仲昭. (2007). 〈한방을 일본의료에 정착시키기 위한 전략〉. 《일본동양의학회지》. 58:4(588-593).

渡邊賢治. (2004). 〈한방에 대한 국제적 동향에 대하여〉. 《일본동양의학잡지》. 55:4(437-445).

裏辻嘉行 · 後山尙久 · 寺澤捷年. (2000). 〈21세기에 있어서 한방의 역할〉. 《일본동양의학잡지》. 57:3(359-374).

武市昌士(김영설 옮김). 《미병의 동서의학》. 서울: 군자출판사. 2007

용어위원회 · 섭외위원회의 합동위원회보고. (2005). 〈용어표기의 국제화 활동〉. 《일본동양의학잡지》. 56:4(529-553).

일본동양의학회 학술위원회(이원철 · 조기호 옮김). (2005). 《Doctor's 입문한방의학》. 서울: 고려의학

日本東洋醫學會50年史, (사)일본동양의학회, 토쿄, 2000
전일본침구학회. (2001). 〈尾崎昭弘 – 사단법인 전일본침구학회 법인설립20주년사〉. 《전일본침구학회잡지》. 57:3.

한방약의 제제화: 한방약 보험제제

菊谷豊彦 · 鈴木五郎. (2006). 〈한방제제 건보수재30주년 – 당시의 역사적 배경과 그 의의〉. 《한방의 임상》. 53:9(1469–1524).
菊谷 豊彦. (1998). 〈한방기념일 설립을 제창하면서〉. 《한방의 임상》. 45:3(9).
寺澤捷年. (1999). 〈漢方醫學 – 過去 · 現在 · 未來〉. 《일본동양의학잡지》. 48:2(163).
西岡五夫. (2001). 〈20세기 한약연구의 길 자취 제51회 일본동양의학회학술총회 교육강연〉. 《일본동양의학잡지》. 51:3(359–374).
小根山隆祥.(2006). 〈210처방의 추억〉. 《한방의 임상》. 53:9(1514–1515).
松下嘉一. (2002). 〈민간약을 임상응용할 때 해결하여야 할 문제점〉. 《일본동양의학잡지》. 53:4(321–326).
일본동양의학회. (2001). 〈21세기의료에서 한방의 역할: 제51회 일본동양의학회학술총회 심포지엄〉. 《일본동양의학잡지》. 51:5(899–903).
淺岡俊之. (2007). 〈한방의학의 역사 – 임상가의 한방의학 역사에 대한 중요성 인식〉. 《일본동양의학잡지》. 58:3(407–412).
桑野重昭. (2006). 〈한방제제의 약가기준 처음 수재는 30여년 전에〉. 《한방의 임상》. 53:9(1504–1506).
寺澤捷年. (1997). 〈한방제제의 재평가〉. 《한방의 임상》. 44:4(442–448).
주식회사 쯔무라. (2007). 《쯔무라의료용의약품 첨부문서집》.
小太郎한방제제주식회사. (2005). 《코타로 의료용 한방제제 첨부문서집》
카네보약품주식회사. (2005). 《카네보약품 의료용의약품 첨부문서집》
Hiroko Oka. (1995). 〈Prospective study of chemoprevention of hepatocellular carcinoma with sho-saiko-to (TJ-9)〉. 《Cancer》. 76:5(743–749).
[특별기획] 좌담회 – 한방의 현장에서〈18〉 – 醫政과 漢方, 한방요법(타니구치 서점 발행), 11:2, 3 (별책), 2007

근거중심의학 구축 EBM Establishment

Masayoshi KOINUMA · Miwako KAMEI · Kuniko MATSUMOTO · Misai YAGI · Makoto SHIRAGAMI. (2005). Feasibility Study for the Pharmacoeconomic Analysis of Kampo Medicines, 《일본동양의학잡지》. 56:5(813-822).

白神 誠. 〈한방제제의 약제경제분석〉. 《일본동양의학잡지》. 56:1(58-63).

寺澤 捷年. (2004). 〈동양의학에서 EBM구축〉. 《일본동양의학잡지》. 55:1(1-12).

元雄良治 · 津谷喜一郎. (2006). 〈전통의학의 글로벌 진료가이드라인은 가능한가?〉. 《일본동양의학잡지》. 57:4(465-475).

일본동양의학회. (2002). 〈제52회 일본동양의학회학술총회 학회심포지엄, 한방약 사용에 의한 의료비 억제의 가능성〉. 《일본동양의학잡지》. 53:3(171-204).

(2007). 〈제57회 일본동양의학회 학술총회 학회심포지엄, 한방의 EBM을 어떻게 하여야 하는가〉. 《일본동양의학잡지》. 58:3(433-473).

赤漱 朋秀. (2005). 〈의료경영과 동양의학〉. 《일본동양의학잡지》. 56:1(53-58).

丁宗鐵. (2002). 〈한방의학의 발전과 EBM〉. 《일본동양의학잡지》. 52:4 · 5(387-395).

中野 哲. (2005). 〈동서의학결합을 생각한다〉 《일본동양의학잡지》. 56:5(769-778).

한방의학 관련 잡지 소개

리영희 · 임헌영. (2005). 《대화》. 서울: 한길사

《매일경제》, (2008). 이기수 고려대학교 총장과 김한중 연세대학교 총장과의 대담. 2. 15.

《중앙일보》. (2008). 세계적 철학자 7명 릴레이 인터뷰 - 스에키 후미히코 도쿄대 교수. 1. 23.

80 ~ 999

일본

奈良時代

701 「甲乙經」「脈經」「脈決」「本草」「小品方」「集驗方」「素問」「黃帝針經」「明堂」「流注經」
「赤島針經」「偃側圖」 의침생의 교과서로 지정

平安時代

808 出雲廣貞, 安倍眞直「大同類聚方」
868 菅原岑継「金蘭方」
898 藤原佐世「日本國見在書目錄」
918 深根輔仁「本草和名」
922~ 931 源順「和名類聚抄」
927 「延喜武」완성, 의학 교과서「太素經」「新修本草」「小品方」「明堂」「八十一難經」
984 丹波康頼「醫心方」
991 具平親王「弘決外典抄」

한국

삼국시대이전

「三國志 · 東夷傳」夫餘에 관한 기록
東沃沮에 관한 기록
「魏志 · 東夷傳」의 濊에 관한 기록
「名醫別錄」「大觀本草」의 조선 菟絲子, 馬陸에 관한 기록
「漢書藝文志」「樂浪郡」의 樂浪郡의 棗栗에 관한 기록
「魏志 · 東夷傳 · 韓傳」의 馬韓의 栗에 관한 기록
「海東繹史」의 樂浪의 挾劍豆, 鱘魚에 관한 기록

삼국시대

561 「日本書紀」에 고구려를 거쳐 內外典, 藥書가 일본에 건너갔다고 기록됨
「百濟新集方」이「肘後備急方」에 인용되어 있음
「本草拾遺」·「海藥本草」에 신라 언급되어 있음
「本草經集註」에 百濟 人蔘에 관한 기록
「經史證類大觀本草」에 고구려의 五味子를 칭송함
「本草經集註」「經史證類本草」「新修本草」에 고구려의 蕪荑 언급
「經史證類本草」「新修本草」에 고구려 白附子 언급
「外臺秘要」에 高麗老師方 기재
「周書 · 百濟傳」에 百濟의 藥部라는 의료전문기관 존재

통일신라시대

「三國史記」에 藥典(의료행정 담당기관), 醫博士 언급
「新羅法師流觀秘密要術方」

고려초기

金永錫「濟衆立效方」
崔宗峻「新集御醫撮要方」
현존最古의 의서 「鄕藥救急方」
이경의 「黃帝八十一難經註義圖序論」

고려말기

三和子 「三和子鄕藥方」
「鄕藥古方」
「鄕藥慧民經驗方」
「東人經驗方」
「鄕藥簡易方」
정도전「診脈圖訣」

중국

기원전	
239	呂不韋「呂氏春秋」
193	馬王堆三号墓「五十二病方」「十一脈灸經」
140	「張家山漢墓醫簡」
139	劉安「淮南子」
90	司馬遷「史記」扁鵲倉公伀書
80	班固「漢書」芸文志 「黃帝內經」
87	王充「論衡」
後漢前期 「武威醫簡」	
100	許愼「說文解字」
後漢末期	張仲景「傷寒論雜病論」
後漢末~三國時代	華陀, 呂廣, 衛汎, 李唐, 葛玄
三國時代 吳普「吳普本草」	
280	王叔和「脈經」
280	皇甫謐「黃帝三部鍼灸甲乙經」
310	葛洪「金匱玉函方」「肘後卒急方」「抱朴子」
350	范汪「范汪(東陽)方」
東晋中後期 殷仲堪「荊州要方」	
劉宋前期	羊欣「羊中散方」
	奏承祖「奏承祖方」
460	陳延之「小品方」
殿元起「素問」註解	
499	龔慶宣「劉涓子鬼遺方」
500	陶弘景「神農本經」「名醫別錄」,「神農本草經」교정
	「神農經集注」「肘後卒急方」보완「肘後百一方」,「效驗方」
550	簡文帝「如意方」
北周	姚僧垣「集驗方」
610	巢元方「諸病源候論」
隋	煬帝「四海類聚方」
	雷學支「炮灸論」
唐初	甄權「古今錄經方」
	楊上善「黃帝內經太素」「黃帝內經明堂」
	楊玄操「素問」「難經」「針經」「明堂」「本草」
655	孫思邈「千金方」「千金翼方」
659	蘇敬「本草經集注」증보 개정 「新修本草」「圖經本草」
700	張文仲「張文仲方」
	孟詵「食療本草」
開元713~742	
	陳藏器「本草拾遺」
	日華子「日華子諸家本草」
753	王燾「外合秘要方」
762	王冰「素問」次注本
五代	李珣「海藥本草」
941	「1日唐書」經籍志에 다량의 의약서 존재가 기록됨
974	劉輪 「開寶中定本草」
992	王壞隱「太平聖惠方」
1026	王維一「銅人腧穴針灸圖經」
1057	宋政府「校正醫書局」설립「嘉祐補注神農本草」(1061), 「圖經本草」(1062),「傷寒論」(1065) 「金匱玉函經」(1066),「金匱要略」(1066),「千金要方」(1066),「千金翼方」(1066) 「脈經」(1068),「素問」(1068),「甲乙經」(1069),「外台秘要方」(1069)교정
1075	沈活「蘇沈養方」
1076	宋政府「殺藥所」설립 후에 「醫藥惠民局」으로
1082	唐愼微「嘉祐本草」,「圖經本草」를 증보 「經史證類備急本草」「證類本草」
1086	韓祇和「傷寒微旨論」
1099	劉溫舒「素問人戊運氣論奧」

유럽

Europe Arabia India	
기원전	
400~300년경	Hippocrates 「Hippocrates集典」
300~200년경	Aristoteles「植物志」
200~100년경	의학고전「ssuruta」
100~200년경	Soranus「産婦人科書, 小兒科書」
	Galenos「Galenos全書」
200~300년	Anteros「外科書」
361~363년	Orpheus「醫學業績集」
400~500년	Nemesius「人體의生理」
	Majerus, enphircus「處方集」
529년경	Alexandros「實地醫學」
632년	Theophirus「尿에 관하여」
900~1000년	「醫學府庫」
975년	「藥物志」
994년	「王子의書」

1000

1081 丹波雅忠「醫略抄」

1200

鎌倉時代
1214 榮西「喫茶養生記」
1284 惟宗具俊「本草色葉抄」
1288 丹波行長「衛生秘要抄」
1293 惟宗時俊「醫家千字文」

1300

1303 梶原性全「頓醫抄」
1315 梶原性全「万安方」

南北朝時代
1362 僧有隣「福田方」

조선초기
1398 「鄕藥濟生集成方」

1400

室町時代
1452 月湖(在明中) 「全九集」
1456 竹田昭慶「延壽類要」

1417 「鄕藥救急方」
1431 「藥採取月令」
1433 「藥集成方」편집
1445 「醫方類聚」
1463 「醫藥論」

1500

1508 坂諍運「續添鴻寶秘要抄」
1528 阿佐井野宗瑞「醫書大全」
1545 曲直瀨道三, 田代三喜「啓迪院」
1546 南條宗鑑「撰聚婦人方」
1574 曲直瀨道三「能毒」,「雲陣夜話」
1585 吉益半笑齊「換骨秘錄」

1519 「辟瘟方」「瘡疹方」
1526 「續辟瘟方」
1542 「牛馬羊猪染疫病治療方」
1543 「分門瘟疫易解方」

조선중기
1596~1613 許浚, 鄭碏 楊禮壽, 金應鐸 李命源 鄭禮男 「東醫寶鑑」
東醫寶鑑이외의 의서들
「纂圖方論脈訣集成」「諺解胎産集要」「諺解痘瘡集要」「諺解救急方」「新纂辟瘟方」
「辟疫新方」

조선후기
1552~1615 韓百謙 「周易傳義」「東國地理志」
1554 魚叔權「攷事撮要」
1559 任彦國「治腫秘方」
1563~1628 李睟光 「芝峯類說」

1107 閻孝忠「錢氏小兒藥證直訣」
1107 陣師文「和劑局方」 1151년「大平惠民和劑局方」
朱宏「傷寒類證活人書」
1108 艾晟「證類本草」개정 「經史證類大觀本草」
1110 龐安時「傷寒總病論」
1111~1117 「聖劑總錄」 완성
1116 寇宗奭「本草衍義」
曹李忠「大觀本草」교정「政和神修經史證類備用本草」(통칭「政和本草」)
1132 許叔微「普濟本事方」
1142 成無己「傷寒明理論」
1144 成無己「註解傷寒論」
1150 劉昉「幼幼新書」
1159 王繼先「大觀本草」교정「紹與校定經史證備急本草」(통칭「紹與本草」)
1172 劉完素「宣明論」
1174 陳言「三國極一病證方論」
1182 劉完素 「素問玄機原病式」
1184 朱端章「衛生家寶産科備要」
1186 劉完素「素問病機宣保命集」
張元素「潔古珍珠囊」
1189 張杲「醫說」
崔嘉言「脈訣」

1000~1100년 「醫學典範」「治愈의書」

1100~1200년 グリュンペック 「Salerno養生訓」

1217~1221 張從正「儒門事親」
1220 王贊中「鍼灸資生經」
1237 陳自明「外科精要」
1264 楊士瀛「仁齊直脂方」
1292 「回回藥物院」설립
1294 曾世榮「活幼心書」

1245년 「醫師列傳」

1330 忽思慧「飮膳正要」
1337 危亦林「世醫得效方」
1341 滑壽「十四經發揮」
1347 朱震亨「格致餘論」「局方發揮」
1361 滑壽「難經本義」
1367 吳瑞「日用本草」
1368 王履「醫經溯洄集」

1348년 Boccaccio「Decameron」

1406 朱橚「普濟方」「救荒本草」
1429 陳會「神應經」
1436 熊宗立「傷寒活人指掌圖」
1446 熊宗立「醫書大全」
1472 熊宗立「難經俗解」
1481 程充「丹溪十法」
1482 王璽「醫林集要」
1484 盧和「丹溪纂要」

1457년 「下劑曆表」최초의 의서출판
1460년 Mainz에서「刺絡曆表」출판
1496년 최초의 梅毒書

1505 劉文素「本草品科精要」
1510 張世賢「圖注八十一難經」
1513 李濂「醫史」
1515 虞摶「醫學正伝」
1528 薛己「口齒類要」
1529 薛己「内科摘要」「正本類要」
高武「鍼灸聚英」
1536 方廣「丹溪心法附余」
1549 王綸「名醫雜著」
江瓘「名醫類案」
万全「万密齊醫書十種」중 「幼科發揮」
1554 薛己「癘瘍機要」
1555 薛鎧「保嬰撮要」
1556 徐春甫「古今醫統大全」
1565 樓英「醫學綱目」
陳嘉膜「本草蒙筌」
1571 薛己「外科樞要」
1575 李梴「醫學入門」
1578 李詩珍「本草綱目」
1584 吳崑「醫方考」
1585 張三錫「醫學六要」
1586 馬蒔「黃帝内經素問靈樞注證發微」
1587 龔延賢「万病回春」
1589 方有執「傷寒論條弁」

1500년 Leonardo da Vinci 인체해부도
1530년 [梅毒, 一名 France病]
「Deutsch 植物圖譜」
1536년 「大外科學」
1542년 Fuchs(독일)「植物誌」
1545년 Anbroiss Pare(프랑스)「銃創療法」
1546년 「藥局方書」
1554년 「醫學總論」
1558년 「節度있는 生活法」
1591년 「逍遙學派 의 諸問題」

1600

1606 「本草綱目」
1607 曲直瀨玄朔「醫學天正記」
1608 曲直瀨玄朔「本草綱目」을 참조 「能毒」을 증보 출판
1609 林羅山「多識篇」
1626 曲直瀨道三「醫療衆方規矩」
1637 和刻本「本草綱目」출간
1655 饗庭東庵, 林市之進「素問」,「靈樞」,「難經」에 주석을 달았다.
1656 岡本玄治「玄治藥方口解」
1659 일본판「仲景全書」초판발행
上田山澤?「切要方義」
1663 黑川道佑「本朝醫考」
1666 古林見宜「日記中棟方」
1668 「宋版傷寒論」
1671 向井元升「庖廚備用本草」
1672 中山三柳「新增愚案口訣」
岡本玄治「玄治方考」
名古屋玄醫「纂言方考」
1679 名古屋玄醫「醫方問余」
北山友松子「纂言方考評義」
1681 遠藤元理「本草弁疑」
1688 岡本一抱「萬病回春指南」
淺井周伯「鼈頭逆洄集」
1690 「日本誌」
1697 名古屋玄醫「金匱註解」
1698 岡本一抱「廣益本草大成」
1699 香月牛山「牛山方考」

1600 柳成龍「鍼灸要訣」
1610 許任「鍼灸經驗方」
1622~1673 柳馨遠「磻溪隨錄」

1700

1706 楢林鎭山「紅夷外科宗傳」
1709 見原益軒「大和本草」
本鄕正豊「醫道日用綱目」
1712 芳村恂益「北山醫話」
1713 寺島良安「和漢三才圖繪」
見原益軒「養生訓」
北尾春圃「桑韓醫談」
1714 堀元厚「醫學須知」
1715 香川修庵「小刻傷寒論」
1724 望月三英「明醫小史」
1726 松岡玄達「用藥須知」
1728 香月牛山「藥籠本草」
1729 香川修庵「一本堂藥選」
1733 後藤艮山沒
1735 内藤希哲「金匱玉函經類編」,「醫經解惑論」
1738 戸田旭山「非藥選」
1740 香月牛山沒
1742 野呂元才「阿蘭陀本草和解」
1744 山脇東洋「外台秘要」
1745 甲賀通元「重訂古今方裏」
北山道修「北山醫案」,「萬安方」
1747 丹羽正伯「普救類方」
鶴田元逸, 吉益東洞「醫斷」
1749 本鄕正豊「針灸重寶記」
1751 吉益東洞「類聚方」
戸田旭齊「中條流産科全書」
1752 望月三英「醫官玄稿」
「醫宗金鑑」
1755 吉益東洞「方極」
1759 山脅東洋「臟志」
1762 畑柳庵「斥醫斷」
1763 永富獨嘯庵「漫遊雜記」
加藤謙齊「醫療手引草」
1765 山縣大貳「醫事撥刮」
1766 賀川玄悅「産論」
1767 菅沼周桂「鍼灸則」
1769 吉益東洞「醫事或問」
1770 津田玄仙「療治茶談」
1771 吉益東洞「藥徵」
1774 杉田玄白「解體新書」
賀川玄迪「産論翼」
1779 香月牛山「牛山活套」
1781 六角重仁「古方便覽」
山田元倫「名家方選」

1724 周命新「醫門寶鑑」
李景華「廣濟秘笈」
1725 尹東里「草窓訣」
「四醫經驗方」
洪萬選「醫藥方」
李瀷「星湖僿說」
李圭景「五洲衍文長箋散稿」
1749 趙廷俊「及幼方」
1759 「痲疹奇方」
1771 魚叔權「攷事新書」
柳重臨「增補山林經濟」
「本草精華」
1786 劉爾太「痲疹篇」
1798 任書鳳「壬申痧疫方」
李獻吉「痲疹方」
丁茶山「麻科會通」,「醫零」
李元豊「痲疹彙成」
1799 康命吉「濟衆新編」

1596	孫東宿「赤水玄珠」
1599	趙開美「仲景全書」

1601	楊繼州「鍼灸大成」
1602~1607	王歲堂「證治準繩」
1615	龔延賢「壽世保元」
1617	陳實功「外科正宗」
	趙獻可「醫貫」
1620	武之望「濟陰綱目」
1622	皇甫中「明醫指掌」
1624	張介賓「類經」「景岳全書」
1632	陳司成「微瘡秘錄」
1642	吳有成「溫疫論」
	李中梓「內經知要」
1643	喩昌「寓意草」
1644	張卿子「集注傷寒論」
1648	喩昌「尙論篇」
1666	劉若金「本草述」
1667	張璐「傷寒纘論」「本草逢原」
1669	柯琴「傷寒來蘇集」「傷寒論注」「傷寒論翼」「傷寒附翼」
1670	程應旄「傷寒論後條弁」
1672	張志聰「黃帝內經素問靈樞集注」
1682	汪昻「醫方集解」
1689	汪昻「素問운樞類 約注」
1694	汪昻「本草備要」

1618년	「London 藥局方」간행
1636년	Amsterdam 藥局方」간행
1639년	Paris 藥局方」간행
1654년	Francis Bryson(이탈리아)「肝腸에 관하여」
1658년	腦卒中의 硏究」
1665년	Robert Hooke「顯微鏡圖集」
1666년	Thomas Sydenham「醫學의 觀察」
1667년	Mayor「靜脈內住射法」
1671~74년	Franciscus Sylvius「新理論實用醫學」
1679년	Bonnet「病理學書」「墓의 實際的解剖學 」
1684년	최초의 의학잡지「Madicina Curiosa London」간행

1711	孫偉「良朋 經驗神方」
1716	「金匱玉函經」
1723	林之翰「四診訣微」
	「古今圖書集成 醫部全錄」
1727	徐大椿「難經經釋」
1729	尤在涇「傷寒貫珠集」「金匱要略心典」
1732	程鏡齡「醫學深悟」
1735	年布堯「本草類方」
1736	徐大椿「神農本草百種錄」
	丁錦「古今難經闡注」
1740	王惟德「外科全生注」
1742	吳謙「醫宗金鑑」
1750	陳復正「幼幼集成」
1757	張宗良「喉科指掌」
	吳儀洛「本草從新」
1759	徐大椿「傷寒論類方」
	趙學敏「串雅內編 外編」
1760	顧世澄「瘍醫大全」
1764	葉桂「臨床指南醫案」
1765	趙學敏「本草綱目拾遺」
1767	王琦「醫林指月」
1768	尤在涇「金匱翼」
1769	黃宮綉「脈理求眞」
1770	魏之綉「續名醫類案」
1771	王世芳「壽正傳眞」
1773	沈金鰲「沈氏尊生書」
1778	戴北山「廣溫疫論」
1784	楊栗山「寒溫修弁」
1792	王丙「考證古方橋量書」
1794	程永培「六醴齊醫書」
1799	吳瑭「溫病條弁」
	孫星衍「神農本草經」복원

1700년	Benardino Ramazzini(이탈리아)「職業病 De Mprbis Artificum Diatreiba」
1704년	Antonio 「사람의 耳에 관하여」
1709년	Hermann Boerhaave「醫學論」
1718년	Lorenz(독일) 「外科學」
1740~41년	Friedrich Thomas「Thomas 全集」
1741년	「整形外科學」
1742년	「全集」간행
1743~56년	Alfred fon 「解剖書」
1744년	Voltaire「內科學」
1747년	「生理學入門」
1751~52년	「植物誌」
1752년	William Smellie「産科의 理論과 臨床」
1753년	「壞血病에 관하여」
1757년 66년	「人體生理學要綱」
1761년	Giovanni Battista Morgagni「解剖所見에서 검색된 病氣의 所在와 原因 에 관하여」
	Leopold Auenbrugger von Auenbrugg「打診法」
1769년	「疾病學槪論」
1780년	Brown「醫學原理」
1789년	Philippe Pinel(프랑스)「疾病記術論」
1794년	「血液 炎症 銃創에 관하여」
1797년	Lalo「糖尿病의 糖制限食治療」
1798년	Edward Jenner「牛痘의 原因과 作用의 硏究」

1782 香月牛山「牛山方考」
1786 片倉鶴陵「黴癘新書」
1787 多紀元簡「素問識」
1790 中西深齊「傷寒論弁正」
1791 多記氏「躋壽館」
1792 山田正珍「傷寒論集成」
1793 宇田川槐園「西設内科選要」, 片倉鶴陵「産科發蒙」
1794 多記元簡「金匱要略輯義」
1796 中神琴溪「生生堂醫譚」

1800

1800 稲葉文禮「腹證奇覽」
1801 片倉鶴陵「靑囊瑣探」
多記元簡「傷寒論輯義」
1802 小野蘭山「本草綱目啓蒙」
1804 中神琴溪「生生堂治驗」
1805 宇田川玄眞「醫範提綱」
華岡青洲「乳癌治驗錄」
三輪東朔「刺絡聞見錄」
1807 和田東郭「導水瑣言」
北尾春圃「提耳談」
1809 和久田叔虎「腹證奇覽翼」
1812 石坂宗哲「鍼灸說約」村井琴山「醫道二天年眼目篇」
1813 和田東郭「蕉窓方意解」
1815 中川修亭「本朝醫家古籍考」
1817 片倉鶴陵「靜倹堂治驗」
1819 多紀元簡「觀聚方要補」
1821 和田東郭「蕉窓雜話」
1822 宇田川榛齋「遠西醫方古物考」奈須恒德「本朝醫談」
1828 宇田川榛齋「和蘭藥鏡」
1837 本間棗幹「瘡科秘錄」
1839 多記元堅「藥治通義」宇津木昆台「古訓醫傳」
1841 内藤蕉園「古方藥品考」
1842 上田公鼎「眼科一家言」
1846 中川修亭「醫方新古弁」
1848 宇津木昆台「日本醫譜」
1850 林洞海「窊篤兒藥性論」
1851 淺田宗伯「皇國名醫傳」
1852 喜多村直寬「傷寒論疏義
1854 多記元堅「金匱要略述義」森立之「神農本草經」
1855 尾台榕堂「類聚方廣義」
1856 森立之, 澁江油齋「經籍訪古志」
1859 本間棗幹「續瘡科秘錄」
1860 半井本「醫心方」
1863 本間棗幹「内科秘錄」
1874 山田業廣「九折堂讀書記」
1877 淺田宗伯「勿誤藥室方函」
1878 淺田宗伯「勿誤藥室方函口訣」
1882 落合泰三「漢洋病名對稱錄 」
1883 太田正隆「和漢醫林新誌」
1886 「日本藥局方」

1802 洪奭周「痲疹統彙」
1809 憑虛閣李氏「閨閤叢書」

개항기
1865 孫厚翼「壽生新鑑」
1868 黃道淵 「醫宗損益」「醫宗損益附餘」
1867 黃道淵 「醫方活套」
「醫林秘書」
1869 丁若鏞 「經驗痘方」
1871 錦里散人「宜堂」
1884 黃道淵 「方藥合編」
1885 黃道淵 「附方便覽」
池錫永 「牛痘新說」
1889 李在夏「濟嬰新編」
1891 「婦女必知」
1893 李濟馬「格致藁」
1894 李濟馬「東醫壽世保元」
李奎晙「六經」「浦上奇聞」「石谷心書」「素問大要」
1898 咸泰稿 「濟命眞篇」
古城梅溪「種痘新書」

1900

1902 内部衛生局「濟嬰新編」
1905 盧光履「保幼新編」
1906 李峻奎「醫方撮要」
1907 任璟宰「中等生理衛生學」
1909 朴容南「家庭救急方」

일제시대
1912 崔奎宓「小兒醫方」
1914 韓秉璉「醫方新鑑」
1915 張基茂「東西醫學新論」
1918 李峻奎「醫方撮要」
1922 李載昆「女科大要」, 李奎晙「醫鑑重磨」
1923 李奎晙「醫鑑重磨」
1924 南采祐「靑囊訣」, 都鎭羽「東西醫學要義」
1927 金弘濟「一金方」
李永春「春鑑錄」, 李以斗「醫鑑刪定要訣」
1932 文基洪「濟世寶鑑」
1934 趙憲泳「通俗韓醫學原論」
1936 韓敬澤「治疹指南」
1940 金永勳「壽世玄書」

1800 曹繩彦「本草綱目万方類編」
1801 陳修園「時方歌括」
1803 陳修園「傷寒醫訣串解」「傷寒論淺注」
1804 陳修園「醫學三字經」, 宋 㬅 扇宇「喉科紫珍集」,
程文囿「杏幹醫案」
1805 焦理堂「李翁醫記」
1808 錢秀昌「傷科補要」
1809 高秉鈞「瘍科心得集」
1815 包永注「喉科的指」
1820 陳修園「南雅堂醫書全集」
1825 章虛谷「傷寒論本旨」
1826 程杏幹「傷寒提鉤」「傷寒析疑」
1827 周學霆「三指禪」
1831 「三家醫案合刻」
1837 鄒澍「本經疏證」
1838 鄭梅澗「重樓玉鑰」
1839 林佩琴「類症治」
1840 姚瀾「本草分經」
1842 楊時 「本草述鉤元」
1844 顧觀光「神農本草經」복원
1846 鮑相璈「驗方新編」
1848 吳其 「植物明實圖考」「植物名實圖考長編」
1850 王士雄「王氏醫案」「女科輯要」, 呂震名「傷寒尋源」
1852 王士雄「溫病經緯」
1858 「冷盧醫活」
1863 費伯雄「醫醇賸義」
1865 費伯雄「醫方論」
1866 陸九芝「廣溫疫論」 개정 「廣溫熱論」
1872 胡樹「黃帝内經素問校義」
1874 夏春農「疫喉淺論」
1878 丁松生「當婦草堂醫學業書 」
1882 雷豊「時病論」
1883 潘霨輯「女科要略」
1884 程日義「醫科四要」, 唐宗海「血證論」
1886 吳尙先「理論駢文」
1889 張振釜「痧喉正義」
1891 「周氏醫學業書」
1892 馬培之「外科傳薪集」
1893 黃絢「神農本草經」
1894 周學海「形色外診簡摩」, 周景和「外科醫案彙編」
1895 葉霖「難經正義」

1900 柳寶詒「溫熱逢源」

1800년 Bichat「組織解剖學」「生과 死의 生理學的 硏究」
1801년 Bichat「一般解剖學」
1802년 「病氣의 經過와 治療
1810년 사뮤엘 · 하네망 「合理的治療法」
1810~19년 가루와 스푸루츠하이무 「神經系의 解剖學과 生理學」
1811년 Charles Bell(영국) 「新 · 腦解剖論」
1819년 루네 · 라엔넷쿠 「間接聽診法」
1820년 「아메리카合衆國藥局方」
1833~40년 Johannes Muller(독일) 「生理學的 提要」2권 간행
1836년 쿠리스토라 · 후훼란도(독일) 「50年間 經驗醫學論著」
1858년 Rudolf Virchow(독일) 「細胞病理學」
1861년 Semmelweis (오스트리아)「産褥熱의 原因 · 槪念 · 豫防」
1866년 Claude Bernard(프랑스)「實驗醫學序說」
1868년 카루 · 빈다릿히(독일)「疾病에 있어서의 體溫의 變動」
1881년 카루 · 훵 · 후오이토(독일) 「物質代謝와 生植의 生理學 핸드북」
1882년 G. Banti (이탈리아)「脾性貧血」
1883년 에미루 · 쿠레페린(독일) 「精神病學槪要」
1900년 Sigmund Freud(독일) 「꿈의 해석」

참고한 책

「醫史年表」 (1992). (安井廣迪). 일본 TCM 연구소.

「중국醫史年表」 「일본醫史年表」 (1997). 일본 TCM 연구소.

「중국의학 역사」 (1997). (傳維康 지음), 川井正久외 2인 옮김) : 토쿄: 동양학술출판사

「한국의학사」 (1998). (김두종 지음). 서울: 탐구당.

찾아보기

.. ㄱ ..

.. ㄴ ..

.. ㄷ ..

.. ㅁ ..

.. ㅅ ..

.. ㅇ ..

.. ㅈ ..

.. ㅊ ..

.. ㅋ ..

.. ㅌ ..

.. ㅍ ..

.. ㅎ ..

.. 영문 ..